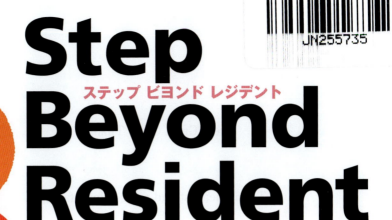

Step Beyond Resident

ステップ ビヨンド レジデント

改訂版！

1 救急診療のキホン編 Part **1**

林 寛之／著

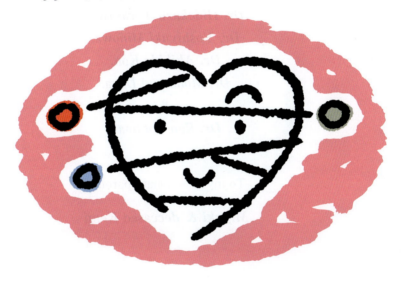

心肺蘇生や心電図、アルコール救急、
ポリファーマシーなどにモリモリ強くなる！

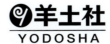
羊土社
YODOSHA

Great Great Great Thanks…

To my dearest and most helpful family,

Naoko & Haruko

To my honorable mentors,

Dr. Hidekazu Terasawa,
Dr. Yoshiyuki Minowa,
Dr. Akihide Kon,
Dr. Mohamud Daya,
&
Dr. Ran Goldman

To my affectionate parents,

Miyuki & deceased Kenji

改訂の序

　皆様，お待たせしました！ あ，待ってない？ …いやいやそう言わないで，嘘でもいいから，待ってたって言うのが心優しき大人の対応ってもんでしょ？ 愛が欲しいのよ，この年になるとね． ようやく第1巻の大幅改訂最新版ができあがりました． 身震いするほどに新しいエビデンスを，あることないこと…じゃなく，あることあることを並べてポストレジデントのあなたのために夜なべして完成いたしました． パチパチパチ．

　AHAは5年ごとに心肺蘇生のガイドラインを改定しやがり…じゃなくアップデートしてくれ，その割には大逆転の心肺蘇生法はいまだ見出されず，われわれはまだまだ心肺蘇生に対して真摯に立ち向かうべき課題は山積みなんだよね． 教科書はわずか数年で時代遅れになってしまうため，本書でエビデンスを押さえつつ，新しい潮流に専心し，精進していこうではないですか？ 「少ない労力，最大効果」を合言葉に，アップデート知識を身につけましょう．

　でもね，勉強って，近道はなかなかないんだよね． 無駄な努力は大歓迎． あの手この手で記憶に残すことが大事であり，本書を読んだポストレジデントは多くの仲間に教えてあげよう． 知識のインプットと同じくらい，アウトプットすると知識を定着できるのだから． そしてなかなか覚えられないと思ったら，枕元に一冊，医局に一冊，トイレに一冊置いておこう． きっと「騙された…」とわかるから（笑）．

　「自分が診たい疾患を選ぶ医療」ではなく，目の前の「患者さんのニーズに応える医療」をめざす志しある臨床家のために本書を捧げます． 基本をしっかり押さえた本物の専門医をめざしましょう． そうすればきっとあなたは患者さんのニーズにも応え，専門性も発揮できる素晴らしい医者になることでしょう． もちろん，generalをきわめたい人はぜひ人生を棒に振って…じゃなく高い志をもって総合医をめざしましょう． 患者さんの期待に応えつつ，世界標準の医療を提供するプライドをもち続けて，ぜひself-directed learnerになりましょう．

　賢いだけでは患者さんの心には響かない． 医療に感動を！ 「医学的に正しいこと」では必ずしも患者さんは納得してくれない． コミュニケーション術は医療者として身につけないといけない技術なんだ． 心配が心配でやってくる患者さんの態度もさまざま． 「盗人にも三分の理」があるわけだから，「暴れる患者さんにも三分の理」くらいあってもいいじゃない． 患者さん目線で対応すれば，厄介な患者さんも理解可能なことがほとんどで，その厄介さのほとんどはわれわれの偏見がつくった鏡なんだ． 相手の行動は制御できないけど，自分の行動を制御すれば，ホラ新しい視野が開けてきた．

本書は初期研修医を脱皮したポストレジデントのためのワンランク上のエビデンス集なのだ．あ，そこの初期研修医君，君は読んではいけないよ．あなたが読んだら，上級医のネタがばれてしまって困るじゃないか．基本のできていない初期研修医は小手先の知識を入れても，天狗になるだけだから，臨床がもう少しわかってから本書を読むといい．もしどうしても先取りしたい初期研修医は読んでもいいけど，「あ，そのネタ，知ってます」と上級医に言って面子を潰してはいけないよ．

　それにしても，改訂のために忍耐強く待ってくださった羊土社の方々に心より感謝します．

本書の正しい使い方は…

- ・ポストレジデントとしてお作法のACLSを脱皮して救命のためにチーム医療をめざす
- ・ポストレジデントとして，知ったか顔で初期研修医に本書の必読文献をさりげなく渡す
- ・ガイドラインの弱点をついて，周囲に「ちょっとこのセンセ，切れ者だわ」と思わせる
- ・ECG一枚で患者さんの運命を左右するドクターGになる
- ・みんなが嫌がる危ない患者さんも心を鷲掴みにしてハッピーな職場に変化させる
- ・『Step Beyond Resident①』を持っている人に「アレ，それ改訂されてるんだぜ」とドヤ顔する
- ・『Step Beyond Resident①』を読んでいる初期研修医がいたら，「それは初期研修医は読んじゃいけないんだぞ」と注意しつつ，そばによって小声で「お前，やる気あるな」とツンデレ風に褒めてあげる
- ・とにかくお金を払って購入する…オイオイ，そこで自炊してる人！ダメだって裁断したら！
- ・Step Beyond Residentを「ステビヨ」とよんで昔からのマブダチだからという雰囲気を漂わせる
- ・枕元に一冊，医局に一冊，トイレに一冊，後輩のプレゼントに一冊…あ，もういい？ (^^;)
- ・本書を丸めて毎日素振りをする…突然のゴキちゃんの登場でもすぐに対応できる．あ，汚れたらまた買えばいいじゃん！♪
- ・間違っても『Step Beyond Resident②』の改訂を催促するようなメールを羊土社に送らない…死ねとおっしゃるんですか？
- ・少年ジャンプと本書とどっちが大事かと聞かれたら，迷わず少年ジャンプと答える心意気を見せる（医療者としてはかなり迷うところだが，そういう踏み絵もあり…かも）
- ・ERアップデートセミナーや教育講演等で筆者にあったら，本書を出してサインをもらう．ハンドアウトの裏のどうでもいいような紙や他人の著書にサインをもらうようなことは人の道にはずれてるんだってばさ！

2017年11月

林　寛之

初版の序

　研修医を脱皮したポストレジデントって結構つらいんだよね．最近でこそ，成人教育などというサービス精神旺盛な手法で研修医に教育をするような風潮が出てきたが，すでに研修医を終えてしまったポストレジデント達は，そんなサービスも知らず，今までもこれからも自分の力で歩いていかないといけない．年功序列の日本の社会，年さえ食えば楽になりそうなものだけど，叱られることも少なくなった反面，教えてもらうことも少なくなってしまう．それでいて，「もっと教えてくれ，もっとやらせてくれ」と，ピカピカの研修医はピーチクパーチク要求してくる．「See one, do one, teach one」のごとく，ある程度経験を積んできたポストレジデントは，今度は研修医に教えることで自分の知識・技術を整理・強化して定着していかなければならない．「自分達は独学で先輩医師から技術は盗んだものだから，お前達研修医も腕を盗めばいいんだ」なんて，古臭くて寂しいことを言ってはいけない．しっかり系統立てて教えることは，他ならない自分のためなのだから．研修医を教えることで，「自分と同じことができる人間を多く輩出すれば，より多くの患者を救うことができるのだ」と昇華して考え，今後の日本を背負っていこうではないか．

　医療の本質は，知識・技術・態度の3拍子が揃わないといけない．

　知識に関しては，インターネット全盛の時代，ポストレジデントが勉強するネタなんてあちこちから収集できる．しかし，勉強の王道に近道なし．文献を読み漁るしかない．そうするとどの文献が良くて，どの文献がお肌に合わなくて，どの文献が睡眠導入剤に適するかは自ずとわかってくる．ただし，おいしいネタにぶつかるまでは近道はないのが，本音である．

　今まで積み上げた技術は立派なエビデンスであり，文献の世界だけがエビデンスではない．惜しみなく研修医に技術を伝えてあげよう．

　そして次に大事なのは態度．外来はあくまでも患者という人を相手にするもの．その他大勢に適応できるエビデンスが，目の前の患者に必ずしも適応できるわけもなく，いくらパーセントを示しても，目の前の患者にとってみれば，白か黒でしかない．ここは患者の心理社会的要因の機微に合わせたさじ加減がものを言う．診断や技術すらまともにできない研修医とは一味違う医者の味を態度で示そうではないか．

　そんなこんなで，**レジデントを脱皮した諸兄が教科書に載る前のネタをどう勉強していくか，どう研修医を教えるか，世界のスタンダードは何か，そしてそのエビデンスをどう患者に提供していくか**，という命題に対して，この『Step Beyond Resident』が少しでもお役に立てればと願う．雑誌『レジデントノート』の連載ですでに4年経過しており，

なるべくフレッシュな話題を提供できるように，いくつか新しい文献も付け加えた．結局，この『Step Beyond Resident』は研修医には秘密のポストレジデントのためのネタ集なのだ.

　だからやっぱり，決して研修医は読んではいけない．あくまでポストレジデントのために書いているのだから，基本のできていない研修医は小手先の知識を入れても，いばれない…はず.

　もし研修医が手にしてしまうようなら，内容は知らない振りをして，上級医のありがたい話を聞くのも仕事なんだよ．「あぁ，あそこに載ってたネタですね」なんて口が裂けても言ってはいけない.

　　本書の正しい使い方は…

・ポストレジデントとして自己研鑽のために，ベッドで寝ながら読む

・ポストレジデントとして，研修医にいばって（？）教え，さりげなく文献も渡す（間違ってもこの『Step Beyond Resident』のコピーを渡してはいけない．あくまでも原著論文を渡すのだ．なるべく読みにくそうな英語の論文の方がbetter？）

・ガイドラインと違ったことを言って，ちょっと周囲をギョッと言わせる

・間違ったことを言ったら，この本のせいにする

・とにかく買っておく…オイオイ，そこで立ち読みしてる人！

・『Step Beyond Resident』をまねして，自分で文献検索をして，勉強してみる（エライ！）

・『Step Beyond Resident』に最適なネタを，私に教えてくれるような奇特な知識人になる（ステキ！）

より多くの人達からの忌憚のない，でも建設的なご意見を期待する（打たれ弱いからね）.
みんな，一緒にがんばろう！

I wish to acknowledge the "Resident Note" staff, Ms. Hisamoto, Ms. Hosaka, Ms. Nagao, and Ms. Ohmasa, for their assistance.

2006 年 2 月

林　寛之

Step Beyond Resident

ステップ ビヨンド レジデント

改訂版

1 救急診療のキホン編 Part **1**

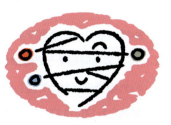

1 章　気道を制するものは，救急を制す！

2 章　Step Beyond BLS & ACLS

3 章　ECG アップグレード

4 章　救急室の困ったチャン

注：本書に記載されているURLアドレスは，2017年11月時点でアクセスの確認されたものです

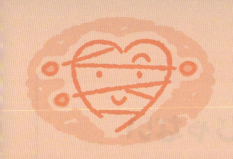
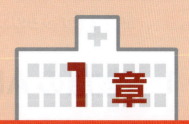

1章

気道を制するものは，救急を制す！

peri-arrest！ ホントの救急 〜最初の戦い方・裏技（?）こっそり教えます

　患者急変時にはとにかくABCとバイタルサインを合言葉に状態の安定化，助かりうる原因検索に努めて戦わないといけない．テレビドラマならバックグラウンドミュージックが鳴って，主人公が格好よくテキパキと患者を救っていくのだろうが，現実には着実に1つずつ目の前の異常を治していくしかない．SpO_2モニターの低い音と，ピコーンピコーンという消え入りそうなウルトラマンのカラータイマーのようなアラーム音が鳴り響くだけ…．患者も冷や汗，医療者も冷や汗，みーんな冷や汗．漫画ならヒーローはここで急に強く成長するんだろうが，そんな急にスーパーサイヤ人になんてなれないし，卍解（BLEACH）やギアセカンド（ONE PIECE）なんて必殺技もない…少年ジャンプとは45年来のマブダチの私が言うんだから間違いない．現実世界はきちんと事前に用意周到に準備した者だけが勝利するのだ．特に気道緊急は一刻を争う救急のなかの救急だ．本稿を読めばきっとあなたもスーパーサイヤ人になれ…ごめんなさい，なれません．

1　救急のABCはだてじゃない

患者A　60歳　女性

急性喉頭蓋炎

　今日は比較的暇な救急外来で，研修医Kはのんびり本を読む時間もあった．夜11時，患者Aが，熱発と咽頭痛を主訴に，家人に連れられて救急外来に来た．日中近医を受診したという．抗菌薬の内服ももらっていた．唾を飲むのも痛いため，よだれを何度も拭いていた．咳はほとんどなく，何しろ元気がなかった．研修医Kは，「今日もう抗菌薬もらったんだろ．効果判定は48〜72時間後だっつーの．昨日の今日で熱が下がるわけないのに…」と思いながら，診察した．

　血圧140/70 mmHg，脈110/分，呼吸数20/分，SpO$_2$ 97％（室内気），体温39.0℃．（まぁ，熱発以外，安定しているな…）と研修医Kは思った．「ハイ，口あけて！」と言いながら口腔内を観察しはじめた．（見える範囲ではのどは大して赤くないな…）と思いつつ，舌圧子を口に入れた途端，患者Aが目を白黒させ，息が止まってしまった！慌てた研修医Kはすぐに大声で，「医者を呼んでください！」と叫んだ．横にいたナースは「先生がお医者さんです！」…☆△□×…

　研修医Kは，今度は「挿管，挿管」と叫んだ．SpO$_2$モニターの音はどんどん低い音になってくる．酸素飽和度がダダ下がりになっていることは見なくても感じとれた．恐る恐るモニターを見ると，なんとSpO$_2$は60％！バッグバルブマスクを揉んでも頬が膨らむばかり．駆けつけた研修医Lが輸液路を確保してくれた．

　喉頭鏡をかけると，「何だこれは！」と思わず叫んでしまった．すもものように真っ赤に腫大した喉頭蓋が声帯を塞いでおり，どこに挿管していいものやら全く視界が得られなかった．SpO$_2$は50％にまでなり，モニターは進行性に徐脈になっていった．無駄に挿管を試みるのが精一杯だった．救急室は混乱のるつぼになり，上級医Hが駆けつけるまでの刹那が，気が遠くなるくらい長く感じ，頭のなかが真っ白になった．

　上級医Hはこの状況を見てすかさず輪状甲状靱帯切開を行い，患者Aの顔色はみるみる改善していった…．

研修医K
「のどを見ないことには，診断のしようもないから，ちょっと舌圧子で押さえただけなのに，まさか…」

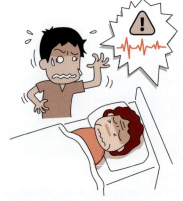

救急のABCはだてじゃない

目の前でどっと状態の悪くなる患者は，さすがに何年たってもぞっとせずにはいられない．気道がやられれば，**ほんの4分で脳がやられてしまう（不可逆的変化）**かもしれない．ABC（A：airway，B：breathing，C：circulation）のなかでも最もすぐに人間の生命を脅かすのは，Aの気道というわけだ．もっともギネス記録によると22分22秒も息を止めていられる超人がいるようだけどね．救急のABCはだてじゃない．人間があっという間に死んでしまう原因を探す順番もこのABCが威力を発揮する．また，ABCに関する技術を習得しておくことも，目の前の患者を失わないためには重要である．

急性喉頭蓋炎は気道緊急！

1）臨床所見の落とし穴…痛みは強いが，臨床所見は乏しいのに騙されるな

患者Aは典型的な急性喉頭蓋炎の患者である．この患者Aを刺激してしまうというのは言語道断で，磔獄門の刑ものだ．喉頭蓋炎を疑ったら，腫れものを触るように興奮させないことが大事．**喉頭蓋の炎症だからどうせ口腔内を見ても赤いところは見えない**．

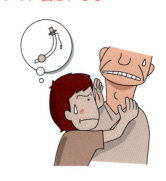

急性喉頭蓋炎患者の喉仏（甲状軟骨）のあたりを触診すると，痛みで飛び上がるので，診断に有用．でも患者の15％はその場で窒息に至るので，くれぐれも気道緊急にいつでも対処できるような準備を整えておこう．安易に喉を触るとカオスがやってくるよ．急性喉頭蓋炎は昔は小児の疾患であったが，ワクチンの普及により，むしろ最近は成人症例が多い．**抗菌薬は全身投与（静注）じゃないと効果がなく**，経口の抗菌薬が出ているからといって安心してはいけないのだ．起因菌としては，昔はインフルエンザ桿菌が多かったが，ワクチンの普及から最近ではA群β溶連菌，肺炎球菌，クレブシエラ，黄色ブドウ球菌が多い．

細菌感染の咽頭痛は痛くて唾も飲めなくなる．ホラ，ウイルスによる上気道炎のときはのど飴で楽になるでしょ？だからウイルス感染のときは飲み込みは楽勝なのだ．**滅茶苦茶のどが痛いのに，咽頭所見が乏しいときは，必ず急性喉頭蓋炎を疑うべし**．

成書ではよく仮性クループと比較して書かれているが，基本的に急性喉頭蓋炎は死んでしまう危険のある恐ろしい細菌感染であり，仮性クループは95％は入院しなくても治るウイルス感染である．急性喉頭蓋炎では声帯が塞がるので，声がこもったようになり，muffled voiceといわれる（マフラーをした声っていうこと）．一方仮性クループは声帯の下の炎症で，何しろ咳が激しく，比較的元気であることが多い．仮性クループの頸部X線正面ではsteeple signといわれる鉛筆の先のような気管がみられるが，重症度とは関連がない．バーバーバーバーと咳をして，犬吠様咳とかアザラシの鳴き声のような咳といわれ，患児もうるさければ，親も心配しまくって気が動転していることが多い．急性喉頭蓋炎と仮性クループの鑑別のポイントを**表1**に示す．

ところが，臨床所見はイマイチくん．なかなかびしっとこう決まらないんだ．

表1　急性喉頭蓋炎 vs 仮性クループ ～静かな方がうるさい方より恐い！

	急性喉頭蓋炎	仮性クループ
全身状態	tripod position：唾も飲めないため，唾を出しやすいように，手をついて前傾姿勢になっている．静かでsick．高熱	比較的元気．sickでない 熱はさまざま．歩ける 咳がとにかく激しい！
好発年齢	2～6歳，全年齢	6カ月～3歳
感染源	細菌感染→コワイ 声帯より上の炎症	ウイルス→楽勝！？ 声帯より下の炎症
症状	人生最大の喉の痛み．こもった声（muffled voice）．よだれの垂れ流し．咳はあまりない	激しい咳 犬吠様咳，アザラシの鳴くような咳
X線検査	喉頭側面で，腫脹した喉頭蓋を確認できる（thumb sign）図1参照	喉頭正面で，鉛筆の先のように狭くなった気管を認める（steeple sign）．
治療	抗菌薬静注（経口では効かない） 気管挿管，とにかく気道確保	デキサメタゾン0.6 mg/kg（筋注もしくは経口）．ラセミ化アドレナリン吸入（リバウンドに注意），mistの有効性は疑問
その他	喉頭を上から触知すると圧痛が強い！	

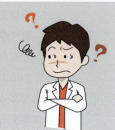

急性喉頭蓋炎のうち…

・唾が飲める人…20％もいる

・有名なmuffled voice…たったの33％のみ

・刺激すると…15％はその場で窒息する

・流涎は案外頻度が低い（成人22％，小児38％）

・咽頭痛は成人だと91％に認めるものの小児では半数しか認めない

「のどが痛くて唾が飲めない（82％）」というのがキーワードではあるものの，約2割の人は飲み込み可能なので安易に除外はできない．やはりいつでも気道確保ができる準備をして，人を集め，喉頭ファイバーで覗くのが一番手っとり早く診断できるのだ．

ちなみに急性喉頭蓋炎ではmuffled voiceだが，扁桃周囲膿瘍や咽後膿瘍では，あまりの痛みのせいでホフホフという声になってしまい，hot potato voiceという．急性喉頭蓋炎ではtripod position（唾を出しやすくするために，顔を前に出して両手をついて体を支えている体位のこと）というのもあるが，実際にはあまり見かけない．

激烈な咽頭痛の鑑別としては，急性喉頭蓋炎のほか，膿瘍（口腔底膿瘍，咽頭後膿瘍，扁桃周囲膿瘍，頸動脈鞘膿瘍：Lemierre症候群），心筋梗塞，大動脈解離，くも膜下出血，石灰沈着性頸長筋腱炎，舌咽神経痛，茎状突起過長症（Eagle症候群）…などいろいろある．あぁ，ドクターG症候群だぁぁ….

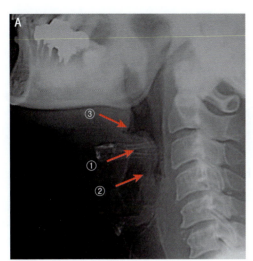

急性喉頭蓋炎のX線所見
① 喉頭蓋の腫脹
　（ア）thumb sign（親指を当てた
　　　　ように喉頭蓋が腫脹）
　（イ）喉頭蓋の幅が第3頸椎の
　　　　幅の半分より厚い
　（ウ）喉頭蓋の幅が喉頭蓋の高さ
　　　　の6割より厚い
② 披裂喉頭蓋ひだの腫脹
③ vallecula sign〔喉頭蓋谷
　　（喉頭蓋の前の空気の切れ込み）
　　の消失〕
　　（Bの④は正常な喉頭蓋谷）

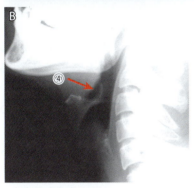

図1　急性喉頭蓋炎の頸部側面X線読影のポイント
A）急性喉頭蓋炎：喉頭蓋の著明な腫脹を認める.
B）正常：正常の喉頭蓋は薄いペラペラなものであることがわかる.

2）急性喉頭蓋炎のX線

　　急性喉頭蓋炎を疑ったら，気道確保のために手術室を準備するのが原則だが，状態が許せば，頸部側面X線でthumb signをチェックする（図1）．その他，喉頭蓋が腫れている所見として，喉頭蓋の幅が第3頸椎の幅の半分より厚い，喉頭蓋の幅が喉頭蓋の高さの6割より厚いなどがある．披裂喉頭蓋ひだの腫脹も認め，vallecula sign〔喉頭蓋谷（喉頭蓋の前の空気の切れ込み）の消失〕も有用な所見である．ただし，あくまでもX線は補助診断であり，感度81％，特異度85.7％とそれほど高くないため，除外には使えない．臨床症状が強ければ，喉頭ファイバーを挿入するっきゃない.

3）急性喉頭蓋炎のリアル・エマージェンシー！　名人 vs ヘタレ の分かれ道

　　もし目の前で急性喉頭蓋炎の患者の息が止まってしまったら，どうしたらいいか？だんごのように腫れ上がった喉頭蓋を見て，途方に暮れている場合ではない.

① あきらめるな！バッグバルブマスクで時間を稼げ

　　喉頭蓋の腫れで挿管がとても簡単にはできそうもないにしても，**針孔ぐらいの気道は開いていることが多い！**まず慌てず酸素をつないでバッグバルブマスクで押しこむと空気はわずかなが

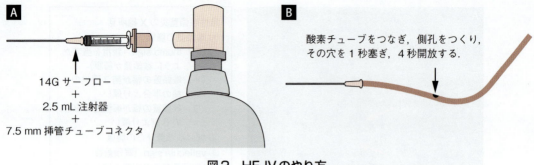

酸素チューブをつなぎ，側孔をつくり，その穴を1秒塞ぎ，4秒開放する．

14G サーフロー
＋
2.5 mL 注射器
＋
7.5 mm 挿管チューブコネクタ

図2　HFJVのやり方

ら入る．この際輪構圧を加えるので，**Selick法で食道を押さえておかないと，空気が胃に入ってしまうので注意したい**．

② 気管挿管のスタイレットをうまく使え

腫れ上がった喉頭蓋の裏側に狭い声帯がある…はず．腫れ上がってどこに穴があるのかもわからない．そんなときは，スタイレットをブジー代わりに使って，気管チューブを誘導するといい．

スタイレットの使い方のポイントは次の通り．① 0.5～1 mm細めの挿管チューブを準備する．② 挿管チューブには必ずスタイレットを入れ，**スタイレットの先を少しチューブの先から出した位置**で固定する．

喉頭展開時に，助手に患者の胸を押してもらうと，腫れ上がった喉頭蓋の一部から泡が出てくるのが見える．ここが開通している気道の入り口だ！この泡が出ている部分にスタイレットを挿入し，これをガイドに挿管チューブを進める．ちょうどサーフローを入れるような感じ．血が出ることがあるが，挿管してしまったら，こっちの勝ち！

③ いざというときの輪状甲状靭帯穿刺

気管挿管に失敗した場合，HFJV（high frequency jet ventilation：高頻度ジェット換気）を行う．輪状甲状靭帯に14Gのサーフローを刺し，バッグバルブマスクにつないで空気を揺らすように速く小さく換気してやると，しばらく（約30分）はその場つなぎになる．サーフローの外筒に2.5 mLの注射器の外筒をつなぎ（内筒はとってしまう），そこに7.5 mmの挿管チューブのコネクタだけをつなげば，バッグがつながる（**図2A**）．

バッグバルブマスクの代わりに，高流量の酸素チューブをサーフローにつないで，時間を稼ぐこともできる．14Gサーフロー針に酸素チューブを（ i ）直接つなぎ，（ ii ）側孔をつくるか，（ iii ）三方活栓や（ iv ）Y字管を置くかしてから，孔を**1秒閉鎖，4秒開放をくり返すと（14Gで1：4と覚える）**，酸素化を保つことができ，30分は患者を失わないですむ（**図2B**）．しかし，CO_2はどんどんたまってきてしまうので，すぐさま輪状甲状靭帯切開の準備をするか，気道確保の名人に応援を頼む．小児は声門下が一番狭いので，切開（相対禁忌）より穿刺が好まれる．

④ 完璧マスター輪状甲状靭帯切開（表2，図3）

成人では輪状甲状靭帯切開をすればよい．輪状甲状靭帯を切開後，5.5 mmまたは6 mmの挿管

表2　輪状甲状靱帯穿刺と輪状甲状靱帯切開の進め方

輪状甲状靱帯穿刺		輪状甲状靱帯切開
① 患者の左に立つ（術者右利き）		① 患者の右に立つ（術者右利き）
② 輪状甲状靱帯を同定する！		② 輪状甲状靱帯を同定する！
③ 14Gサーフローに注射器をつけて穿刺．空気の逆流を確認し，外筒を進める		③ 甲状軟骨を左手で把持し，手順終了まで離さない！
HFJV（図2A）	酸素チューブ（図2B）	④ 皮膚切開（図3） ・横皮膚切開：一気に輪状甲状靱帯まで切開できるが，位置を間違えると悲惨（やせた患者向き） ・縦皮膚切開：正しい位置を見つけやすいが，2段階の手間になる（肥満患者向き）
④ 2.5 mL注射器外筒と7.5 mm挿管チューブコネクタ（水色）をつなげてバッグバルブマスクにつなぐ	④ 酸素チューブをつなぎ，途中に穴をあける，または三方活栓やY字管を間に入れる	⑤ 輪状甲状靱帯を再度同定し，横に切る
		⑥ 切開部の拡張 ペアンで大きくする．鼻鏡を使うと便利．指で拡張もできる（手袋の破損に注意）
⑤ 高流量酸素下でバッグを細かく揉む	⑤ 指で穴を塞ぎ（1秒）酸素を送り，穴を開放し（4秒）圧を逃がす	⑦ 気管切開チューブを挿入する ガムエラスティックブジーをガイドにして，気管挿管チューブを入れてもよい．

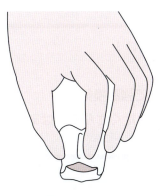

左手の親指と中指で甲状軟骨を把持したら，もう何が何でも絶対に離さないこと．皮膚切開後，示指は輪状甲状靱帯の位置を確認するためにフリーにしておく．

横皮膚切開	縦皮膚切開
利点 ・最初の位置同定が正しければ，皮膚と一緒に輪状甲状靱帯まで一気に切開できるため，早い ・やせた患者向き	利点 ・最初に皮膚のみ縦に切ることで，その後触診で部位が同定しやすく，自信をもって輪状甲状靱帯を横に切開しやすい ・前頸静脈を傷つけにくい ・肥満患者向き
欠点 ・もし切る位置が上下にずれてしまったときに軟骨を切ってしまう恐れあり ・肥満患者には適さない ・横に切開を広げ過ぎると，前頸静脈を損傷する危険あり	欠点 ・二度手間のため，ほんの少し時間がかかる ・深く切りすぎると軟骨を傷つける（稀）

図3　輪状甲状靱帯切開の際の皮膚切開の違い：横 vs 縦

チューブを挿入する. **輪状甲状靱帯切開のコツは，解剖学的ランドマークを絶対はずさないこと．甲状軟骨を左手（親指と中指）でしっかりつかんで決して離さないようにしよう．**

　挿管困難例に対しての外科的気道確保として，上述の輪状甲状靱帯切開はぜひ身につけておきたい手技である．これができれば気道の達人免許皆伝！

✓ *Check!*

WEB 1）輪状甲状靱帯切開→縦皮膚切開

https://www.youtube.com/watch?v = chBsYiza1ik
　↑このビデオでは，皮膚は縦切開の方がいいと言っている．メスは 1.3 cm 以上深く入れるな，など具体的なポイントが示されている．初学者にはなかなかいい．

https://www.youtube.com/watch?v = dvWy9NXiZZI
　↑3D のアニメーションがきれい．

https://www.youtube.com/watch?v = f6BjEHV0xhI
　↑メスのハンドルを使って切開部分を拡大している．刃先が上を向くので手を切らないように気を付けて．ベテランの先生がよくやる小技．

WEB 2）輪状甲状靱帯切開→横皮膚切開

https://www.youtube.com/watch?v = Kg14kdlycDE
　↑横皮膚切開は簡単だが，上下にずれないよう注意しつつ深さを考えて切ろう．

https://www.youtube.com/watch?v = I6wodB2S0uc
　↑ブジーを使って気管挿管している．こんなに簡単でいいの？っていう感じのビデオ．

急性喉頭蓋炎→所見が乏しいのに，めちゃくちゃ喉が痛い！
- **臨床所見が全部そろうとは限らない**
- **息がつまっても，慌てずにまずバッグバルブマスクで強制換気**
- **救命したけりゃ，気道確保に強くなるべし．持ち駒はたくさんあればあるほどいい**

❓研修医 K

「でも僕はまだ輪状甲状靱帯切開なんてやったことないですし，喉仏が触りにくいと，そもそも輪状甲状靱帯がどこにあるんだかわかりません」

輪状甲状靱帯を求めて三千里…じゃなく燦然と　※燦然＝キラキラと光り輝くさま

　確かに有名な手技の割には，輪状甲状靱帯切開を行う機会は結構少ない．自信がないと，やはり針を先に刺してしまう気持ちはよくわかる．まず輪状甲状靱帯に穿刺をして，場所を確認できた後，器具を準備して，切開を行う．おぉっと，ちょっと待った．穿刺をしても結局は CO_2 が溜まってくるので，切開をしないといけない．きちんと気管挿管するには，穿刺→切開と2段階で行った方がいいの？否．Kanji らは，**最初から切開を行う方が気道確保までの時間がぐっと早く**（切開のみ：53秒，穿刺してから切開：90秒）合併症の発症率は変わらないと報告している．解

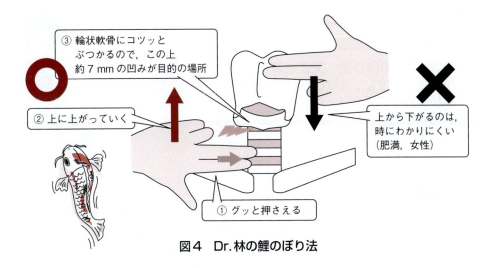

③ 輪状軟骨にコツッと
ぶつかるので，この上
約7 mm の凹みが目的の場所

② 上に上がっていく

上から下がるのは，
時にわかりにくい
（肥満，女性）

① グッと押さえる

図4　Dr. 林の鯉のぼり法

剖学的な位置関係さえしっかり理解していれば，穿刺をせずにいきなり皮膚と輪状甲状靱帯まで切ってしまうのは「アリ」なのだ.

　教科書的には輪状甲状靱帯は，甲状軟骨と輪状軟骨の間にあるので，喉仏（甲状軟骨）を触って指を下ろしていく方法が書いてある. でもこれって，肥満体型であったり，女性のように喉仏が触りにくければよくわからないんだよね. ここで必殺「**Dr. 林の鯉のぼり法**」（図4）. 検者の指を1〜2本，胸骨上窩の上の気管に押し付ける（ある程度の圧をかける. 咳が出ることがある）. そのまま鯉のぼり，ならぬ上に上がっていくと固い輪状軟骨にコツンと当たる. 輪状軟骨の厚み分（約7 mm）上に凹みを触知したらそこが輪状甲状靱帯だ. 人によって輪状甲状靱帯の位置は随分異なるのがわかる. 下から触った方がわかりやすいんだよ，ヘッヘッヘ〜.

　ちょっと待った！ 名人技もいいけれど，誰でも使える技がある. そう，超音波を使って位置を確認しよう. 最初は見慣れないとわかりにくいので，普段から練習しておかないとダメだね. 特に患者が肥満体型の場合，**超音波を使った方が間違いなく輪状甲状靱帯の位置を同定できる**. Siddiquiらのご遺体を使った研究によると，合併症は超音波使用群が触診群と比べ圧倒的に少なく（25 % vs 74 %），気管切開チューブの正しい位置への挿入率が5.6倍高かった. 触知しにくい場合，触診による方法では100 %合併症を認めた（超音波使用群は33 %のみ）. ただ挿入までの時間は，超音波使用群の方が長かった（196.1秒 vs 110.5秒）. 超音波を使って3分近く時間を費やされても…ちょっと困るんだけどねぇ….

　気道緊急で気管挿管ができないときほど焦るものはない. まるで，今さらながらこれから国家試験を受けるよという夢を見たときぐらい焦る. 今でも夢にうなされる人，いるんじゃない？ 輪状甲状靱帯穿刺・切開のキットがなくても助けないといけないこともある. Johnsonらの症例報告では，登山中の傷病者を，ポケットナイフと水筒（チューブ付き）で輪状甲状靱帯切開をして救ったという. まさしく即興医学（improvisation medicine）！ 災害救急やテレビドラマではよく出てくるけど，救急現場ではファンタジスタが必要なのだ. テレビのように素人でもできるのかを調べた研究もあり，簡単な講義の後でナイフとボールペンで換気ができたのは80 %だった. いやいやいや，やっぱり素人はうまく輪状甲状靱帯を同定できないからダメじゃないかしら？

輪状甲状靱帯の触知法

● Dr.林の鯉のぼり法…天にも昇る気持ちで，下から触知した方がわかりやすい．輪状軟骨は結構固い．その上約7mmの凹みが目的の場所だ！

✓ *Check!*

文献1） Fujiwara T, et al：Diagnostic accuracy of lateral neck radiography in ruling out supraglottitis: a prospective observational study. Emerg Med J, 32：348–352, 2015

↑ 愛媛大学耳鼻科のスタディ．105人の患者のうち21人に急性喉頭蓋炎を認めた．頸部側面X線の感度は81.0％，特異度85.7％であった．陽性的中率が58.6％，陰性的中率が94.5％．要請尤度比5.67，陰性尤度比は0.22．X線で完全に除外はできない．

文献2） Cirilli AR：Emergency Evaluation and Management of the Sore Throat. Emerg Med North Am, 31：501–515, 2013

↑ 必読文献．咽頭痛に強くなろう！

文献3） Kanji H, et al：Emergency cricothyroidotomy: a randomized crossover trial comparing percutaneous techniques：classic needle first versus "incision first". Acad Emerg Med, 19：E1061–1067, 2012

↑ 180頭の豚のモデルを使い，最初に針で輪状甲状靱帯を刺してから，切開し気道確保する穿刺優先群と，皮膚から輪状甲状靱帯まで一気に切る切開優先群に分けて比較検討した．一気切りの切開優先群の方が気道確保までの時間がずっと短かった（53秒 vs 90秒）．初回成功率はほぼ同じで93％ vs 90％．合併症の発症率も同じだった．うぅーん，この一気切りって解剖学的位置をよく知っている人だからできる手法なんだけどね．

文献4） Hsiao J & Pacheco-Fowler V：Videos in clinical medicine. Cricothyroidotomy. N Engl J Med, 358：e25, 2008

↑ 必読文献．輪状甲状靱帯切開の基本のキが書いてある．

文献5） Siddiqui N, et al：Ultrasound improves cricothyrootomy success in cadavers with poorly defined neck anatomy：a randomized control trial. Anesthesiology, 123：1033–1041, 2015

↑ ご遺体を使い，輪状甲状靱帯切開を触診で行う群（23人）と，超音波を使う群（24人）で比較検討した小規模スタディ．輪状甲状靱帯の触知しやすさをgrade1〜4（4は触知せず）に分類した．喉頭や気管を傷つけてしまうことによる合併症は超音波使用群が圧倒的に少なく（25％ vs 74％），気管切開チューブの正しい位置への挿入率が5.6倍高かった．触知しにくい群（grade3〜4）では触診による方法では100％合併症を認めた（超音波群は33％）．ただ挿入までの時間は，超音波使用群の方が長かった（196.1秒 vs 110.5秒）．

文献6） Bair AE & Chima R：The inaccuracy of using landmark techniques for cricothyroid membrane identification：a comparison of three techniques. Acad Emerg Med, 22：908–914, 2015

↑ 3つの方法（① 通常の触診法，② 指4本による方法，③ 首の皺による方法）で輪状甲状靱帯の位置同定の成功率を比較検討．成功率は① 62％，② 46％，③ 50％とダメダメだった．被験者のBMI平均が28だったのも関係ありかも．この研究のゴールドスタンダードは超音波なので，やはりわかりにくいときには超音波がいい．

文献7） Johnson CA, et al：Improvised cricothyrotomy on a mountain using hiking gear. Wilderness Environ Med, 27：500–503, 2016

↑ 山で滑落事故により顔面損傷を負った57歳男性の症例報告．ポケットナイフで輪状甲状靱帯切開し，platypus hydration pack（携帯水筒）で陽圧換気をして救命した．ものがないから何もできないとあきらめるのではなく，あるもので戦う即興医学も必要なのだ．

文献8） Braun C，et al：Bystander cricothyroidotomy with household devices – a fresh cadaveric feasibility stufy．Resuscitation，110：37–41，2017

　↑ 10人の素人（うち3人は臨床実習前の学生）に対して，簡単な講義の後，ボールペンとナイフだけで，輪状甲状靱帯切開ができるかをご遺体を使って調べた．80％の成功率（換気可能）であったが，輪状甲状靱帯にボールペンが刺さっていたのは5例，ほかの3例は気管に刺していた．食道損傷や動脈損傷など大きな合併症はなかった．成功したとはいえ，手技に44分以上かかっていたので，なんだかねぇ….

文献9） Feng Y，et al：A new strategy for difficult airway management with visual needle cricothyroidotomy：a manikin study．Am J Emerg Med，32：1391–1394，2014

　↑ 10人の不慣れな医師を対象に，14Gの針の穴を通す0.9 mmの内視鏡ファイバーを使い輪状甲状靱帯穿刺をする群と，通常の輪状甲状靱帯穿刺をする群をマネキンを使って比較検討．内視鏡ファイバーを使う方が速く（3.85 秒 vs. 9.84秒），気管後壁を傷つける合併症はなかった（通常の方法では21％）．0.9 mmの針を通す内視鏡ファイバーってすごい．

文献10） Osman A & Sum M：Role of upper airway ultrasound in airway management．J Intensive Care，4：52–58，2016

　↑ 上気道の超音波のreview．わかりやすいので一読を．

2 気管挿管は用意周到，粒粒辛苦，百錬成鋼（ひゃくれんせいこう）がものをいう

患者B　45歳　男性　重症喘息発作

　患者Bは年に2回ほど発症する喘息の既往があり，昨日風邪のため近医を受診した．喘息が悪化し，本日再度受診するも手に負えないということで，転院搬送されてきた．研修医Mが救急車を迎えに出ると，冷や汗まみれの超肥満の患者Bが起坐位で頻呼吸の状態だった．血圧は195/115 mmHg，脈拍120/分，呼吸数45/分，SpO_2 86％（O_2 15 L），体温37.5℃，GCS14点．すぐにβ刺激薬吸入，ステロイド投与をするも，患者はどんどん悪化．チアノーゼが出現した．100％酸素を投与しても，SpO_2 は70％となった．

　研修医Mが気管挿管しようと試みるも，患者Bは朦朧としながら全力で抵抗したため，1回目の挿管は食道挿管になり，再度バッグバルブマスクで換気を施行した．RSI（rapid sequence intubation：急速導入気管挿管）をしたくても，薬剤部からなかなか筋弛緩薬や鎮静薬が届かない．SpO_2 はさらに悪化し，脈拍は55/分と徐脈傾向になってきた．鎮静しようと，チオペンタールナトリウム（ラボナール®）を手にとったところ，ナースに「それ，喘息では禁忌です」と指摘された．危ない！…セーフ！代わりにミダゾラムを使用したところ，あっという間に自発呼吸がなくなり，かなり焦った．気管挿管は何とか入り，一安心したのもつかの間，血圧が急降下．そこに現れた上級医Hが患者の上体を挙上したところ，血圧も回復し，この状況を打開してくれ，神様のように見えた．

❓ 研修医M

「ステロイドもβ刺激薬吸入も何もかもしているし，もうあと何をしたらよいやら…．焦っていたところで，気管挿管が入らず，なんとか押さえつけて頑張るんですが，SpO_2 は下がり続けるし，テンパってしまいました」

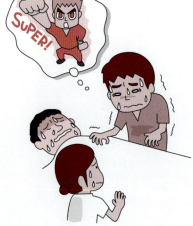

気管挿管は用意周到，粒粒辛苦，百錬成鋼（ひゃくれんせいこう）がものをいう

　「どうして気管挿管するんですか？」「そこに管があったからさ」とは気道緊急で有名なヒポクラテスが言ったとか言わないとか…（嘘）．気管挿管はうまい人でも約2.7％はなかなか入らない（J Emerg Med, 23：131-140, 2002）．気道緊急は一刻を争い，頭がパニックになったときこそ，mnemonics（覚え方）が生きてくる．大脳を使わずに脊髄反射で戦えるようになることこそ，"flow"状態，「天衣無縫の極み（テニスの王子様より）」，「見聞色の覇気（ONE PIECEより）」なのだ．

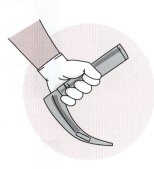

予測，予測，予測！

1）挿管困難予測　LEMON（表3）

　檸檬というと梶井基次郎の名作だが，「食べかけの檸檬，聖橋から放るぅぅぅ（さだまさし）」と答えると歳がばれるっていうもの．このLEMON，挿管困難予測の便利なツールだ．まぁ正直，救急では患者さんに「口開けてぇ〜」なんてのんびりしている暇はないのでMallampati分類なんて，比較的待機的な手術前のチェック項目であって，あまり救急現場で全項目は役に立たない．外傷ではそもそも首を動かしたらむしろ怒られるもんね（頸椎保護優先のため）．

2）バッグバルブマスク把持困難予測　MOANS（表4）

　たとえ気管挿管ができなくても（Can't intubate），バッグバルブマスクさえ持つことができれば気道閉塞でない限り，時間を稼げる．しかし，バッグバルブマスクさえ持てず，換気すらできなければ（Can't ventilate），一層慌てて気道を確保するしかない．ここで第二，第三の必殺技（殺すなよ）をもっている人は強い！私ならすぐに外科的気道確保に行っちゃうかも．CICV（Can't Intubate Can't Ventilate）はあなたの胆力と実力が試される修羅場と心得るべし．

表3　挿管困難予測（LEMON）

L	Look externally：外表面のチェック
	顔面外傷，大きい門歯，ひげ，巨舌，小顎症，短頸
E	Evaluate the 3-3-2 rule：3-3-2ルールの評価
	門歯間距離＜3横指　開口困難
	舌骨/オトガイ間距離＜3横指　小顎
	甲状腺/舌骨間距離＜2横指　短頸
M	Mallampati分類（マランパティ分類）
O	Obstruction：気道閉塞の有無
N	Neck mobility：首の可動性

表4　バッグバルブマスク把持困難予測（MOANS）

M	Mask seal	マスク密着困難（ひげ，顔面外傷，頬がこけ過ぎ）
O	Obesity/Obstruction	肥満，気道閉塞，舌浮腫，気道外傷
A	Age	55歳以上
N	No teeth	歯がない
S	Stiff lungs	COPD，喘息，妊娠後期

表5　HOP　気管挿管後急変の危険因子（身体予備能）

H	Hypotension	低血圧（循環血液量減少，高度肥満，妊婦）
O	Oxygenation	気管挿管前からすでに低酸素
P	pH ↓	アシドーシス（代謝性，頭蓋内圧亢進などによる肺胞低換気）

危険因子チェック！ 身体予備能チェック　HOP（表5）

　気道確保は急務だが，気管挿管をして安心してばかりもいられない．気管挿管直後に容態がどんどん悪化する患者もいるのだ．ここはHOPの危険因子を早期に見つけて，次の一手を常に考えて対処できるようになりたい．このmnemonicsのHOPはまじめにチェックして，気管挿管後も気を緩めないように心すべし．

1）低血圧（Hypotension）は危険，危険，危険

　気管挿管後ショックは…「やめてぇ！」と叫びたくなってしまう（気管挿管後循環不全）．Greenらのメタ解析では**緊急気管挿管1,000例につき110件発生（11％）する**という．Perbetらによると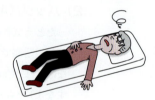ICU患者では約30％もの患者が気管挿管後に血圧が低下している．KimやHeffnerによると**緊急気管挿管後10〜30分以内に心肺停止になってしまう例が1.7〜2.7％ある**のだ．

　緊急気管挿管後心肺停止の危険因子として，挿管前の血圧90 mmHg以下があげられる．恐いねぇ．

　脱水傾向の患者を鎮静すると，交感神経の緊張が解けてあっという間にショックになる．気管挿管して喜ぶのもつかの間，今度は輸液負荷をあわててする羽目になる．しっかり予測し，体液量を十分戻すように同時に輸液をしなければならない．**気管挿管前のショック指数が0.8以上の場合，挿管後ショックになる可能性が高い**（オッズ比55，感度67％，特異度80％）．

　冒頭の患者Bは超肥満であり，鎮静後一気に腹圧が横隔膜を押しあげて，換気予備能が急降下．さらに陽圧換気をしても十分肺が膨らまないことになってしまった．そこで上級医Hはすぐに上体を起こし，腹圧が肺を圧迫するのを解除したのだった．

2）低酸素（Oxygenation）は危険，危険，危険

　気管挿管前からすでに低酸素の場合は時間がない．気管挿管だけでは改善が望めず，次の一手

（PEEPや吸痰など）が必要なこともあることを予想せよ．

　鼻カニューラ（酸素5 L／分）＋リザーバー付きマスク（酸素15 L／分）でSpO₂＜90％なら，肺内シャントがある（肺炎や肺水腫など）．次の一手はPEEPを考慮する（PEEP付きバッグバルブマスクやCPAP）．それでもダメなら，apneic CPAPやVAPOX（ventilator-assisted preoxygenation）も選択肢の1つ．

　不穏が強ければ，ケタミンで鎮静（1～2 mg/kg ivだが，通常1～1.5 mg/kgでいい）し，補助換気をする．

　実は気管挿管前は上体を挙上した方が低酸素になる時間を遅らせることができるだけでなく，気管挿管の合併症も減らす（22.6％→9.3％に減少）ことができる．患者さんをギャッジアップして背中を30°起こし，sniffing positionになるように頭部も挙上してやるといい（back up head elevation）．

3）アシドーシス（pH↓）は危険，危険，危険

　アシドーシスがあると致死的不整脈をきたして予後が悪くなってしまう．乳酸アシドーシスがひどい場合，重炭酸ナトリウムを投与すると見かけ上は血液のpHは治ってくるが，それはCO₂をつくっているということ．元来アシドーシスが強くて，その代償のために過換気で一生懸命人体はCO₂を吐きだそうとしているのに，余計にCO₂をつくってしまう行為はダメなのだ．むしろ細胞内へ水素イオンが移動し，逆説的に細胞内アシドーシスが進む．

　アシドーシスが強い患者は，それを代償するために過換気になっているのは当たり前．それなのに，気管挿管後，正常換気回数に設定してしまうと，一気にアシドーシスが進んでしまう．したがって，状況が許すなら気管挿管は我慢して，まずは基礎疾患の治療に専念した方がいい．アシドーシスの患者を人工呼吸器につないでも，なかなかうまく呼吸性代償をコントロールしにくいのだ．

　それでも気管挿管を要する場合，可能なら急速導入を避け，筋弛緩薬も短時間作用のサクシニルコリンを使用する．気管挿管後も換気回数を増やしておかないと（～30回／分），pHがどんどん悪くなってしまう．人工呼吸器の設定はプレッシャーサポートやプレッシャーコントロールモードにして換気回数は患者の要求に合わせるようにした方がいい．

　実は，HOPに加えて右心不全があるときも，気管挿管後，陽圧換気で胸腔内圧が上がるため，急に血圧が下がってくることがある．右心不全の際は，心機能が許せば少し輸液負荷を，そうでなければ気管挿管前からノルアドレナリンの持続点滴なども考慮しよう．

気管挿管準備万端！ やる気満タン！ SOAPMD（表6）

　正直，予測がどうであれ，CICVで気道確保しないといけないときは逃げるわけにはいかない．きちんと準備をせずに気管挿管を試みても負け戦は必至だ．この準備の有無があなたの気管挿管成功率を飛躍的に高めてくれる．トイレに駆け込んだら，用を足す前にトイレットペーパーが十分あるかどうか確かめてるでしょ？ それと一緒！？ 気管挿管前に特に気をつけたい鉄則を表7に示す．

表6　気管挿管前チェック項目（SOAPMD）

S	Suction 吸引	吐物や血液が多ければヤンカーサクションやアーガイルサクションを準備せよ
O	Oxygenation 酸素化	高濃度酸素吸入（約3分間），または酸素を吸いながら8回の深呼吸. 鼻カニューラ（apneic oxygenation）を使用する
A	Airway Equipment 挿管チューブ，喉頭鏡など	喉頭鏡ライト点灯を確認，ブレードは体型に合わせた大きさを．スタイレットを準備．挿管チューブのカフ漏れなし確認，10 mL注射器，バイトブロック，挿管固定具を用意
P	Pharmacy & Posture 薬剤 & 体位	鎮静薬，筋弛緩薬，キシロカインスプレーを用意 上体を少し起こす
M	Monitor device モニター器具	心電図，SpO_2，$EtCO_2$ カプノグラフィー，聴診器，超音波を用意
D	Denture 入れ歯	はずせる入れ歯ははずすべし

表7　気管挿管前の鉄則

☑ 頭部挙上（約20〜30°）または逆Trendelenburg体位で．特に肥満患者

☑ 肥満患者は大量の枕を入れて，耳孔と胸骨の高さを同じにしておくべし

☑ apneic oxygenationのために鼻カニューラでも酸素投与（5 L/分）…気管挿管手技の最中も鼻カニューラで酸素を流し続けろ

☑ 鼻カニューラに加えてリザーバー付きマスクで酸素投与（15 L/分）

☑ SpO_2＜90％ならバッグバルブマスク（できればPEEP付き）で換気またはCPAPで換気を

☑ 酸素化は最低3分，または酸素を吸いながら深呼吸を8回してもらう

☑ 暴れて酸素化が悪ければ，ケタミン（1〜2 mg/kg）で鎮静し，補助換気を

☑ 収縮期血圧≦90 mmHg，ショック指数≧0.8は気管挿管後心肺停止のハイリスクと心得よ

1）Suction　吸引

　吸引はやわらかい吸引チューブよりもできればプラスチックのヤンカーサクションやアーガイルサクションのようなしっかりしたものを準備したい．あれ？ 吸引効かないってときに，「オイ，お前が吸引管を踏んでるじゃないか！」っていうのはアルアルだよね．

2）Oxygenation　酸素化

　挿管前の十分な酸素化は必須．最低でも高濃度酸素で3分間，またはもっと慌てるときは酸素を吸いながら8回深呼吸してもらう．

① apneic oxygenation

　ここで**知っておきたいapneic oxygenation!** 酸素マスクやバッグバルブマスクの下に，もう1つ鼻カニューラで酸素を投与しておく．いざ，マスクをとって気管挿管をする最中も，ずっとこの鼻カニュー

ラはそのままにしておくことで，死腔を酸素で満たしておくのだ．緊急気管挿管で急速導入（rapid sequence intubation）を行うと，どうしても気管挿管操作時には換気ができず低酸素になってくる．「気管挿管時には術者は息を止めて患者のつらさを理解して気管挿管せよ」というよね．このときに換気はしなくてもとにかく酸素で満たしておくことで，低酸素になる時間を遅らせることができる．

　通常apneic oxygenationは5 L/分で鼻カニューラから酸素を投与するが，加温加湿高流量酸素が投与できる器械があれば，鼻カニューラから15 L/分で酸素投与ができる．通常の鼻カニューラで乾燥した酸素を15 L/分で投与すると鼻がカラッカラになってつらいよ．でもBrainardらは通常の鼻カニューラで15 L/分流しても乾燥するだけで，10分くらいなら耐えられると報告している．いやぁ被験者がいい人だったんじゃないかなぁ…？

　患者の自発呼吸が止まっていても鼻カニューラで5 L/分で酸素を流しておくと，酸素の拡散により低酸素になるのを遅らせることができる．通常なら3.65分で低酸素になってくるのが，apneic oxygenationにより低酸素発現を6分まで遅らせることができた（Anaesthesia, 61：427-430, 2006）．Ramachandranらは30人の肥満患者において，apneic oxygenationにより低酸素（SpO_2が95％に落ちるまで）発現を3.49分から5.29分まで遅らせたと報告している（J Clin Anesth, 22：164-168, 2010）．

　apneic oxygenationのエビデンスは手術室や救急ではおおむね良好だが，ICUではよいか，統計学的に有意差なしという報告がほぼ半々というところ．低酸素を抑えるからといって，死亡率が減少できないのであればそこまでこだわる必要はないのかも．ただ，基本有害になることはないので，知ってお得な必殺技だ．**急速な低酸素が予測される症例（肥満，ショック，低循環血症，アシドーシス）ではapneic oxygenationは絶対にしておきたいね**．

② delayed sequence intubation

　せん妄で暴れてうまく酸素化ができない場合は，ケタミン（1～2 mg/kg iv）でヘロッとさせて補助換気で酸素化をしておいてから気管挿管をするといい（**delayed sequence intubation**）．暴れて低酸素が続く場合にあわてて急速導入するくらいなら，鎮静してバッグバルブマスクで酸素化するとアラ不思議，SpO_2はどんどんよくなってくる．

③ VAPOX（ventilator-assisted preoxygenation）

　自発呼吸がなければバッグバルブマスク（できればPEEP機能あり）やCPAPを使う．それでもダメなら，人工呼吸器のプレッシャーコントロールモードを使って酸素化を図る方法（VAPOX）がある．設定例は，呼吸数6～8回/分，プレッシャーサポート0～10 cmH$_2$O，PEEP 5 cmH$_2$O（～15 cmH$_2$O；SpO_2＞95％となるように），吸入酸素濃度1.0，1回換気量（約550 mL；7～9 mL/kg），吸気流量30 L/分．ここまできたら人工呼吸器を使い慣れている人に早めに助けを求めよう．

3）Airway Equipment　挿管チューブ，喉頭鏡など

　挿管チューブのカフ漏れチェック，スタイレットの準備，喉頭鏡の点灯チェックは当たり前として，忘れやすいのがバイトブロックとフィルターだ．血液が気管から出てきてもフィルターが

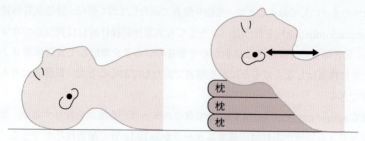

図5　気管挿管の成功に重要な体位
◀▶の高さを合わせる（耳孔と胸骨切痕）.

あれば安心. カフを膨らませる注射器を用意していないっていうのも「アルアル」だよね.

4) Pharmacy & Posture　薬剤 & 体位

急速導入に使う薬剤も使い慣れたものがきちんとそろっているか確認しておくべし.

気管挿管前には頭部を20〜30°挙上しておく. 横隔膜による圧迫が少なくなり, 低酸素になる時間を遅くできる. 気管挿管する際も頭部挙上のままの方がうまくいくんだから.

気管挿管成功の秘訣はsniffing positionにあるといっても過言ではない. だが, 決して首を後屈にするわけではない. 花のにおいをかぐ（sniff）ように顎を前につきだす姿勢が重要. したがって頭を載せる円座を2個は用意しよう.

気管挿管手技の成功のポイントは耳の穴と胸骨切痕の高さを合わせること（図5）. 特に肥満患者では頭の下にたくさん枕を積むか, 助手に頭を持ちあげてもらうのがいい.

5) Monitor device　モニター器具

一般的なモニター類およびここはEtCO$_2$カプノグラフィーと超音波を用意しておこう.

超音波は人手があれば気管挿管チューブが進んでくるのを確認できる. また気管挿管後, 食道挿管かどうかを確認できる.

6) Denture　入れ歯

入れ歯ははずせ. ただし残った歯が1本だけなど気管挿管時に折れそうで邪魔になる場合や, 頬がこけてしまいバッグバルブマスクが持てなくなってしまう場合は, 入れ歯を残しておく方が便利なことがある. 臨機応変に対応しよう.

気管挿管前に必ずチェック

● 低血圧, 低酸素, アシドーシスは危険なサイン！

● 鼻カニューラ（apneic oxygenation）, 上体および頭部挙上を忘れるな！

● 暴れる患者は鎮静（ケタミン）せよ（delayed sequence intubation）

研修医 M

「いよいよ挿管ってときにこれで解説は終わりですか？」
→いやいや気管挿管のコツは次項のお楽しみ！

✓ *Check!*

文献11）Green R, et al：Incidence of postintubation hemodynamic instability associated with emergent intubations performed outside the operating room：a systematic review. CJEM, 16：69–79, 2014

↑気管挿管後循環不全のreview．18の文献を検討．気管挿管後ショックになってしまう割合は研究によりばらつきがある（1,000件の緊急気管挿管に対して5〜440例の発生）が，全体としては1,000件に対して110例（11％）．

文献12）Heffner AC, et al：Predictors of the complication of postintubation hypotension during emergency airway management. J Crit Care, 27：587–593, 2012

↑緊急気管挿管前に血圧の安定していた300人の観察研究．気管挿管後の血圧低下を22％に認め，血圧低下のなかった者の群より死亡率が高かった（35％ vs 20％，オッズ比2.1）．気管挿管後の血圧低下と関連が最も深かったのは，挿管前ショック指数≧0.8（オッズ比55，感度67％，特異度80％）で，ほかには慢性腎障害，急性呼吸不全での気管挿管，年齢であった．筋弛緩薬の使用はむしろショックになりにくい（オッズ比0.04）．気管挿管後30分以内の心肺停止は2.7％（8人/300人）であった．

文献13）Kim WY, et al：Factors associated with the occurrence of cardiac arrest after emergency tracheal intubation in the emergency department. PLoS One, 9：e112779, 2014

↑救急室で緊急気管挿管を要した2,403例のうち，気管挿管後10分以内に心肺停止に至ったのは1.7％．最も多かった心電図波形はPEAであった．気管挿管前ショック（収縮期血圧≦90 mmHg）が最もリスクが高かった（オッズ比3.67）．

文献14）Weingart SD, et al：Delayed sequence intubation：a prospective observational study. Ann Emerg Med, 65：349–355, 2015

↑**必読文献**．せん妄でうまく気管挿管前に酸素化できない62人の患者にケタミン（平均1.4 mg/kg）で鎮静し補助換気してから気管挿管（delayed sequence intubation）したところ，SpO_2が89.9％から98.8％に改善した．嘔吐や呼吸停止例はなかった．暴れて低酸素が進む場合は，あわてず鎮静して酸素化をよくしてから気管挿管すればいいんだ．

文献15）Khandelwal N, et al：Head–Elevated Patient Positioning Decreases Complications of Emergent Tracheal Intubation in the Ward and Intensive Care Unit. Anesth Analg, 122：1101–1107, 2016

↑**必読文献**．手術室以外で緊急気管挿管を要した528人の体位に関する後ろ向き研究．合併症（挿管困難，低酸素，食道挿管，誤嚥）発生率は，仰臥位で気管挿管した場合が22.6％であったのに対して，背部頭部挙上（back up head elevated intubation）の場合は9.3％であった．ギャッジアップして，sniffing positionをとらせた方が気管挿管の合併症は減る！

文献16）Perbet S, et al：Incidence of and risk factors for severe cardiovascular collapse after endotracheal intubation in the ICU：a multicenter observational study. Crit Care, 19：257, 2015

↑ICUで緊急気管挿管を要した1,400人の後ろ向き研究．なんと29.8％の患者が挿管後に血圧低下をみている．気管挿管が入ったからといって安心してはいかんのだよ．

文献17）Mosier JM, et al：The Physiologically Difficult Airway. West J Emerg Med, 16：1109–1117, 2015

↑**必読文献**．重症患者の呼吸生理がわかると一皮むけるのだ．低酸素，低血圧，アシドーシス，さらに右心不全の有無を探すことができれば，マネージメントがきらりと光るはず．

文献18) Grant S, et al：Ventilator-assisted preoxygenation：Protocol for combining non-invasive ventilation and apnoeic oxygenation using a portable ventilator. Emerg Med Australas, 28：67-72, 2016
　　↑ ventilator-assisted preoxygenationの症例報告．酸素化がどうしてもうまくいかないときは通常のアプローチの後，筋弛緩薬を使ったら人工呼吸器をプレッシャーコントロールにする．この際，鼻カニューラはつけたまま．そして気管挿管手技中も鼻カニューラをつけたままとする．

文献19) Brainard A, et al：A randomized trial on subject tolerance and the adverse effects associated with higher- versus lower-flow oxygen through a standard nasal cannula. Ann Emerg Med, 65：356-361, 2015
　　↑ ニュージーランドのスタディ．通常の鼻カニューラで乾燥酸素6 L/分と15 L/分を10分間77人に投与し比較検討．鼻が乾燥して不快（100 mmスケールで25 mm）と感じるか調べたところ，酸素投与後10分で9.8 mm程度の不快さなので臨床的には大丈夫と結論．被験者が非常にいい人か，鼻毛が多いのかは記載がない（冗談！）．

文献20) Weingart SD & Levitan RM：Preoxygenation and prevention of desaturation during emergency airway management. Ann Emerg Med, 59：165-175, 2012
　　↑ 必読文献．緊急気管挿管時の酸素化に関するエッセンスが集約されているgood review.

文献21) Denton G & Howard L：BET 1：Does apnoeic oxygenation reduce the risk of desaturation in patients requiring endotracheal intubation? Emerg Med J, 33：517-519, 2016
　　↑ コンパクトなreview．急速導入をする場合，筋弛緩薬が効いてくるとどうしても酸素化が悪くなる．apneic oxygenationは特に害もなくおおむね受け入れられる手法である．

文献22) Wimalasena Y, et al：Apneic oxygenation was associated with decreased desaturation rates during rapid sequence intubation by an Australian helicopter emergency medicine service. Ann Emerg Med, 65：371-376, 2015
　　↑ オーストラリアの病院前ヘリコプター救急での観察研究．急速導入気管挿管時のapneic oxygenation導入前と導入後での低酸素発現率を調査．728人（導入前310人，導入後418人）を対象に調べたところ，apneic oxygenation導入により低酸素発現率が22.6％から16.5％に減少した．

文献23) Semler MW, et al：Randomized Trial of Apneic Oxygenation during Endotracheal Intubation of the Critically Ill. Am J Respir Crit Care Med, 193：273-280, 2016
　　↑ apneic oxygenationが気道緊急の光明と信じていた人たちの心を打ち砕いた論文．ICUにおいて150人を対象にapneic oxygenation（高流量15 L/分を採用）と挿管手技中は酸素投与なしを比較．人工呼吸頻度，ICU入室期間，入院死亡率において有意差なし．低酸素発現率も統計学的に有意差なし（apneic oxygenation群は少しいいけどね）．

文献24) Wong DT, et al：The effectiveness of apneic oxygenation during tracheal intubation in various clinical settings：a narrative review. Can J Anaesth, 64：416-427, 2017
　　↑ 必読文献．手術室での12の研究ではすべてapneic oxygenationは効果あり．ICUでの研究では2つがやや効果あり，3つが対象と比べて変わりなし．救急室や病院前での2つの研究では効果あり．

3　気道緊急の基本RSI（迅速導入）はすごい？ コワい？

患者C　82歳　男性　　　　　　　　　　　　　　気道緊急

　　患者Cが不穏状態で運び込まれてきた．血圧70/30 mmHg，脈110回/分，呼吸数45回/分，SpO$_2$ 75%（リザーバー付きマスクで15L），GCS 8点．輸液開始，バッグバルブマスクを持つもほおがこけており，空気が漏れてしまう．研修医Mが「檸檬，レモン，LEMON，MOANS」などと叫んで駆けずり回っているが，意味不明…．ナースは筋弛緩薬を取りに薬局へ走るが，間にあうか…．

　　とにかくすぐに気管挿管を．研修医Mの一度目のトライ…上級医K「声帯見えたか？」研修医M「ハイ！」上級医K「目を離すな！声帯を越えたらチューブをそこで留めるぞ」研修医M「ハイ！入りました！」気管挿管チューブ確認の聴診をしたところ，いきなり胃のところでブクブク…．

　　後期研修医Sに交代．後期研修医S「声帯が全然見えません．筋弛緩薬はまだですか？ビデオ喉頭鏡ください！」

　　上級医K「代われ！本当だ．確かに声帯は見えないが，喉頭蓋さえ見えればこっちのモンだ」気管挿管が成功した後，みるみる患者Cの顔色はよくなっていった．

❓ 研修医M

「すみません，食道挿管しちゃって．おかしいなぁ，ちゃんと穴は見えたと思ったんですけど…」

気道緊急の基本RSI（迅速導入）はすごい？ コワい？

　　今回のように筋弛緩薬や鎮静薬がなかなか出てこないこともあるよねぇ．また，血圧が下がりすぎているとき，鎮静はなかなか怖くてできない．慌てるときに薬剤を使わずに力技で気管挿管することも確かにあるが，全世界的にRSI（rapid sequence intubation：迅速導入）をする方が合併症も少なく，一発で気管挿管を成功させる確率も増える．薬剤管理がたいへんで，やっぱり気道緊急と思ったら準備周到にしておかないといけない．

　　RSIの筋弛緩薬の威力は素晴らしく，喉頭展開が非常に楽になり視野が得られやすい．喉頭鏡の嫌な刺激もなく，食道挿管率が下がり，一発成功例がぐんと増え，いいこと

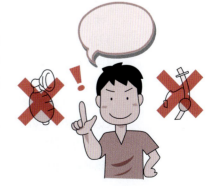

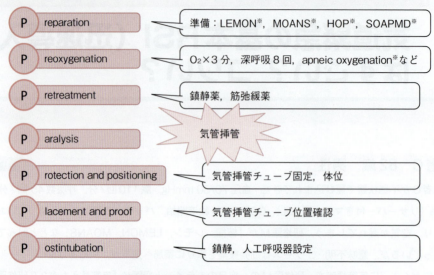

図6　RSIの流れ：7つのPでおさえる
※は第1章-2を参照.

づくめだ.

　RSIの流れを図6に示す. 7つの"P"からなる. まぁ無理にPで覚えなくてもいいんだけどね. 準備周到にして, 薬剤を使い鎮静・筋弛緩を行って気管挿管するってことだ.

1）実践, RSIの薬剤選択…超肥満に注意

　RSIをした方が気管挿管も確実にかつ安全に行えるのは周知の事実. しかし, RSIの薬剤は薬剤管理の面から, 欲しくても金庫から鍵を開けて誰かが走らないとすぐに薬剤が出てこないという欠点がある. 血圧低下などの副作用もあり, やはり危険と隣り合わせの薬剤なのでいざ気管挿管, というときに気管挿管チューブが入らなくて（can't intubate）, バッグバルブマスクも持てない（can't ventilate）と地獄を見るのだ. もっともロクロニウムやベクロニウムによる筋弛緩の場合, スガマデクスで拮抗できることは頭に入れておきたい.

　特にBMIが26を超えるような肥満患者では換気困難が3倍, 挿管困難が10倍にも増えてしまう. **肥満患者では, 筋弛緩をかけた途端, 高い腹圧のため横隔膜が上昇してしまい, 急速に低酸素が進行するため, 猶予はたった1〜2分しかないと心すべし.** そんな場合, バッグバルブマスクは2人法で対処し, かつ上体を20°挙上してやるといい.

　サクシニルコリン, ロクロニウム, ベクロニウムは**アナフィラキシーのリスク**がある（マレだけど）. ロクロニウムはスガマデクスで拮抗すればアナフィラキシーもよくなるかというとそうは問屋が卸さない（Anaesth Intensive Care, 44：522, 2016. J Anesth, 30：290−297, 2016）. もちろんそんな場合はアナフィラキシーの拮抗薬を使えばいい. つまりアナフィラキシーにはやっぱりアドレナリンが必須. 1つの筋弛緩薬にアナフィラキシーが出た場合, ほかの筋弛緩薬にも交差反応が出やすいので注意が必要だ. 筋弛緩薬アレルギーとわかっていたら, 鎮静薬だけで気管挿管する方が得策だ.

　鎮静薬と筋弛緩薬をただ投与すればいいというわけではない. 多くは体重によって投与量を計

算するが，肥満患者の場合，薬剤によっては現在の体重（total body weight）なのか，理想体重（ideal body weight）なのか，除脂肪体重（lean body weight）なのかで計算が違ってくる．理想体重は男性は身長 (cm) − 100，女性は身長 − 105 というところ．聞きなれない言葉だが，除脂肪体重とは体脂肪を除いた筋肉，内臓器官，骨など，生命維持に欠かせない部分つまりエネルギーを消費してくれる身体の重量を示す．除脂肪体重の計算法は，以下の通りである．

> 男性：$1.1 \times$〔体重 (kg)〕$- 128 \times$〔体重 (kg) / 身長 (cm)〕^{2}
> 女性：$1.07 \times$〔体重 (kg)〕$- 148 \times$〔体重 (kg) / 身長 (cm)〕^{2}

…いやぁ難しい．わからないよえぇ…．

まぁよく使用する薬剤としてはケタミンが除脂肪体重で計算すべき薬剤で，肥満患者の場合，全体重で計算するととんでもない過量投与になるので注意しよう．鎮静薬のなかで，患者がショックでも血圧を下げないケタミンは救急現場では随分重宝するので，使い方を知っておくと便利．肥満じゃなければ普通の全体重で計算すればOKなんだけど，日本人の場合アメリカと違ってとんでもない肥満は少ないのであまり気にしたことがないかもね．

RSIの薬剤は副作用がないわけではなく，使用するからにはその適応，副作用，また副作用出現時の対処法をきちんと知ったうえで，使い慣れた薬剤を使うのが大事だよね（表8）．

表8　よく使われる鎮静薬，筋弛緩薬

鎮静薬	投与量 (iv)	計算対象の体重（高度肥満の場合注意を要する）	副作用など
ミダゾラム	$0.1 \sim 0.3$ mg/kg	全体重（持続なら理想体重）	呼吸抑制，健忘，血圧低下
プロポフォール	$1.5 \sim 3$ mg/kg	理想体重	乳酸アシドーシス，血圧低下
ケタミン	$1 \sim 2$ mg/kg	除脂肪体重	気管支拡張，血圧上昇，呼吸抑制なし．嘔吐，悪夢．脳圧上昇はしない
チオペンタール	$3 \sim 5$ mg/kg	体重に関係なく $50 \sim 100$ mg ずつ投与可	気管攣縮（喘息には禁忌），低血圧
フェンタニル	$1 \sim 4$ μg/kg	全体重	除脂肪体重を推奨する専門家もいる．呼吸抑制
筋弛緩薬	**投与量（iv）**	**計算対象の体重**	**副作用など**
サクシニルコリン（スキサメトニウム）	$1 \sim 2$ mg/kg	全体重	脱分極性筋弛緩薬 横紋筋融解症，高カリウム血症，徐脈
ベクロニウム	$0.1 \sim 0.15$ mg/kg	理想体重	非脱分極性筋弛緩薬 作用発現まで $3 \sim 4$ 分と長い
ロクロニウム（エスラックス®）	$0.6 \sim 0.9$ mg/kg	理想体重	非脱分極性筋弛緩薬 血圧↑，脈↑，スガマデクスで拮抗可

2）RSI薬剤の神話 no more lidocaine or atropine

　かつては**リドカイン**（キシロカイン®）を事前に投与して脳圧上昇を抑えるということが信じられていたが…ブブー．そんなエビデンスはない．これは1980年代にRobert Bedfordが20症例を対象に発表した内容だった．その後多くの研究者が文献検索をして実にエビデンスに乏しいと報告している（Emerg Med J, 18：453–457, 2001. Crit Care Res Pract：485802, 2015）．確かにリドカインそのものは投与しても大して悪さはしない．ただ慌てて気管挿管をする際にはひと手間無駄ということだ．

　アトロピンは気管挿管時，特にサクシニルコリン使用時の徐脈を予防するということから，特に小児の気管挿管時には使用されていたが，これもエビデンスがないということで，AHA蘇生ガイドライン2015からはルーチン使用は推奨されなくなった．医学ってどんどん変わってしまうねぇ….

　ケタミンは頭蓋内圧上昇をきたすため頭部外傷には使うなと昔教わったが，それは1970年代の質の低い報告からきたもので，その後の追試では頭蓋内圧上昇の副作用などなく，むしろ神経保護作用まで示唆する研究があるくらいだ．血圧が低めの患者や重症外傷ではケタミンで鎮静するのは非常に理に適っているのだ．

RSI薬剤の神話

× リドカインの事前投与で脳圧上昇を抑える？ ➡ そんなエビデンスなし

× 小児の挿管の際にアトロピン事前投与で徐脈反射を抑える？ ➡ そんなエビデンスなし

× ケタミンは頭部外傷に使ってはいけない？ ➡ 頭部外傷に使ってよい

3）実践，気管挿管成功のマル秘極上テクニック（表9）

　RSIをしてもしなくても気管挿管はそう簡単にはいかない…もう使い古されたギャグ？CVCI（can't ventilate, can't intubate：換気挿管困難症）にあたっては下手にRSIはできない，またはすごいショックで待ったなしの状況では一刻も早く気道を確保しないといけない．筋弛緩薬がなくても，CVCIでも頑張るしかない．いざとなったら外科的気道確保があるじゃないか．

① 気道確保の心得その1 ➡ 準備は周到に，かつ団体戦で挑むべし

　薬剤や器具の準備，気管挿管が入らなかった場合の次の一手の準備などは周到に行っておこう．スタイレットを入れて気管挿管チューブは必ず**ホッケースティックのように先を25〜35°クイッと曲げておく**．これなら口腔内が狭くても気管挿管チューブの先端を操作しやすい．自然なカーブ（バナナ型）がいいというのは全身ぐにゃぐにゃに筋弛緩のかかった手術室だけの話．筋弛緩がうまくかかっていない場合，狭い口腔内で機敏に上をつつける形にしておくべし．正直，患者に合わせて角度を決めるべきで，声帯の位置が高くなればもっと角度をつけるしかないんだけどね．

表9　気管挿管成功の秘訣

① 準備万端，団体戦で挑め！	チームアプローチ 気管挿管チューブは先を25〜35°曲げたホッケースティックの形に
② sniffing position をとれ！	頭を挙げる工夫を．必殺人力枕，必殺大量枕，ギャッジアップ
③ 声帯を探すな！喉頭蓋を探せ！	喉頭蓋の真裏の上を狙うべし 呼吸を聞いてタイミングよく
④ 目を離すな！入れすぎるな！ 気を抜くな！	深く入れすぎない バイトブロックを入れてから喉頭鏡をはずす
⑤ 超音波を使え！	食道に気管挿管チューブがあったら，穴2つ…

　また，気道確保は団体戦で望むべし．全員が手順をわかっていれば，次の一手が出しやすい．「あぁ吸引がない！」なんてことにならないように．でもそれは人間がすること．たまには度忘れしてしまうことだってある．**そんなときに怒鳴らないのがプロ**．怒鳴った瞬間からそのチームは機能しなくなる．**緊急事態ほど，一度深呼吸して全体を見渡すのだ**．そしてチームワークで乗り切れ．さらにチームメンバーに「ありがとう」を連発しろ．みんなが落ち着けば結果はついてくる．

② 体位がすべてと言っても過言ではない ➡ sniffing position をとれ

　解剖学的に気道は一度口腔から奥に落ち込んだ後，声帯に向かって急上昇するジェットコースターのようなルートとなっている．それをなるべく一直線にするには，sniffing position をつくるしかない．**喉頭鏡は決してテコにしてはいけない**．舌根を喉頭鏡のブレードで持ち上げるったら，持ち上げるのだ．**意外に患者の頭は重い！**非力でか弱く，金も権力もないが水も滴るあなた，そこは介助の看護師に助けてもらいましょう．

　外傷でなければ，以下のようにしてみよう（図7）．

> ① **必殺人力枕**：患者の頭の下に自分の右手を入れて頭を持ち上げる．喉頭蓋/声帯がうまく見えたら，この頭の位置をキープするために看護師に患者の頭を支えてもらい（人力枕），自分の右手ははずして，気管挿管チューブをもらうのだ．患者の頭を30 cmくらい持ち上げると声帯がバッチリ見える．
> ② **必殺大量枕**：①ではやりにくさを感じる場合，特に患者が肥満の場合，患者の頭の下に枕を3つ4つ入れてはじめからsniffing positionをつくっておく．**患者の胸骨の高さと耳の高さを一緒にしておく**．
> ③ **ギャッジアップ**：この際だからベッドを30°ギャッジアップしてしまうのも一考だ．Khandelwalらによると合併症が断然減る（オッズ比0.47）のだ．

③ 声帯を探すな！ 喉頭蓋を探せ

　筋弛緩薬を使わないと，はっきりと声帯が見えることなんて30％しかない．喉頭蓋を求めて喉頭鏡をジワリジワリ進めていく．初学者は一気に喉頭鏡を突っ込んで食道を見事に広げて食道

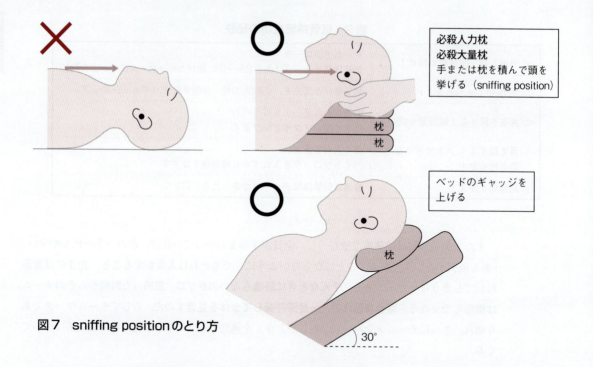

必殺人力枕
必殺大量枕
手または枕を積んで頭を
挙げる（sniffing position）

ベッドのギャッジを
上げる

枕
枕
枕

30°

図7　sniffing positionのとり方

挿管している. **探すのは声帯ではない，喉頭蓋なのだ**. 喉頭蓋が見えたら気管挿管の80％は成功したと言っていい. このペラペラの垂れ下がる**喉頭蓋の真裏に沿わせて，上に突くように気管挿管チューブを進めればよい**. ストレートパンチではなく，アッパーカットの軌道を描くように打つべし.

　黒い孔＝気管ではない. 食道も見事に黒い孔として見える. きちんと声帯が両側にあり，上方には喉頭蓋があるのを確認すべし. 患者の口に少々力が入っても，喉頭鏡をじわじわと小さく左右に揺らしながら行けば進めていける. くれぐれも声帯ではなく喉頭蓋を探していくのだ. もちろん喉頭鏡はテコにはしないで，舌根ごと顎全体を持ち上げるつもりで喉頭鏡のハンドル方向に力を加えるべし.

　声帯が見えないときに喉頭を圧迫すると見やすくなることがある. OELM法（optimal external laryngeal manipulation：自分の右手で甲状軟骨を圧迫する）またはBURP法（backward, upward, rightward, pressure：介助者に甲状軟骨を圧迫してもらう）という. 喉頭鏡で舌を左に寄せているので，喉頭を少し右に戻すように圧迫するといい. Sellick法は食道からの逆流を押さえることもできず，むしろ挿管しにくくなるので今はもうやらない. **喉頭鏡で舌をしっかり左によけていたら，喉頭蓋もやや左の上に（11時方向）あるものと思って探しに行こう.**

　喉頭蓋の裏にうまく声帯が見えたらしめたもの. 声帯が見えなくても喉頭蓋の真裏の上を狙えばよい. でもここで慌ててはいけない. 「声帯が見えまーす，行きまーす，アレ，見えてるのに入らなーい」という経験はないだろうか. **恋も気管挿管もタイミングが命なのだ**. 特に筋弛緩薬を使っていないときは，**患者の呼吸を聞け. 耳を澄ませ.** 声帯の近くまで気管挿管チューブが進めば，患者の呼吸が聞こえる. そこで慌てて気管挿管チューブでつくと，声帯が傷つくだけでなく，声門痙攣を引き起こすことだってある. 患者が「ウー」と声帯を絞って声を出している間

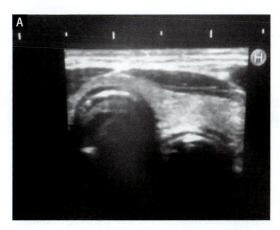
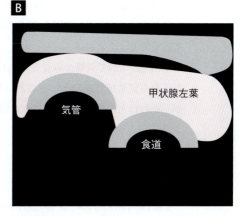

図8　食道挿管の超音波像

は決して気管挿管チューブを押し込んではいけない（どうせ入らない）．**声を出す合間に，「ハッ」と息を吸ったその瞬間，すっと気管挿管チューブを進めると，**咳嗽反射が出てうまく気管挿管されたことがわかる．彼女の心の準備もできていないときに押しの一手は嫌われる．心の機微を敏感に感じとることが，気管挿管と恋に成功する秘訣なのだ．

④ 目を離すな！　入れすぎるな！　気を抜くな！

　初学者は気管挿管が入るとうれしい．とにかく今日のビールはおいしいに違いないと思いを馳せていることだろう．いやいや，ここでも慌ててはいけない．初学者は往々にして深々と片肺挿管をしてしまっているのだ．**決して目を離さず，気管挿管チューブのカフが声帯の奥に姿を消したら，そこで気管挿管チューブを止めるべし．**嬉しくてどんどん進めて入れすぎてしまうと片肺挿管になってしまう．

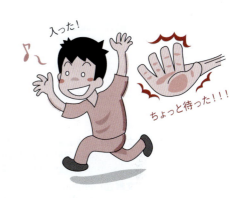

　気を抜いて喉頭鏡をさっと抜くと，患者が気管挿管チューブを噛んでしまうことがある．慌てないで，**きちんとバイトブロックを入れてから喉頭鏡は抜くべし．**

⑤ 位置確認を怠るな！　超音波を使え！

　気管挿管チューブの深さを決めたら（女性20〜21 cm，男性22〜23 cm），まずは呼吸音確認．はじめに胃→両側胸部（上，下）と確認する．左右差を確認するためなるべく側胸部で呼吸音を聴診するようにしよう．でも**聴診だけで確認したときの感度はたったの65％しかない．**口角からの距離，聴診，胸の上がりすべてチェックしないといけない．

　そもそも**食道挿管かどうかの位置確認には超音波が便利**（感度93％，特異度97％）．食道は気管のやや左後方にあるため，気管を含めてやや左が映るように超音波プローベを甲状腺の高さで当てるといい．少し左にずらして後ろをのぞき込むように30°傾けて食道を探す．2つの半円形の管が見えたら食道挿管ということ（図8）．左側で見えなかったら右側も探しておこう（10％

の人は食道が右側にある）．食道挿管と発覚しても，自分が挿管を失敗したからといって人のせいにして八つ当たりして恨んではいけない．昔から「人を呪わば，穴二つ，食道挿管は穴2つ」って言うでしょ！？

　半円形が1つで気管のみ見えた場合，気管挿管チューブを揺らしてみよう．細かく揺れるのが見えたら気管挿管成功ということ．左右の肺のsliding signを認めれば片肺挿管はないと考えるが，それほど感度が高くないため（91％），胸部X線で気管挿管チューブの深さは必ず確認するようにしよう．

✅ *Check!*

文献25） Levitan RM, et al：Stylet bend angles and tracheal tube passage using a straight-to-cuff shape. Acad Emerg Med, 13：1255-1258, 2006
> ↑ ご遺体を使った実験で気管挿管チューブを4種類の角度に曲げて比較検討した（25°，35°，45°，60°）．45°，60°は極端にチューブを進めるのが困難になる．25～35°に曲げるのがいい．

文献26） Mertes PM, et al：Reducing the risk of anaphylaxis during anesthesia: 2011 updated guidelines for clinical practice. J Investig Allergol Clin Immunol, 21：442-453, 2011
> ↑ ニュージーランドの後ろ向き研究．92,858人の患者に非脱分極性筋弛緩薬を使用．89人の副作用発現患者のうち，21人がアナフィラキシーと確認された．アナフィラキシー発症者のうち重篤な合併症が12人，心肺停止が5人いた．アナフィラキシーの発現頻度はサクシニルコリン（1/2,079），ロクロニウム（1/2,498），アトラクリウム（1/22,450）であった．

文献27） Sadleir PH, et al：Anaphylaxis to neuromuscular blocking drugs: incidence and cross-reactivity in Western Australia from 2002 to 2011. Br J Anaesth, 110：981-987, 2013
> ↑ 西オーストラリアの後ろ向き研究．筋弛緩薬によるアナフィラキシーではロクロニウムが最も多く56％，サクシニルコリン21％，ベクロニウム11％であった．ロクロニウムがIgE関連アナフィラキシーに最もなりやすい．1つの筋弛緩薬でアナフィラキシーが出た場合，ほかの筋弛緩薬でもアナフィラキシーになりやすい交差反応がある．交差反応はロクロニウムアナフィラキシーではサクシニルコリン44％，ベクロニウム40％．サクシニルコリンアナフィラキシーではロクロニウム24％，ベクロニウム12％であった．

文献28） Takazawa T, et al：Sugammadex and rocuronium-induced anaphylaxis. J Anesth, 30：290-297, 2016
> ↑ good review．スガマデクスでも稀ながらアナフィラキシーになりうる（1/34,483）．

文献29） Filanovsky Y, et al：Myth：Ketamine should not be used as an induction agent for intubation in patients with head injury. CJEM, 12：154-157, 2010
> ↑ 頭部外傷および脳外科手術例をreview．ケタミンは脳圧上昇作用はなく，頭部外傷でも全く問題なく使え，むしろ神経保護作用が示唆された．1970年代の質の低い報告のために，貴重な薬剤が世界的に使われずにいたのが残念．

文献30） Zeiler FA, et al：The ketamine effect on intracranial pressure in nontraumatic neurological illness. J Crit Care, 29：1096-1106, 2014
> ↑ 非頭部外傷の神経疾患におけるケタミン使用に関するreview．16論文，15原稿，1つの学会発表をもとに分析．ケタミン使用は脳圧亢進とは関係なし．

文献31） Overbeck MC：Airway management of respiratory failure. Emerg Med Clin North Am, 34：97-127, 2016
> ↑ 必読文献．RSIやapneic oxygenationなどの方法をまとめている．

文献32） Khandelwal N, et al：Head-elevated patient positioning decreases complications of emergent tracheal intubation in the ward and intensive care unit. Anesth Analg, 122：1101-1107, 2016
> ↑ 528人の手術室外で気管挿管を要した患者の後ろ向き観察研究．頭部挙上群と通常群を比較し，合併症（挿管困難，低酸素，食道挿管，誤嚥）を調べた．仰臥位での挿管では22.6％に合併症を認め，頭部挙上群での合併症は9.3％であった（オッズ比0.47）．約

30°頭部を挙げて，そのまま sniffing position をとる姿勢は挿管をより成功させやすい体位である．

文献33) Bhat R, et al：Accuracy of rapid sequence intubation medication dosing in obese patients intubated in the ED. Am J Emerg Med, 34：2423-2425, 2016
↑ 440人のRSI患者（うち29.3％は肥満患者）についてサクシニルコリンとエトミデート（日本にはない）の薬剤投与量に関して後ろ向き調査．肥満患者は過少投与傾向（サクシニルコリンのオッズ比63.7，エトミデートのオッズ比178.3）にあり，非肥満患者では過量投与傾向（サクシニルコリンのオッズ比62.5，エトミデートのオッズ比166.7）であった．体重換算って特にアメリカでは難しそう…．

文献34) Sakles JC：Improving the safety of rapid sequence intubation in the emergency department. Ann Emerg Med, 69：7-9, 2017
↑ RSIに関するeditorial．今までのRSIの科学的進歩や今後の展望をうまくまとめてある．

文献35) Mittiga MR, et al：A modern and practical review of rapid-sequence intubation in pediatric emergencies. Clin Pedatr Emerg Med, 16：172-185, 2015
↑ 小児の気道緊急，RSIに関するreview．

文献36) Chou EH, et al：Ultrasonography for confirmation of endotracheal tube placement: a systematic review and meta-analysis. Resuscitation, 90：97-103, 2015
↑ 2014年までの12論文をメタ解析．超音波による食道挿管検索の感度は93％，特異度は97％．陽性尤度比は26.98，陰性尤度比は0.08．すごいね．

文献37) Gottlieb M, et al：Accuracy of a novel ultrasound technique for confirmation of endotracheal intubation by expert and novice emergency physicians. West J Emerg Med, 15：834-839, 2014
↑ 必読文献．超音波による気管挿管確認法．感度96.4％，特異度100％．肥満があると感度が下がってくる．

文献38) Sim SS, et al：Ultrasonographic lung sliding sign in confirming proper endotracheal intubation during emergency intubation. Resuscitation, 83：307-312, 2012
↑ 挿管患者115人に対して肺エコーのsliding signの有無で気管挿管が成功したかどうか確認した研究．7.8％が片肺挿管だった．感度は91.5％，特異度はトホホの55.6％．心肺停止であるとわかりやすい（感度93.1％，特異度100％）が，心肺停止でないと片肺かどうかの判断はちょっと難しいようだ（感度90.9％，特異度40.9％）．

文献39) Osman A & Sum KM：Role of upper airway ultrasound in airway management. J Intensive Care, 4：52, 2016
↑ 必読文献．上気道超音波のreview．

文献40) Sitzwohl C, et al：Endobronchial intubation detected by insertion depth of endotracheal tube, bilateral auscultation, or observation of chest movements: randomised trial. BMJ, 341：c5943, 2010
↑ 160人の挿管された成人患者で1年目レジデントと専門医がそれぞれ気管挿管チューブの位置を評価．聴診のみでは1年目レジデントは不適切な例を55％も見逃していた．口角からのチューブの深さ（男性22〜23cm，女性20〜21cm），聴診，胸郭の上がりの3つを総合的に判断すると感度は100％になった．各項目の具体的な数値は，聴診（感度65％，特異度93％），胸郭の上がり（感度43％，特異度90％），チューブの深さ（感度88％，特異度98％），3つの総合評価（感度100％，特異度95％）．

気管挿管が失敗したら，Damn it! じゃなくて，DAM kit

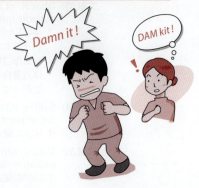

どんな名人でも気管挿管が入らないことはある．そんなとき，大きな声で「チクショウメェ！ Damn it！」と言ってみよう．いつも心優しいあなたが汚言を吐いているとはあなたのチームメンバーは決して思わないでしょう．そう，「DAM kit！（ください）」と言っているように聞こえるはず．DAM とは difficult airway management：困難気道管理ということだ．

気管挿管に3回失敗し，SpO$_2$＞90％をキープできないCVCI状態は一刻を争う．それなら…もっとうまい名人を呼べばいいんだ！…と思うがそうは問屋が卸さない．そんなときは，DAM kit（DAM カート）の登場だ．次の一手を必ず考えておくのが，気道管理の鉄則なのだ．

DAM カートはいつでもだれでもどこにあるかわかり，すべての人が使い方を知っており，かつきちんと整理整頓されていないといけない．物品の一覧は誰でもわかりやすいように，ラミネートされてカートについている方がいい（表10）．

イギリスのガイドラインではブジーが第一選択となっている．診療所であっても安価で使いやすいブジーを第一選択にすることは，社会的状況からも理解できる．

De Jong らの報告によると，ビデオスコープは Cormack 分類 grade I で見える（声帯全体が見える）のは85％であり，喉頭鏡では grade I なんて35％しか見えないので，すごく視野がよくなる．口腔内に血液や吐物などがあるとビデオ喉頭鏡は使いづらくなってしまうが，正直若い先生達は最初からビデオ喉頭鏡で気管挿管してもいいだろう．

Lascarrou らの報告ではビデオ喉頭鏡と直接喉頭鏡では気管挿管成功率に有意差がなかった．むしろ声帯の見え方はビデオ喉頭鏡の方がよかったのに，挿管まではイマイチ．

ビデオ喉頭鏡もいろいろ種類があり，日本の誇るペンタックスのエアウェイスコープは中央からズドーンと食道まで押し込んでから持ち上げて引いていきながら声帯が見えるのを待つ感じなので，通常の直接喉頭鏡に慣れていると，大きくて使いづらいかもしれない．McGrath など細いブレードであれば，通常の喉頭鏡のように舌を左によけながら進めていく．

外傷のときはやはり首を動かせないので，視野がとりづらく，直接喉頭鏡よりビデオ喉頭鏡の一人勝ちと思うでしょう？ Foulds らはビデオ喉頭鏡の圧勝（成功率も断然高く，要した時間も変わりがない）という報告であったのに対して，Ilyas らによると，なんとビデオ喉頭鏡は見やすいのに入れにくく，気管挿管までの時間も直接喉頭鏡が平均50秒なのに対して，ビデオ喉頭鏡

表10　DAM カートに入っている物品の例

喉頭鏡ブレード（McCoy 型や Miller 型）	ブジー（gum elastic bougie）
声門上デバイス	ビデオ喉頭鏡
喉頭ファイバースコープ	外科的気道確保器具

は82.7秒と長く要した．報告によって大きく差が出るということは，まだ世界中にビデオ喉頭鏡の技術が追いついていないということなのかも．確かに慣れないうちは，ビデオ喉頭鏡の「見やすいのに入らないジレンマ病」になるんだよねぇ．

　腕に覚えのあるベテランの医師なら今まで通り慣れた直接喉頭鏡でいいが，若者は今後ビデオ喉頭鏡を使っていく時代になったのかも．ビデオ喉頭鏡もやはり慣れが必要で，研究結果にはまだばらつきが多い領域といえる．口腔内に血液が多いとビデオ喉頭鏡は使いものにならないので，直接喉頭鏡も練習は必要だ．吸引チューブをビデオスコープに通しておくと，吸引しながらビデオスコープを進めることができるよ．

- ● 次の一手を必ず準備！ DAMカートを整備せよ
  ブジー，ビデオ喉頭鏡，外科的気道確保器具，声門上デバイスなど
- ● ビデオ喉頭鏡は見え方は素晴らしい．でも慣れておかないといけない

気管挿管のこぼれ話

① オールドファッション tactile intubation

　昔は病棟急変で呼ばれて器具も何もないこともあった．気管挿管チューブしかない！そんなときは頭に解剖を思い描いてみよう．顎を左手でぐいとつかみ，左手の第2指と3指で喉頭蓋をつまみあげ，この2本の指の間を滑らせるように右手で気管挿管チューブを誘導する．かなり手を口の中に突っ込まないと気管挿管チューブの先を上に向けられないので，患者の歯形が右手の甲についてしまうのが難点．器具もなしに気管挿管してしまうと，すごいと言われるが，患者が心肺停止でないときにやると咬まれてしまうので，完全に脱力していない限りやめておく方がいいかも．

② 院内心肺停止の気道確保のトホホのホ

　Andersenらによると，**院内心肺停止15分以内に気管挿管された群は，最初の15分は蘇生術を行い気管挿管をすぐにされなかった群と比較すると，生存退院率は低かった**という（16.3% vs 19.4% リスク比0.84）．これってショックだよねぇ．ただこの研究，ランダム化されておらず，気管挿管群の方がアドレナリン使用例が多く，かつ気管挿管困難例なのかどうかはわかっていない．胸にもやもやするものが残る報告だが，さらなる研究結果が待たれるところだ．

　では小児ではどうだろう．小児の**院外**心肺停止は気道や呼吸の異常によるものが多く，人工呼吸をした方（通常の心肺蘇生）が，胸骨圧迫だけ（Hands-on CPR）よりも予後がいい（5.1% vs 1.5%．Lancet, 375：1347-1354, 2010）という．冒頭の論文と同じ執筆者のAndersenらは**院内小児心肺停止**例についても後ろ向きに研究しており，気管挿管をした方が生存退院率が悪かった（36% vs 41%）．心拍再開率や神経予後良好率は有意差なし．気管挿管は小児でも院内心肺停止にはイマイチなのだ．ただしすでに小児科に入院しているということは，気道や呼吸に問題があ

るというよりも，基礎疾患によって心肺停止の原因が左右されるので，院外の心肺停止と同じように考えてはいけないんだよね．あぁ研究って解釈が難しい．

☑ *Check!*

文献41) De Jong A, et al：Video laryngoscopy versus direct laryngoscopy for orotracheal intubation in the intensive care unit: a systematic review and meta-analysis. Intensive Care Med, 40：629-639, 2014

↑ システマティックレビューとメタ解析．2,133人（1,067人 直接喉頭鏡，1,066人ビデオ喉頭鏡）を対象に調べた．経口挿管困難の減少（オッズ比0.29），Cormack分類grade Ⅲ/Ⅳの減少（オッズ比0.26），食道挿管の減少（オッズ比0.14），1回目成功率の上昇（オッズ比2.07）はビデオ喉頭鏡が有意によかった．直接喉頭鏡はgrade Ⅰで見えるのはたったの35％なのに対して，ビデオ喉頭鏡は85％も見える．声帯が見えるかどうかで勝負するとビデオ喉頭鏡の圧勝だ．

文献42) Ilyas S, et al：A prospective randomised controlled trial comparing tracheal intubation plus manual in-line stabilisation of the cervical spine using the Macintosh laryngoscope vs the McGrath® Series 5 videolaryngoscope. Anaesthesia, 69：1345-1350, 2014

↑ 頸椎保護をしながらの気管挿管について，直接喉頭鏡とビデオ喉頭鏡を比較検討．なんとビデオ喉頭鏡の方が声帯が見やすいのに，余計に時間がかかってしまった（50.0秒 vs 82.7秒）．よく見えるけど，チューブを通しづらい，器械の不備などが問題だった．

文献43) Lascarrou JB, et al：Video laryngoscopy vs direct laryngoscopy on successful first-pass orotracheal intubation among ICU patients：A randomized clinical trial. JAMA, 317：483-493, 2017

↑ フランスの7つのICUでビデオ喉頭鏡と普通の直接喉頭鏡を比較検討．371人中，ビデオ喉頭鏡が186人，直接喉頭鏡が185人．1発目での成功率はなんと統計学的に有意差なしと出た（ビデオ喉頭鏡 vs 直接喉頭鏡：エキスパートでは67.7％ vs 70.3％，p＝0.6．初学者では84.4％ vs 83.2％，p＝0.76）．初学者の方が気管挿管成功率が高いのは簡単な症例をあてがわれており，上手な人はより難しい症例があたっているから．声帯の見え方はビデオ喉頭鏡の方がよかった．そこに見えているのに入らないってもどかしさ，なんとなくわかるよなぁ．

文献44) Foulds LT, et al：A randomised cross-over trial comparing the McGrath(®) Series 5 videolaryngoscope with the Macintosh laryngoscope in patients with cervical spine immobilisation. Anaesthesia, 71：437-442, 2016

↑ 頸椎カラーを装着したまま，直接喉頭鏡とビデオ喉頭鏡を比較検討した49例の小規模スタディ．ビデオ喉頭鏡はとにかくよく見える（grade Ⅰ 6％ vs 92％）．ビデオ喉頭鏡では失敗例はなかったが，直接喉頭鏡では7例（28％）認めた．ビデオ喉頭鏡の圧勝．

文献45) Andersen LW, et al：Association between tracheal intubation during adult in-hospital cardiac arrest and survival. JAMA, 317：494-506, 2017

↑ 18歳以上の院内心肺停止例に対して15分以内に気管挿管をされた群と最初の15分は気管挿管しないで蘇生術を行った群を，最近はやりのpropensity-matching scoreで比較検討した．なんと心肺停止15分以内に気管挿管された群の方が生存退院率が低かった（16.3％ vs 19.4％，リスク比0.84）．心拍再開率もやや低く（57.8％ vs 59.3％リスク比0.97），神経予後良好群も少なかった（10.6％ vs 13.6％，リスク比0.78）．ただこれは後ろ向き研究でありランダム化されておらず，気管挿管群の方がアドレナリン使用例が多かった（95％ vs 76％）．さてこれが本当だとしたらどうしろっていうの？さらに追試が必要なのは間違いない．

文献46) Andersen, LW et al：Association between tracheal intubation during pediatric in-hospital cardiac arrest and survival. JAMA, 316：1786-1797, 2016

↑ 文献45と同じ研究者．18歳未満の院内心肺停止小児患者に対して，心肺蘇生中に気管挿管をした群とそうでない群を比較検討．なんと小児も気管挿管をした方が予後が悪かった（生存退院率 36％ vs 42％，p＝0.03）．心拍再開率や神経予後良好率は有意差なし．小児であっても院内心肺停止に対しては，まずは胸骨圧迫に専念した方がいい感じ．そもそもすでに入院している小児って，通常の院外心肺停止（多くは気道や呼吸の問題）とは基礎疾患が違うので原因もさまざまあり，小児とひとくくりに考えてはいけない．あくまでも入院している小児患者が心肺停止になった場合と解釈すべき．

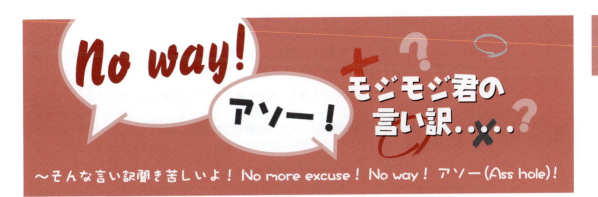

✘ 「でも口の中を見ないと，赤いかどうかなんてわからないでしょ」

→急性喉頭蓋炎を疑ったら，むやみに口の中を見ようとしてはいけない．明らかに唾も飲めない，sickな患者は無理に寝かせるなどして興奮させると窒息する可能性があり危ないことがある．甲状軟骨の高さで喉に圧痛があったら特に要注意．【→p.13】

✘ 「急性喉頭蓋炎だからもう気管挿管なんて無理でしょ．輪状甲状靱帯切開なんて言ってもすぐに準備できないでしょ．もうお手上げ…」

→いやいや，バッグバルブマスクだって，しっかり輪状軟骨を押さえておけば少なからず有効だ．普段からいざというときのためのキットをつくっておくといいね．【→p.15】

✘ 「いやぁ，ここが輪状軟骨だって思ったんですよ」

→甲状軟骨を切ってどうするつもり？ 最初の位置決めができていないのに切ってはダメ．自信がなければ超音波を使って輪状甲状靱帯の位置を確認しよう．【→p.16】

✘ 「喉仏がよくわからないんですけどぉ！」

→大丈夫．胸骨上窩からじっくり圧迫しながら上に探れば，ホラ固いものにぶつかったでしょ．それが輪状軟骨．その厚みが約7mmとして上に上がったところにある凹みが，輪状甲状靱帯だ．「Dr.林の鯉のぼり法」を復習しておこう．【→p.19】

✘ 「人形でのシミュレーションってどうもリアリティがなくて…」

→確かにシミュレーションは受講者の満足度は上がるが，腕が上がるとは限らない（Crit Care Med. 42：169-178, 2014）．とはいえ，何もしないよりましなのだ．特に稀な事象の手技なんだから，シミュレーションも捨てたもんじゃない．マネキンよりも豚の喉頭を使うと臨場感が出てくるよ…臭いけどね．【→p.19】

✘ 「まさかサクションくらい用意してないなんて思わなかったですよ」

→いやいや，吸引の準備は基本中の基本．それを忘れた君の責任だよ．【→p.26】

✘ 「吸引ください．アレ，これじゃ吐物でつまっちゃうよ」

→ヤンカーサクションを用意していなかったのが敗因だね．【→p.26】

✘ 「アレ，こんなに血圧が落ちていたなんてわからなかったですよ．だって気管挿管がめちゃくちゃ難しかったから，何度もトライしないといけなくて…」

→高度肥満の場合，耳孔と胸骨の高さが同じになるように上体を起こして，頭部もあげておく必要があった．ましてや気管挿管で気を抜いてはいけない．肺が横隔膜に圧迫され，あっという間に低酸素が進んでしまったのだ．【→p.28】

✘「apneic oxygenation ってあまりエビデンスないんでしょ？」

→確かにICUではあまりいい結果は出ていないが，危険な行為でもない．ERでは有効性は認められており，害がなければやっておいた方が得ってもの．【→p.27】

✘「すごいアシドーシスで，呼吸状態も悪く，脱水も強かったので気管挿管しただけなんですが，どうして急変したんでしょう？」

→高度アシドーシスでは気管挿管後，人工呼吸器を正常換気に設定すると，せっかくの代償性過換気が失われ，アシドーシスが進行→致死的不整脈となってしまうのだ．【→p.25】

✘「ひぇぇ〜．なんでRSIの薬剤を投与した途端悪化するの？」

→肥満患者は筋弛緩が始まったら1〜2分しか猶予がないのだ．頭をあげろ，2人でバッグをもむんだ．【→p.32】

✘「頭部外傷にはケタミンはダメって習いましたけど…」

→そんなエビデンスに乏しいことを言っていてはいけない．このショック患者を鎮静するにはほかに何を使おうっていうの？お？力技？ん〜それもいいけどね．【→p.33】

✘「あれぇ呼吸音聞いたら両方とも聞こえたんですけどね」

→聴診だけの感度はたったの65％なんだよ．聴診だけで確認したってダメチンなんだ．【→p.37】

✘「あれぇ，ビデオ喉頭鏡なら見えるはずなんですけど…」

→口腔内が血液だらけの場合は，ビデオ喉頭鏡は役に立たない．Damn it!【→p.40】

✘「肩の下に枕入れてください！」

→首を進展して頭を下げてどうするの？ sniffing positionは頭をぐいっと前に突き出すんだよ．【→p.35】

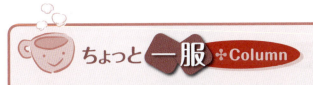

気道管理 vs 異性を口説く時の共通点（最新版）

	気道管理	異性を口説く恋愛の心得
第一印象が大事	第一印象LEMONで気管挿管困難かどうかを察知せよ	第一印象で身なりが整っていないのはダメ．人は見かけが9割！
気配りが大事	チーム医療であり，周囲にも目をかけ，声をかける．手順はチーム全員が把握すべし	ルックスよりも実は気配り上手がもて上手．どうしてあいつがもててるんだって？それは気配りだよ
頭をクリアにしておく	十分な酸素化で挿管前に患者の脳を保護しておくべし．上体を起こし，事前に鼻カニューラで酸素を流しておく	酔っぱらって口説くのは禁物．酒の力を借りて口説くのは最低．目を見て真剣に口説くべし
狙いを定めよ	声帯を探すのではない，喉頭蓋を探すのだ．喉頭蓋の裏を狙うのが成功の秘訣	誘うのは男の仕事，決断は女の役割．二兎追うものは一兎も得ず．八方美人は人を不幸にする
準備は入念に	Sniffing positionをとるための体位をしっかりとっておくのが成功の秘訣	おでん屋でデートするのか，フランス料理に行くのかでTPOに合わせよ．鈍感なのは相手に恥をかかせるぞ
手順は大事	SOAPMDの手順を怠らないのが成功の秘訣	いきなり二人きりで会おうと誘ってはいけない．信頼関係ができていない時のアプローチはNG
焦るな	あわてると声帯を必要以上についついてしまったり，挿管を深すぎたり，挿管チューブを噛まれたり散々な目に合う．患者が息を吸った瞬間に挿管チューブを進めよ	恋愛もABCと順番がある．一足飛びに求めるのは，ただの変態か盛りのついたサル．モジモジじれるのも恋愛の醍醐味と知れ．いけいけどんどん攻めるだけでは興ざめなのだ
あの手この手を駆使せよ	第二，第三の手順をおさえておくべし（ブジー，ビデオ喉頭鏡，外科的気道確保など）	口説き上手は恋愛上手．外見ではなく中身を褒める．プレゼントもさりげなく，重すぎず，洒落たものを
自信が大事	十分な備えがあれば，自信を持てる	自信のなさそうな人間は魅力に欠ける
気を抜かない	気管挿管後に急変もありうる．急変に備え，酸素化や呼吸状態を監視すべし	常に気づかいをするのが大事．常に声をかけてくれる心配りはうれしいもの．釣った魚に餌をやれ．餌をやらないと他の異性から…ホラ餌をもらい始めちゃったぞ！
禁忌を心得ておくべし	バッグバルブマスクを持てないのにRSIをしてはいけない	自慢話と仕事の愚痴は興ざめ

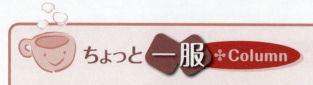

▪️ パパはこんな言動に注意を！（ママには言ってはいけない禁句集）

　虐待をしていないにしても，子育ては本当に大変なのだ．自分ばかり仕事がきついなんて言っているようではだめ．嘘だと思ったら，男性諸兄も育児休暇をとってみたらいい．自分でコントロールできる仕事の方がよほど楽だとわかるから．

言ってはいけない言葉その1：「手伝おうか？」

　「これが本当に自分が結婚したあの愛らしい○○ちゃんだったのかしら？」と思うくらい妻が母親になったら変貌する．とにかく最初の1年間は睡眠障害に悩まされて，発狂するくらいつらいのだ．そこへのこのこと飲み会から帰ってきて，ろくに子育てもしないパパが「手伝おうか」なんて言おうものなら，プチン！なのだ．手伝ってあげるのに，どうしてプチンなの？と思ったあなたはまだまだ甘い．子育ては母親がするものだという考えがあるから「手伝う」なんて言葉が出てきてしまうのだよ．子育ては2人で主体的にするものだから，「手伝う」というのは不適切な表現なのだ．

　妻に対して共感・感謝を忘れてはいけない．「ありがとう」「大変だね」はすぐに口を突いて出るくらいじゃないと子育て期間は乗り切れないよ．

言ってはいけない言葉その2：「仕事だから仕方ないし…」「飲み会は仕事だし…」

　自分でコントロールできる仕事はむしろ楽ちんなのだ．どうしようにも言うことを聞かない子どもの面倒を見る方が常に気疲れしてしまうもの．仕事を理由に子育てから撤退するようなのは，許せません．子育て世代は同僚との飲み会をあきらめましょう．子育ては人生をかけた壮大なお仕事なんですよ！

言ってはいけない言葉その3：「あ，赤ん坊が泣いているよ」

　そんなこと言われなくても妻は百も承知なのだ．ある実験では，赤ん坊の声と雑音を交互に聞かせた場合，男性はほぼどちらも雑音としてしか反応しなかったのに，女性の場合は赤ん坊の声に非常に敏感に反応するという．夜中赤ん坊が泣いたら，母親はすぐに起きて対応するのに，父親は爆睡しているというのは，母親の機嫌をたいそう損ねることになる．これはオキシトシンレベルと関係するらしく，どうしても生理学的に，女性の方が子どもの一挙手一投足に敏感にできているようだ．

　赤ん坊が泣いているのに，バクバクご飯を食べ，やおら気づいたように「あ，赤ん坊が泣いているよ」なんてとぼけたことを言うと，妻が爆発するのは必至だ．子育てを一緒にすると心に決めた父親なら，子どもの声に敏感になるように心がけないといけない．

　1日4時間子育てをして3カ月続けると，男性もオキシトシンレベルが上がってくるらしい．妻は夫に「父としての自覚を持って変わってほしい」と思っているのに対し，夫は妻に「そんな力強い肝っ玉母ちゃんにならずにずっと変わらずにいてほしい」と願っている．

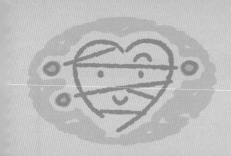

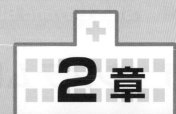

Step Beyond BLS & ACLS

君にもできる ACLS 進化の先読み，裏読み！

　指導医なら今では知っておかなくてはならないのがACLS（Advanced Cardiac Life Support：二次救命処置）．1979年にアメリカ心臓病学会によってはじめられ，心肺蘇生のスタンダードとして確立された医学教育の1つになっている．私も1992年にはじめてACLSを受講したときは，目から鱗，「あぁ，いかに自分は今までいい加減な蘇生法をしていたことか」と驚愕とともに北米の卒後医学教育をたいへんうらやんだものである．2001年頃ようやく日本でもACLSが導入され，5年ごとに改訂されるたびに，それを追いかけて勉強するのはたいへんだ…と思うけれど，実はそうでもない．ACLSの変遷がわかるほど覚えやすいというものだ．それにしても商魂がたくましいアメリカ心臓病学会のコースは2年ごとに支出がでてつらい．

　確かにACLSに沿って蘇生をする方が心拍再開率が高い（Resuscitation, 85：82-87, 2014）のはいいことだが，エビデンスにのっとったやり方を万人に適応させようとするのではなく，現場で目の前の患者さんに最適かどうかは，あなたが決めないといけないのだ．レジデントを脱皮した指導医は，アルゴリズムの上っ面だけを知っているのではいけない．ACLSの変遷を理解し，ACLSの欠点を知り，ACLSの応用編に対応できるようになりたい．

1 システムは進化する

患者A　68歳 `心室細動`

「うー，つらい，つらくていられない」と患者Aが病棟で急変した．血圧70/40 mmHg，脈拍42回/分．別に胸が痛いわけではないが，すごくつらがり，冷や汗をかいていた．ちょうど病棟に居合わせた研修医Hは看護師に声をかけられ診察した．すぐ心電図をとったが，心筋梗塞として決定的な所見はなかった．患者Aが胃の手術をしたばかりなので，研修医Hはダンピング症候群だと思った．

詳細な病歴聴取をしながら，採血をしようとしたところ，急に患者Aが痙攣を起こし，すぐ意識がなくなった．呼びかけても反応がない．顎がかすかに動く．脈は…よくわからない．「わぁ，急変だ！気管挿管します．主治医のP先生を大至急呼んでください！」とあわてて指示を出した．そんな研修医Hを横目に，バリバリナース達は，即座に胸骨圧迫を開始，AEDをとりに走り，院内迅速対応チーム（rapid response team）の招集をかけていた．まもなく到着したAEDが功を奏し，患者Aは心拍再開，院内迅速対応チームが治療を引継ぎ，患者Aは不死鳥のごとく復活した．

🔔 研修医H

「ひえぇ～．肝をつぶしました．心肺蘇生の訓練は受けましたが，気が動転してしまって，ABCの確認もままならず，院内コールのシステムがあったのも忘れて，まずは主治医にいち早く連絡する方が大事だと思ってしまって…え？ 気管挿管ですか？ まずはABCですから，急変時は気道確保からやれば間違いないと思っちゃったんです」

システムは進化する

　心肺蘇生ガイドライン2015が2015年10月に公開され，世界的に新しい潮流がまた生まれた．5年ごとに改訂されるのは何も心肺蘇生の専売特許ではなく，国勢調査も温暖化対策も，はたまた人生や思考も5年周期で変わるらしい．

　ガイドラインがそんなに頻繁に改訂されるには理由がある．いまだに心肺蘇生法が十分な成果をあげていない，およびどんどん新しい知見がでてくる分野であるからだ．だって院外心肺停止で心拍再開せずに救急搬送された場合の蘇生率はたったの0.49％（200人に1人）しかない．除細動して戻らなければ，蘇生の見込みは1％以下なのだ．ここで気を付けたいのは，海外の統計がいい蘇生率なのに，日本は低いというこ

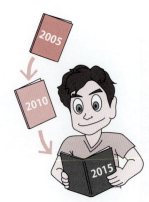

と．海外では心肺停止で蘇生の見込みがなければ救急車は不搬送となるが，日本の場合死亡判定は医師じゃないとしてはいけないことから，救急隊はご遺体を搬送してくることもあるため，日本での蘇生率が海外と比べて極端に低く見えてしまうのだ．よくテレビで「遭難者は心肺停止の状態で一晩雪山にいます」なんて言われるのも，死亡判定されていないため，「心肺停止状態」という表現が使われているにほかならない．

ガイドライン2015では**院外心肺停止**（OHCA：out-of hospital cardiac arrest）**と院内心肺停止**（IHCA：in-hospital cardiac arrest）**が明確に分けて記載されるようになった**（図1）．確かに今までの流れは院外心肺停止も院内心肺停止も一緒くたになっていて無理があったよねぇ．

OHCAではスマートフォンの活用，IHCAでは監視・予防に加え，迅速対応チームの整備などが違う．

1）院外心肺停止

特筆すべきは時代の流れか，スマートフォンを使って助けを呼ぶのもいいとしている点だ．これはRinghらの報告によるもの．心肺蘇生の訓練を受けたボランティアを募り，院外心肺停止の際に救急電話をすると，現場から500 m以内にいるボランティアのスマートフォンにSNSメッセージとコンピュータ音声の心肺蘇生招集メッセージが流れる．通常の院外心肺停止ではバイスタンダーCPRが48%であるのに対し，このシステムだと62%まで跳ね上がったという．このスタディでは患者の予後改善までは示されていないが，バイスタンダーCPRの割合が増えれば心拍再開率も上がるだろうとは予想はつく．ガイドラインに載せるほど実績があるとはまだ言い難

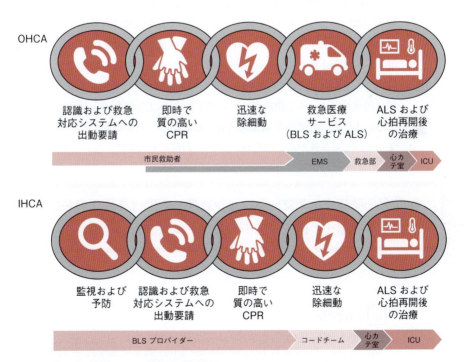

図1　院外心肺停止 vs 院内心肺停止
American Heart Association 心肺蘇生と救急血管診療のためのガイドラインアップデート2015ハイライトより転載

いかもしれないけどね.

ヨーロッパのシステムでGoodSAM（https://www. goodsamapp.org/）というものがあり，アプリとしてはGoodSAM Alerter（緊急を報告するシステム）とGoodSAM responder（緊急時対応するシステム）がある. iPhoneで使用するiOSのみならず，AndroidやWindows phoneやGooglePlayなどにも対応している. 日本でも登録できるけど，日本人で登

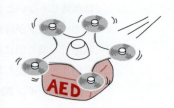

録している人はまだかなり少ないようで，自分が倒れても，自分がボランティアであっても，自分のiPhoneが鳴ることはまずないだろうなぁ…. 登録するには病院の名札など，医療関係者であるという身分を証明できるものをメールで送らないといけない. みんなも一度登録してみてはいかが? 案外近日中に，あなたのスマートフォンに応援要請メッセージが流れるかもよ.

やっぱり時代はドローンなのだ. カナダやスイスからAED搭載のドローンを心肺停止現場まで飛ばすという報告が散見される. ドローンを飛ばす方が，救急車より圧倒的に早くAEDを現場に届けることができた. さすがに空は早い! 鉄腕アトム（古い?）のような人型ロボットを作ってくれれば，現場で除細動もしてくれる世の中になるのかもね.

2）院内心肺停止

なんといっても早期発見，早期対応ってなもんで，入院患者の監視の重要性はもちろん，**院内の迅速対応チーム（rapid response team）や救急医療チーム（medical emergency team）**を組織して，院内急変に特化したチーム養成，システムづくりが推奨されるようになった. このシステムのおかげで死亡率は低下し（RR 0.82〜0.88），心肺停止例も減少した（RR 0.62〜0.65）. 確かに院内急変で

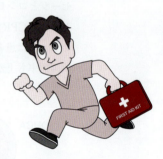

いちいち主治医を探して呼んでいたのでは蘇生率が悪くなってしまうよねぇ. さて皆さんの病院では迅速対応チームは組織されていますか? あまり年配の上級医はチーム構成員に入れてはいけないよ. だって走って病棟に到着した頃には，息切れしてそのドクターは戦力外になってしまっている可能性が高いからね…えっ? お前じゃんって，なんで知ってるの?

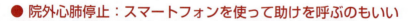

● **院外心肺停止：スマートフォンを使って助けを呼ぶのもいい**

● **院内心肺停止：迅速対応チームなどシステムづくりを**

☑ *Check!*

文献1）McEvoy MD, et al：The effect of adherence to ACLS protocols on survival of event in the setting of in-hospital cardiac arrest. Resuscitation, 85：82-87, 2014
↑ 院内心肺停止75例の後ろ向きチャートレビュー. ACLSプロトコールに沿って蘇生した方が心拍再開に寄与していた. 確かにそうだろうけど，これってバイアス入りまくりじゃないかしら?

文献2） Ringh M, et al：Mobile-phone dispatch of laypersons for CPR in out-of-hospital cardiac arrest. N Engl J Med, 372：2316-2325, 2015

↑ スウェーデンの研究．心肺蘇生の訓練を受けたボランティアを募って，院外心肺停止事例が発生したときに，警察，消防，救急に連絡がいくのと同時に，患者から500ｍ圏内にいるボランティアのスマートフォンにSNSメッセージと音声メッセージが流れる．いち早くボランティアがかけつけバイスタンダーCPRを開始するようにした．通常の救急要請ではバイスタンダーCPR率は48％であったのに対して，ボランティア介入群のバイスタンダーCPR率は62％とはねあがった．バイスタンダーCPRが早期に開始されることで予後の改善が期待できる．

文献3） Solomon RS, et al：Effectiveness of rapid response teams on rates of in-hospital cardiopulmonary arrest and mortality：A systematic review and meta-analysis. J Hosp Med, 2016 [Epub ahead of print]

↑ 30の論文のメタ解析．迅速対応チームや救急医療チームの導入によって，院内の死亡率が低下した（RR 0.88）．非ICUでの心肺停止例も減少した（RR 0.62）．

文献4） Maharaj R, et al：Rapid response systems：a systematic review and meta-analysis. Crit Care, 19：254, 2015

↑ 迅速対応システムの院内心肺停止での有用性を29の論文のメタ解析で研究調査．迅速対応システムにより成人の死亡率（RR 0.87）も小児の死亡率（RR 0.82）も低下した．また成人の心肺停止例（RR 0.65）も小児の心肺停止例（RR 0.64）も減少していた．

文献5） Boutilier JJ, et al：Optimizing a Drone Network to Deliver Automated External Defibrillator. Circulation, 135：2454-2465, 2017

↑ 2014年にトロントの81基地局に100台のAED搭載ドローンを配置し，どれくらいドローンが早くAEDを届けられるか研究した．市街ではドローンの方が救急車より6分43秒早くAEDを届けることができ，郊外では10分34秒早く届けることができた．この時間の差は蘇生の差に十分影響を与えそうだ．さらに悪天候でもかけつけられるドローンができたらもう最強で，ついでにAEDもかけてくれるドローンができる日も近いんじゃないのかしらン？

文献6） Claesson A, et al：Time to Delivery of an Automated External Defibrillator Using a Drone for Simulated Out-of-Hospital Cardiac Arrestsvs Emergency Medical Services. JAMA, 317：2332-2334, 2017

↑ スイスのドローンを使った18例の小規模スタディのレター報告．救急コールを受けて，ドローンは3秒で飛び立ち，救急車出動は3分後に出動であった．現場到着までドローンは平均5分21秒，救急車は22分かかっており，ドローンの圧勝だった．

2 心肺蘇生ガイドライン2015：BLSの進化と真価

患者B　75歳　　　　　　　　　　　　　　　　　　　　　　　　　心肺停止

　患者Bが待合室の椅子で急変した．コンビニの袋をぶら下げて歩いていた研修医Kと研修医Mがちょうどその人だかりに居合わせた．即座に反応がないのを確認したが，脈を触知するかどうかで互いの意見が分かれた．しかしながら患者Bが死戦期呼吸になっていたため，研修医Kはすぐに胸骨圧迫を開始した．野次馬も増えて，アドレナリン全開の研修医Kは，ドラゴンボールの主題歌「ちゃーらー，へっちゃらー」を心のなかで歌いつつ（1分間に160回の速度），猛烈な勢いで胸骨圧迫を開始した．研修医Mは近くにいる職員に応援を要請し，廊下に設置されていたAEDをはずした．研修医Mが近づくと，研修医Kは物知り顔で「まずは胸骨圧迫をしっかりしてから除細動なんだ」と言った．研修医Mは「いやいや，今の新しいガイドラインでは除細動はいち早くすべきなんだ」と言い，AEDパッドを貼りさっさと除細動準備にかかった．

❓研修医K

「卒業時にまじめにガイドラインを読んで覚えたつもりでしたが，なんと2015年に改訂されたんですか．いやぁ，まいったなぁ…」

心肺蘇生ガイドライン2015：BLSの進化と真価

　ガイドラインが5年ごとに見直されるたびに，現場では少々混乱が生じているのは現実問題だ．大筋は変わらないのだが，細かいところはちょこちょこと変えてくれやがる（失礼！）ので，邪魔臭い…じゃなくて…煩わしい…じゃなくて，前向きに勉強しなくてはいけない…ふぅ．

1）胸骨圧迫の質を強調！

　今やもうABCアプローチは古い．ガイドライン2010からCAB，つまりcompression first（気道・呼吸より優先させて，胸骨圧迫を開始）となった．昔は「A気道確保（顎先挙上，下顎挙上）！」「B呼吸確認，見て，聞いて，感じて，1，2，3…」「呼吸なーし！」「脈確認，1，2，3…」「息なし，咳なし，動きなーし（G2005）」なんて大真面目にやっていた．だってそうしないとACLS受講時に落とされるんだもの．いかに患者さんの大事な時間を確認作業で無駄に費やしていたかと思うと…涙．ガイドラインを作成する際のエキスパートオピニオンとやらが，変なお作法を広げてしまったという悪しき事例だよね．

　ガイドライン2010から胸骨圧迫を最初にすべきとなったが，その質をよくしようとガイドライン2015ではより細かく指針が出た．

2）hands-only CPR vs 標準CPR

　何もしないよりまし，何より簡便でいいということから市民救助者は胸骨圧迫のみでいい．救急車要請の通報時，通信司令員が胸骨圧迫だけなら市民に指示を与えやすいのも利点である．

　hands-only CPRと標準CPRを比較検討した研究がどんどんどんどんどんどん出たおかげでもうげっぷ状態だが，結論から言うと，hands-only CPRの方がいいか，ほとんど変わらない．特に心原性心肺停止ではhands-only CPRでよさそうだ．ガイドライン2015が公表された後で，Nicholらの大規模スタディが発表された．これによると標準CPRとhands-only CPRはほとんど差がないものの，少し標準CPRがいい．これによってまた次回の2020年の改訂で人工呼吸が復活するのか気になるなぁ．とにかく全心肺蘇生術の6割以上の時間を胸骨圧迫に割かなければならない．この割合をchest compression fractionという言い方をするんだ．

　アリゾナのMICR protocol（Minimally Interrupted Cardiac Resuscitation：最初の3サイクルまでは胸骨圧迫を継続し，気管挿管はしない．アドレナリンはなるべく早く投与），つまり最初だけhands-only CPRのプロトコールでは，生存退院率は1.8％から5.4％に改善し，VF（ventricular fibrillation：心室細動）に限れば生存率は4.7％から17.6％と劇的に改善した．追試が待たれるところだが，アメリカ心臓病学会のガイドライン2015ではプレホスピタルにおいてMICR protocolは弱い推奨になっているのに対し，ヨーロッパのガイドライン2015では紹介するにとどまり推奨はない．なかなかいいプロトコールだと思うけどねぇ．追試が欲しい．

　バイスタンダーの素人の場合は，hands-only CPRがよく，救急隊の場合は少しだけhands-only CPRは予後がよくないとCochraneは結論づけている．やっぱりプロなら息もきちんとさせた方がいいのかしら？

　救助者が高齢者の場合，hands-only CPRだと確かに胸骨圧迫の回数は稼げるが，疲れてしまって胸骨圧迫の深さが浅くなってしまうという．人工呼吸が大きなため息や疲労回復につながるようで，標準CPRの方が胸骨圧迫の深さを保てるので，一概にhands-only CPRがいいとはいえないようだね．

3）hands-on defibrillationは時期尚早

　たしかに胸骨圧迫は続けて行うことに意義がある（オリンピックみたい？）．手を休める時間が10秒以内だと生存退院のオッズ比が1.52と上昇する．10秒休んだだけで動脈圧がするすると下がり，蘇生率も5％落ちてしまうのだ．そしてまた同じだけの動脈圧まで上げるのに45秒かかるという．ちょっと勉強をサボると次にエンジンがかかるまで余計に時間がかかる，ってそんな感じかなぁ，あ，違う？！

　Cheskesらによると，AEDの充電中に胸骨圧迫をしない群と充電中も胸骨圧迫をする群を比較すると，除細動前の手を離している時間は圧倒的に違う（15秒 vs 3.5秒）．ただでさえ10秒以上さぼるなっていうのにこれってないよね．むしろ充電時間をもっと短縮した機械を作らないのもおかしいと思わない？とにかく**充電中もしっかり胸骨圧迫することを忘れてはならない**．

　それじゃ，除細動中も手袋をして胸骨圧迫をつづければいいんじゃないという発想から，hands-on defibrillationという手法が紹介されるようになった．漏電はちょっと手がピリッとするかしないかくらい（0.28 mA）なので，手袋をしていれば大丈夫という報告が相次いだ（Circulation，117：2510-2514, 2008）．4種類の手袋を比較検討したところ，ラテックスの手袋を二重にすれば

問題ないという (Resuscitation, 83：1467-1472, 2012). でもね，「いやぁ，ずっとなんともなかったんでなめてたんですけどね（そんなこと書いてないけどね），24例目で右腕にバチンと電気が来て（その前の除細動のときに手袋が破れていたんだよなぁ），24時間右腕がじんじん痛かったんすよ．もう二度とこんなのやりたくないっす」という Weingart 先生の letter が紹介されている．いやぁ笑えるけど，笑えない…将来的にはもっとしっかりした手袋ができるか，胸に非伝導性のシートを置いて胸骨圧迫できるようになるかもね．私も電気には弱いんで現状ではやりたくないです．ガイドライン2015でも推奨されていません．もちろんワンピースのルフィなら電気を通さないのでだいじょーぶ．だって空島のエネルの雷さえ効かないんだから…え？ わからない？ ワンピースは重要文献ですよ，あーた．

4）胸骨圧迫のテンポ

　　胸骨圧迫のテンポは100～120回／分と上限が提示された．多くのスタディで140回／分を超えてはいけないことが証明されたからで，わかりやすい．

　　胸骨圧迫のテンポとして，＞140回／分，120～139回／分，80～99回／分，および＜80回／分を，100～119回／分を対照として比較した研究がある．そうすると，＞140回／分で生存退院率が4％減少，120～139回／分で2％減少，80～99回／分で2％減少，＜80回／分で1％減少した．このスタディがもとで120回／分を超えないとしたのだろうけど，そこには異議あり！ 恣意的な区切り方がおかしくないかと思う．

　　Idris らの報告によると，最も心拍再開率のよかったのは125回／分であった．ン～，そうなると今回のガイドライン2015の120回／分までというのはイマイチと思ってしまう．だってむしろ120回／分前後が一番よさそうだもの．Kilgannon らは121～140回／分がいいと言ってるしね．私見では120前後がベストなんだって！ **ガイドライン2015の胸骨圧迫テンポ100～120回／分は強い推奨であってもエビデンスとしては非常に低いものなのだ．**

　　やっぱり「アンパンマンのマーチ」（ちょうど100回／分のペース）じゃちょっと胸骨圧迫には遅いって感じてたんだよねぇ．「地上の星」「世界に一つだけの花」など1分間100回のスピードはなかなか名曲が目白押しだが，**私のお勧めは何と言っても「崖の上のポニョ」！これは120回／分**になっているから，きっと蘇生率がもう少しよくなるはず！ なんたって自他ともに認めるジブリファン！ となりのトトロの「さんぽ」も見逃せない．素人に教えるには1秒に2回って一番教えやすいと思うんだけどねぇ．そのほか，スピッツの「空も飛べるはず」，島谷ひとみの「亜麻色の髪の乙女」プリンセス プリンセスの「Diamonds」なども120回／分だ．かぎりなく125回／分に近いのは葉加瀬太郎の「情熱大陸」で128回／分！ 思わず踊っちゃったらどうしよう…ドラゴンボールの「CHA-LA HEAD-CHA-LA」（160回／分）や AKB48の「ヘビーローテーション」（178回／分）はノリノリビートだが，胸骨圧迫には向かないよ．Stiell らによると深さと速さは逆相関を示した．速すぎると浅くなってしまうので，140回／分を超えて速すぎるのはダメなのだ．ドラゴンボールなら胸骨圧迫なんてしなくても「仙豆」さえ飲めば…あ，もういい，ハイ，スミマセン．

5）胸骨圧迫の深さ

　　胸骨圧迫の深さはガイドライン2010の単純に5cm以上というものから変更され，**ガイドライ**

ン2015では5cm（2インチ）以上で，6cm（2.4インチ）を超えないと明確になった．Stielら
は45.6mmの深さが最も生存率が高かったと報告している．このちょうどいい深さをsweet spotっ
ていうらしい．アレ？5cmじゃないのね？でも幅があって40.3〜55.3mmの深さでいいらしい．
ほかにも多くの研究ではこまごまと計測して有効性を報告しているが，実際に心肺蘇生をしてい
るときに，自分の胸骨圧迫の深さがわかるはずもなく，なんじゃらほいと思ったのは私だけでは
ないだろう．もちろん，そんなことは百も承知で，深さは心肺蘇生の訓練のときに習得しなさ
いってことでした．チャンチャン．

6）もたれてはいけない

　胸骨圧迫はたしかに疲れる．でもサボっているのをばれないようにするには，そう，もたれか
かって押しているように見せればいいのだ…なぁんて考えてはいけない．胸骨圧迫でぐっと押し
たときに全身に血液が流れ，パッと解除したときに冠動脈に血液が流れる．もたれかかるとこの
パッと緩めるのができなくなってしまうのだ．胸骨圧迫の10〜20%の力でよりかかっただけで，
冠動脈圧，心拍出量，心血流量が低下してしまう（Crit Care Med, 38：1141-1146, 2010）．人生も
同じだ．何でもかんでももたれるな，人を頼るな，人に文献くれって言うな！（後期研修医へ）

研修医M
「胸骨圧迫が大事なのはわかりましたが，結構疲れるんですよねぇ．上級医の先生は命令する
だけでいいですけど…ブツブツ」

胸骨圧迫は疲れるのが当たり前！…だったら器械に手伝ってもらおうか？

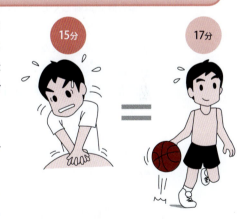

　いやいや，胸骨圧迫は疲れるんだよっていうこと
を心を鬼にして上級医は伝えたいだけなので，そこ
んところわかってほしい．元気印の学生さんがいた
らもちろん学生に胸骨圧迫をさせるよ．学生の胸骨
圧迫の質もなかなか悪くないと報告もあるくらいだ．
ま，若い人たちと働けて幸せだよ，ホント….

　実は胸骨圧迫15分間ではおよそ165kcalを消費す
るんだ．これはバスケットボール17分間に匹敵し，
時速3.5mile（約5.63km）で30分間歩いた運動量，
または階段昇降を15分間続けた運動量に相当する．
ギネス記録はなんと151時間．これって胸骨圧迫の質を度外視していない？質より量っておかし
くない？やっぱり2分で交代しないとつらいよね．

　実はこの疲れる胸骨圧迫，代わりに器械にやらせちゃえとはなかなかのアイデア．Westfallら
によると心拍再開率は器械を使用した方がよかったという．でも社会復帰率まで反映していな
い．誰にでも装着すればいいわけではなく，高度肥満，外傷性心停止，妊婦，18歳未満，20分
を超える心静止などは除外項目になっているが，外国人とは体型も違うし，動力源もバッテリー
のものもあれば，酸素ボンベで動くものもあり，まだ一定のものが決まったわけではない．

残念ながらエビデンスとしては器械を使ったからといって予後改善には寄与していないので，**ルーチン使用は推奨されていないのだ**．ただ胸骨圧迫の質が時間経過とともに落ちてくるのは間違いない．人間なんだから気合と根性だけで疲労を克服できるのは漫画のなかでしかないのだ．**したがって心肺停止の原因が可逆的な場合（緊急心臓カテーテルを要する心肺停止，中毒，電解質異常，心筋炎，低体温など）は長丁場の戦いとなるのでここはマシーンの登場がいいだろう**．

特に人手の少ない真夜中やプレホスピタルでは，胸骨圧迫に対してクタクタになって愛も勇気も希望も込める必要はなく，合理的に器械にさっさとしっかりやってもらう方がいいかもね．しかし器械にやらせておけばいいやなんて安易に考えてはいけない．やはり胸骨圧迫は，肋骨くらいは折れるもので，器械が肋骨を折り，緊張性気胸になってしまったという例もあるから，人間もしっかり全体を見渡して見張っておかないといけないんだよ．疲労をとるためのマッサージ器と心マッサージ器が一体になれば，一家に一台の時代も来るかもね．

気道・呼吸などほかのBLSはどうなった！？

1）呼吸・脈の確認はどこへ

呼吸の確認は難しく，ガイドライン2010から市民救助者は胸と腹の動きを見るだけでよくなった．死戦期呼吸は胸骨圧迫の適応であるのに対して，顎が動いているからと胸骨圧迫開始が遅れることがあり，この指導は非常に重要だ．

また心停止に伴い，脳虚血から痙攣に至る場合があり，痙攣が心肺停止の前兆であることもしっかり理解しておきたい．**心肺停止の痙攣の場合，続いて死戦期呼吸になってくるので，この呼吸はやっぱり大事だね**．ガイドライン2015ではこの痙攣を見逃すなと強調している．

脈の確認は難しくしばしば10秒以上かかってしまうだけでなく，脈がないのにあると判断してしまうことが14〜24％あり，これはせっかくの救命のチャンスを失うことになってしまう．脈があるのに脈を触れないと判断するのは21〜36％あった．まぁこの場合は胸骨圧迫を開始したら，患者さんは動きを示すだろうから，そのとき胸骨圧迫をやめればいいんじゃない？ 胸骨圧迫によって1.7％に骨折（肋骨骨折，鎖骨骨折）を認め，8.7％に胸部圧迫部位の痛みを訴えたというが，死ぬよりましじゃん！

したがって素人は基本反応がなければ，簡単に息の有無をながめてすぐに胸骨圧迫を開始すればいい．医療従事者は呼吸確認しつつ脈確認も同時に行い，やっぱり胸骨圧迫をすぐに開始するのだ．

2）人工呼吸はどうなった…最初はぐっとこらえるのだよ

ガイドライン2015では，**心肺蘇生法を知っている者で，「その気があれば」人工呼吸をする**ということになった．人工呼吸そのものの重要性が低くなった今，その気がないのに無理して口―口呼吸を推奨してはむしろ胸骨圧迫すらしなくなってしまうという懸念から，人工呼吸はオプション的な取り扱いとなった．だったらよほどいい男やいい女じゃないと人工呼吸してもらえないじゃないかなんて心配しているあなた，大丈夫です．人工呼吸は最初はそれほど大事じゃないのです．もし人工呼吸をするのなら30：2（胸骨圧迫：人工呼吸）で行い，**1分間に10回**（気管挿管の有無にかかわらず）．

むしろ過換気は予後を悪化させる．また陽圧換気は胸腔内圧上昇から静脈還流を低下させる，すなわち心拍出量が減ってしまい，冠動脈圧も下がってしまう．気管挿管や声門上デバイスによる陽圧換気はプレホスピタルでは予後に逆相関しているくらいだ．心肺停止に陥ってもPaO_2が60 Torr以下になるまで10〜12分かかると予想され，心肺停止のときには酸素需要もそれほど高くないので，ガンガン呼吸をさせる必要はなく，あくまでも心臓が原因の心肺停止では心臓の冠動脈圧をキープすることが先決のようだ．

プレホスピタルでの気管挿管はむしろ予後が悪いという報告が相次いだが，そもそも気管挿管による陽圧換気が悪いのか，現場では人手が少ないうえに気管挿管によって胸骨圧迫の比率が低下してしまうから予後が悪くなっているだけなのか（だってドクターカーで医師が現場で気管挿管して予後が悪くなったという報告はないじゃない），決着はまだついていない．現時点では早期の気管挿管は不要ということだ．

ただし1〜17歳までの小児の場合，北村らによる日本の研究では，非心原性心肺停止では圧倒的に人工呼吸を含む標準CPRの方がhands-only CPRよりも神経予後良好例が多かった．確かに小児心肺停止例は心臓が原因より呼吸が原因のことの方が多いので，**小児に関してはきちんと人工呼吸もしたいものだね**．

では病院内の心肺停止ではどうなんだ！Andersonらの報告では，大人でも小児でも，院内心肺停止例では最初の15分は気管挿管をしない方が生存率がいいという．うぅ〜ん．病院内であっても，心肺停止では最初は気管挿管をしたい気持ちをぐっとこらえて，まずは胸骨圧迫と除細動に集中した方がいいのかぁ！

3）VF狩りは健在

心肺停止直後でまだ元気のある（？）心室細動や脈なし心室頻拍には除細動が抜群に効く．この時期をelectrical phaseというがこれは最初の0〜4分のみ．その後circulatory phase（6〜10分）になると，心筋にもエネルギーが必要になり，胸骨圧迫をして十分冠動脈圧を上げ心筋に酸素をやってから除細動をした方がいい…理論的には．10分を過ぎるとmetabolic phaseになるため蘇生は困難になる．したがって心肺停止から少々時間がたっているときは，まず胸骨圧迫（CPR first）をしてから除細動をするとよいと考えられていた．しかしながらHuangらのcochrane reviewではそんなの関係ないと一蹴された．とにかく早期にVF狩りを行い，**除細動は早ければ早い方がいい**．

4）心マッサージは死語？ 胸骨圧迫と言いましょう

個人的には「心マッサージ」はわかりやすくていいのだが，一般市民は心臓は左にあると思っているため，「心マッサージ」という言葉から連想されて圧迫部位が胸骨中央ではなく，左に寄ってしまうという．したがって一般市民が誤解しないように，胸骨圧迫という言葉を使わないといけない．

乳首の間を押すという指導だと位置がずれるため，このような指導はしないことになっている．だっておばあちゃんの乳首の間は胃になってしまうもの…（失礼）．胸の真ん中，胸骨の下半分を押すという指導がいいらしいが，それって細かすぎないって思うのは私だけ？ 昔は剣状突起を触れて指2本を置いてそのうえに掌を，なぁんて指導していたのだから，まだ随分ましに

なったと言うべきか.

5）必殺Double sequence defibrillation：AEDのダブルカウンター！

　VFではやはり除細動が一番．でも難治性のVFの場合は，どうするのか．AEDがもし2台手元にあったら，2台分はりつけて（前後胸壁や前側胸壁に重ならないように貼る）同時に除細動ボタンを押して広く電気をかけると効果的かもしれないという報告が散見される．確かにダブルパンチ！ってするとしっかり心臓を止めることができそうだなぁ．この将来的にどうなるかわからない必殺技も，エビデンスはまだまだ乏しいけど，なかなか興味深い.

胸骨圧迫のポイント（ガイドライン2015）

● 訓練を受けていない市民救助者は胸骨圧迫のみでよい（hands-only CPR）

● テンポは100〜120回/分（100回以上ではなく，上限を設定）

● 深さは5〜6cm（素人には5cmと指導，医療従事者には5cm以上，6cmを超えないと指導）

● 胸骨圧迫時に患者にもたれかからない（圧迫を十分解除することを明示）

● 胸骨圧迫時間を全体の60％以上にする

✓ *Check!*

WEB 1) 日本蘇生協議会HP：http://jrc.umin.ac.jp/
　　↑ここからガイドライン2015のオンライン版がダウンロードできる．必読です.

WEB 2) アメリカ心臓病学会：https://circ. ahajournals. org/content/132/18_suppl_2. toc
　　↑Circulation 2015年11月3日号はガイドライン2015の特集．必読.

WEB 3) AHAガイドラインアップデート2015ハイライト：https://eccguidelines. heart. org/wp-content/uploads/2015/10/2015-AHA-Guidelines-Highlights-Japanese. pdf
　　↑ガイドライン2015のまとめが読める．必読.

WEB 4) European resuscitation Council Guidelines 2015：http://www.cprguidelines.eu/
　　↑ヨーロッパ蘇生協議会のオンライン版がダウンロードできる．必読.

文献7) Lancet, 369：920-926, 2007（6.2 vs 3.1％），JAMA, 304：1447-1454, 2010（13.3 vs 7.8％），JAMA, 299：1158-1165, 2008（5.4 vs 1.8％），Lancet, 376：1552-1557, 2010（14 vs 12％, RCT：NNT41），Circulation, 127：435-441, 2013（10.2 vs 8.5％）
　　↑hands-only CPRの方が標準CPRよりいいという文献5点.

文献8) N Engl J Med, 363：423-433, 2010（12.5 vs 11.0％），N Engl J Med, 363：434-442, 2010（8.7 vs 7.0％），Circulation, 116：2908-2912,2007（6.7 vs 7.2％），Lancet, 376：1552-1557, 2010（8 vs 8％），N Engl J Med, 373：2203-2214, 2015（9.0 vs 9.7％）
　　↑hands-only CPRと標準CPRでは変わりなしという文献5点.

文献9) Lancet, 369：920-926, 2007（11 vs 18％）
　　↑標準CPRの方がhands-only CPRよりいいという文献.

文献10) Bobrow BJ, et al：Minimally interrupted cardiac resuscitation by emergency medical services for out-of-hospital cardiac arrest. JAMA, 299：1158-1165, 2008

↑ 最初の3サイクルまで（各サイクル後リズムチェック）は胸骨圧迫を継続し，気管挿管はしない．アドレナリンはなるべく早く投与するというプレホスピタルのプロトコール．つまり最初だけhands-only CPRのプロトコール．結果は生存退院率は1.8%から5.4%に改善し，VFに限れば生存率は4.7%から17.6%と劇的に改善した．

文献11）Heidenreich JW, et al：Rescuer fatigue in the elderly：standard vs. hands-only CPR. J Emerg Med, 42：88-92, 2012

↑ 60歳以上17人のボランティアによるスタディ．hands-only CPRでは確かに胸骨圧迫回数は多いものの，標準CPRと比べ胸骨圧迫の深さが浅くなってしまった．2分を過ぎたら胸骨圧迫の深さはガタ落ちと言っていい．救助者が高齢者の場合，疲労も考慮に入れないと，何でもかんでもhands-only CPRがいいとは一概に言えない．

文献12）Nichol G, et al：Trial of Continuous or Interrupted Chest Compressions during CPR. N Engl J Med, 373：2203-2214, 2015

↑ ガイドライン2015が公表された後に出た大規模スタディ．hands-only CPRに非同期人工呼吸をした群と標準CPR群を比較検討．結果は変わりなし．生存退院9.0 vs 9.7%．神経予後良好例7.0 vs 7.7%．統計学的にはいまいちだけど標準CPRの方が少しいい．

文献13）Zhan L, et al：Continuous chest compression versus interrupted chest compression for cardiopulmonary resuscitation of non-asphyxial out-of-hospital cardiac arrest. Cochrane Database Syst Rev, 3：CD010134, 2017

↑ 素人のバイスタンダーがCPRした場合はhands-only CPRは標準CPRと比べてシンプルで蘇生予後もいい（生存退院14% vs 11.6%）が，プロがCPRを施行した場合は，hands-only CPRより標準CPRの方が少しいい結果になった（生存退院 24.6% vs 25.9%）．

文献14）Cheskes S, et al：Compressions during defibrillator charging shortens shock pause duration and improves chest compression fraction during shockable out of hospital cardiac arrest. Resuscitation, 85：1007-1111, 2014

↑ 除細動適応院外心肺停止例129人のデータを解析．充電中胸骨圧迫をしない群と充電中も胸骨圧迫をする群を比較検討．充電中も胸骨圧迫する方が，手を離す時間が短かった（除細動前15.0 vs 3.5秒，除細動後4.0 vs 3.0秒，除細動前後21.0 vs 9.0秒）．

文献15）Cheskes S, et al：The impact of peri-shock pause on survival from out-of-hospital shockable cardiac arrest during the Resuscitation Outcomes Consortium PRIMED trial. Resuscitation, 85：336-342, 2014

↑ 2,006人の院外心肺停止で除細動可能な症例を分析したところ，除細動前に20秒以上手を休めたのは29%もあり，除細動後に20秒以上中断したのは6.5%であった．中断時間が20秒以上かかった群と，10秒以内の中断時間の群，10～19秒の中断時間群を比較すると，生存退院率は10秒以内であればオッズ比1.52，10～19秒でオッズ比1.25であった．やはり10秒以上の中断は生存退院率が下がってしまうのだ．

文献16）Hasegawa K, et al：Association of prehospital advanced airway management with neurologic outcome and survival in patients with out-of-hospital cardiac arrest. JAMA, 309：257-266, 2013

↑ 日本のデータをボストンにいる長谷川先生が解析．プレホスピタルでの人工呼吸のエビデンス．バッグバルブマスクだけで頑張った方が，気管挿管や声門上デバイスを使用するよりも神経学的予後良好退院例が多かった（オッズ比 0.36～0.45）．

文献17）Kitamura T, et al：Conventional and chest-compression-only cardiopulmonary resuscitation by bystanders for children who have out-of-hospital cardiac arrests：a prospective, nationwide, population-based cohort study. Lancet, 375：1347-1354, 2010

↑ 1～17歳の小児心肺停止を解析した日本の研究．小児の心肺停止は圧倒的に呼吸の異常によるものが多く，非心原性心肺停止では標準CPRの方が，hands-only CPRより神経予後良好率が高かった（5.1 vs 1.5%）．先天性心疾患など心原性心肺停止の場合は，小児でも標準CPRとhands-only CPRでは差がなかった（9.9 vs 8.9%）．やはり小児は人工呼吸が大事だ．

文献18）Huang Y, et al：Cardiopulmonary resuscitation（CPR）plus delayed defibrillation versus immediate defibrillation for out-of-hospital cardiac arrest. Cochrane Database Syst Rev, 9：CD009803, 2014

↑ 4つのRCTから3,090人を解析．胸骨圧迫を最初に行い続いて除細動した群とすぐに除細動した群を比較検討．実はどちらも変わりなし．生存退院率は11.88 vs 11.54%．

神経予後良好はRR 1.12，心拍再開率はRR 0.94，1年生存率はRR 0.77．もったいぶって胸骨圧迫をまずしばらくやっても意味がないので，さっさと除細動しましょう．

文献19) Lloyd MS, et al：Hands-on defibrillation：an analysis of electrical current flow through rescuers in direct contact with patients during biphasic external defibrillation. Circulation, 117：2510-2514, 2008

↑ 43例の症例でHOD（hands-on defibrillation）を施行し，漏電を調べた．平均0.28 mA（0.018.9〜0.907 mA）の漏電であり，手袋をすれば安全であると結論．

文献20) Edelson DP, et al：Safety and efficacy of defibrillator charging during ongoing chest compressions：a multi-center study. Resuscitation, 81：1521-1526, 2010

↑ 244例の心肺停止に対して680回の除細動を行った．HODの場合，通常と比べ，圧倒的に中断時間が短かった（除細動前中断 2.6 vs 13.3秒）．不適切なショックが双方20％近くもあるのは驚いた．PEAや心静止に除細動しちゃったという例もさすが，いやぁ質が悪すぎ．中断時間をなるべく短くするために，もっとHODをすればいいのに…というものの安全性はどうかしら？

文献21) Sullivan JL & Chapman FW：Will medical examination gloves protect rescuers from defibrillation voltages during hands-on defibrillation？ Resuscitation, 83：1467-1472, 2012

↑ 4種類の手袋で通電効果を調べた．通常の使用ではまず感知できない程度の電流しか流れず，ラテックスグローブを二重にするのが一番電流が少なかった．感知できない程度の0.1 mAの電流が手袋1つでは45％，2つで77％に流れ，手袋が壊れると想定される10 mA以上の電流が手袋1つの7.5％，2つの6.2％に流れた．これってやばくね？

文献22) Lemkin DL, et al：Electrical exposure risk associated with hands-on defibrillation. Resuscitation, 85：1330-1336, 2014

↑ ご遺体を使用して通電効果を研究．手袋をしても1〜8 Jの電気が流れるため，安全ではないと結論．

文献23) Weingart SD：A note of caution on the performance of hands-on biphasic defibrillation. Resuscitation, 84：e53, 2013

↑ Letterの報告．23回hands-on defibrillationをしたが，4回ほどちょっとピリッと来たことがある以外は何も感じなかった．ところが24回目のときに手袋1枚で除細動したところ，ちょっとピリッと来たため，手袋を新しく2枚つけ，再度除細動．その際も少しピリッと来たが，このときは手袋を交換しなかった．3回目のショックのときには肘まで電気が流れて，24時間痛みが続いた．もう二度と御免だっていうこと．多分2回目のショックで手袋が破れたが，交換しなかったため，患者の胸に右手が接触していたのだろう．

文献24) Idris AH, et al：Relationship between chest compression rates and outcomes from cardiac arrest. Circulation, 125：3004-3012, 2012

↑ 20歳以上で院外心肺停止例（平均67歳）の除細動器のモニター記録解析を分析．3,098人中8.6％が生存退院した．救命士の平均胸骨圧迫のスピードは119回/分．およそ125回/分の胸骨圧迫が最も心拍再開した！グラフを見ると100回/分と130回/分は同じぐらいの蘇生率だ．確かに120〜125回/分くらいの速さが一番蘇生されている！ 必読文献．

文献25) Idris AH, et al：Chest compression rates and survival following out-of-hospital cardiac arrest. Crit Care Med, 43：840-848, 2015

↑ 除細動器のモニター記録解析から多変量解析を施行．＜80，80〜99，100〜119，120〜139，＞140回/分の群間で比較検討．胸骨圧迫100〜120回/分が最も生存に寄与した．

文献26) Kilgannon JH, et al：Association between chest compression rates and clinical outcomes following in-hospital cardiac arrest at an academic tertiary hospital. Resuscitation, 110：154-161, 2017

↑ 院内心肺停止222人の小規模スタディ．ガイドライン推奨の胸骨圧迫回数100〜120回/分と比較して，121〜140回/分，＞140回/分を検討．心拍再開率が最もよかったのは121〜140回/分だった（オッズ比4.48）．だから120前後が一番いいはずなんで，この区切り方はおかしいって！そう思わない？

文献27) Stiell IG, et al：What is the role of chest compression depth during out-of-hospital cardiac arrest resuscitation？ Crit Care Med, 40：1192-1198, 2012

↑ 1,029例の心肺停止例（平均68歳）の解析．除細動器が胸骨圧迫の速さや深さ，中断までも記録してしまうから素晴らしい．なんとガイドライン2005の推奨の38 mmの深さに達していないものが52.8％もあり，ガイドライン2010の推奨の50 mmに至っては91.6％の例で達成していなかった．胸骨圧迫の速さと深さは逆相関を認めた．そりゃそうだって感じ．やっぱり胸骨圧迫って疲れるんだ．compression fraction（心肺蘇生全体の胸骨圧迫が占める割合）は0.65であった．compression fractionはだいたい0.6〜0.8じゃないといけないっていうからこれは合格だね．

文献28) Vadeboncoeur T, et al：Chest compression depth and survival in out-of-hospital cardiac arrest. Resuscitation, 85：182-188, 2014
　　　↑ 593人の院外心肺停止患者のうち22.9％が心拍再開し，10.6％が生存し，8.4％が予後もよかった．生存者は非生存者と比べてより胸骨圧迫が深かった（53.6 vs 48.8 mm）．うぅーん，このたった5 mmの差で命運が分かれるのかぁ…ただこのスタディ，心拍再開率が高く，胸骨圧迫の深さ平均は49.8 mm，蘇生術に対する胸骨圧迫の時間割合が79.2％とほぼ中断なく素晴らしい．かなり腕のいい救命士達の成績だなぁ．

文献29) Souchtchenko SS, et al：A review of chest compression interruptions during out-of-hospital cardiac arrest and strategies for the future. J Emerg Med, 45：458-466, 2013
　　　↑ 必読文献．いかに胸骨圧迫を中断しないで質の高い蘇生をしなければいけないか．エビデンスを交えた解説が素晴らしい．

文献30) Zhou XL, et al：Medical students do not adversely affect the quality of cardiopulmonary resuscitation for ED patients. Am J Emerg Med, 32：306-310, 2014
　　　↑ 学生さんの胸骨圧迫の質はなかなかいいのだ．捨てたもんじゃない．

文献31) McDonald CH, et al：Rescuer fatigue under the 2010 ERC guidelines, and its effect on cardiopulmonary resuscitation（CPR）performance. Emerg Med J, 30：623-627, 2013
　　　↑ 62人の医学生に胸骨圧迫を5分させた．胸骨圧迫のスピードや呼吸には問題がなかったが，深さは確実に浅くなっていった（52→39％）．やっぱり2分で交代しないときついよねぇ．

文献32) Yang Z, et al：Quality of chest compressions during compression-only CPR：a comparative analysis following the 2005 and 2010 American Heart Association guidelines. Am J Emerg Med, 32：50-54, 2014
　　　↑ ガイドライン2005の方式（39人）とガイドライン2010の方式（42人）を比較検討．ひたすら胸骨圧迫をするとさすがに疲れて男性じゃないとしっかり押せないが，ガイドライン2010で習った方が8分後もそこそこ押すことができた．最初から軽い設定のガイドライン2005はダメダメだった．ただ，ガイドライン2010がいいと言っても38 mm以上押せただけであって目標の50 mmには到底達していない．

文献33) Stiell IG, et al：What is the optimal chest compression depth during out-of-hospital cardiac arrest resuscitation of adult patients？ Circulation, 130：1962-1970, 2014
　　　↑ 9,136人のデータを解析．45.6 mmの深さが一番生存率がよかった．40.3〜55.3 mm（peak 45.6 mm）が生存率が高い．この微妙な深さの違いをどう克服してわかるようになるかが問題だぁ．

文献34) Westfall M, et al：Mechanical versus manual chest compressions in out-of-hospital cardiac arrest：a meta-analysis. Crit Care Med, 41：1782-1789, 2013
　　　↑ 12のスタディのメタ解析．胸にバンドを巻くload-distributing bandによる胸骨圧迫は用手的胸骨圧迫に比べ心拍再開率が高く（オッズ比1.62），ピストンを使用したpiston-driven cardiopulmonary resuscitationではオッズ比1.25と，どちらも用手的胸骨圧迫に勝利した．

文献35) Hutchings AC, et al：Tension pneumothorax secondary to automatic mechanical compression decompression device. Emerg Med J, 26：145-146, 2009
　　　↑ 高齢患者の心肺蘇生にLUCAS device（ルーカスといってもスターウォーズとは無関係．Lund University Cardiopulmonary Assist System）という自動心臓圧迫解除器具を装着したところ，緊張性気胸になったという症例報告．救命士が，左の呼吸音が聞こえないと胸腔穿刺をしているのが素晴らしい．

文献36) Cha KC, et al：Optimal position for external chest compression during cardiopulmonary resuscitation：an analysis based on chest CT in patients resuscitated from cardiac arrest. Emerg Med J, 30：615-619, 2013
　　　↑ 心肺蘇生成功後の114人にCTを撮り，胸骨上のどの部位が最も心室を圧迫する場所か

を調査. 乳頭の間, 胸骨剣状突起境界, 前記2カ所の間を比較検討したところ, 胸骨剣状突起境界の下が最も心室面積が大きかったと報告. ま, 広いところを押さえれば確かによさそうだが, endpointが蘇生率じゃないので臨床的意義はまだ不明.

文献37) Gates S, et al：Mechanical chest compression for out of hospital cardiac arrest: Systematic review and meta-analysis. Resuscitation, 94：91-97, 2015

↑5つの論文のメタ解析. 器械のCPRは予後改善に寄与せず（生存退院 OR0.89, 神経予後良好 OR 0.76).

文献38) Buckler DG et al：Association of mechanical cardiopulmonary resuscitation device use with cardiac arrest outcomes：a population-based study using the CARES registry (Cardiac Arrest Registry to Enhance Survival). Circulation, 134：2131-2133, 2016

↑CARESレジストリーの後ろ向き分析. 器械の負け（生存退院 7.0%vs11.3%, 神経予後良好 5.6% vs 9.5%) でした.

文献39) Adams P, et al：Automatic chest compression devices--when do they make sense? Am J Emerg Med, 32：82-85, 2014

↑必読文献. 自動胸骨圧迫器具のreview. 今後期待できる代物. 今回のガイドライン2015ではスルーされたけどね.

文献40) Smekal D, et al：CPR-related injuries after manual or mechanical chest compressions with the LUCAS™ device：a multicentre study of victims after unsuccessful resuscitation. Resuscitation, 85：1708-1712, 2014

↑器械式胸骨圧迫と人力による胸骨圧迫では蘇生率に差はない. 骨折は器械式が多い.

文献41) Axelsson C, et al：Implementation of mechanical chest compression in out-of-hospital cardiac arrest in an emergency medical service system. Am J Emerg Med, 31：1196-1200, 2013

↑病院前の観察研究. 自動胸骨圧迫器使用により1カ月後の生存は増えたが, 最終的に生存率は低かった. 除細動までに時間がかかるなど問題点もあり, 普及の必要性にはちょっと疑問の余地ありってことで, ルーチン使用は推奨しない.

文献42) Andersen, LW et al：Association Between Tracheal Intubation During Adult In-Hospital Cardiac Arrest and Survival. JAMA, 317：494-506, 2017

↑必読文献. 108079人の院内心肺停止成人患者において, 最初の15分間に気管挿管した群と気管挿管しなかった群を傾向スコアで比較検討.気管挿管しなかった方が, 生存率（19.4% vs 16.3%）も機能予後も（13.6% vs 10.6%）よかった.

文献43) Andersen LW, et al：Association Between Tracheal Intubation During Pediatric In-Hospital Cardiac Arrest and Survival. JAMA, 316：1786-1797, 2016

↑必読文献. 2294人の院内心肺停止小児患者において, 最初の15分間に気管挿管した群と気管挿管しなかった群を傾向スコアで比較検討. 気管挿管しなかった方が, 生存率（41% vs 36%）がよく, 心拍再開率や神経学的予後良好に関しては有意差無しであった.

文献44) Cortez E, et al：Use of double sequential external defibrillation for refractory ventricular fibrillation during out-of-hospital cardiac arrest. Resuscitation, 108：82-86, 2016

↑2428人の病院前心肺停止例のうち, 12人の難治性VF患者にDSDをやってみたという報告. なんと9人が除細動に成功したが, 2人が神経予後良好で退院したという.

文献45) Ross EM, et al：Dual defibrillation in out-of-hospital cardiac arrest：A retrospective cohort analysis. Resuscitation, 106：14-17, 2016

↑難治性VF179人中, 50人にDSD施行したという後ろ向き研究. 神経予後改善はDSDと標準除細動間で有意差無し. ただ目撃者ありが圧倒的に標準除細動群で多いのでバイアスがあるんだよね.

文献46) Emmerson AC, et al：Double sequential defibrillation therapy for out-of-hospital cardiac arrests：The London experience. Resuscitation, 117：97-101, 2017

↑たった45人のDSD（double sequence defibrillation）施行例のロンドンの観察研究. DSDをしたからと言って蘇生率は上がらなかったという. でもDSDをする前に5回以上標準除細動をしており, 本当にDSDが効果があると思って早期に行われておらず, きちんとしたプロトコールに沿っていないため, DSDが効果なしと判定するのは性急すぎる.

3 ACLS2015で薬剤はどうなった？

患者C 75歳 心肺停止

患者Cが心肺蘇生されながら搬送されてきた．すぐさま，気管挿管され，アドレナリンが投与された．ピカピカの1年目研修医Kは「バソプレッシンはどうですか？」と知ったかぶりで言ったところ，上級医Tに「いらん！」と一蹴されてしまった．モニターチェックをすると，モニターには "asystole（心静止）" と表示されていた．そこでまたまた訳知り顔の研修医Kは「感度，リード，誘導！」と叫んだ．そこへ上級医Tが「どけっ」とエコープローベを持って割って入ってきた．エコーでは心臓の壁がピクピクピクピクと波を打つように動いていた．上級医Tが「VF（心室細動）だ，除細動！」と声をかけ，すぐさま除細動がされた．胸骨圧迫中，EtCO$_2$が上昇し，上級医Tは「心拍再開したぞ，胸骨圧迫やめぃ！」と指示を出した．緊迫した空気のなか，ほっとした研修医Kをよそに，上級医Tはすぐさま12誘導心電図を指示し，胸部X線撮影，そしてエコー検査，低体温療法と次々と指示を出していった．

？ 研修医K

「蘇生現場はやっぱり緊張感が半端ないですね．心拍再開したらもう気が抜けてしまいましたけど，T先生，次から次へと指示を出して，かっけぇ〜！！」

ACLS2015で薬剤はどうなった？

1) バソプレッシンはアウトォ！ アドレナリンは残っている…けど

以前の心肺蘇生では，アドレナリンのみならずバソプレッシンも使われていたが，ガイドライン2015ではエビデンスに乏しいということから削除された（N Engl J Med, 359：21-30, 2008）．日本ではもともと保険適用がなかったので，使っている施設はあまりないだろうから，ガイドライン2015でバソプレッシンが削除されてもそれほど大きな影響は受けないだろう．研修医K君はよく勉強していて賢くていいが，残念ながらガイドライン2015ではバソプレッシンはなくなっちゃったのだ．

2) ゲゲェ！ アドレナリン神話の崩壊…ピコーンピコーン（ウルトラマン風に）

心肺蘇生でアドレナリンは命の綱．心室細動や脈なし心室頻拍ではアドレナリンを3〜5分ごとに使用する．心静止やPEA（pulseless electrical activity：無脈性電気活動）でも使

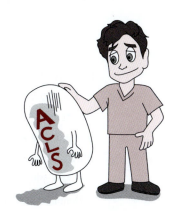

用する薬剤はアドレナリン1本に絞られた．徐脈のPEAにアトロピンを使用するとむしろ予後が悪くなると報告されてから，もうアトロピンは心肺停止の際には使われなくなったのだ．小児では以前からアトロピンは蘇生の際に使われなかったので，成人も同じになっただけ．覚える薬剤は少ない方がいいに決まっている．

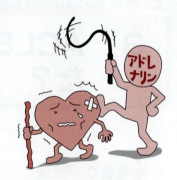

①院外心肺停止におけるアドレナリンの効果

　ところがここで大どんでん返しを提唱する論文が登場した．Olasveengenらはアドレナリンの使用で生存退院率低下（オッズ比0.4），5年生存率低下（オッズ比0.5）を報告した．九州大学のHagiharaらも心拍再開率はアドレナリン使用群の方が高いものの，1カ月生存率と神経予後はアドレナリンを使用しない方がよかったと報告している．**アドレナリン使用は心拍再開率はあげるものの，むしろ生存退院や神経予後にはよくない**というのだ．ガビーン！目の前で心臓が動きはじめて「ヨシ！」とガッツポーズをとっても，結局は弱った心臓に鞭をうっただけで，心臓にとっては弱り目に祟り目，泣きっ面に蜂，泣きっ面にションベン，傷口に塩…もういい？…みたいなものだ．つまり弱っている心臓を無理矢理延命させて，心臓に過重労働を強いただけということになるのだ．Dumasらもアドレナリン使用量が多くなればなるほど，予後良好群が少なくなると報告している．

　「じゃ，お前はアドレナリンは使わないのか！」と突っ込まれると困っちゃう．現時点ではアドレナリンしか戦う薬剤は存在しないし，使わないで頑張る根性もイマイチもち合わせていない．でも積極的には使わなくなったなぁ…．Nakaharaらの報告ではアドレナリンの使用により生存退院は少し増えるようだが，神経予後までいいかというと特に有益な差は出ていない．はてさて今後のガイドラインの動向はどうなることやら…．

　ここまではあくまでも院外心肺停止の場合のエビデンスであることに注意されたい．だって考えてもみてくださいよ．救命士さんたちってたった3人で現場急行して，1人は車の運転，1人は胸骨圧迫，もう1人が輸液セットを組んでアドレナリン投与まで全部しないといけないという，なんと人手不足な零細企業な環境であることか．こんななかではアドレナリン投与そのものが結構難易度が高いばかりでなく，人手不足もたたって，胸骨圧迫の質が低下してしまうから予後が悪いんじゃないかしらと考えるのは私だけではないだろう．

②院内心肺停止におけるアドレナリンの効果

　アドレナリンはイマイチっていう論文をよそ目に，VSE…小田急のロマンスカー（Vault Super Express：VSE）じゃないっちゅーに！…バソプレッシン，ステロイド，エピネフリン（アドレナリン）のカクテルを**院内心肺停止**に使ったら，生存退院率もあがりよかったとギリシャから報告された．アドレナリンはイマイチって言われてるのにここでまた使うなんて勇気のいるスタディとも思えるが，3つのうちどれが効いたかわからないがよかったなんていうスタディは追試が出ないともう頭がこんがらがらがら…本当かしらン？ただ院外に比べ，院内の心肺停止では薬剤投与が断然早いのが結果に有利に働いたのかもね．

　Donninoらによると，**除細動適応外の院内心肺停止例では，アドレナリンをなるべく早く投与**

した方が心拍再開率も生存退院率も神経予後良好群も多かったと報告している．なんと平均3分でアドレナリンが投与されていた．さっすが院内は素早く対応できる．ちなみに時間が経てば経つほど，生存率のオッズ比も下がっていく傾向があった．

③アドレナリンの効果は条件次第！

やはりアドレナリンが効くかどうかは，その投与のタイミング（院内なら早期に投与できる）と胸骨圧迫をいかに邪魔しないか（病院前では人手不足が問題）にかかってくるんじゃないだろうか．院外心肺停止の患者の研究において，除細動の適応のないときにはアドレナリンを投与すると心拍再開率と1カ月生存率は高いが神経予後は悪いという報告があるが，**心肺停止10分以内の投与ならまだましかもしれない**とGotoらは報告している．

じゃ，アドレナリンのエビデンスがイマイチなら胸骨圧迫を頑張るっきゃない．BLSなら7〜8分，ACLSなら15分以上やっても心拍が戻らないならばもう戻らないと以前言われていた．しかしGoldbergerらによると**長めに頑張ると心拍再開率も生存退院率も少しだけだけど向上するのだ**．15分くらいであきらめないで，やはり30分くらいは頑張った方がいいかもね．「あきらめたらそこで試合終了ですよ…？」と，漫画「スラムダンク」の安西先生が言っていたが，心肺蘇生も「あきらめたらそこで試合終了ですよ」って言えるんだ．

蘇生時のアドレナリンに注意信号

● 院外心肺停止ではエビデンスはイマイチ（むしろ予後が悪い）…タイミングの問題，人手不足

● アドレナリンの早期投与（10分以内，院内心肺停止）は神経予後がいいかも

● 心肺蘇生は「あきらめたらそこで試合終了ですよ」

✓ *Check!*

文献47) Reardon PM & Magee K：Epinephrine in out-of-hospital cardiac arrest：A critical review. World J Emerg Med, 4：85-91, 2013
　　↑アドレナリンのreview．病院前におけるエビデンスは少なくともアドレナリンに対しては厳しいようだ．でもまだ結論付けるのは早いかも．

文献48) Olasveengen TM, et al：Outcome when adrenaline (epinephrine) was actually given vs. not given – post hoc analysis of a randomized clinical trial. Resuscitation, 83：327-332, 2012
　　↑必読文献．院外心肺停止におけるアドレナリン投与群367人と非投与群481人を後ろ向きに検討．なんとアドレナリンを投与すると入院率（オッズ比OR 2.5），心拍再開率（OR 1.3），ICU入院率（OR 1.4）が増えるものの，生存退院率（OR 0.4），5年生存率（OR 0.5）と結局元気に生きている人は減ってしまった！アドレナリンを投与しないってスタディデザインをたてるなんて…なんと勇気があることか…．

文献49) Hagihara A, et al：Prehospital epinephrine use and survival among patients with out-of-hospital cardiac arrest. JAMA, 307：1161-1168, 2012
　　↑必読文献．心肺停止全例のデータを集めた検証票なんて世界中見ても日本くらいしかない．

九州大学の萩原先生がこの膨大な検証票をまとめて，なんと院外心肺停止へのアドレナリン投与は蘇生予後に対してむしろ悪かったという結果をたたき出してしまった．propensity-matchといって同じ傾向の患者さんを抽出して比較検討してしまうなんて疫学のプロじゃないとさすがにできないよねぇ．アドレナリンの虚しさをうすうす感じていたものの，アドレナリンが使えないと蘇生現場って治療薬がなくて紛糾しちゃうんだよねぇ．

文献50) Nolan JP & Perkins GD：Is there a role for adrenaline during cardiopulmonary resuscitation? Curr Opin Crit Care, 19：169–174, 2013
　↑ 院外心肺停止へのアドレナリン投与のエビデンスはトホホというreview.

文献51) Lin S, et al：Adrenaline for out-of-hospital cardiac arrest resuscitation：a systematic review and meta-analysis of randomized controlled trials. Resuscitation, 85：732–740, 2014
　↑ **必読文献**．院外心肺停止の14の論文のreview．標準量，高用量のアドレナリン，バソプレッシンなどを比較検討．アドレナリン使用によって心拍再開率は増えるものの，神経予後が良好な例は減ってしまう．

文献52) Mentzelopoulos SD, et al：Vasopressin, steroids, and epinephrine and neurologically favorable survival after in-hospital cardiac arrest：a randomized clinical trial. JAMA, 310：270–279, 2013
　↑ 院内心肺停止に対しての蘇生カクテルを使用した根性フルなギリシャのスタディ．バソプレッシン（20単位/CPRサイクルごと，5回まで，その後はガイドライン2005に沿って蘇生だって？），エピネフリン（アドレナリン：1 mg/CPRサイクルごと，およそ3分ごと），メチルプレドニゾロン（40 mg）のカクテル（Vasopressin, Steroid, Epinephrine：VSE群）の投与群とエピネフリン（アドレナリン）単独を比較検討した．蘇生後はハイドロコルチゾン300 mg/日を1週間かけて漸減．VSE群は20分以上かけてCPRを行った場合の蘇生率が高く（83.9％ vs 65.9％，OR 2.98），神経予後が比較的よく生存退院する率も高かった（13.9％ vs 5.1％，OR 3.28）．今更アドレナリンは効果がないといいつつ，院内心肺停止に関してはVSEカクテルはもしかするといいのかも…追試が出ないとなんともねぇ…．

文献53) Nakahara S, et al：Evaluation of pre-hospital administration of adrenaline (epinephrine) by emergency medical services for patients with out of hospital cardiac arrest in Japan：controlled propensity matched retrospective cohort study. BMJ, 347：f6829–6840, 2013
　↑ 日本の検証票のデータベースを使ったスタディ．アドレナリン使用群と非使用群を1,990人ずつ同じ傾向になるように統計学的に抽出して，比較検討した．生存退院率に関してはアドレナリン使用群の方が非使用群と比べて，VFの場合（17.0％ vs 13.4％）でも非VFの場合（4.0％ vs 2.4％）でも高かった．しかし，神経予後までいいかというと，VFの場合は差がなく（6.6％ vs 6.6％），非VFの場合はほぼ差がなかった（0.7％ vs 0.4％）．このスタディではアドレナリンの使用が生存退院を支持するが，神経予後にはほぼ影響を与えないということを示している．

文献54) Goldberger ZD, et al：Duration of resuscitation efforts and survival after in-hospital cardiac arrest：an observational study. Lancet, 380：1473–1481, 2012
　↑ 院内心肺停止の64,339人のスタディ．心拍再開された患者の平均蘇生時間は12分，心拍再開しなかった患者の平均蘇生時間は20分という．ただ病院間によって差があり，短い蘇生時間しかかけない病院（平均16分）と比べて長い蘇生時間をかける病院（平均25分）の方が心拍再開率も生存退院率も高かった（心拍再開率45.3％ vs 50.7％，生存退院率14.5％ vs 16.2％：ともにadjusted risk ratio 1.12）．特に心静止やPEAの患者で心拍再開率に差が出た．意外に結構時間が経っても蘇生される患者はいる．そう簡単にあきらめちゃいけないってぇもんだ．

文献55) Jacobs IG, et al：Effect of adrenaline on survival in out-of-hospital cardiac arrest：A randomised double-blind placebo-controlled trial. Resuscitation, 82：1138–1143, 2011
　↑ 院外心肺停止へのアドレナリンはやっぱり心拍再開率はいい（24％ vs 8％）．生存退院率もいい（4.0％ vs 1.9％）．しかしながらアドレナリンを投与された生存退院11人のうち2人を除いて神経予後は悪かった．

文献56) Dumas F, et al：Is epinephrine during cardiac arrest associated with worse outcomes in resuscitated patients? J Am Coll Cardiol, 64：2360–2367, 2014
　↑ 1,556人の院外心肺停止で心拍再開した例を調査．予後良好群はアドレナリン使用群で

17％であったのに対して，アドレナリン非使用群で63％であった．アドレナリン非使用群と比べて，アドレナリン1 mg使用でオッズ比0.48，アドレナリン2〜5 mg使用で0.30，アドレナリンを5 mgを超えて使用するとたったの0.23であった．

文献57) Nakahara S, et al：Association between timing of epinephrine administration and intact neurologic survival following out-of-hospital cardiac arrest in Japan：a population-based prospective observational study. Acad Emerg Med, 19：782-792, 2012
↑ 約5万人のデータを解析．心肺停止10分以内にアドレナリンを使用すると心拍再開率も神経予後もよかった．

文献58) Goto Y, et al：Effects of prehospital epinephrine during out-of-hospital cardiac arrest with initial non-shockable rhythm：an observational cohort study. Crit Care, 17：R188, 2013
↑ 20万人のデータベースで調査．除細動可能なリズムではない場合，院外心肺停止の早期にアドレナリンを使用していると，心拍再開率，1カ月生存率はよかったが，1カ月神経予後は悪かった．心肺停止10分以内にアドレナリンを投与している方が，10〜19分，20分以上経過してアドレナリンを投与している群と比べて，1カ月生存率も高く，神経予後も比較的よかった．除細動できないなら，早期にアドレナリンを投与するのは少しは意味があるのかも？？

文献59) Donnino MW, et al：Time to administration of epinephrine and outcome after in-hospital cardiac arrest with non-shockable rhythms：retrospective analysis of large in-hospital data registry. BMJ, 348：g3028-3037, 2014
↑ 25,095人の成人院内心肺停止例（非除細動適応例）を調査．平均3分でアドレナリンが投与された．アドレナリン投与が早ければ早いほど心拍再開率も神経予後良好群も多かった．3分以内にアドレナリンを投与した群と比較すると，生存率のオッズ比は，4〜6分でOR 0.91，7〜9分でOR 0.74，9分を超えるとOR 0.63であった．

文献60) Koscik C, et al：Rapid epinephrine administration improves early outcomes in out-of-hospital cardiac arrest. Resuscitation, 84：915-920, 2013
↑ 約700人の院外心肺停止の患者の後ろ向き研究．早期にアドレナリンを使用すると，心拍再開率は上昇するものの生存率には影響を与えない．アドレナリンのβ作用が頻脈や頻脈性不整脈，酸素需要の亢進などで悪影響を及ぼしているのだろう．β作用によりむしろ微小循環は悪くなるため脳組織への血流も減少してしまうのだろう．

文献61) Stiell IG, et al：Advanced cardiac life support in out-of-hospital cardiac arrest. N Engl J Med, 351：647-656, 2004
↑ ACLSプロトコールの前後での観察研究．入院率はACLS導入にて11％から15％に上昇したが，生存退院率はほぼ変わりがなかった（5％）．サブ解析でも，ACLSを導入しても特に改善は認めなかった．これらよりACLSよりもむしろCPRやBLS，早期除細動にきちんと力を入れた方がよいと結論．

🔹 研修医K
「ところでどうしてアドレナリンと言ったり，エピネフリンと言ったりするんですか？」

大人の事情のアドレナリン vs エピネフリン

アドレナリンという言葉は生物学でよく使われているけど，アメリカの医学雑誌ではほぼエピネフリンになっている．高峰譲吉が牛の副腎から抽出した物質をアドレナリンと命名した．これはラテン語で副腎という意味だ．一方アメリカ人のJohn Ableは羊の副腎から抽出した物質をエピネフリンと命名し，これはギリシャ語で副腎という意味だ．John Ableの教室を高峰譲吉が訪れたことがあり，Ableは高峰が自分の研究を盗んだとクレームをつけたところから，どちらが先かという論争になってしまった．それ以来，アメリカはエピネフリンという用語を使い，医学で広く使われるようになった．一方，高峰譲吉の優秀な助手の上中啓三がきちんと実験ノートを残しており，独自のより精度の高い抽出法であったことが証明され，最終的には高峰譲吉は研究

を盗んでいないことがわかった。その高峰の功績をたたえて、ヨーロッパでは主にアドレナリンという用語が使われて、生物学の教科書でよく使用されている。日本でも日本薬局方では2006年に正式名称をエピネフリンからアドレナリンに改定した。だから日本で行うICLSでは「エピネフリン」ではなく「アドレナリン」、つまり日本人の高峰譲吉が発見した用語を使いましょうとなったのだ。

　研究者にとってはどちらが先かどうかはとても大事なことなんだろうけど、Ableのいちゃもんも大概にしてほしいよねぇ。もちろんアメリカの医学雑誌に投稿するときにはエピネフリン、ヨーロッパの医学雑誌に投稿するときにはアドレナリンという言葉を使うという「大人の事情」が今でも残っているんだ。

❓ 研修医K

「今までモニターで心静止を見たら、『感度、リード、誘導』をチェックするように習ったんですけど…」

1）蘇生だってエコーはOK

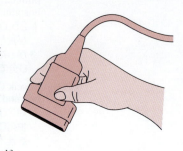

　ガイドライン2015では一律に心肺蘇生を扱うのではなく、院外と院内に分けてより現実的側面を考慮するようになった。日本の「外傷初期診療ガイドライン」ではprimary surveyでエコー検査は必須になっており、多くの救急病院ではエコーを備えるようになっている。自施設にエコーがあるというのに、「感度、リード、誘導」なんて時代遅れの確認法は、必要ないことだ。

　北米ではエコー（echo）というと心エコーを指し、ultrasoundというとそれ以外のエコー検査のことを一般的に意味する。だから腹部エコーという言い方は英語としたらおかしいんだけど、ま、いいかって感じ。

　ガイドライン2015ではもしエコーがあるのなら蘇生時に使ってもよいとなった。こんなこと書かなくても使っているよという諸兄、あなたは正しい。ただし、あくまでも10秒以内で確認すること。何度も使わないこと、胸骨圧迫の邪魔をしてはダメなのだ。**チェックポイントは心臓の動き、右室拡大（肺血栓塞栓症）、心嚢液貯留、気胸、下大静脈（IVC）虚脱の有無**。ガイドライン2015ではエコーがあるなら使ってもいいけど、予後改善に寄与するかどうかは現時点ではよくわかっていないと言っている。エコーを当てて治しうる原因が見つかったら絶対によくなるはずだけどねぇ。冒頭の症例の場合は、エコーで心室細動が一発診断できたってわけだ。

　ここでちょっと待ったぁ！エコーを使うと、時間がかかりすぎた（21秒 vs 13秒）という報告もあり、くれぐれも10秒以内でできないとダメチンだぞ！

　また**エコーは気管挿管チューブの位置確認に用いてもよい**。エコープローベを短軸において、気管が2つ見えるようなら、それは食道挿管してしまったということだ。きちんと入っているかどうかを確かめるには、気管チューブを細かくゆすってみればいい。気管内がグリグリ揺れたら気管チューブは正しく入っているということ。人手があれば、エコープローベは気管に縦に当てて（長軸に）置き、気管挿管手技の間に見ていると、挿管チューブが気管内を入っていくのが見える。

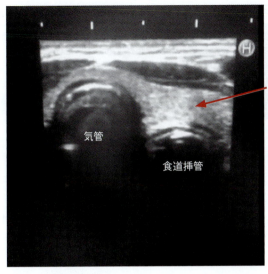

左甲状腺

気管

食道挿管

図2　食道挿管のエコー
気管以外に半円形の食道が見える．通常食道は見えないので，気管挿管チューブが食道挿管されたことがわかる

　もし食道挿管していたら，2つの管が見える．**左甲状腺を通して，気管のやや左からのぞき込むようにすると，食道挿管も見つけやすいよ**（図2）．

　気管挿管の深さをエコーで見ることはできないので，深さの確認には胸部X線を撮る必要があるが，肺エコーをして左右の肺がきちんと換気に合わせて動くのを確認できればOKだ．もし片肺挿管になっていると，肺エコーで動きに左右差がでる（片方はうまく動かない）．まぁ，正直**気管挿管の深さは門歯列から女性なら20〜21cm，男性なら22〜23cmと覚えておく方が楽チン**だよ．

　挿管チューブのカフを生食で膨らませて，位置をエコーで確認するという報告もあるけどね（CJEM, 17：94-98, 2015）．ちょっとカフを生食で膨らませるのは抵抗があるなぁ…．

> 『超音波，あるなら使おう蘇生でも！』♪♪♪♪
> ● 心臓の動き，右室拡大，心嚢液貯留の確認，気胸，IVC虚脱の有無：10秒以内
> ● 気管挿管の位置確認にも使える

2）EtCO$_2$をモニターで測定しよう！（表1）

　高度な気道確保はあくまでもオプションであり，蘇生中は必ずしも必要ない．むしろ胸骨圧迫中断時間が長くならないように注意しなければならない．

　ガイドライン2015では**連続波カプノグラフィーを使用**することが推奨された．気管挿管の位

表1 モニターでEtCO₂の測定を推奨（弱いエビデンス）

① 気管挿管チューブの位置確認	挿管チューブが気管内ならCO₂が出るはず．心肺停止だと低いままだけど
② 蘇生困難の1つの基準	ずっと（来院〜蘇生20分後）EtCO₂＜10 mmHgだと蘇生は難しい
③ 心拍再開がわかる	EtCO₂急上昇はいいサイン

置確認に呼気中のCO₂（EtCO₂）を測定するのは有用だが，心肺停止で細胞がCO₂をつくれない場合はずっと低いままなので，必ずしも気管にうまく挿管されているという保証にはならないことに注意されたい．

　来院時もEtCO₂が10 mmHg未満で，蘇生を20分続けてもEtCO₂が10 mmHg未満の場合は限りなく蘇生が難しい．この値は正常のCO₂産生能力の1%未満ということなんだ．蘇生中止の1つの指標として扱うことができる．

目標はEtCO₂＞20 mmHgで，冠動脈圧を十分保つ

　また連続モニターをすることで，細胞の復活，CO₂産生がわかる．蘇生中に急にEtCO₂が上昇したら，心拍再開を示す．今までは胸骨圧迫を中断して波形確認，脈確認をしていたが，EtCO₂で連続モニターできる利点は大きい．

心室細動・脈なし心室頻拍に対する抗不整脈薬のトホホのホ

　実は心室細動・脈なし心室頻拍に対する抗不整脈薬のエビデンスは限りなく乏しい．抗不整脈薬により確かに洞調律に戻るが，必ずしも患者の予後改善には寄与していないということだ．

1）アミオダロン，ニフェカラント

　アミオダロンはまず300 mg静注し，必要に応じて2回目は150 mg静注する．日本の誇る薬剤ニフェカラント（シンビット®：0.3 mg/kg静注）もガイドライン2015に登場したので，日本では確かに使いやすくなった．でもアミオダロンの使用によって心室細動・脈なし心室頻拍の生存入院率は増えるものの，神経予後良好で退院する率には影響を与えていない．アミオダロンをリドカインと比較しても特に優位性は認めなかった．難治性心室細動にはアミオダロンを使ってもいい…程度のエビデンスしかない（Class Ⅱb，エビデンスレベルはB，ランダム化比較試験）．

　LainaらやKudenchukらによるとアミオダロンもリドカインも神経予後改善には全く寄与していない．もうルーチンに使うのはやめた方がいいかもしれない．

表2　低マグネシウム血症はいつ疑うか

消化管（腸切除，膵炎，下痢）	アルコール依存症
敗血症	飢餓，高齢衰弱
消耗性疾患（癌など）	授乳中
低カリウム血症，高カルシウム血症，低リン血症	低体温
甲状腺機能亢進症・低下症	熱傷
糖尿病性ケトアシドーシス	薬剤（利尿薬，ジゴキシン，ゲンタマイシン）

2）リドカイン

　リドカイン（キシロカイン®：1〜1.5 mg/kg静注）も今までと同じ投与量だ．リドカインもプロカインアミドも生存退院率は全然改善させていない．リドカインの推奨はアミオダロンと同じ（Class ⅡbでエビデンスレベルはC，データに制限あり）．

3）マグネシウム

　マグネシウムのルーチン投与は推奨しないということになった（Class Ⅲ：利益なし，エビデンスレベルはB，ランダム化比較試験）．アレ？今までもルーチン投与なんてしてなかったけど…．torsades de pointesには確かにマグネシウムは効果がある．また再発性の心室細動の原因は確かに電解質異常が多く，カリウムの補正やマグネシウム投与が役に立つことが多い．当たり前といえば当たり前だが，マグネシウム投与の際には，低マグネシウム血症を疑わせるような病態になっているかどうかはきちんと探したいね（表2）．

4）β遮断薬

　心臓が弱っているのに，β遮断薬なんてとんでもないと思うだろう．ところが，Driverらによると難治性心室細動にβ遮断薬を使用すると予後がよかったという．交感神経が賦活して心室細動になった例では確かにβ遮断薬が効くだろうし，昔のガイドラインには確かにβ遮断薬を考慮することも記載があった．はてさてどんなときにβ遮断薬を使用するかは，まだまだ研究の余地がありそうだ．

☑ *Check!*

文献62）Huis In 't Veld M, et al：Ultrasound use during cardiopulmonary resuscitation is associated with delays in chest compressions. Resuscitation, 2017 July 25 ［Epub ahead of print］
↑たった23人の小規模スタディ．pulse checkにエコーを使うと21秒もかかったという．でも対照群も13秒かかっており，標準の10秒以内ができていないじゃん．そもそもエコーでそんなに時間がかかる方が不思議で，エコーが使い慣れていないんじゃないの？と思ってしまう．どちらにせよ，10秒以内にできないのなら，エコーも使わない方がいいのかも．

文献63）Sitzwohl C, et al：Endobronchial intubation detected by insertion depth of endotracheal tube, bilateral auscultation, or observation of chest movements：randomised trial. BMJ, 341：c5943-5948, 2010
↑初学者も経験者も気管挿管の深さ確認は，聴診や視診より，門歯列からの長さで決める方

が正確で早い．女性なら20〜21cm，男性なら22〜23cmと覚えよう．

文献64) Kudenchuk PJ, et al：Amiodarone for resuscitation after out-of-hospital cardiac arrest due to ventricular fibrillation. N Engl J Med, 341：871-878, 1999
↑ 病院前においてアミオダロンとプラセボを比較検討．アミオダロン使用によって心室細動・脈なし心室頻拍の生存入院率は増えるものの，神経予後良好で退院する率には影響を与えていない．

文献65) Dorian P, et al：Amiodarone as compared with lidocaine for shock-resistant ventricular fibrillation. N Engl J Med, 346：884-890, 2002
↑ 難治性心室細動に対してアミオダロンとリドカインを比較検討．アミオダロンの方がリドカインより心拍再開率が高く，生存入院率があがったものの，生存退院に関しては有意差なし．

文献66) Hassan TB, et al：A randomised trial to investigate the efficacy of magnesium sulphate for refractory ventricular fibrillation. Emerg Med J, 19：57-62, 2002
↑ 難治性，再発性の心室細動にマグネシウムを使用した群52例と非使用群53例を比較検討．マグネシウム使用は心拍再開率も生存退院率も改善させず．

文献67) Sen A & Gidwani S：Best evidence topic report. Intravenous magnesium in shock-resistant tachyarrhythmias. Emerg Med J, 23：220-221, 2006
↑ 難治性心室細動に対するマグネシウムの効果を調べた5つの文献のreview．マグネシウムはやっぱりダメでした…．

文献68) Driver BE, et al：Use of esmolol after failure of standard cardiopulmonary resuscitation to treat patients with refractory ventricular fibrillation. Resuscitation, 85：1337-1341, 2014
↑ 病院前の心肺停止（心室細動・脈なし心室頻拍）例で，除細動3回，アドレナリン合計3 mg，アミオダロン300 mg投与された群において，β遮断薬のエスモロール投与群（6例），非投与群（19例）を比較検討した小規模研究．β遮断薬使用群と非使用群についてICU入院率は66％ vs 32％，生存退院率は50％ vs 11％，神経予後良好退院率は50％ vs 11％．あまりに小規模なのではっきりしたことは言えないが，難治性心室細動にはβ遮断薬は将来期待できるかもしれない．

文献69) Landry A, et al：Does calcium administration during cardiopulmonary resuscitation improve survival for patients in cardiac arrest? Ann Emerg Med, 64：187-189, 2014
↑ 蘇生時のカルシウム投与にはいいエビデンスがなく，ルーチン使用は避けるべきだ．高カリウム血症，低カルシウム血症，カルシウム拮抗薬中毒の際には使うとなっているものの，どれもきちんとしたエビデンスがないのが現状．

文献70) Laina et al：Amiodarone and Cardiac Arrest：Systematic review and Meta-Analysis. Int J Cardiol, 221：780-788, 2016
↑ 10の研修のメタ解析とsystematic review．アミオダロンは他の抗不整脈薬またはプラセボと比較して，生存入院まではこぎつける（オッズ比1.4）が，生存退院や神経予後良好には全く至っていない．

文献71) Kudenchuk PJ, et al：Amiodarone, Lidocaine, or Placebo in Out of-Hospital Cardiac Arrest. N Engl J Med, 374：1711-1722, 2016
↑ 3026人の病院前心肺停止（難治性VF/VT）に対してアミオダロン，リドカイン，プラセボ（生理食塩水）を比較検討．生存率は抗不整脈薬でわずかにいいものの抗不整脈薬間では有意差なく，神経予後改善には抗不整脈薬はまったく寄与していなかった．

蘇生成功の秘訣はチームワーク （図3）

それにしても研修医K君には学びの多い蘇生だったであろう．バソプレッシンはそもそも日本での保険適用がないため今までも使われづらいものであっただけでなく，ガイドライン2015では消え去ってしまった．蘇生がうまくいかない例の37％は知識や技術不足というから，常に新しいガイドラインにはアンテナを高くしておきたいね．**ガイドライン2015でもチームリーダーは特に，① 胸骨圧迫は有効に行われているか，② 中断時間は最小限になっているか，③ 換気を**

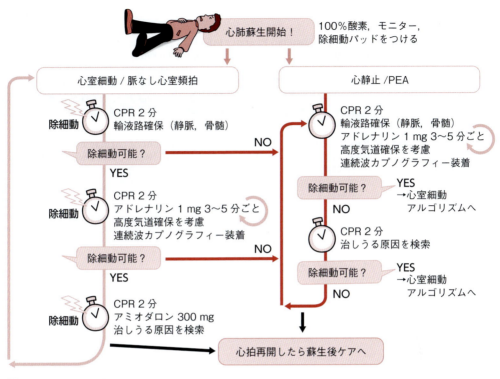

図3 心肺蘇生の流れ

し過ぎていないか，などに注意を払うことが指摘されている．

　ACLSは料理本と揶揄されるように手順こそ学べるものの，本当に現場で必要なのはチームワークでおのおのがうまく協調した歯車のように機能していかないといけない．その意味で上級医Tは声も大きく，全体を見通してチームがうまく機能していた．

　混沌とした現場だからこそ，チームワークのためには① リーダーシップ，② 十分な計画，③ コミュニケーションは不可欠だ．お作法（失礼！）のACLSやICLSコースでは声に出せばそれで指示は通ったことになるが，実際には1つ1つの手技に時間がかかり，声に出せばみんなやってくれるとはいいがたい．酸素忘れや，胸部X線ポータブルを呼んでいなかった，胸部X線は撮ったけど誰も画像を見て確認していなかったなど，現場では『あるある』とチラホラ見かけるよね．**蘇生がうまくいかない原因には，知識や技術不足，器具の不備，スタッフの人手不足，コミュニケーションの問題などがあり，チームリーダーはこれらに目を光らせてナンボの立ち位置だって認識しておかないといけない．**

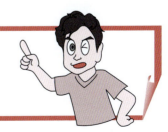

リーダーシップが蘇生を成功に導く！
"May the leadership be with you！"
（リーダーシップとともにあらんことを）

☑ *Check!*

文献72) Fernandez Castelao E, et al：Effects of team coordination during cardiopulmonary resuscitation：a systematic review of the literature. J Crit Care, 28：504-521, 2013

↑ 必読文献．63の文献のreview．蘇生には，① リーダーシップ，② 計画，③ コミュニケーションが重要なポイント．蘇生チームリーダーはまずしっかりと計画をたてておくことが何よりも重要である．コミュニケーションはチームが効果的に機能するうえで欠かせない．大騒ぎだけしてチーム全体を見渡せないような人，声が小さくて誰がリーダーなのかわからないようなチームはダメチンなのだ．

文献73) Panesar SS, et al：Errors in the management of cardiac arrests：an observational study of patient safety incidents in England. Resuscitation, 85：1759-1763, 2014

↑ 心肺蘇生における30例のインシデントを調査研究．インシデントの原因は，知識や技術不足が37％，器具の不備が36％，スタッフの人手不足が13％，コミュニケーションの問題が13％であった．

文献74) Kleinman ME, et al：Part 5：Adult Basic Life Support and Cardiopulmonary Resuscitation Quality：2015 American Heart Association Guidelines Update for Cardiopulmonary Resuscitation and Emergency Cardiovascular Care. Circulation, 132：S414-435, 2015

↑ 必読文献．ガイドラインです．

2章 Step Beyond BLS & ACLS

4 なんでもかんでもお作法通り… はダメ！

患者D　75歳　男性　　　　　　　　　　　　　　心室細動

　町内会の集まりで，患者Dが得意の「いっちょらい節」を歌って踊った後，「うっ」と言って倒れた．その日は朝からどうも調子が悪かったが，「今年は町内会長のためどうしても催しに出ないといけない」と言って無理を押して参加したらしい．救急隊現着時，VFを認め，除細動を行った．いったん洞調律に戻り，心拍再開したもののすぐVFに戻ってしまった．病院到着までに除細動が3回行われ，アドレナリン1 mgも投与された．

　研修医SはすぐにACLSに沿って加療した．除細動をくり返し行う必要のある，再発性難治性VFであった．蘇生をしつつ，上級医Hは超音波，胸部X線，血液ガスなど検査も次々に同時進行していき，研修医Uに家族に話を聞いてくるように指示した．

　研修医Sは次に抗不整脈薬アミオダロンを使用しましょうと言った．

　そこへ「ちょっと，待ったぁ～！」と，まるで昔のテレビ番組を想起させるようないいタイミングで，上級医Hから制止が入った．

上級医H	「血液ガスはどうだ？　電解質は？」
研修医U	「先生，患者Dさんは糖尿病の既往があり，そろそろ透析はどうかと言われていたみたいです」
看護師T	「カリウム8.2 mEq/Lです！ 血糖350 mg/dL，pH 7.0です！」
上級医H	「すぐに塩化カルシウム1Aとインスリン10単位，50％ブドウ糖2Aください．それにメイロン® も！」

　次々に高カリウム血症の治療がされ，患者Dは心拍再開し，バイタルサインも安定した．

研修医S

「ACLSに沿うと，アドレナリンの次はアミオダロンのはずなんですけど…それにしても合計8回も除細動してよく心拍が戻りましたねぇ」

なんでもかんでもお作法通り…はダメ！

　原因を探さないとはじまらないのが現実世界の心肺蘇生だ！ おいおいS先生，アミオダロンはクラスⅢの抗不整脈薬だからむしろカリウム値は上昇してしまうんだよ．それに高

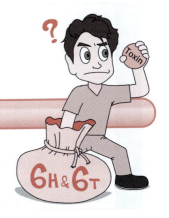

カリウム血症ではクラスⅠの抗不整脈薬も中毒化させ，むしろ心機能を落としてしまうので禁忌なんだ．Kudenchuk らは，院外心肺停止ではアミオダロンもリドカインもプラセボと比較して大して効果がなかったと報告している．高カリウム血症による VF の治療はひたすらカリウム値を下げることに専念すべきなのだ．ECMO（extracorporeal membrane oxygenation：体外式膜型人工肺）で命をつなぎとめたという報告もある．うぅーん，医療費高そう…適応をしっかり選ばないとねぇ．

　ACLS の薬剤は，アドレナリンは早期に投与すればまだよさそうだが，抗不整脈薬は "向不整脈薬" になってしまうこともあり，効果は疑問が残る．やはり心肺停止に至る原因はさまざまあるわけで，なんでも一律に同じことをやってもダメなのだ．異性の心を射止めるのに，マニュアル本なんて役に立ったためしがないでしょ？ きちんとリサーチしてテーラーメイドに異性の心をぐっとつかめるようなアプローチをしないとダメなのと同じように，心肺停止もその原因にあったアプローチをしないといけないのだ．

心肺蘇生でも使える！「Dr.林のサルも聴診器」

　「Dr.林のサルも聴診器」はショックのときだけじゃなく，心肺蘇生でも十分使える（表3）．ただし，胸骨圧迫を止めたら，超音波は 10 秒以内．心肺蘇生でのエコーは，（カラオケのエコーをきかしている感じで）かろやかに『歌う』のだ．『うたう』⇒ う：動き（心臓），た：（心）タンポナーデ，う：右室拡大（肺塞栓）をすばやく探せ．また語呂合わせって？ そんな冷たい目で見るなよぉぉ…．心臓の動きは波打っていたら，心室細動．全く動かなければ心静止または PEA（pulseless electrical activity：無脈性電気活動）で予後は悪い．PEA だとしても少しでもピクッピクッと動いていれば蘇生の見込みはある（約半数が心拍再開する）．心タンポナーデは右室が潰れているかどうかに注目しよう．右室が潰れない心嚢液貯留はショックや心肺停止にならない．右室拡大（右室径≧左室径）があれば肺塞栓を疑い，tPA で救うしかない．心収縮がない場合，生存退院はたったの 0.6％ だが，PEA で心収縮があれば生存退院は 3.8％，心嚢穿刺できれば 15.4％，肺塞栓（右室拡大）の治療をすれば 6.7％ が生存退院する．

表3　心肺蘇生でも『サルも聴診器』！

さ	酸素	蘇生のときは酸素 100％ バッグバルブマスクでよい
る	ルート確保	リンゲル液または生理食塩水，血液ガス（静脈）も
も	モニター	心電図モニターと SpO$_2$ モニター 気管挿管していたら EtCO$_2$ モニター
聴	超音波	胸骨圧迫を止めるのは 10 秒以内 心臓⇒「うたう」！（動き，タンポナーデ，右室拡大） そのほか⇒Don't「FAIL」！（FAST，Ao，IVC，Lung）
診	心電図	心拍再開したらすかさず心電図を
器	胸部 X 線 （ポータブル）	早期に撮影を．気管挿管したらその位置確認も含めて再度胸部 X 線を撮る

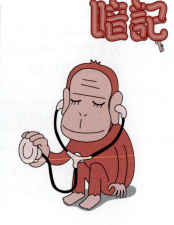

胸骨圧迫を妨げないようにして，瞬間的に超音波で見てほしいのが，IVC（inferior vena cava：下大静脈）と肺（sliding signがなければ気胸，全肺野にB lineがあれば肺水腫）で，さらにFAST（focused assessment with sonography for trauma）で腹腔内液体貯留を探す．大動脈も検索して，解離がないか，腹部大動脈瘤がないか探す．心臓以外を見逃さない．**失敗しないために“FAIL”と覚えよう**．F：FAST（腹部），A：Ao（大動脈），I：IVC（下大静脈），L：Lung（肺）の4カ所も心臓と一緒に探しちゃおう！また語呂合わせって？ そんなあーた冷たいこと言わないで…ブツブツ…．でも，あぁやっぱり超音波って役に立つねぇ．最近タブレット型の超音波も出たけど，どうしてワイヤレスのプローべの技術が発展しないんだろうねぇ．大きい超音波では，掃除機のように巻きとり式の電源コードにしてくれれば機械で踏むこともないのに…ときっと世のなかの多くの医者は思っているだろう．

十二誘導心電図は，心拍再開後に行う．難治性再発性VFの場合，心拍再開した瞬間に十二誘導心電図をすかさずとることで，心筋梗塞が見つかることがある．ACLSのお作法ばかりやってのんびりしていたら初動が遅れてしまう．

胸部X線では肺炎，気胸（気胸はぜひ超音波でより早く見つけてほしい），肺水腫などを探す．肺水腫は必ずしも心原性とは限らず，神経原性肺水腫というものもあるので注意されたい．くも膜下出血や脳出血が起因して，肺水腫に至ってしまうことだ．くも膜下出血など頭が原因で心肺停止になった場合は，心臓の馬力が残っているため，アドレナリン一発で心拍再開することがある．あまりに蘇生が簡単（アドレナリン一発で復活！）な場合は，心臓以外の原因を考えることも大事なんだ．バイタルサインが落ちついたらすかさずCTへ行くべし．

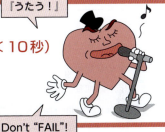

『うたう！』

心肺蘇生の超音波の極意

● 心エコーはエコーをきかせて，『うたう』！（＜ 10秒）
　① 動き，② タンポナーデ，③ 右室拡大

● 心臓以外の部位のエコーは Don't『FAIL』！
　① FAST，② Ao，③ IVC，④ Lung

Don't "FAIL"!

6H & 6Tで原因をくまなく探す

さてこの「サルも聴診器」の武器をひっさげて，「6H & 6T」の鑑別を次々と進められたら，もう心肺蘇生は怖くはない（表4）．

1）Hypovolemia：低循環血症

低循環血症かどうかを確かめるには，やはり超音波でIVCを見るのが断然早い．IVCがぺちゃんこなら迷わず，リンゲル液または生理食塩水をポンピングで押し込もう．出血はないか確認するためFASTも追加を．外傷なら胸腔，腹腔，後腹膜（骨盤や高位後腹膜）の出血を考える．内因性疾患なら大動脈解離，肝癌破裂，腹部大動脈瘤破裂，異所性妊娠などを考える．出血を疑っ

表4　絶対暗記の6H & 6T

心肺停止に至る原因疾患		原因検索＆対処法
Hypovolemia	低循環血症	IVC がぺちゃんこならリンゲル液 or 生理食塩水を全開で
Hypoxia	低酸素血症	100％酸素投与で
H⁺ acidosis	アシドーシス	心肺停止の原因が代謝性アシドーシスならメイロン®を. 通常の心肺停止に起因するアシドーシスにはメイロン® は×
Hyper-K/ Hypo-K	高・低カリウム血症, 電解質異常	電解質異常の治療に専念する. 血液ガスですぐ調べる. マグネシウムは病歴と心電図波形で疑う
Hypoglycemia	低血糖	特に小児の心肺停止はすぐに血糖測定を
Hypothermia	低体温	まず超音波で心臓が動いているかどうかを確認すべし
Tablet/Toxin	中毒	拮抗薬があったらめっけもの. ECMO, PCPS も考慮
Tamponade, cardiac	心タンポナーデ	超音波で診断. 心嚢穿刺でドレナージする
Tension-PTX	緊張性気胸	身体所見, 超音波で判断する. 胸腔穿刺, 胸腔チューブで対処
Thrombosis, coronary	ACS（心筋梗塞）	tPA を考慮. 心拍再開したら心臓カテーテル
Thrombosis, pulmonary	肺塞栓	超音波で右室拡大を見たら疑う
Trauma	外傷	出血源を探せ. 次に緊張性気胸, 心タンポナーデを探せ

たら早期に輸血（濃厚赤血球と凍結血漿）をするしかないが, 心肺停止になってしまっていたらなかなか蘇生できないので, 輸血適応は限られる. 出血のない内因性疾患なら, ただの脱水以外に, 敗血症, DKA（diabetic ketoacidosis：糖尿病性ケトアシドーシス）, HHS（hyperglycemic hyperosmolar state）, 高カルシウム血症, 腸閉塞（腸管内に水がシフト）, アナフィラキシー, 膵炎などが代表的. とにかくIVCがぺちゃんこなら迷わずリンゲル液または生理食塩水を全開で押し込むっきゃない. アナフィラキシーを疑ったらなるべく早くアドレナリンを投与すべし.

2）Hypoxia：低酸素血症

　　低酸素血症の場合, 蘇生時は酸素は100％投与. 気道緊急がない限り, 気管挿管はあわてなくてよい. 呼吸不全が原因で心肺停止に至ったのなら, 気管挿管して人工呼吸をするしかない. 皮膚がサーモンピンクなら一酸化炭素中毒も考慮.

3）H⁺ acidosis：アシドーシス

　　アシドーシスかどうかは静脈血ガスでも動脈血ガスでもいいので早くとれた採血で判断する. 通常の心肺停止に起因するアシドーシスは, 循環障害の二次性のものである. そのため, 重炭酸ナトリウム（メイロン®）での補正は細胞内にH^+を移動させてしまい, 血管内はアシドーシスが補正されたように見えるが, 細胞内は余計アシドーシス（paradoxical acidosis）になるので, 単

純に重炭酸ナトリウムでの補正は推奨されない．とにかく循環を回復するようにするっきゃない．川野らによると，院外心肺停止でのメイロン®使用は生存率も神経予後も悪化するという．

4) Hyper-K/Hypo-K：高・低カリウム血症（電解質異常）

電解質異常のなかでもカリウム，カルシウム，マグネシウムは致死的不整脈をきたす．除細動は効果があるが，すぐにVFが再発してしまうような再発性難治性VFの場合は電解質異常を疑いたい．すぐに静脈血ガスまたは動脈血ガスをとり，カリウム値，カルシウム値を確認する．

高カリウム血症では，抗不整脈薬を使用すると心臓の馬力をとってしまうので蘇生率が悪くなってしまう．高カリウム血症ではひたすらカリウムを下げる治療を行う．カルシウム製剤（塩化カルシウム，グルコン酸カルシウム），グルコースインスリン療法（心肺蘇生時はワンショットで），β刺激薬吸入，透析などがある．腎不全や高度糖尿病，横紋筋融解症など高カリウム血症を疑わせる病歴も見逃せない．

マグネシウムもカリウム同様，細胞内に多い電解質だが，血清の測定値と実際のマグネシウム量とは相関がいまひとつであるため，むしろ低マグネシウム血症を疑わせる病歴（低栄養，アルコール耽溺，悪液質など）に着目したい．低マグネシウム血症は低カリウム血症に合併しやすいので，低カリウム血症の治療にカリウムを使ってもなかなか治らない場合は，低マグネシウム血症を疑いマグネシウムの使用を考慮する．Torsades de pointesの場合もマグネシウムを使用する．ガイドライン2015ではVFや脈の触れないVT（ventricular tachycardia：心室頻拍）でのマグネシウムのルーチン使用はしないように推奨されている．

5) Hypoglycemia：低血糖

小児の心肺停止の10％は低血糖を伴い，その見逃しは「打ち首獄門の刑」なのだ．高血糖そのものではなかなか死なない（むしろ脱水になるのがヤバイ）が，低血糖はエネルギー切れなので生命を脅かす．小児の重症患者の18％に低血糖を認めたという報告がある．心肺蘇生時に血糖測定をすばやく行うようになりたい．

6) Hypothermia：低体温

低体温かどうかは触れればわかる．心肺停止まで至ってしまう低体温では，加温して直腸温が32℃に戻るまで死んだとみなしてはならないとされる．まぁ，実際には一生懸命加温してもなかなか復温してくれないんだけどね．一番有効な加温法はPCPS（percutaneous cardiopulmonary support：経皮的心肺補助法）．次いで温めた生理食塩水による胸腔洗浄が有効だ．

瞳孔が散大して対光反射がなくても蘇生禁忌の指標にはならない．また，死斑の存在そのものも蘇生禁忌の指標にはならない． 低体温時にはかなり徐脈になっているが，代謝が低下しているので，じっくり1分かけて脈の有無を確認してもよい．徐脈なりに脈があるのに胸骨圧迫を開始するとVFを誘発してしまう恐れがある．**Wilderness Medical Societyは超音波で心収縮がないのを確認するように推奨している．** もし心臓がきちんと動いていたら，胸骨圧迫は行わない．

雪崩に埋まってしまった場合，致死的な外傷がなく，凍り付いていない場合は，**深部体温が32℃以上で埋まっていた時間が35分以内なら通常の蘇生を行う．深部体温が32℃未満で雪崩に埋まっていた時間が35分を超えるなら，愛護的に救助しモニタリングを行い，心肺停止ならECMO**

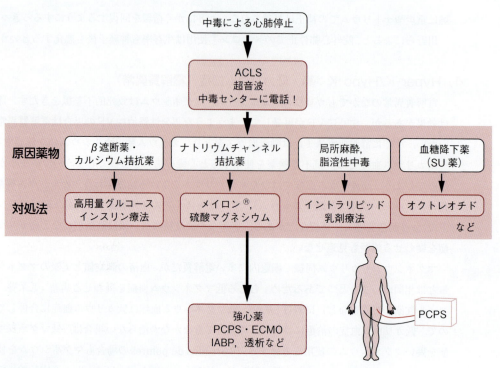

図4 中毒による心肺停止の戦略

を行う．**気道が塞がって35分以上雪崩に埋まっており，心静止であれば蘇生対象にはならない**．

7）Tablet/Toxin：中毒

　中毒は現場の状況，家族の話などから情報を得ないと診断がつきにくい．QRS幅の広くなるナトリウムチャンネル拮抗薬（三環系抗うつ薬，Ⅰa抗不整脈薬）であれば，VFやVTを引き起こす．早期のメイロン®や硫酸マグネシウムが有用．アミオダロンはナトリウムチャンネル拮抗作用もあるので，この場合禁忌だ．局所麻酔中毒にはイントラリピッド乳剤療法だ．そのほか**脂肪に溶けやすい薬剤の中毒**（透析は無効）でも，**lipid emulsion therapyが注目を集めている**．中毒で拮抗薬があればしめたものだ．敵（中毒）を知り，己（戦略）を知れば，百戦危うからず！

　フローチャート（図4）に中毒による心肺停止の戦い方を示す．フローチャートに載っているもの以外だと，有機リン中毒にはPAMやアトロピン（今やPAMのエビデンスはボロボロだけど），イソニアジド中毒にはビタミンB₆，シアン中毒にはヒドロキシコバラミンを使用する．アンフェタミンやコカイン中毒には交感神経の興奮をとるベンゾジアゼピン系薬剤などを使用する．交感神経の大興奮をきたす抱水クロラール中毒，シンナーなど炭化水素中毒，有機塩素剤中毒，テオフィリン中毒では，β遮断薬が役立つことがある．一方同様に交感神経を賦活させるカフェインやアンフェタミンなどの覚醒剤の中毒ではむしろβ遮断薬は禁忌であり，ベンゾジアゼピン系薬剤が有用である．

　基本的に中毒による心肺停止は，薬物が体から抜ければよくなるはずなので，症例を選びつつ，ECMOやPCPSによる治療が有用である．低体温と中毒は簡単にあきらめちゃダメなんだ．

8）Tamponade, cardiac：心タンポナーデ

　心タンポナーデは超音波で一発診断．ただ心肺停止にまで至る場合，右室が潰れていることを確認しよう．生理的には，心嚢には30〜50 mLの液があり，慢性的に貯留した心嚢液であれば1 Lあっても心肺停止には至らない．心嚢液貯留に加えて，右室が潰れているかどうかがカギとなる．超音波下で心嚢穿刺を施行すべし．

9）Tension-PTX：緊張性気胸

　心肺停止にまでなってしまったら，緊張性気胸はなかなか救命しにくいかも…．超音波でsliding signの消失を見つけることで診断する．または心肺停止直前に急に血圧低下，SpO$_2$低下をきたした胸部外傷では常に考慮する必要がある．気管挿管して陽圧換気をした途端バイタルが悪化したら，緊張性気胸や心タンポナーデ，肺塞栓を考慮しよう．**陽圧換気で一気に静脈還流が減少してショックになるのは閉塞性ショックの専売特許なのだ**．

10）Thrombosis, coronary：心筋梗塞

　VFや脈なしVTを呈する心肺停止は心筋梗塞の可能性が非常に高い．心肺停止になる前に冷や汗，胸痛，放散痛，嘔吐など心筋梗塞を強く疑わせる病歴があったら，tPAを考慮する．心拍再開したらすぐに心電図を行い，ST上昇の有無にかかわらず心臓カテーテル検査に行く方がよい．心エコーで壁運動異常も確認したい．

11）Thrombosis, pulmonary：肺塞栓

　広範囲肺塞栓で心肺停止に至るのは15 %．蘇生時に右室拡大を見たら疑うべし．治療にはtPAを使用．病歴から肺塞栓のリスクを評価するのも大事．

12）Trauma：外傷

　外傷による心肺停止は，病歴から明らか．やはり出血性ショックが一番多い．胸部，腹部，後腹膜（骨盤，高位後腹膜）の出血源を早期に同定して対応していく．出血でなければ緊張性気胸，心タンポナーデの見逃しがないかもチェックしよう．え？そんなに単純でいいの？ハイ，単純なアプローチで助かりうる原因を探すのが基本です．ただ胸部・骨盤X線とFASTでは高位後腹膜出血は見逃してしまう限界がある．さすがに心肺停止では外傷Pan-CTにも行けないしねぇ．

　実際は鈍的外傷の心肺停止はほぼ救命できない．穿通創の胸部外傷で救急室到着直前までバイタルサインがあったような場合に限り，救急室開胸術が威力を発揮するが，それ以外の場合の開胸術はエビデンスに乏しい．FASTで心臓が動いておらず，心タンポナーデもない場合はまず蘇生できないので開胸術は無駄なのだ．

　大動脈遮断バルーンも有効だが，あくまでも心肺停止する前に行う手技だから，心肺停止してしまったらなかなか蘇生は難しい…．

2章

Step Beyond BLS & ACLS

☑ *Check!*

文献75) Kudenchuk PJ, et al：Amiodarone, Lidocaine, or Placebo in Out-of-Hospital Cardiac Arrest. N Engl J Med, 2016
　↑ **必読文献**．院外心肺停止のVFまたは脈なしVTで少なくとも1回除細動しても効果がなかった3,026症例に対して，アミオダロン，リドカイン，プラセボの3群に無作為に振り分けた．主要転帰は生存退院，二次転帰は神経予後良好退院としたが，抗不整脈薬の統計学的有効性は証明できなかった．このKudenchuk先生，1999年にも同様にアミオダロンとプラセボを比較研究し，神経予後良好退院には差がないと言っていたよねぇ（N Engl J Med, 341：871-878, 1999）．

文献76) Blyth L, et al：Bedside focused echocardiography as predictor of survival in cardiac arrest patients：a systematic review. Acad Emerg Med, 19：1119-26, 2012
　↑ 8つの研究のメタ解析．心肺蘇生時のエコーで心臓の収縮の有無をチェック（感度91.6%，特異度80%）するのは役に立つ．心収縮がない場合は蘇生の見込みはかなり低いが，アウトカムが患者予後になっていないので，あくまでもひとつの指標にとどめておくべきだね．

文献77) Zafren K, et al：State of Alaska cold injuries guidelines. Juneau, AK：Department of Health and Social Services, Division of Public Health, 5-17, 2014
　↑ **必読文献**．瞳孔散大，対光反射なしでも低体温時には蘇生は必要．死斑そのものも蘇生中止の判断にはならない．

文献78) Brugger H, et al：Resuscitation of avalanche victims：Evidence-based guidelines of the international commission for mountain emergency medicine（ICAR MEDCOM）：intended for physicians and other advanced life support personnel. Resuscitation, 84：539-546, 2013
　↑ **必読文献**．雪崩の救急ガイドライン．ただ温めればいいというものではない．深部体温32℃，雪崩に埋まっていた時間35分が重要な分かれ道なのだ．

文献79) Zafren K, et al：Wilderness Medical Society practice guidelines for the out-of-hospital evaluation and treatment of accidental hypothermia：2014 update. Wilderness Environ Med, 25（4 Suppl）：S66-85, 2014
　↑ **必読**のガイドライン．超音波で心臓の収縮を見ないと，低体温での高度徐脈は触診では見逃しやすい．深部体温が30℃未満では除細動は最大量で1回のみ．次の除細動は少なくとも1〜2℃は深部体温をあげてから行う．

文献80) Losek JD：Hypoglycemia and the ABC'S（sugar）of pediatric resuscitation. Ann Emerg Med, 35：43-46, 2000
　↑ 小児重症患者のうち18%に低血糖が認められた．小児の場合の蘇生は「ABCs」と最後のsはsugarとした方がいいんじゃない？

文献81) Gunja N & Graudins A：Management of cardiac arrest following poisoning. Emerg Med Australas, 23：16-22, 2011
　↑ 中毒による心肺停止のreview．**必読**です．

文献82) Inaba K, et al：FAST ultrasound examination as a predictor of outcomes after resuscitative thoracotomy：a prospective evaluation. Ann Surg, 262：512-518, 2015
　↑ 187人の外傷心肺停止患者に関する小規模スタディ．心臓が動いているかどうかに関して，FASTの感度は100%，特異度は73.7%であった．心収縮がなく，かつ心タンポナーデもない外傷心肺停止例の蘇生率はゼロ．

文献83) Gaspari R et al：Emergency Department Point-Of-Care Ultrasound in Out-Of-Hospital and in-ED Cardiac Arrest. Resuscitation, 109：33-39, 2016
　↑ **必読文献**．心静止およびPEAの953人の心肺停止例にエコーを施行．脈は触れなくても33%にエコーで心収縮を認めた．PEAの54%に心収縮を認め，51.0%が心拍再開した．とはいえ，3.8%のみが生存退院したのでやはり予後が悪いのは否めない．心収縮がない場合，心拍再開がたったの14.3%で，生存退院は0.6%のみ．エコーで心収縮を認めれば，生存入院のオッズ比3.6，生存退院のオッズ比は5.7であった．エコーで心嚢液貯留を認めた場合（34例），心嚢穿刺により生存退院が15.4%，肺塞栓を見つけた場合（15例），生存退院は6.7%となった．

5 蘇生後治療のエビデンスとは？ 合言葉は "Cool & Cath！"

👤 患者A　65歳　男性 心室細動

　親戚の葬式に出ているとき，患者Aが急に「ウッ」と言って倒れた．救急隊が駆けつけたときは心肺停止状態だった．心室細動を発見し，除細動を試みるが効果なし．病院の近くだったため，救急室になだれ込んできた．引き継いだ研修医Kはここぞとばかりに除細動を行った．『バーン！…プー（しばらく心臓が止まる音）…ピッ，ピッ，ピッ』，すかさず胸骨圧迫を開始しようとしたが，超音波で心拍再開が確認され，血圧も90/50 mmHgとなった．

研修医K「先生！僕，やりました！いやぁ，除細動って効きますねぇ．よかった，よかった」

　と一息つこうとしているところに，上級医Tが「なに一息ついてるんだ．早く気管挿管しろ！」と言うと「じゃ心電図とってください．胸部X線ポータブルお願いします．意識はⅢ−300だね．早く冷やしましょう．あ，心電図ありがとう．ンー，前壁でSTが上昇してるな．すぐに循環器コールしてPCIの準備しましょう」と次々と指示を出していった．

🔎 研修医K

「この前の心肺蘇生の講習会で習ったときは，心拍再開したら，『素晴らしい．なかなか流れがよかった』なんて褒められたんですけど…蘇生後もいろいろしないといけないんですねぇ」

蘇生後治療のエビデンスとは？ 合言葉は "Cool & Cath！"

1）Cool！…低体温療法，改め目標体温管理（target temperature management：TTM）

　心停止蘇生後の低体温療法による脳保護効果はWilliamsらの報告（Ann Surg, 148：462-468, 1958）で発表された．技術的問題があって，実際なかなか普及しなかったが，2002年にNEJMであいついでランドマークスタディが発表された．なんと低体温療法（32〜34℃，12〜24時間）のNNT（number needed to treat）は6というからスゴイ！ACLS2010ではVFならclass Ⅰの推奨，心静止，PEAならclass Ⅱbだ．アメリカでは心室細動蘇生後に低体温療法をしなかったということで訴訟まで起こったから恐ろしい．エビデンスが変わったら逆訴訟できないのはなんとも腑に落ちないが…．

　実はランドマーク論文の対象群の平均体温は37.5℃でやや高かったのだ．Nielsenらは低体温療法で33℃

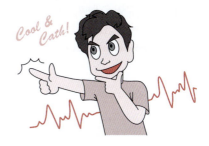

にした群と36℃にした群を比較検討したところ，予後に差はなかったというのだ．大人の平熱から考えると36℃って結局少し低い程度だ．つまり体温が上がりさえしなければ，33℃でも36℃でもどうやら悪くはなさそうなのだ．うぅーん，必死に体温を下げようとするより，体温が上がらないようにすることの方が重要なのかも…．体温も普通が一番，ウンウン．

　ガイドライン2015では院外心肺停止で除細動適応例の昏睡患者には目標体温管理療法（32〜36℃，24時間）は強い推奨だが，そのほか（院外心肺停止で除細動非適応例，院内心肺停止例）は弱い推奨にとどまっている．

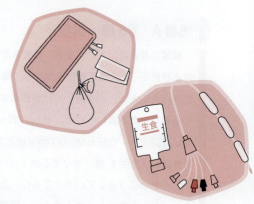

　体温の下げ方としては，体外冷却法〔冷却ブランケット（水冷，空冷），ゲルパッド，氷嚢など〕や体内冷却法（冷却生理食塩水，冷却用血管内留置カテーテルなど）がある．体外冷却では目標体温まで下げるのに時間がかかりすぎる欠点がある．

　4℃の冷却生理食塩水を2Lも急速点滴すると深部体温が1.2〜2℃下がる．しかし，Yajinikらの報告では病院前から大量冷却生理食塩水を投与しても波形にかかわらず（VFであろうがなかろうが），生存退院や神経予後改善には寄与せずに，むしろ現場での心肺停止再発が増え，肺水腫や利尿薬必要例が増えただけだった．病院前では管理が難しいので無理もないが，冷たい生理食塩水をガンガン入れるのはちょっとイマイチなんだ．きっと将来的には冷却用血管内留置カテーテルなんて素敵な機械が主流になるんじゃないかな？

　来院時も何でもかんでも体温を下げてはいけない．来院時の目標体温管理療法の非適応例は鼓膜温が30℃以下，心停止前から昏睡状態，頭蓋内出血，血行動態の不安定，重篤敗血症妊婦，終末期疾患，血液凝固異常などがある．

　目標体温管理療法は「いつやるの？」「今でしょ（2013年流行語大賞）」なんて簡単な話ではない．どのタイミングで導入するか，本当に適した体温は何℃か，どれくらい早く冷やすか，復温の方法は何がいいか，平均血圧や脈の管理など，まだまだわかっていないことがたくさんある．現時点のエビデンスとしては，とにかく熱をもったらダメなのだ．

TTMは蘇生後昏睡患者に！

● 院外心肺停止でVF，脈なしVT ➡ 強い推奨

● 院外心肺停止で除細動非適応例，院内心肺停止例は波形にかかわらず
　➡ 弱い推奨

2) Cath！…早期PCI〔percutaneous coronary intervention（経皮的冠動脈形成術）〕

　心肺蘇生はスピードが命！「何人たりとも俺の前は走らせねぇ！（F-エフ．ビッグコミックスピリッツ，小学館より）」っていう感じで頑張りたいところ．

　ガイドライン2015では病院前の12誘導心電図を推奨している（Class Ⅱa）．ただし救急隊の判読では8〜40％の偽陽性があり，無駄に心カテ室を準備してしまうことがあるという．病院前ECGを伝送して，救急医が判読すると陽性的中率が上昇するって当たり前だけどね（Prehosp Emerg Care, 11：399-402, 2007）．

　当然STEMI（ST上昇型心筋梗塞）であれば，速攻PCIだ（Class Ⅰ推奨）．NSTEMI（Non-STEMI，非ST上昇型心筋梗塞）であっても血行動態が不安定であったり，ECGに変化があったりする場合はPCIが推奨される（Class Ⅱa）．

　なんとSTEMIじゃなくてもVF蘇生後に心カテ室に行くと，26％も冠動脈閉塞が見つかる．さらに早期にPCIをした方が予後がいいときているから，もうこれはマンパワーがあれば心電図の波形にかかわらずPCIをやるっきゃないってか？

　猫も杓子もPCIってことになるのではなく，症例をきちんと選ぶことが重要だ．Rabらは早期PCIのアルゴリズムを提唱している（図5）．また神経予後が悪いことが予想される場合は，早期PCIの適応はなさそうだ（表5）．まぁ，この表はあくまで参考であって，必ずしも神経予後不良因子があるからといって，早期PCIの適応がないわけではないけどね．

3) そのほかの管理はどうするの？

　今までのガイドラインでは平均血圧を65 mmHg以上をめざしたが，今は70〜85 mmHg程度をめざした方がよさそう．まぁ，普通が一番．血糖管理も言うまでもないが，低血糖，高血糖は神経予後が悪く，血糖値も普通が一番．やっぱり普通が一番なんだ．幸せはわれわれの目の前に

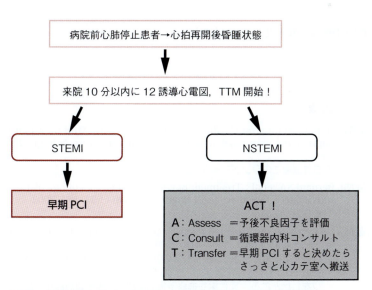

図5　早期PCIするべきか，せざるべきか，それが問題だ
文献95より作成．

表5　心肺蘇生後の神経予後不良因子

×目撃者なし	×pH＜7.2
×非VF	×乳酸＞7 mol/L（63mg/dL）
×年齢＞85歳	×心拍再開＞30分
×末期腎不全	×CPR継続中
×バイスタンダーCPRなし	×非心原性心肺停止

ある．それに気がついていないだけだ．

　酸素だって蘇生中は全力で100％酸素を投与するが，**蘇生後はSpO₂を94〜99％にコントロールする方がいい**．SpO₂が100％だとSaO₂はとんでもなく高いことがあり，それは予後不良因子になってしまうのだ．

蘇生後，STEMIだったら！
● VF/VT後，心拍再開＋意識回復＋STEMI ⇒ 心カテ！
● VF/VT後，心拍再開＋昏睡＋STEMI ⇒ 心カテ＋目標体温管理療法！
蘇生後，STEMIじゃないけど…
● VF/VT後，心拍再開＋NSTEMI ⇒ 心カテすると26％に冠動脈閉塞が見つかる！

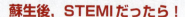
研修医K
「ところでECPRってなんでしたっけ？」
　いい質問です．それは次の項で…

✓ *Check!*

文献84）Hypothermia after Cardiac Arrest Study Group：Mild therapeutic hypothermia to improve the neurologic outcome after cardiac arrest. N Engl J Med, 346：549–556, 2002
　↑ 低体温療法のランドマークスタディ．

文献85）Bernard SA, et al：Treatment of comatose survivors of out-of-hospital cardiac arrest with induced hypothermia. N Engl J Med, 346：557–563, 2002
　↑ 低体温療法のランドマークスタディ．

文献86）Nielsen N, et al：Targeted temperature management at 33℃ versus 36℃ after cardiac arrest. N Engl J Med, 369：2197–206, 2013
　↑ 必読文献．欧州とオーストラリアのスタディ．心原性と思われる院外心肺停止蘇生後昏睡患者950人を深部体温33℃と36℃の群に分けて比較検討した．180日のフォローアップをしたところ，死亡率も神経予後も両群間で差を認めなかった．こりゃ別に頑張って33℃まで体温を下げなくてもいいのかも…ただし高体温だけは避けた方がいいんだろうねぇ．研究の質はなかなかいいが，PEA/心静止が20％も入っている点がちょっと難．

文献87） Fukuda T：Targeted temperature management for adult out-of-hospital cardiac arrest: current concepts and clinical applications. J Intensive Care, 4：30, 2016
↑ 必読文献．東京大学福田先生のreview.

文献88） Yajnik V & Gomez H：Prehospital induction of mild hypothermia with cold normal saline for cardiac arrest: more harm than good? Crit Care, 18：559-561, 2014
↑ 病院前で蘇生しえた1,359人の患者（583人がVF，776人は非VF）に現場で直ちに4℃の生理食塩水を輸液（〜2 L）した．平均1.2〜1.3℃の体温低下をきたした．生存退院には有意差なし（VF例：冷却群62.7％ vs 非冷却群64.3％，非VF例：冷却群19.2％ vs 非冷却群16.3％），神経予後良好も有意差なし（VF例：冷却群57.5％ vs 非冷却群61.9％，非VF例：冷却群14.4％ vs 非冷却群13.4％）．現場で再度心肺停止になったのは冷却群に多かった（26％ vs 21％）！ 最初の胸部X線で肺水腫になっていたり，利尿薬が必要になったりするのも冷却群に多かった．冷たい生理食塩水をヘタった心臓にドバドバ入れると，やっぱり悪いんだねぇ．

文献89） Kirkegaard H, et al：Targeted Temperature Management for 48 vs 24 Hours and Neurologic Outcome After Out-of-Hospital Cardiac Arrest：A Randomized Clinical Trial. JAMA, 318：341-350, 2017
↑ 院外心肺停止蘇生後の355人において，目標体温管理（32〜34℃）を24時間行った群と48時間行った群を比較検討．48時間時間をかけても神経予後に有意差は認めなかった．ちょっとサンプルサイズが小さいけどね．

文献90） Huang CH, et al：Association of hemodynamic variables with in-hospital mortality and favorable neurological outcomes in post-cardiac arrest care with targeted temperature management. Resuscitation, 2017 Jul 12, [ahead of print]
↑ 95人の蘇生後患者に目標体温管理（33℃で24時間）を行った．24時間後の脈拍＞93/分，12時間後のcardiac index＜2.5L/min/m²，36時間と48時間後の平均血圧低下はそれぞれ院内予後不良因子であった．48時間後の平均血圧が84〜110mmHgと，脈拍が低い場合（＜82/分）は神経予後がよかった．目標体温管理においてどの循環動態の指標が予後良好につながるのか今後の追試が必要だ．

文献91） Srivilaithon W, et al：The Outcomes of Targeted Temperature Management After Cardiac Arrest at Emergency Department：A Real-World Experience in a Developing Country. Ther Hypothermia Temp Manag, 7：24-29, 2017
↑ タイの報告．61の目標体温管理療法施行患者と131人の対照群を比較検討．生存退院（34.43％ vs. 12.21％）も神経予後良好退院（24.59％ vs. 6.87％）も目標体温管理施行例がよかった．ちょっと出来すぎ．きちんとコントロールされた状況ではないので，バイアスが入っている可能性も高いかも．

文献92） Camuglia AC, et al：Cardiac catheterization is associated with superior outcomes for survivors of out of hospital cardiac arrest: review and meta-analysis. Resuscitation, 85：1533-1540, 2014
↑ PCIに関する5つの論文のsystematic review．生存率（PCI 58.8％ vs no-PCI 30.9％），神経予後良好率（PCI 58％ vs no-PCI 35.8％）ともにPCI施行群の方がよかった．そりゃそうだ！

文献93） Vyas A, et al：Early coronary angiography and survival after out-of-hospital cardiac arrest. Circ Cardiovasc Interv, 8：e002321, 2015
↑ Cardiac Arrest Registry to Enhance Survival（CARES）データを解析し，2010〜2013年の病院前心肺停止（VF，脈なしVT，波形記載なしの除細動施行例）4,029例（STEMIおよびNSTEMI）における早期PCIの有効性を比較検討．1,953人（48.5％）にPCI施行し，そのうち1,253人（64.2％）に血行再検術施行．傾向調整した1,312人で検討すると，生存退院率（オッズ比1.52）も神経予後良好率（オッズ比1.47）も早期PCI群がよかった．

文献94） Hollenbeck RD, et al：Early cardiac catheterization is associated with improved survival in comatose survivors of cardiac arrest without STEMI. Resuscitation, 85：88-95, 2014
↑ VF/VT蘇生後低体温療法754人のうち269人にNSTEMIを認めた．そのうち122人に早期PCIを施行し，遅れてPCIを施行した群と比較検討した．両群間で冠動脈閉塞を認めた数に有意差なし（26.6％ vs 29.3％）．しかし早期PCI群では生存退院が65.6％もあり，遅延PCIは29.3％しかなかった．NSTEMIでも早期PCIは予後改善に寄与しうるってこと．いやぁ，早期PCIをすべきかどうかは，症例をどう選ぶかが肝心だね．

文献95) Rab T, et al：Cardiac Arrest：A treatment algorithm for emergent invasive cardiac procedures in the resuscitated comatose patient. J Am Coll Cardiol, 66：62-73, 2015
↑ 必読文献. 蘇生後昏睡状態患者のなかから，どの症例に早期PCIをすべきかの解説.

文献96) Osei-Ampofo M, et al：A novel approach to improve time to first shock in prehospital STEMI complicated by ventricular fibrillation. Prehosp Emerg Care, 20：278-282, 2016
↑ STEMIの約6％がVFや脈なしVTになる. 病院前のSTEMI全例にAEDパッドを貼ってしまえという大胆な症例報告（2例のみ）. そうすることで最初の除細動までの時間が2分43秒から27秒に縮まってしまうというからすごい. でも無駄になるパッドのお金ってどうしてるんだろう. 日本みたいに持ち出しだったら無理な話だよねぇ.

文献97) Kilgannon JH, et al：Arterial blood pressure and neurologic outcome after resuscitation from cardiac arrest. Crit Care Med, 42：2083-2091, 2014
↑ 18歳以上の心肺蘇生後昏睡患者151例（院内心肺停止も含む）の小規模スタディ. 蘇生後6時間まで，15分ごとに血圧測定（自動血圧計）. 神経予後良好群の平均血圧は70 mmHg以上であった. 今までのガイドラインは平均血圧65 mmHgをめざすことになっていたが，70 mmHg以上がいいという.

文献98) Wang CH, et al：Optimal blood pressure for favorable neurological outcome in adult patients following in-hospital cardiac arrest. Int J Cardiol, 195：66-72, 2015
↑ 2006～2012年の単施設の後ろ向き小規模スタディ. 院内心肺停止319人中，56人（17.6％）が神経予後良好であった. 蘇生後血圧管理を行い24時間評価したところ，神経予後良好群の平均血圧は85 mmHg以上であった（オッズ比4.12）. 高血圧のない患者では平均血圧85～115 mmHgだと神経予後がよく，高血圧のある患者では平均血圧88 mmHg以上で神経予後がよかった.

文献99) Janz DR,et al：Hyperoxia is associated with increased mortality in patients treated with mild therapeutic hypothermia after sudden cardiac arrest. Crit Care Med, 40：3135-3139, 2012
↑ 蘇生後低体温療法を行った170人の神経予後とPaO_2の関係を比較検討. 生存例のPaO_2は198 mmHgであったのに，死亡例のPaO_2は254 mmHgと明らかに高い値を示した. 酸素も多すぎるのは酸素毒性，フリーラジカル生成など関与するってわけ. 過ぎたるは及ばざるが如し.

文献100) Dell'Anna AM, et al：How much oxygen in adult cardiac arrest? Crit Care, 18：555, 2014
↑ 必読文献. 動物実験や人間の心停止に関するデータのsystematic review. どうして酸素が悪いのか. フリーラジカル，血管収縮，痙攣誘発などさまざまな要因が絡んでくるようだ.

文献101) Gershengorn H：Hyperoxemia – too much of a good thing? Crit Care, 18：556, 2014
↑ 上記Dell'Anna論文のEditorial. こちらもおすすめ.

6 よいCPR？ ECPR！

患者F 65歳 男性 心肺停止

とある高度救命スーパーウルトラヒーロー救急センターに心肺停止の患者Fが搬送された．スーパードクターKは患者のおでこに冷えピタならぬcerebral oximetry（脳局所酸素飽和度：rSO2の測定器）をすかさず装着した．「いける！」と判断した『イケテル』スーパードクターKはすぐさまPCPSを接続した．研修医Hは指示されるまま必死についていくので精いっぱいだった．患者Fの土気色の顔色はみるみる血色がよくなり，そのままPCI（percutaneous coronary intervention：経皮的冠動脈形成術）に行き，心拍再開，見事社会復帰を果たした．

研修医H

「スーパードクターKはさすがヤマピーみたいに**格好よくて，仕事もできて，さぞもてるでしょうね**」

よいCPR？ ECPR！

いやいや研修医H君．君はそんなところしか見ていないのか！ 負け戦ばかりの院外心肺停止の革新的治療法を目の当たりにして君は感動しないのか！ 世のなかの変革をきたす者は常にチャレンジャーとして光り輝いているよねぇ．

院外心肺停止でROSC（return of spontaneous circulation：心拍再開）が得られない場合の神経予後良好退院はたったの0.4％しかない．① 来院時心静止ではなく，② 比較的若く（＜65歳），③ 救急隊目撃の心肺停止，④ 119コールから病院到着までが24分以内だとまだ神経予後良好退院の見込みがある．とはいえ，まだまだわれわれは負け戦続きで，さらなる研究が必要なのが心肺停止の分野なのだ．

院外心肺停止の約6割は心疾患が寄与し，約4割がACS（acute coronary syndrome：急性冠症候群）という．この逆境をはねのけるには，適応さえ合えばPCPSは強力な武器になるし，ガイドライン2015でも設備が整っているならいいオプションであるとしている．

オーストラリアのCHEER（Mechanical CPR, Hypothermia, ECMO and Early Reperfusion）トライアルは，心疾患疑いで初期波形が心室細動の比較的若年者で難治例（30分の蘇生に対して心拍再開なし）に，低体温療法，機械によ

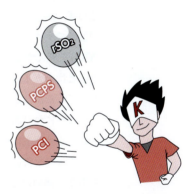

り胸骨圧迫，ECMO（extracorporeal membrane oxygenation：体外膜型人工肺），PCIと怒涛の
ラッシュで蘇生処置をしたところ，54％（13/24人）が神経学的予後良好で蘇生しえたという．
条件さえそろえば，30分の蘇生に反応がなくても救命できるということだ．

　ちなみにECMOとPCPSはよく似ているが，肺の代わりに血液の酸素化をするだけなのが
ECMO，さらに圧をかけて心臓のようにポンプ機能も補助してやるのがPCPSで，日本ではPCPS
の方が人気がある．

　心肺蘇生も進化しているのだ．もう心臓が止まっているんならPCPSを装着してしまえというこ
とで，蘇生術を10分しても心拍再開がなければPCPSをつけちゃうということが研究されてい
る．これを「よいCPR…いいCPR…ECPR」という．おぉ，つらい…．PCPS装着の早さに関し
ては，やはり院内心肺停止の方が圧倒的に装着が早い．PCPSによる蘇生を行うと，**神経予後良
好退院率は10〜30％ととんでもなくよい**．じゃ心肺停止全例に行うかというと，脳細胞が死ん
でしまっては，さすがのPCPSも威力を発揮できない．脳蘇生もできて社会復帰を望むのであれ
ば，PCPSも症例を選ぶべきであるが，その基準はまだはっきりしていない．また施設の能力や
医師の腕のよさ（だって胸骨圧迫しつつカテーテルを挿入するのはなかなか至難の業なのだ）に
も左右されるよねぇ．PCPSは素晴らしい蘇生法だが，PCPSが無駄に終わったという症例がど
れくらいあるかという報告はあまりない．PCPSって本当に高価なんだから！　医療経済も十分議
論されるべきであろう．

冷えピタならぬ，おでこピタで，神経予後を予測しよう 〜cerebral oximetry

　実は脳の血流が保たれていると神経予後の回復が期待でき
るかもしれないという．日本の誇るcerebral oximetryはおで
こに貼るだけで脳の酸素化がわかり，生存可能性や神経予後
まで予測できてしまう優れもの．近赤外線で深さ2cmの前頭
葉局所の脳酸素飽和度を測定するのだ．これは冷えピタ以来
の大発見だ．いやいや冷えピタを応用したのではなくて，心臓血管外科手術の麻酔の際にモニタ
リングで使っていたものをCPRに応用したんだ（そんなこと言わなくてもわかってる？　スミマ
セン）．千里救命救急センターにおられた伊藤賀敏先生が世界に先駆けて蘇生現場で応用し，神
経予後予測の指標に使えることを報告した．パチパチパチ．$rSO_2 \leqq 25\%$では神経予後良好は見
込めず，$rSO_2 > 40\%$だと52％もの人が神経予後がよかった．今までの乳酸値測定と違って，非
侵襲的ですぐに行え，CPR中でも測定できるのは非常に有用だ．心肺蘇生患者に何でもかんでも
PCPSを導入するのではなく，このrSO_2が高い症例を選べば無駄な蘇生も減らすことができる．
きっと次のガイドライン改訂で採用されるはずの一押しの一品かもね．rSO_2がいつでも正確に
測定できる器具がこれから出てきてほしいね．おっと，蘇生後はやはりSpO_2は94〜99％に調整
するようにね〔第2章-5参照〕．**蘇生中は酸素は全力投球，蘇生後はほどほどに！**

　ただ心肺蘇生に10分以上要した院内心肺停止でのECPRは確かに心拍再開率は高いが，神経
学的予後の改善にはいたっていない報告も多い一方で，いやいやECPRの方がいいよという報告
もあり，確固たるエビデンスはまだない．ガイドライン2015ではルーチンに使用するものでは

ないとしている.

> ● 院外心肺停止でROSCが得られない症例の神経予後良好退院はたったの
>   0.4%
> ● 来院時に心静止以外の心電図波形，65歳未満，救急隊目撃例，来院まで
>   24分以内は，助かる余地あり
> ● 条件が許せば，PCPSを考慮．rSO_2の将来に期待？

☑ *Check!*

文献102) Goto Y, et al：Neurological outcomes in patients transported to hospital without a prehospital return of spontaneous circulation after cardiac arrest. Crit Care, 17：R274, 2013

　↑ ROSCを得られなかった398,121例の院外心肺停止例を研究．1カ月後の神経予後良好退院はたったの0.4%のみ．来院時に心静止ではないリズム（VFなら調整オッズ比9.37，VTなら調整オッズ比8.50，PEAなら調整オッズ比2.75），65歳未満，救急隊に目撃された心肺停止，119番から病院到着までが24分以内が比較的予後良好になりやすい．

文献103) Stub D, et al：Refractory cardiac arrest treated with mechanical CPR, hypothermia, ECMO and early reperfusion（the CHEER trial）．Resuscitation, 86：88-94, 2015

　↑ 必読文献．オーストラリアのランドマーク研究．院外心肺停止なら18〜65歳で，心疾患疑いの心肺停止患者で，心肺停止10分以内にCPRが開始された症例を対象にし，院内心肺停止は医者の判断で対象とした．院外心肺停止が11人，院内心肺停止が15人．30分の蘇生に対して心拍再開なしの難治例に，低体温療法，ECMO，機械による胸骨圧迫，早期PCIを施行したところ，なんと心拍再開率は96%，13人（54%）が神経学的予後良好で復活した．スゴイの一言！人手と設備，そして適切な適応があればPCPSをゴー！まぁそう簡単じゃないけどね（合併症率76%）．

文献104) Wang CH, et al：Improved outcome of extracorporeal cardiopulmonary resuscitation for out-of-hospital cardiac arrest--a comparison with that for extracorporeal rescue for in-hospital cardiac arrest. Resuscitation, 85：1219-1224w, 2014

　↑ 台湾の230例のECPRの研究（院外CPA 31例，院内CPA 199例）．ECMO装着は院内心肺停止例が圧倒的に早かった（院外67.5分 vs 院内44.4分）．生存退院は，院外と院内心肺停止では差がなかった（院外38.7% vs 院内31.2%）．神経予後良好例も院外と院内では有意差なし（院外25.5% vs 院内25.1%）．

文献105) Kagawa E, et al：Assessment of outcomes and differences between in- and out-of-hospital cardiac arrest patients treated with cardiopulmonary resuscitation using extracorporeal life support. Resuscitation, 81：968-973, 2010

　↑ 日本の小規模スタディ．院外心肺停止39例，院内心肺停止38例に対してECPRを施行．ECMO装着時間は圧倒的に院内心肺停止が早かった（院外59分，院内25分）．30日生存率は院内心肺停止例が高かった（院外13%，院内34%）．神経予後良好例は統計学的には有意差がなかった（院外10%，院内26%）．多変量段階的cox回帰分析では30日，1年生存率において院内と院外心肺停止間での有意差なし．

文献106) Ito N, et al：Regional cerebral oxygen saturation on hospital arrival is a potential novel predictor of neurological outcomes at hospital discharge in patients with out-of-hospital cardiac arrest. Resuscitation, 83：46-50, 2012

　↑ 来院時$rSO_2 \leqq 25$%だと神経予後が悪い（感度77.2%，特異度100%）．なんとAUCはbase excessや乳酸よりよかった．事後比較ではあるが，$rSO_2 \leqq 25$%で0%，26〜40%で22%，>40%では52%が神経予後がよかった．CPR中でも使え，非侵襲的なrSO_2は使える一品かも？ただこの論文は取り下げられたので，データの扱いや解釈

など信憑性がないということ. 臨床研究は難しいねぇ.

文献107) Ito N, et al : Noninvasive regional cerebral oxygen saturation for neurological prognostication of patients with out-of-hospital cardiac arrest : a prospective multicenter observational study. Resuscitation, 85 : 778-784, 2014

↑ 必読文献. 672人の院外心肺停止患者来院時にrSO$_2$を測定(52人は来院時心拍再開昏睡状態. 620人は心肺停止状態). 29人の神経予後良好患者は来院時rSO$_2$の高値を認めた(55.6 ± 20.8 % vs 19.7 ± 11.0%). rSO$_2$＞42%をカットオフとした場合, rSO$_2$の感度は79%, 特異度95%, 陽性的中率41%, 陰性的中率99%であった. ECMOを使うのもrSO$_2$が高い人を選定すべきなんだろうね. 上記論文のリベンジ成功ってか?

文献108) Parnia S, et al : A feasibility study of cerebral oximetry during in-hospital mechanical and manual cardiopulmonary resuscitation*. Crit Care Med, 42 : 930-933, 2014

↑ 小規模スタディだが, 自動胸骨圧迫器具の方が人力の胸骨圧迫より脳への酸素供給がよかったと報告. 脳の酸素供給をリアルタイムで測定できるからこその研究だね.

文献109) Ahn A, et al : A pilot study examining the role of regional cerebral oxygen saturation monitoring as a marker of return of spontaneous circulation in shockable (VF/VT) and non-shockable (PEA/Asystole) causes of cardiac arrest. Resuscitation, 84 : 1713-1716, 2013

↑ 50例の小規模スタディ. 52%が心拍再開したが, 心拍再開した群はrSO$_2$が明らかに心拍非再開群より高かった. この差は心静止やPEAではみられたが, VF・脈なしVTではみられなかった. rSO$_2$は心静止・PEAの予後予測により有用ではないか. またrSO$_2$＜30%の心拍再開は全滅だった.

文献110) Champigneulle B, et al : Extracorporeal life support (ECLS) for refractory cardiac arrest after drowning : an 11-year experience. Resuscitation, 88 : 126-131, 2015

↑ 2002～2012年の後ろ向き研究. 深部体温30℃以下の溺水43例を心静止のままICUに入室させた. 20例がECMOにつながれた. 2例のみ退院でき, そのうちたった1例のみが神経学的予後良好で退院できた. 1例は重篤な低酸素脳症をきたした. 低体温で低酸素脳症にはECMOはどうも効果がないようだ.

文献111) Choi DS, et al : Extracorporeal life support and survival after out-of-hospital cardiac arrest in a nationwide registry : A propensity score-matched analysis. Resuscitation, 99 : 26-32, 2016

↑ 韓国の病院前データベースより, 2009～2013年の心原性心肺停止を疑わせる36,547人の患者のうち320例にECMOが使用された. ECMOと標準治療を比較したところ, 生存退院(18% vs 16%), 神経予後良好退院(9% vs 7%)と差がなかった. 症例をどう選ぶかがカギなんだろうねぇ.

文献112) Kim MJ, et al : Association of emergent and elective percutaneous coronary intervention with neurological outcome and survival after out-of-hospital cardiac arrest in patients with and without a history of heart disease. Resuscitation, 97 : 115-121, 2015

↑ 2009～2013年の韓国の研究. 病院前心肺停止患者で生存入院した9,762人のうち1,140人(11.7%)にPCIが施行された. 神経予後良好であったのはPCI施行群の45.7%, 非PCI施行群の13.3%であった. 神経予後においては, 心疾患既往の有無は無関係だが, 生存退院率は心疾患既往のない群が高かった. 除細動適応群と除細動非適応群双方でPCIは神経予後良好, 生存退院において有効であった(除細動非適応群の方がやや高め. OR 2.60 vs 1.78).

文献113) Sanfilippo F, et al : Cerebral oximetry and return of spontaneous circulation after cardiac arrest : A systematic review and meta-analysis. Resuscitation, 94 : 67-72, 2015

↑ 必読文献. 9つの研究のメタ解析. やはり蘇生前と蘇生中にrSO$_2$が高いほど心拍再開率が高くなる.

文献114) Couper K & Yeung J : Hyperoxia following cardiac arrest : how much is too much ? Resuscitation, 85 : 1123-1124, 2014

↑ 蘇生後酸素濃度が高くなりすぎると, フリーラジカルなどが悪さをして神経予後が悪くなるのは間違いなさそうだが, 蘇生後高酸素の頻度もバラバラであり観察研究の限界もある. イギリス胸部疾患学会酸素療法ガイドラインでは蘇生後はSpO$_2$ 94～98%に設定している.

文献 115) Pilcher J, et al：The effect of hyperoxia following cardiac arrest – A systematic review and meta-analysis of animal trials. Resuscitation, 83：417-422, 2012
　↑ 人間の観察研究には限界があるということで，動物実験の研究をメタ解析した．条件をそ
　　ろえて実験するとやはり高濃度酸素は蘇生後には悪さをする…やっぱりね．

2章

Step Beyond BLS & ACLS

7 蘇生処置をすべきか，せざるべきか，やめるべきか，それが問題だ

患者G　85歳　女性　　　　　　　　　　　　　　　　　　院外心肺停止

　　ある日の午前中，一人暮らしの患者Gの自宅にたまたま立ち寄った孫が，患者Gが倒れているところ
を発見した．新聞は取り込まれていたが，朝ご飯を食べた様子がなかった．救急隊現着時は心静止，病
院到着時も心静止．研修医Uは心肺蘇生を開始した．そこで上級医Jも加わり，家族としばらく話した
ところで心肺蘇生術を中止した．

研修医U

「だって救急隊が運んで来たら，とりあえず蘇生しないといけないですよね．助からないとは
思いましたが，連れてきたからには蘇生術をしないといけないと思って…」

蘇生処置をすべきか，せざるべきか，やめるべきか，それが問題だ

1）病院前では？

　　法律では救急隊が死亡判定することを認めていないので，亡くなっている
としても救急隊は一応患者を連れてくる．救急隊が連れてきたからとりあえ
ず蘇生処置をしないといけないという発想は間違っている．

　　明らかに蘇生をしなくてもいい条件は以下の3つ．**重篤な感染症など救助者が危険にさらされ
る恐れがある場合**，**不可逆的心肺停止と判断されるとき**（死斑，死後硬直，頭部離断，胴体離
断，腐敗など），**明らかなDNAR**（do not attempt resuscitation）**などの意思表示がある場合**．ガ
イドライン2010では20分間の心肺蘇生に全く反応がなければ，蘇生の見込みは低いとみている．

　　病院前の蘇生中止ルール（termination of resuscitation：TOR）は**表6**のとおり．BLS-TOR（一
次救命処置での蘇生中止）なら①〜③すべて，ALS-TOR（二次救命処置での蘇生中止）なら①
〜⑤すべてそろえば，蘇生はまず無理だろうということ．この患者Gでは蘇生の可能性はかなり
低かった．むしろ上級医Jは背中の死斑を見つけたところから，患者のケアというより，家族の
ケアへ方針転換していたようだ．死斑が出るということは，死後2時間ほど経過しているってこ
とだよね．そもそも蘇生処置の対象でなかった…．

　　スペインの小規模スタディでは，目撃者ありやバイスタンダーCPRを基準にすると結構多く
の患者を無駄に搬送することになると報告している．一方，カナダのスタディでは院外心肺停止
ではそもそも現場で心拍再開しないものはダメなんじゃないかと思っていると，実は院外心肺停
止の3.6％が生存退院したという．**現場で心拍再開しなくても，除細動可能な波形の場合，救急
隊目撃例，バイスタンダーCPR施行例，そして公共の場での心肺停止は，なんとか生存の可能**

表6　病院前の蘇生中止ルール

BLS（一次救命処置）-TOR	ALS（二次救命処置）-TOR
① 救急隊の目撃なし ② 現場での除細動なし ③ 現場での心拍再開なし	①〜③に加え ④ バイスタンダーの目撃なし ⑤ バイスタンダーCPRなし
※ ①〜③すべてみたす場合は蘇生中止 特異度は96.8％	※ ①〜⑤すべてみたす場合は蘇生中止 特異度は98.1％

性があるということ.

　ヨーロッパ蘇生協議会のガイドライン2010では以下のような場合，蘇生中止を考慮していいことになっている．① VFやVTでない不可逆性の疾患で，蘇生を20分しても反応がないとき，② 生命維持が不可能な外傷，③ 救助者が1人だけで疲れきったときや救助者に危険が及ぶような状況のときに蘇生中止を考慮する．ヘルシンキルールは波形が心静止の場合，PEAの場合で細かく分かれているため覚えにくく，ALS-TORの方が死亡予測がよかった.

2）救急室では？ 院内では？

　救急室でいつ蘇生をやめるのかはなかなか決めるのは難しい．二次救命処置をしても15分以上心拍再開がなければまず助からないと言われた．ヨーロッパ蘇生協議会のガイドライン2010では二次救命処置をして20分しても心静止であれば，蘇生を中止してもよいとなっていた．Goldbergerらの報告では院内発生の心肺停止においては20分以上蘇生を続けた方が，神経予後良好退院が多かったという報告がある（Lancet, 380：1473-1481, 2012）．うぅーん，やっぱり最低20分は頑張らないといけないのか.

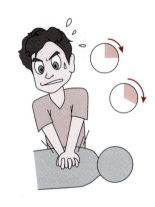

　Chienらは，外傷患者の蘇生は15分であきらめるとダメと言うが，神経予後良好退院はたったの0.8％のみ．**外傷はやはり厳しいよねぇ**．多くのスタディは非外傷性の心肺停止を扱っており，やはり外傷（特に鈍的外傷）は心肺停止になってしまうとなかなか救命は難しいのだ.

　ガイドライン2015にもあるように，実際には**$EtCO_2$が10 mmHg未満が20分以上続けばまず蘇生は無理**と考えていい.

　超音波も使える！ Kimらによると**心エコーで10分以上心収縮を認めない場合，心拍再開はしないと予想できる**（感度90％，特異度100％）．小規模すぎるため，追試が必要だ．また心エコーをしすぎると胸骨圧迫を中断する時間が長くなってしまうので，何度も見ちゃダメ.

　やはりチームリーダーが，治しうる原因を探しつつ，各症例に合わせて最終判断をしないといけない．末期の臓器不全や悪性疾患の場合は，蘇生そのものが本当に患者さんにとって必要かどうかも考える必要がある．一方，若年者，低体温，中毒などは簡単にあきらめてはいけない．妊娠末期の場合は，緊急帝王切開で子どもを子宮から出してやると，母親も蘇生のチャンスが増える．もちろん，PCPSが使える施設なら，VFで心疾患疑いの心肺停止なら30分たっていてもCHEERトライアルで半数以上が救命しうる.

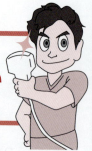

病院前で心拍再開しなくても

● 除細動可能な波形，目撃者あり，バイスタンダーCPRがある場合は簡単にあきらめるな！

● 蘇生は最低20分は頑張らないとネ！

● 若年者，低体温，中毒はあきらめちゃいけない

救急室で器具を使ってみよう

● $EtCO_2 < 10$ mmHg ＋ CPR ＞20分 なら蘇生は限りなく難しい

● 心エコーで10分以上心収縮がなければ，蘇生は限りなく難しい

✓ Check!

文献116) American College of Surgeons Committee on Trauma, et al：Withholding or Termination of Resuscitation in Pediatric Out-of-Hospital Traumatic Cardiopulmonary Arrest. Pediatrics, 133：e1104-1116, 2014

↑ 必読文献．小児の外傷患者の蘇生中止はなかなか決めにくいが，外傷学会，小児科学会，救急学会でコンセンサスをとった．外傷による心肺停止から30分以上が経過し，かつ外傷センターまで搬送が30分以上かかる場合，神経予後回復の見込みは低く，親や家族が医療者と相談のもと蘇生中止や蘇生保留を考慮してもよいとしている．

文献117) Morrison LJ, et al：Validation of a rule for termination of resuscitation in out-of-hospital cardiac arrest. N Engl J Med, 355：478-487, 2006

↑ 必読文献．カナダのMorrison先生の病院前蘇生中止ルールはあちこちで引用されている．

文献118) Morrison LJ, et al：Derivation and evaluation of a termination of resuscitation clinical prediction rule for advanced life support providers. Resuscitation, 74：266-275, 2007

↑ 4,673人の病院前心肺停止例を検討．バイスタンダーによる目撃，バイスタンダーCPR，救急隊による目撃，現場での除細動，搬送前に心拍再開のどれかがあれば，心肺蘇生患者を搬送するという条件とすると，生存退院の感度100％，陰性的中率100％となった．そうすると現場で48％が死亡と判断できる．日本では死亡判定は医者しかできないので，搬送しないという選択肢はないけどね．

文献119) Kajino K, et al：Current termination of resuscitation（TOR）guidelines predict neurologically favorable outcome in Japan. Resuscitation, 84：54-59, 2013

↑ 日本の事後検証表を用いた研究．BLSの蘇生中止ルールとは，① 救急隊の目撃なし，② 現場での除細動なし，③ 現場での心拍再開なし．ALSの蘇生中止ルールとは上記に加え，④ バイスタンダーの目撃なし，⑤ バイスタンダーCPRなし．BLSルールを適応すると，0.2％（193人）が1カ月後の神経予後良好であった．特異度は96.8％．陽性的中率は99.8％．ALSルールだと，神経予後良好はたったの0.1％（37人）で，特異度は98.1％，陽性的中率は99.9％．

文献120) Sherbino J, et al：Clinical decision rules for termination of resuscitation in out-of-hospital cardiac arrest. J Emerg Med, 38：80-86, 2010

↑ TORに当てはまる場合は，生存不可能かどうかを6つの研究で検討．BLS-TORの死亡の陽性的中率は99.5％で多くの追試が行われており，項目もシンプルでいい．一方，ALS-TORに関してはエビデンスの集積はまだ不十分と結論．

文献 121) Verhaert DV, et al：Termination of resuscitation in the prehospital setting：A comparison of decisions in clinical practice vs. recommendations of a termination rule. Resuscitation, 100：60-65, 2016

↑ 病院前の非外傷性心肺停止の症例に関して，蘇生中止ルール（目撃者なし，バイスタンダーCPRなし，除細動なし，病院前で心拍再開なし）の実効性を評価．スペインの598例の小規模スタディ．実際には現場で46％の患者を蘇生中止としたが，このルールだと9割以上の人を搬送しないといけないことになってしまった．というのも目撃者あり（73％）やバイスタンダーCPR（54％）の率が高すぎて，それを基準に搬送するのはいかがなのかと結論付けている．

文献 122) Drennan IR, et al：Survival rates in out-of-hospital cardiac arrest patients transported without prehospital return of spontaneous circulation：an observational cohort study. Resuscitation, 85：1488-1493, 2014

↑ カナダのスタディ．20,207人の病院前心肺停止のうち，救急隊によって治療された3,374人（16.7％）が現場で心拍再開しなかった．しかしそのうち122人（3.6％）が生存退院した．最初に除細動可能な波形であった場合（オッズ比5.07），救急隊目撃例（オッズ比3.51），バイスタンダー目撃例（オッズ比2.11），公共の場での心肺停止例（オッズ比1.57）は簡単にあきらめるには早いかも．

文献 123) Bosson N, et al：Re-examining outcomes after unsuccessful out-of-hospital resuscitation in the era of field termination of resuscitation guidelines and regionalized post-resuscitation care. Resuscitation, 85：915-919, 2014

↑ 非外傷性心肺停止で，現場で心拍再開しなかった105例の小規模スタディ．13％が神経予後良好退院できた．ただ患者群のうち，来院時に除細動可能な波形であったものが38％，目撃者のあったものが82％であり，ずいぶん選別された患者を蘇生センターに搬送しているというのがわかる．

文献 124) Y Goto, et al：Termination-of-resuscitation rule for emergency department physicians treating out-of-hospital cardiac arrest patients：an observational cohort study. Critical Care, 17：R235, 2013

↑ BLSやALSの蘇生中止ルールはうまく使われていないということで，日本独自のルールとして，病院前で心拍再開なし（オッズ比25.8），除細動適応外の波形（オッズ比2.76），バイスタンダーによる目撃なし（オッズ比2.18）の3つを提唱．1カ月後の死亡に関して，特異度90.3％，陽性的中率99.3％であった．特異度90％しかないというのはあまり使えないかも．

文献 125) Skrifvars MB, et al：Comparison of Helsinki and European Resuscitation Council "do not attempt to resuscitate" guidelines, and a termination of resuscitation clinical prediction rule for out-of-hospital cardiac arrest patients found in asystole or pulseless electrical activity. Resuscitation, 81：679-684, 2010

↑ フィンランドのヘルシンキの蘇生中止ルール（心静止➡ ①目撃なし，or ②救急車到着まで10分以上，or ③二次救命処置を20分しても心静止．目撃者のあるPEA➡ ①救急車到着まで15分以上，or ②20分の二次救命処置に反応なし．目撃者のないPEA➡10分の二次救命処置に反応なし）と，ALS-TORを比較検討．死亡予測はヘルシンキでは特異度71％，陽性的中率99.4％．一方ALS-TORは特異度95％，陽性的中率99.9％と，ALS-TORの方がよかった．ヘルシンキのルールは覚えるのが大変そうだしねぇ．

文献 126) Goldberger ZD, et al：Duration of resuscitation efforts and survival after in-hospital cardiac arrest：an observational study. Lancet, 380：1473-1481, 2012

↑ 院内心肺停止の64,339人のスタディ．心拍再開される患者の平均蘇生時間は12分，心拍再開しなかった患者の平均蘇生時間は20分という．ただ病院間によって差があり，短い蘇生時間しかかけない病院（平均16分）と比べて長い蘇生時間をかける病院（平均25分）の方が心拍再開率も神経予後良好退院も12％ほど高かった（心拍再開率45.3％ vs 50.7％，神経予後良好退院率14.5％ vs 16.2％：ともにadjusted risk ratio 1.12）．特に心静止やPEAの患者で心拍再開率に差が出た．意外に結構時間が経っても蘇生される患者さんはいる．そう簡単にあきらめちゃいけないってぇもんだ．

文献 127) Chien CY, et al：Is 15 minutes an appropriate resuscitation duration before termination of a traumatic cardiac arrest？ A case-control study. Am J Emerg Med, 34：505-509, 2016

↑ 外傷による心肺停止396例の蘇生に関する台湾のスタディ．外傷の心肺停止はまず蘇生しない．たった2.3％が心拍再開し退院できたが，神経予後のよかった例（cerebral performance category 1 or 2）はたった0.8％のみ．その0.8％にあたるたった3人

の蘇生時間は6分，16分，18分だったことから，「ホラ，15分であきらめちゃダメでしょ」と結論付けている．いやいや，じゃ20分であきらめていいってことかしら？ そもそも，スタディデザインそのものが小さすぎて，どうやって判断したものかねぇ？

文献128) Kieboom JK, et al：Outcome after resuscitation beyond 30 minutes in drowned children with cardiac arrest and hypothermia：Dutch nationwide retrospective cohort study. BMJ, 350：h418, 2015

↑ 小児の溺水の心肺停止はなんとかなるかしら？ 16歳以下の溺水小児160人のスタディ．30分以上蘇生を要した98人のうち11人が蘇生されたが全例神経予後が悪かった．蘇生時間が短かった62人の小児のうち，生存したのは17人のみで神経予後（pediatric cerebral performance category：PCPC）がよかったのはPCPC1点が10人，PCPC2点が5人，PCPC3点（中等度障害）2人．小児の溺水といえど，蘇生時間が長いと神経予後は限りなく悪い．

文献129) Blyth L, et al：Bedside focused echocardiography as predictor of survival in cardiac arrest patients：a systematic review. Acad Emerg Med, 19：1119-1126, 2012

↑ 12の研究のシステマティックレビュー．心エコーで心収縮の有無をチェック．感度91.6％，特異度80％．まぁ，心エコーで心収縮がない場合，心拍再開率はたった2.4％しかない．心収縮がみられた症例では51.6％が心拍再開した．神経予後良好の結果がないのは不満．

文献130) Kim HB, et al：Can serial focussed echocardiographic evaluation in life support (FEEL) predict resuscitation outcome or termination of resuscitation (TOR)？ A pilot study. Resuscitation, 101：21-26, 2016

↑ 48人の心肺停止患者を心エコーで調べた小規模スタディ．心拍再開をした例では心収縮なしの時間が2.86 ± 2.07分であったのに対して，心拍再開しなかった群では心収縮なしの時間が20.30 ± 8.42分であった．10分以上心収縮が認められない場合，心拍再開しないと予測すると，その感度は90％，特異度は100％，陽性的中率は100％，陰性的中率は93.3％．

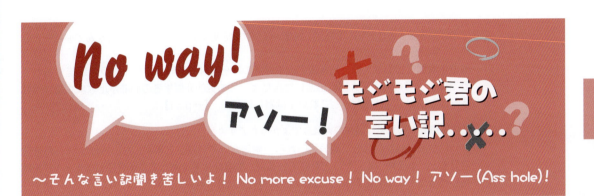

~ そんな言い訳聞き苦しいよ！ No more excuse！ No way！ アソー（Ass hole）！

✗ 「心マッサージは気合い入れて頑張るしかないっすよ」
　→気合いと愛だけでは患者さんは救えない．ついつい速くなりすぎて140回/分を超えてしまうと，予後は悪くなる．ガイドライン2015では100～120回/分でということになっている．ちなみにプロは心マッサージではなく，胸骨圧迫と言ってほしいねぇ．【→p.54】

✗ 「しっかり5cmは押していますよね」
　→確かに5cmは引っ込んでいるが，患者さんに寄りかかっているのではダメ．【→p.55】

✗ 「やっぱり時代はエコーっすよね．蘇生のときも使わないといけないでしょ？」
　→もちろんエコーは使えばいいが，あくまでも胸骨圧迫中断は10秒以内で．狙いを定めてすばやくエコーをしないと，患者さんの貴重な時間を奪いかねないぞ．【→p.68】

✗ 「rapid response teamなんていらないですよ．いつもどうせ研修医が走るんですから」
　→研修医だっていつも院内急変に対応できるほど時間をもて余しているわけではない．きちんと責任ある立場の人たちが責任をもってチームを構成すれば，院内死亡率も低下するのだ．【→p.72】

✗ 「心肺停止だ．すぐに気管挿管して，アドレナリンだぁ．あ，除細動もして！」
　→いやいや，気管挿管はあわてなくていいから，まずは除細動を優先しましょう．【→p.57】

✗ 「救命士なんだから根性出して，現場でアドレナリンくらい投与せんかい！」
　→病院前のアドレナリン投与はいいエビデンスがない．【→p.64】

✗ 「アドレナリンって蘇生のとき，もういらないんじゃない？」
　→院内心肺停止での投与や，早期の投与は神経予後改善にも寄与している．【→p.64】

✗ 「次はえーっと，アミオダロン！」
　→薬を覚えるのはいいが，抗不整脈薬を使えば神経予後良好で退院できるわけではない．それより治しうる原因疾患をてきぱきと探しにいった方がいい．【→p.75】

✗ 「胸骨圧迫中止．モニターと脈を確認します」
　→そんな，手を休めなくても，カプノグラフィーで$EtCO_2$をモニターしているから，ずっと$EtCO_2$が低いままならまだ心拍再開はしていないとわかるのに．【→p.69】

✗ 「除細動が効きにくいですね．次はアミオダロンでいいっすか？」
　→蘇生中の抗不整脈薬のエビデンスはかなり乏しい．料理本じゃないんだから，さっさと原因を検索してそちらを治す方が先決じゃない？【→p.75】

✗「この外傷患者さんはFAST陰性で，胸部・骨盤X線ともに異常なしです．でもなんで心肺停止なんでしょう」

→高位後腹膜の出血はX線と超音波のみでは見つけられない限界なのだ．ホラ，胸椎が折れてるでしょ．この周囲に大量に出血したんだよ．でも鈍的外傷患者の心肺停止はまず助かる見込みがないので，残念だけどこれ以上は難しいね…．【→p.81】

✗「低体温患者への対処は通常のACLSでよかったですよね」

→いやいや脈が徐脈になって随分弱いから，触診だけで心停止と判断しない方がいい．超音波で見ると，ホラゆっくりだけど動いているよ．重症低体温であわてて胸骨圧迫するとVFを誘発しちゃうぞ．すぐにPCPSで温めよう．【→p.79】

✗「すぐ冷やした方がいいんですよね？」

→いやいや，昏睡状態の患者さんに限るんだよ．意識が戻っていたら，脳保護のために冷やす必要なんてないから．あ，ホラ，患者さんがくしゃみしたじゃないか．【→p.83】

✗「VFではなかったですが，すぐに蘇生できて，心電図も変なんで，すぐに心カテ行きましょう！」

→いやいや，この心電図は明らかにcerebral giant negative T wave，つまり頭が原因ってことだよ．ホラ，CT撮ったらでっかいくも膜下出血があったじゃない．この場合，心カテなんて役に立たないからね．さっさと脳外科を呼びましょう．【→p.85】

✗「酸素はガンガンいっておかないとやばいんじゃないですか？」

→イケイケどんどんの君の方がやばいよ．蘇生後は，酸素は適度に絞って多すぎないようにするんだ．食べ過ぎ，飲み過ぎ，寝過ぎ，みんな過ぎたるは及ばざるが如しってわけだ．【→p.86】

✗「やっぱり蘇生はECPRの時代ですね」

→そりゃそうだ．でもすべての施設がそれをできるかというと時期尚早かも．できる施設がうらやましい…．【→p.89】

✗「BLS-TORですべて当てはまるから，このような症例はそもそも救急隊は搬送すべきじゃないですよ」

→欧米であればそれでいいが，日本では死亡確認は医者しかできない．救急隊が不搬送なんて決めるのはそう簡単なことではないのだ．【→p.94】

✗「$EtCO_2$がずっと低いから蘇生をやめましょう」

→$EtCO_2$のみを単独で蘇生中止の判定に使ってはいけない．ほかの所見もきちんととろうね．【→p.95】

✗「心エコーで心収縮がでたりでなかったりするんですが，もう無理ですかね」

→少し動いているように見えるのは心室細動だ．あきらめず早く蘇生を継続すべし．【→p.95】

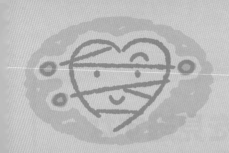

3章

ECGアップグレード

教科書を脱皮したあなたに届けるECGの裏ワザ！

　心電図の基本はまず脈拍，軸をみて，P波，QRS，PとQRSがつながっているか，Q波，ST-T変化，QT，左室肥大などなど基本的判読ステップがいっぱいあるけど，ちょっと待て！ 目の前の苦しんでいる患者さんを前に教科書通りに心電図を読影するなんてナンセンス．心電図のST変化の判読の遅れが，心筋梗塞患者さんの大事な時間を食いつぶしてしまうようなことはあってはならない．やっぱりST上昇に飛びつく気持ちは滅茶苦茶わかる．だけど臨床の世界はプラスマイナスだけでは語れない．びみょ〜なST上昇はなかなかモヤモヤしたものがある．ましてやST低下は今回のエピソードに意味があるのかないのか，いやはや教科書通りにはいかないことが多い．

　それでも愛と希望と勇気と忍耐をもってST変化を追っかけないといけないのだ．あなたが知っているか知らないかで患者さんへの恩恵が変わるってスゴクない！？ そうだ，日本の未来はポストレジデントの双肩にかかっているのだ．

1　胸痛のない心筋梗塞を見逃すな

👤 患者A　58歳　男性

非典型心筋梗塞

　「胃痛」および「吐血」を主訴に58歳男性患者Aが搬送されてきた．患者Aは胃痛を訴え，見るからにsickであり，冷や汗を大量にかいていた．嘔吐するうちに血も少々吐くようになったという．血圧120/80 mmHg，脈拍数50回/分であった．既往歴は特になし．研修医Fはすぐに胃カメラの手配をはじめた．上級医Hは心電図を指示した．心電図ではaV$_L$のST低下を認めただけであった．研修医Fは「非特異的変化だけで，心筋梗塞はなさそうだな」と思ったが，上級医Hは次々と心筋梗塞のrisk factorをチェックし，ポータブルX線，採血，心電図再検を指示した．2回目の心電図では，見事にⅡ，Ⅲ，aV$_F$のSTが上昇してきた．

❓ 研修医F

「えぇっ，どうして心筋梗塞ってわかったんですか？」

胸痛のない心筋梗塞を見逃すな

　賢明な読者はもうわかっただろう．**胃が痛い＋嘔吐＋冷や汗＋徐脈は下壁心筋梗塞の典型的症状**である．右冠動脈閉塞により迷走神経が刺激され，蠕動が亢進し，嘔吐を伴い，徐脈になりやすい．また，下壁心筋梗塞は徐脈性の不整脈にもなりやすく，胃が痛くなることが多い．下壁心筋梗塞と前壁心筋梗塞を簡単にまとめておこう．

> ・下壁心筋梗塞 → 迷走神経刺激 → 嘔気・嘔吐，胃の痛み，徐脈，房室ブロック（Ⅰ度，Ⅱ度 type 1）
> ・前壁心筋梗塞 → アドレナリン放出 → 頻脈性不整脈（VF，VT）

　「胸が痛いと言わないなんて反則だぁ」なんて言ってもダメなんだ．心筋梗塞なんて非典型例（6〜52％）が逆に典型的っていうものなんだからネ．心筋梗塞なら力いっぱい痛くて（10点満点なら9点以上），胸痛の持続時間も1時間はあってほしいと願っても，実際は何も役に立たないのだ．できる医師は胸痛以外の症状からも心筋梗塞を紐解くことができる．無痛性心筋梗塞なら糖尿病があるはずと思われ

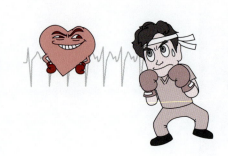

ているが，無痛性心筋梗塞のたった30％を糖尿病が占めるにすぎず，糖尿病の病歴がないからといって，無痛性心筋梗塞は否定できないのだ．

特に女性の心筋梗塞は「頻度が少ない」という先入観から見逃されることが多い．**なんと女性の心筋梗塞の43％は胸痛がないのだ．**心筋梗塞はおじさん達の専売特許の病気ではない．私生活でも女性に騙され，臨床現場でも女性に騙され，僕達の人生なんて…あ，失礼，冗談だってばぁ！

放散痛も結構決め手になるが，両腕・肩や右腕への放散痛の方がむしろ関係が深い．左腕への放散痛はトホホなのだ．心臓って左にあるのに〜と文句を言ってもこれが現実だからしょうがない．**心臓の放散痛として左右両腕に痛みが放散する場合は心筋梗塞であることが最も多くlikelihood ratio（尤度比：以下LR）が7.1もある．**肩への放散痛は右肩の方が左肩よりも少し多いというから，くれぐれも騙されないようにしたいね（表1）．

こんな「隠れ心筋梗塞」に騙されないためには以下の4つのポイントを肝に銘じておこう．**Dr. 林の必殺「おたく（NERD）」心筋梗塞かぎ分け法**だ（表2）．別にこれを知っているからってマニアックなnerd（おたく，専門バカ）というわけではないからね！それぞれのオッズ比は嘔気・嘔吐（オッズ比3.50），労作時胸痛（オッズ比2.35），右腕放散痛（オッズ比2.23）・両肩放散痛（オッズ比2.69〜4.07），冷や汗（オッズ比5.18）となり，報告によって各症状の重要度は多少異なっている．冷や汗ってやっぱりコワイ！冷や汗をみたら，心筋梗塞以外にも低血糖などを考慮しよう．

表1　心筋梗塞の落とし穴…先入観を捨てるべし

◆ すごく痛いはず ……………………… ×ブッブー！無関係
◆ 痛みの持続は1時間以上と長いはず … ×ブッブー！無関係
◆ 無痛性心筋梗塞なら糖尿病があるはず… ×ブッブー！無痛性心筋梗塞の3割のみ糖尿病
◆ 女性なら心臓は元気でしょ ………… ×ブッブー！女性の心筋梗塞の43％は胸痛なし
◆ 放散痛は左肩でしょ ………………… ×ブッブー！むしろ右肩・両腕の方が関係あり

表2　Dr. 林の「NERD」…隠れ心筋梗塞に騙されるな！

N：Nausea/Vomiting	嘔気・嘔吐	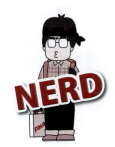
E：Exertion	労作時胸痛	
R：Radiation	放散痛 特に両肩・右腕への放散痛	
D：Diaphoresis	冷や汗	

冷や汗を伴うsickな患者をみたらこの症例のように安易に胃カメラに行かない方が賢い．言うまでもないが，この症例の吐血はMallory-Weiss症候群であり，それ以前に心筋梗塞で激しく嘔吐していたと言うから恐ろしい…．

reciprocal change を見逃すな…特にaV_LのST低下に強くなるべし！

　reciprocal change，いわゆるミラーイメージ．貫壁性心筋梗塞で障害心電図つまりST上昇（ST Elevation：STE）がみられ，反対側の誘導ではST低下（ST depression：STD）がみられるというもの．

　前壁心筋梗塞の際は下壁誘導でST低下となる．反対に下壁心筋梗塞でのreciprocal changeはaV_LやⅠ誘導でST低下が出やすい．このreciprocal changeがあれば感度，陽性的中率ともに90％以上で心筋梗塞の疑いが濃厚となる．

　実は下壁心筋梗塞ではreciprocal changeが約75％にみられるのに対して，前壁心筋梗塞では30％にしかみられないのだ．つまり**下壁心筋梗塞はreciprocal changeが出やすくて診断しやす**いってこと．反対に前壁心筋梗塞は下壁でreciprocal changeが出にくいので，前壁だけのST上昇の鑑別が多岐にわたり，なかなか迷って診断が悩ましいことも多いのだ．だから，前壁心筋梗塞疑いの場合は，長い間患者をモニターにのっけて経過を追わないといけないことが多いよねぇ．

　特にaV_LのST低下が下壁誘導のST上昇よりも早く出ることがあることは知っておこう．下壁から最も遠いところの誘導こそがaV_Lなのだから，さもありなん．aV_Lは下壁心筋梗塞の範囲には影響されないという報告もあるが，aV_LのSTが1mm以上低下していたら右室心筋梗塞にまでなっているかもしれないという（感度87％，特異度91％：Ann Noninvasive Electrocardiol, 8：185-188, 2003）．新しく出現したaV_LのST低下はむしろ予後が悪いことが予想され，不吉のサインなのだ．ホラ，心電計の自動解析ではこれは読めないでしょ？

　またaV_Lの陰性T波は左冠動脈の中間部での狭窄を示唆する．Hassenらによると，aV_Lの陰性T波単独所見では，左冠動脈中間部狭窄を認める感度は76.7％，特異度71.4％という．

　上級医HはこのaV_LのST低下を見つけて，きっと下壁誘導でST上昇がこれから出てくるぞと予想したのだ．格好いい〜！

---

reciprocal change に強くなる

- reciprocal changeがあったら心筋梗塞！
- 下壁心筋梗塞ではaV_LのST低下が先に出ることがある！
- aV_LのST低下⇒下壁心筋梗塞
- aV_Lの陰性T波⇒左冠動脈中間部の狭窄を示唆

aV_L

 Check!

文献1）Edwards M, et al：Relationship between pain severity and outcomes in patients presenting with potential acute coronary syndromes. Ann Emerg Med, 58：501-507, 2011

　↑3,306人の患者をフォローアップし入院時心筋梗塞発症，30日後の合併症を調査．心筋梗塞といえばすごく痛みが強い（9〜10/10）と思っていると，実は真っ赤なウソ．痛

みの強さや持続時間が１時間以上なんて何も役に立たなかった．むしろTIMI（throm-
bolysis in myocardial infarction）スコアの方が役に立った．

文献２）Body R, et al：The value of symptoms and signs in the emergent diagnosis of acute coronary syndromes. Resuscitation, 81：281-286, 2010
↑ 必読文献．796人の胸痛患者のうち148人に心筋梗塞を認めた．有用であった病歴は ①右腕（オッズ比2.23）または両肩（オッズ比2.69）への放散痛，② 嘔吐を伴う胸痛（オッズ比3.50），③ 胸部中心の胸痛（オッズ比3.29），④ 冷や汗（オッズ比5.18）であった．やっぱり冷や汗は恐いんだ！

文献３）Goodacre S, et al：How useful are clinical features in the diagnosis of acute, undiffer-entiated chest pain？ Acad Emerg Med, 9：203-208, 2002
↑ 非特異的胸痛患者893人をフォローアップ．3.8％に心筋梗塞を，9.1％に急性冠症候群を認めた．心筋梗塞に有用であった情報は労作時胸痛（＋LR2.35），肩または両腕への放散痛（＋LR4.07），胸壁の圧痛（−LR0.3）．このスタディでは痛みの部位や性状，嘔気・嘔吐，冷や汗は有用ではなかった．

文献４）Swap CJ & Nagurney JT：Value and limitations of chest pain history in the evaluation of patients with suspected acute coronary syndromes. JAMA, 294：2623-2629, 2005
↑ 必読文献．文献検索して心筋梗塞や急性冠症候群に関連のある症状を調査．関係が深いのは，右腕や両腕への放散痛，労作時胸痛，冷や汗の合併であった．一方，左腕への放散痛や以前の心筋梗塞や狭心症と同じ痛みという訴え，圧迫感にはほとんどたいした相関はなかった．心筋梗塞や急性冠症候群の可能性を減らす所見としては，胸膜痛，体位による痛みの変化，鋭い痛み，圧痛による胸痛の再現，非労作時胸痛であった．

文献５）Hassen GW, et al：Lead aVL on ECG：Emerging as Important Lead in Early Diagnosis of Myocardial Infarction？ Am J Emerg Med, 32：785-788, 2014
↑ 必読文献．aV_Lに関する good review.

文献６）Hassen GW, et al：The neglected lead on electrocardiogram：T wave inversion in lead aVL, nonspecific finding or a sign for left anterior descending artery lesion？ J Emerg Med, 46：165-170, 2014
↑ Hassen先生，aV_Lに人生をかけているようです．文献５と同じ著者．心臓カテーテルで左冠動脈中間部に50％以上の狭窄を認めた106人中90人（84.9％）に，aV_Lの陰性Ｔ波を認めた．aV_Lの陰性Ｔ波単独所見では，左冠動脈中間部狭窄を認める感度は76.7％，特異度71.4％，陽性尤度比2.7であった．

文献７）Birnbaum Y, et al：ST segment depression in a VL：a sensitive marker for acute infe-rior myocardial infarction. Eur Heart J, 14：4-7, 1993
↑ 古いスタディだが107人の下壁心筋梗塞を調査．104人にaV_LでST低下を認めた．aV_LのST低下が唯一の所見であったものを7.5％に認めた．aV_Lは梗塞の範囲（後壁や右室への梗塞の広がり）には影響を受けなかった．

文献８）Nakanishi N, et al：Does T wave inversion in lead aVL predict mid-segment left ante-rior descending lesions in acute coronary syndrome? A retrospective study. BMJ Open, 6：e010268, 2016
↑ 219人の後ろ向き研究でaV_LのST低下と50％以上の左冠動脈中間部狭窄の関連を検討．aV_L以外の誘導にもST低下がある場合，あまり役に立たない（感度32.9％，特異度48.2％）が，aV_Lのみが単独でST低下を示す場合，感度9.8％，特異度86.9％であった．Hassenらの報告よりずっと低い結果になった．aV_LのST低下は除外には使えない．やはり臨床像と照らし合わせて考えないといけないが，単独aV_LのST低下があったらちょっとやばいかも！

2 ST上昇は簡単そうで 簡単じゃない！

患者B　35歳　男性　　　　　　　　　　　　　　　　良性早期再分極

　35歳男性患者Bが胸痛を主訴に来院した．息を吸うと胸が痛いという．タバコを1日2箱吸う．胸痛は鋭い痛みのようだ．研修医Oは心臓由来の痛みではなさそうだなと思ったが，念のためまず心電図をとることにした．心電図をみると前胸部誘導でSTが2mm上昇していた．しかしreciprocal changeは認めなかったので，こりゃ心筋梗塞だと言い切ることはできなかった．研修医Oは心筋梗塞を半信半疑で疑いながら，ニトロスプレーをしようとしたところ，上級医Tが「ちょっと待った！」と入ってきた．結局胸部X線で気胸が見つかった．

❓ 研修医O

「やっぱりタバコを吸うし心筋梗塞のリスクが高いと思ったんですよ．前壁心筋梗塞はreciprocal changeが出にくいからわかりにくいじゃないですか！」

ST上昇は簡単そうで簡単じゃない！

1）ST上昇の鑑別はいろいろあるよ

　研修医O君，別にわからないからと言って八つ当たりしなくてもいいじゃないか．最近の上級医は心優しく，ナイーブで泣き虫なんだからあんまりいばるのやめてね．そう，その通り，研修医O君の指摘通り，ST上昇の鑑別診断には実に多くの疾患がある（**表3**，**図1**）．大学で習う「STの形が上に凸なら心筋梗塞，凹なら良性早期再分極や心外膜炎」などという鑑別はちっとも役に立たない．循環器の専門医が心電図を読んでも必ずしも意見は一致しないというからなかなか奥が深い．心電図を読むことを生業にしている医師ですら感度は50〜100％，特異度は73〜97％，心臓カテーテルを専門にしている医師ですら，感度は55〜83％，特異度32〜86％というわけだから，やっぱりST上昇は一筋縄ではいかないのだ．ST上昇をきたす疾患としては左室肥大が最も多いが，健常人に認められる良性早期再分極（benign early repolarization）や心外膜炎なども知っておきたい．

　high take-offとはST部の立ち上がりが急峻なため，J point（STのはじまり）が不明瞭となりSTが上昇してくる現象をいう（**図2**）．V_1〜V_3に起こりやすく，病気ではない．ST上昇の評価基準は，J pointから2mm横でST上昇を判定するということなので，high take-offは判読のうえでは上昇しているものとされる．

　左室瘤は広範前壁心筋梗塞に多く，持続的にST上昇を認める．ST上昇は数週間にわたることがあるため，古い心電図と必ず比較すること．

Brugada症候群は右脚ブロックでV_1〜V_3でST上昇をみるものであり，突然死や失神の原因になるため見逃さないようにしたい．まぁ，これは有名だから見逃さないか．

　Long QT症候群ではとんでもなくでっかいヒマラヤ山脈のようなT波になることがあり，Himalayan T waveといわれる（図3）．このでっかいT波は一度みたら忘れられなくなるかも…．でもこの鑑別には重症低カリウム血症があるから，きちんと鑑別は進めておこうね．一方，

表3　ST上昇をきたす疾患

心筋梗塞	15 %	左室肥大	25 %	心外膜炎	2 %
良性早期再分極	12 %	左脚ブロック	15 %	右脚ブロック	5 %
左室瘤	3 %	その他，不明	18 %		

その他の内訳

・異型狭心症	・high take-off	・高カリウム血症，高カルシウム血症	・低体温
・Brugada症候群	・脳血管障害	・急性腹症，膵炎，食道疾患	
・先天性QT延長症候群	・WPW症候群	・正常亜型	・たこつぼ心筋症

WPW症候群：Wolff-Parkinson-White syndrome

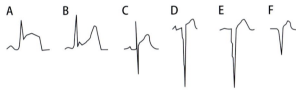

図1　さまざまなST上昇の例
A：心筋梗塞のST上昇（上に凸のことが多い）
B：早期再分極（STのはじまりにくびれ）
C：心外膜炎（上に凹のことが多い）
D：左室肥大
E：左脚ブロック（V1）
F：左室瘤

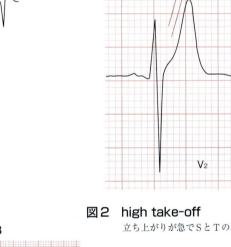

Take-off!

図2　high take-off
立ち上がりが急でSとTの区別が困難．

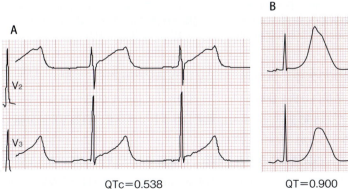

QTc=0.538　　　QT=0.900

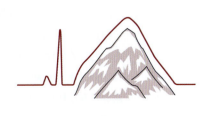

図3　Himalayan T waves

巨大P波はHimalayan P waveといってEbstein奇形や三尖弁閉鎖不全, COPD（chronic obstructive pulmonary disease：慢性閉塞性肺疾患）の際の心電図所見なんだってさ…何かしら，言ったもん勝ちっていう感じの命名のしかただねェ．さらに低体温で極端にデカいJ波を認めてHimalayan Osborn waveと命名している報告まである（Can J Cardiol, 29：1743 e7-1743 e8, 2013）．ものすごく大きいのがヒマラヤだったら，ちょい大きいのは「富士山」って呼んでいいかしらン？

✓ *Check!*

文献9） Huang, H. D. & Birnbaum, Y.：ST elevation：differentiation between ST elevation myocardial infarction and nonischemic ST elevation. J Electrocardiol, 44：494. e1–494. e12, 2011
　　↑ 必読文献. time is muscleというわけでSTEMI（ST-segment elevation myocardial infarction：ST上昇型心筋梗塞）をみたら心臓カテーテルを急ぐわけだが，実臨床は早期再分極や左室肥大に騙され，はたまた基礎にST上昇をきたす左室肥大などのうえにSTEMIが起こってくるからややこしい．医者の心電図判読能力もばらつきが大きい.

文献10） Tran, V., et al.：Differentiating ST-elevation myocardial infarction from nonischemic ST-elevation in patients with chest pain. Am J Cardiol, 108：1096–1101, 2011
　　↑ 116の心電図に対して虚血によるST上昇なのか，非虚血性心疾患によるST上昇なのかを15人の循環器科心電図専門の医師に判読してもらった．左脚ブロックと心室調律は除外した．そのうち8例がSTEMIであったが，感度は50〜100％，特異度は73〜97％と，プロであってもなんとバラツキの多いことか.

文献11） Jayroe, J. B., et al.：Differentiating ST elevation myocardial infarction and nonischemic causes of ST elevation by analyzing the presenting electrocardiogram. Am J Cardiol, 103：301–306, 2009
　　↑ 84例のST上昇心電図を心臓カテーテル医に判読してもらった．そのうち40例（48％）はSTEMIであった．感度は55〜83％，特異度32〜86％と大きくバラツキを認めた．陽性的中率は52〜79％，陰性的中率は67〜79％であった．プロがみても難しいんだぁぁぁ！

文献12） Brugada, J., et al.：Right bundle–branch block and ST–segment elevation in leads V1 through V3：a marker for sudden death in patients without demonstrable structural heart disease. Circulation, 97：457– 460：1998
　　↑ 世紀の大発見．Brugada症候群は致死的不整脈を起こし，突然死の原因になる．知っておくべし.

文献13） Darbar, D., et al.：Images in cardiovascular medicine. Himalayan T waves in the congenital long–QT syndrome. Circulation, 111：e161, 2005
　　↑ 先天性QT延長症候群の症例報告．でっかいT波をみたら，ヒマラヤ山脈，Himalayan T waveなのだ.

文献14） Sharma, V., et al.：Himalayan P waves. Intern Emerg Med, 6：81–82, 2011
　　↑ 巨大なP波をHimalayan P waveという．特に下壁誘導で顕著．Ebstein奇形で三尖弁閉鎖不全のため拡大した右房により起こる．高度低酸素血症となる肺気腫でも同様にHimalayan P waveはみられる（Can J Cardiol, 26：e136, 2010）

2）急所を押さえろ良性早期再分極　benign early repolarization

　　健常人の5〜13％に良性早期再分極を認めるが，若年運動選手では頻度が23〜44％と多くなる．特に若い健常人男性（平均年齢39歳）に多く，患者Bもこれであった．良性早期再分極では，ST上昇が広範囲で認められるが，左側前胸部誘導（V_2〜V_5）でみられることが多い．四肢誘導でみられることは少なく，**四肢誘導のみでみられることは稀**であり，四肢誘導のみ（下壁や側壁のみ）のST上昇の場合には，良性早期再分極以外の説明がなされなければならない．良性早期再分極のJ pointは通常3.5 mm以下で，多くは2 mm以下のことが多い．**QRSの終わりにく**

びれ（notch）があることが多く，上に凹のST上昇となる.

　良性早期再分極ではST/T比は0.25以下で，心外膜炎ではST/T比は0.25以上となることが多い（通常V₆で判定）というものの，必ずしもそうじゃないんだけどね. 心筋梗塞と違い，時間経過とともに変化することはないので，**以前の無症状のときの心電図を出して比較すれば診断は容易**である. ただし何年も経過して患者が高齢になると良性早期再分極は消失してくるので注意したい. 基本的に病気ではないので，くれぐれも変な治療を開始しないように！

　ところが早期再分極は必ずしも良性ばかりとは限らないとの報告も相次ぐようになった. **下側壁誘導でST上昇≧0.2 mVでは不整脈死が増える**という. ゲゲェ！ 良性なんて誰が言った！って言いたくなっちゃうよね. 実は良性早期再分極が死亡率上昇と関係ありとする報告（N Engl J Med, 358：2016-2023, 2008. J Am Coll Cardio, 52：1231-1238, 2008）と，死亡率とは無関係とする報告（Circulation, 124：2208-2214, 2011）があり，単純に早期再分極があるから予後が悪いなんて言えるようなものではなさそうだ.

　Tikkanenらによると，**ST上昇の形が問題であり，下壁誘導でST上昇が大きく（≧0.2 mV）かつST成分が水平または下降するものはVFとなる可能性があり，より予後が悪い（ハザード比3.14）**という（図4）. ST成分が上がっているか下がっているかの判断は，J pointより100ミリ秒のところで判定するんだ. 確かに通常よく見かける良性早期再分極はnotchに続いてビュイーンとST成分が上昇していくよねぇ. 良性早期再分極のほとんどがST上昇型であり，ST成分が水平や下降線をたどるのは5％未満であろうとAdlerらは言っている.

　notch（くびれ）がないslurringパターンを示すものがあり，notchが大きいほど悪性不整脈を引き起こすという報告もされたが，Tikkanenらの報告ではnotchの有無は関係なかった. 下側壁で早期再分極がみられるとBrugada症候群も予後が悪いという.

ちょっと待て！それってホントに良性早期再分極？

● 四肢誘導にだけST上昇があれば，違う！

● 下壁誘導でST上昇が0.2 mV以上あり，ST成分が水平または下降していたらVFになるかも

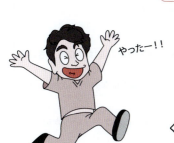

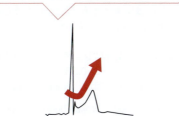

STがビュイーンと上がると嬉しいね！

くびれ（notch）に続いてST成分が急上昇

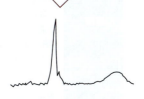

STがクタッとしてると，将来心配！

くびれ（notch）に続いてST成分が水平または下降
将来危険な不整脈が出やすい

図4　良性 vs 悪性？ 早期再分極を見分けるポイント

☑ *Check!*

文献 15) Adler, A., et al.：What do we know about the "malignant form" of early repolarization？ J Am Coll Cardiol, 62：863–868, 2013

↑ **必読文献**．良性早期再分極の good review．ST 成分が水平または下降しているものは予後が悪いんだ．

文献 16) Tikkanen, J. T., et al.：Early repolarization：electrocardiographic phenotypes associated with favorable long-term outcome. Circulation, 123：2666–2673, 2011

↑ **必読文献**．良性早期再分極にも危険な不整脈になりやすいものがあり，ST 上昇（≧ 0.1 mV）のうち，ST 成分が水平または下降するものは不整脈死のハザード比は 1.43 ということ．下壁誘導で ST 上昇が大きく（≧ 0.2 mV）ST 成分が水平または下降するものはより予後が悪い（ハザード比 3.14）．通常よくみる，ST がビューインと急上昇する形は大丈夫（相対リスク 0.89）．たかが良性早期再分極（ST ≧ 0.1 mV）といってもその形をしっかり読んでいかねばならぬのじゃ．

文献 17) Walsh, J. A. 3rd, et al.：Natural history of the early repolarization pattern in a biracial cohort：CARDIA（Coronary Artery Risk Development in Young Adults）Study. J Am Coll Cardiol, 61：863–869, 2013

↑ 20 年間の追跡調査を行った 5,069 人のうち 941 人に早期再分極を認めた．若年男性でやせ形の人に早期再分極はみられやすかった．20 年目には 4.8 ％しか早期再分極の所見は残っていなかった．

文献 18) Smith, S. W., et al.：Electrocardiographic differentiation of early repolarization from subtle anterior ST-segment elevation myocardial infarction. Ann Emerg Med, 60：45–56, 2012

↑ 微妙な心筋梗塞と良性早期再分極では ST の高さは鑑別の役に立たない．Smith らは複雑な計算式（V_3 で J point から 60 ミリ秒のところでの ST の高さ，V_4 での R 波の高さ，QTc の 3 つを複雑に計算する）を提唱しているが，これは心電計に計算してもらわないと無理だなぁ．

文献 19) Kawata, H., et al.：Prognostic significance of early repolarization in inferolateral leads in Brugada patients with documented ventricular fibrillation：A novel risk factor for Brugada syndrome with ventricular fibrillation. Heart Rhythm 10：1161–1168, 2013

↑ 日本のスタディ．49 例の Brugada 症候群のうち 31 例で下壁または側壁に早期再分極（J point ≧ 0.1 mV）を認めた．VF の再発率は，常に下側壁に早期再分極を認める群では 100 ％，一過性に早期再分極を認めると 75 ％，早期再分極がないと 44 ％であった．

3）まだまだあるよ ST 上昇

その他，心室瘤やタコツボ心筋症なども，ST 上昇してくる．臨床上の鑑別は決して容易ではなく，心臓カテーテル検査に行かないと決着がつかないことも多いんだよねぇ．

心室瘤	心筋梗塞後 2 週間以上，ST 上昇が継続（前胸部に多い） ・ST 上昇が残ってしまうのは→前壁心筋梗塞の 60 ％，下壁心筋梗塞の 5 ％ ・瘢痕化した心筋壁が反対に動くから ST 上昇になると考えられている ・ST 上昇の形は，上に凸，凹どちらもあり Q 波や QS 波を伴う QRS 波が大きい割りに，ST 変化はショボイ（⇔心筋梗塞の超急性期 T 波はむしろ大きい） ・T 波／QRS ＜ 0.36 なら心室瘤，＞ 0.36 なら心筋梗塞 ポイント：昔の心電図と比較して同じ．reciprocal change の ST 低下はない．Q 波が大きい
タコツボ 心筋症	中年女性に多くストレスで発症（broken heart syndrome） 心臓カテーテル検査では，冠動脈が正常…って結局心カテしないとわからないんかい！ 予後は比較的よい

✓ *Check!*

文献 20) Smith SW, et al：T/QRS ratio best distinguishes ventricular aneurysm from anterior myocardial infarction. Am J Emerg Med, 23：279–287, 2005
　　↑ 心室瘤と心筋梗塞のECGの違いはT/QRS比で鑑別しよう.

文献 21) Guerra F, et al：The ECG in the differential diagnosis between takotsubo cardiomyopathy and acute coronary syndrome. Expert Rev Cardiovasc Ther, 15：137–144, 2017
　　↑ ECGだけでタコツボ心筋症と心筋梗塞を鑑別するのは無理なんだ.

3章

ECGアップグレード

3　心外膜炎の症状って難しい！

患者C　45歳　男性　　　　　　　　　　　　　　　心外膜炎

　　45歳男性が鈍い胸部不快感，全身倦怠感を主訴に救急を受診してきた．顔色が悪く，実に疲れ切っていたが，その顔を見て（まるで自分と同じだなぁ）と研修医Kは思った．研修医Kも地方会の発表を上司から無茶ぶりされて，ここ数日間は診療録整理とデータ集めに忙しく睡眠もろくにとれず，眼の周りにクマができていた．まるで病人が病人を診療しているような感じだと「ふっ」とニヒルに笑ってみせたつもりが，ただひきつった顔にしか見えず，ナースからは「センセ，ため息は幸せが逃げていくよ」と注意される始末だった．どうもハードボイルドも似合わない…なんて考えている暇がないような心電図が目の前に呈示された．（うぅーん，STが上がってる，こっちも上がってる，あっちも上がってる…．これは心筋梗塞か，心外膜炎か，それが問題だ…）と思っていると，閃いた！下壁誘導のPRが低下しているではないか．やっぱり心外膜炎か…．でも胸痛は鈍い痛みと言っていたし，バイタルサインは血圧120/80 mmHg，脈拍90/分，体温37.0℃で，呼吸数15/分と熱も大したことなければ，friction rub（摩擦音）も聞こえない…．やっぱり心筋梗塞か…？？？

🔹 研修医K

「心電図でPRが低下しているのでやっぱり心外膜炎でしょうか…．えっ？ ほかの心電図所見ですか．まぁ広範囲にSTが上がっているとしか…．ええっ？ チェックマークサイン？ 何ですかそれ？」

心外膜炎の症状って難しい！

　　心外膜炎といえば，鋭い胸膜痛があって，熱があり，頻脈で，心音を聞くと摩擦音が聞こえて，なぁんて思っていたら大間違い．心外膜炎は実に多彩な症状でやってくるのだ．

　　Hooperらによると最も多い訴えは胸痛（95.5％）であり，特に胸膜痛（66.5％）を訴えることが多いが，性状はというとイマイチ…．鋭い痛みが50％，鈍い痛みが50％なのだ．

　　摩擦音など20～35％で聞こえるにすぎず，聞こえたとしてもタイミング次第で必ずしもいつも聞こえるとは限らない．心嚢液貯留は60％に認めるが，80％は非常に少なく，中等量が10％，量が多いのは10％ほどしかない．

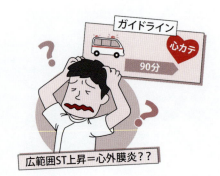

これであなたも心外膜炎のエキスパート！

心外膜炎はaV_R，V_1以外のすべての誘導でSTが上昇する疾患として有名だが，ST上昇を認めるのは65〜70％くらい．ST上昇は通常5 mm以下であるが，心筋梗塞との鑑別は結構難しい．また実際には心外膜炎であっても必ずしも広範囲ではなく局所的なST上昇のことがあり，その場合は下壁に多いので，**下壁のST上昇に注目するとよい**．ただし，Ⅲ誘導のST上昇がⅡ誘導のST上昇より高い場合はむしろ心筋梗塞の可能性が高いという．またST上昇が上に凸や水平の場合は心筋梗塞の可能性が高くなる．やはり心外膜炎は上に凹のST上昇となる．

通常，心外膜炎でST低下はみられないが，aV_RやV_1ならST低下があってもよい．Hooper らによると心外膜炎では27.4％にST低下を認めたという．また，心外膜炎ではST上昇が収まってくると陰性T波になる．重要なのは，**心外膜炎ではST上昇とST低下が同時にあってはならない**ということ．決してミラーイメージ（reciprocal change）は出ない．**ミラーイメージのST低下があれば何が何でも心筋梗塞を疑うべし**．また心外膜炎ではQ波も出ない点に注目したい．ただしこのQ波は以前と比べて新しく出た場合に問題になるのであって，もともとあったら病的意義はないんだ．昔の心電図をひっぱり出さないと，目の前のQ波が異常かどうかなんてわからない．

心外膜炎といえば**PR低下（特に下壁誘導Ⅱ，Ⅲ，aV_F）**が有名（図5）．PR低下（≥ 0.8 mm）は心房心筋炎（atrial myocarditis）を表し，心外膜炎の早期（発症から約2日間）だけにみられ，ST上昇より早期に出てくる所見だ．下壁でみられやすいPR低下であるが，心外膜炎では通常四肢誘導のみならず前胸部誘導でもみられることが多い．

このPR低下を見つけたら鬼の首を取ったように「心外膜炎見ぃつけたぁ！」と言ってはいないだろうか？ ホラ，尻尾を振って喜んでいる場合じゃないんだよ．実は単純に心外膜炎の診断に飛びつくのはダメチンだ．フッフッフ….

心外膜炎に非常に特異的と思われているPR低下だけど，ナントこの**PR低下は必ずしも心外膜炎の専売特許ではないのだ．心房梗塞，運動中でもみられ，ナント恐ろしいことに心筋梗塞でもみられるのだ**．そこで腰抜かしている人，このステビヨ（後期研修医が勝手にステップ ビヨンド レジデントを省略して呼びやがった….でも素敵なマヨネーズみたいな響きでまぁまぁ気に入ってたりして…）を読んでおいてよかったねェ．やっぱり心筋梗塞は除外しないといけないんだよねぇ….甘くないんだよ．**もうPR低下を金科玉条のように崇め奉るのはやめよう**．PR低下で心外膜炎というためには，まず心筋梗塞をしっかり除外しておく必要があるんだ．心筋梗塞をまず除外してから心外膜炎を診断するアプローチを示す（図5）．

そもそもST上昇がありつつ，V_1やaV_R以外でST低下があったらダメちんだ．もうST上昇型心筋梗塞（ST segment elevation myocardial infarction：以下STEMI）を疑うべし．ST低下はST depressionといい，STDと略される．STDがあったらダメなんて言っても，あのSTDじゃないからネ！ 下ネタすみません（STD = sexually transmitted disease：性行為感染症というものもあるよね）．

ST上昇の形が上に凸，水平なら基本STEMIを疑う．まぁ実際には心外膜炎でこの形のものはありえるが，より悪い方を疑っておく方が無難．Ⅲ誘導のST上昇がⅡ誘導のST上昇より大きい場合もSTEMIを示唆する．

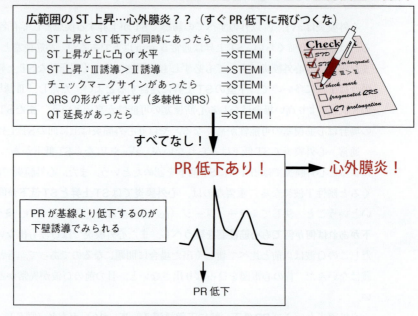

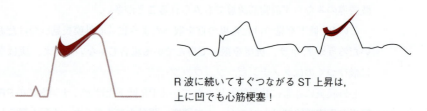

図5　心外膜炎診断のステップ…まず心筋梗塞を除外

図6の左側のチェックマークサイン

R 波に続いてすぐつながる ST 上昇は，
上に凹でも心筋梗塞！

図6　チェックマークサイン（check mark sign）

　　チェックマークサイン（図6）がある場合も STEMI を疑う．R 波と ST 上昇が癒合して，R 波から少し下がったと思ったらすかさず ST 上昇につながるため，チェックマークのように見える．R 波の頂点から☑をつけたような感じだ．ナイキのマークにも似てるけどね．熱々のスープを口に入れた途端ブーッと吹き出すように，R 波頂上からすぐにブーっと ST が噴き出すってやっぱり嫌な感じは一緒だよね．ン？ わかんない？

　　また QRS の形が崩れてギザギザになっている場合，つまり QRS の棘が 2 つ以上あれば多棘性 QRS（fragmented QRS：fQRS）という．この多棘性 QRS は心筋の瘢痕を示す．心筋梗塞や心不全，QT 延長症候群など器質的心疾患を示唆し，心室性不整脈をきたす恐れもあると考えられている．心外膜炎では心筋瘢痕はきたさないと考えられ，やはり STEMI を考える方が無難だ．

　　STEMI では QT 延長をきたすが，心外膜炎では QT 延長はきたさない．また以前の心電図と比べて新しい Q 波が出現したらその場合も STEMI だ．ただし必ずしも以前の心電図と比較できるとは限らないから臨床は難しい．

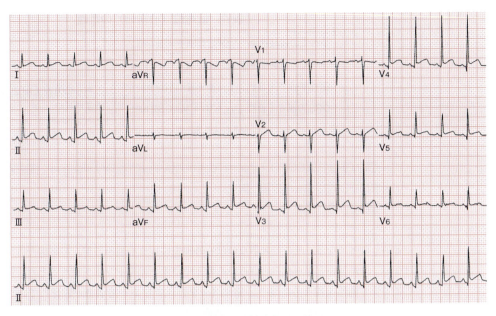

図7　典型的心外膜炎の心電図

　　これら厳しいチェックをすり抜けて（？）問題ないとわかってはじめてPR低下に着目しよう．ホラ，ここでPR低下はめっちゃ心外膜炎に見えてきたでしょ？ここまでできたら，胸を張って，「このPR低下は心外膜炎に特異的です！」と言えばいいんだ．ハァッハッハッハ…（図7）．

> **心外膜炎の落とし穴**
> - 胸痛のうち半数は鈍痛．38℃以上の発熱はたった４％．摩擦音は有名だけど約２割のみ
> - PR低下は心筋梗塞でもみられる．決して心外膜炎にスーパー特異的な所見ではない
> - ST低下があったら，まず心外膜炎ではないと思うべし

研修医K
「以前みた心外膜炎の患者さんの心電図ってすごい低電位で変だったんですよね」

もう１つの心外膜炎

　　心外膜炎はST上昇だけが能じゃない．そう，その心電図は「**低電位＋頻脈**」だ．低電位で頻脈というと，ピーンとくるのが…そう，電気を伝えにくい環境があるんじゃないかということ．

表4　低電位（心電図）の定義

・すべての四肢誘導　：QRSの高さ＜5 mm	
・すべての前胸部誘導：QRSの高さ＜10 mm	
・QRSの高さを合計：Ⅰ＋Ⅱ＋Ⅲ＜15 mm	こちらの方が上記2つより感度が高い
・QRSの高さを合計：V₁＋V₂＋V₃＜30 mm	

上記4つのうちどれか1つあれば低電位といえる.

・空気が多ければCOPD（chronic obstructive pulmonary disease：慢性閉塞性肺疾患）
・水が多ければ心嚢液貯留，胸水
・脂が多ければ肥満

ということになる．そこで大事なのは心外膜炎に伴う心嚢液貯留．心電図だけに縛られてはいけない．おかしいと思ったら，いろいろ考えつつ手と頭をドンドン使うことだ．賢明な皆さんはここですぐ胸部X線と心エコー，肺エコーを行うでしょ？　心嚢液が貯留していたら，やはり心外膜炎も考慮しないといけないんだ．研修医Kのみた変な心電図のポイントは「低電位＋頻脈」で心嚢液貯留を伴う心外膜炎だった．

じゃ，何をもって低電位というの？　なんて難しい質問をしちゃいけない．なかなか定義って覚えてないよねぇ．もし初期研修医に聞かれたら表4を見せてはいかが？

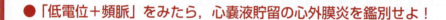

● 「低電位＋頻脈」をみたら，心嚢液貯留の心外膜炎を鑑別せよ！

 Check!

文献22）Bainey KR & Bhatt DL：Acute Pericarditis：Appendicitis of the Heart？ Mayo Clin Proc, 84：5–6, 2009
　↑ 心外膜炎は心臓のアッペか？　実にうまいこと言うなぁ！　最初はなかなかわからないもんね．ウマイッ！座布団1枚！

文献23）Salisbury AC, et al：Frequency and predictors of urgent coronary angiography in patients with acute pericarditis. Mayo Clin Proc, 84：11–15, 2009
　↑ 238人の最終的に心外膜炎と診断された患者を後ろ向きに研究．61.3％にST上昇を認めた．40人（16.8％）が最初STEMIと誤診され，PCI（percutaneous coronary intervention：経皮的冠動脈形成術）が施行された．ST上昇を示す心外膜炎の方がそうでない心外膜炎より，5倍冠動脈カテーテル検査を受けていた．さらに7人（4.8％）にtPAが投与されてしまった．冠動脈カテーテルを受けた患者の35％に冠動脈の軽度〜中等度の狭窄を認めた．まぁ無駄にカテーテル検査が増えるのは避けたいね．

文献24）Baljepally R & Spodick DH：PR-segment deviation as the initial electrocardiographic response in acute pericarditis. Am J Cardiol, 81：1505–1506, 1998
　↑ 心外膜炎50例の後ろ向き小規模スタディ．PR低下は発症1.5日くらいまでにみられる早期の所見．発症0.5日以内だとPR低下のみでST上昇はなかった．

文献25）Hooper AJ & Celenza A：A descriptive analysis of patients with an emergency department diagnosis of acute pericarditis. Emerg Med J, 30：1003–1008, 2013

↑ 179人の心外膜炎の症状・所見を後ろ向き研究．教科書的な鋭い胸痛を訴えるのは半数のみ．有名な摩擦音なんてたったの19.4％だけ．38℃以上の発熱なんてたったの4％しかいない．

文献26）Balta S, et al：Fragmented QRS in patients with acute myocardial infarction. Heart Lung, 42：448, 2013
↑ 多棘性QRSは心筋の瘢痕を意味し，多くの心疾患と関連がある．持続性の多棘性QRSは予後に関係し，一過性の多棘性QRSは再発性心筋梗塞と関連があるものの予後は悪くない．

文献27）Lorgis L, et al：Prognostic value of fragmented QRS on a 12-lead ECG in patients with acute myocardial infarction. Heart Lung, 42：326–331, 2013
↑ 心筋梗塞後の多棘性QRSを呈する307例の予後を検討．高齢で高血圧をもつ人が多かった．持続性の多棘性QRSのみが生存率低下に関連があった．単変量解析では多棘性QRS単独では心室性不整脈や心不全とは関連がなかった．ほかのスタディでは関連があるというものもあるんだけどね．

文献28）Rossello X, et al：New electrocardiographic criteria to differentiate acute pericarditis and myocardial infarction. Am J Med, 127：233–239, 2014
↑ 79例の心外膜炎と71例のSTEMIの心電図を比較検討した小規模スタディ．心外膜炎と比べて，STEMIではST上昇を認める誘導はST上昇のない誘導よりQRSの幅が広くなり，QT時間が短くなっていた．従来の心外膜炎の読図法にこれらを加えることでより正確に診断できる！…かも．追試が必要だね．

文献29）Imazio M, et al：A Randomized Trial of Colchicine for Acute Pericarditis. N Engl J Med, 369：1522–1528, 2013
↑ 通常の治療にコルヒチンを加えると心外膜炎の再発率が下がるんだって．へぇへぇへぇ．

文献30）Snyder MJ, et al：Acute Pericarditis：Diagnosis and Management. Am Fam Physician, 89：553–560, 2014
↑ 急性心外膜炎のgood review. **必読文献**

WEB 1）Amal Mattu's ECG Case of the Week：Feb 10, 2014：
http://www.youtube.com/watch?feature=player_embedded&v=IKPual0CmF8
↑ Mattuの講義はいつも素晴らしい．英語の勉強にもなるよ．

研修医K

「ST上昇もなかなか鑑別に困るんですけど，心筋梗塞の超急性期T波と，高カリウム血症のテントT波もなかなかわかんないですよねぇ」

T波増高の鑑別 ～超急性期T波 vs 高カリウム血症テントT波

でっかいT波をみるとやはり心筋梗塞の超急性期T波，高カリウム血症，左室肥大，良性早期再分極あたりが鑑別にあがるだろう．そのなかでも心筋梗塞と高カリウム血症は生命を脅かすのでちょっとウンチクをたれるくらいの知識はほしいね．心筋梗塞の超急性期T波と高カリウム血症のテントT波の形態学的鑑別点を**図8**に示す．

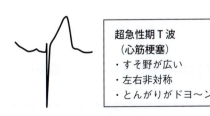
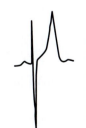

超急性期T波
（心筋梗塞）
・すそ野が広い
・左右非対称
・とんがりがドヨ〜ン

テントT波
（高カリウム血症）
・すそ野が狭い
・左右対称
・とんがりがツンツン

図8　超急性期T波vs 高カリウム血症のテントT波

超急性期T波は貫壁性梗塞の際にみられることが多い．多くの場合発症から5〜30分くらいで出現する一過性の波形で，2, 3分〜2, 3時間のうちに時間経過とともにST上昇に移行していってしまう．**心電図波形の特徴は，T波の頂点から左右非対称の形で，すそ野が広く，高カリウム血症のテントT波と比べてT波の頂点もそれほど尖っていない**．超急性期T波を示す心筋梗塞では心筋逸脱酵素が引っかかってこないことが多いので注意したい．だって超急性期だもん（当たり前）！超急性期T波に加えて，ミラーイメージを認めた場合はまず間違いなしに心筋梗塞と診断できる．しかしやっぱり鑑別はなかなか難しいので，最初の心電図で診断がつくのは50％しかないという．いずれにせよ心筋梗塞の際は経時的にどんどん波形が変わってくるので，経時変化を追うことが重要だ．

　一方，**高カリウム血症に伴うテントT波は，T波の頂点から比較的左右対称の形をしており，すそ野は狭く，T波の頂点がツンツンに尖っており，教会の尖塔（church steeple）に例えられる**．ただし典型的な波形を示すのは20％に過ぎないともいわれるんだよねぇ．テントT波は前壁誘導（V$_2$〜V$_4$），Ⅱ，Ⅲ誘導でみられることが多い．R波と同じまたはそれ以上に高いT波をみた場合は必ずテントT波を疑う必要がある．高カリウム血症ではほかにP波の消失は非常に重要な所見であり，見逃してはならない．QRS波の幅増大まで起こってくるといよいよVFに突入する危険信号だ．QRSの幅が狭いうちが花かも？急いで血液ガスで血清カリウム値を確認すべし．生化学でオーダーなんてすると，結果が出るまで時間がかかりすぎて撃沈してしまう．

　ただし中等度〜高度の高カリウム血症になってしまうと，ツンツンのはずのQRSの幅が広くなってきて，右側前胸部誘導（V$_1$〜V$_3$）でST上昇となってくることがあるから鑑別が難しくなるんだ．それでもBraunらは鑑別可能と報告している．QRSの終末部がslurring（なだらか）になったり，QRSの幅がそれほど広くないのに，ⅠやV$_6$誘導でS波を認めたりする場合は高カリウム血症によるテントT波を示唆する（Am J Med Sci, 230：147-156, 1955）．いやぁ，でもいかんせん1955年の報告だからちょっとちょっと…．シー，こんなの読めるようになるより，早く血液ガスとった方が早いような…．

　実はV$_1$〜V$_3$で高いT波をみたら，確かに超急性期T波を考慮するが，もう1つ重要な鑑別は**後壁梗塞**．つまり背中側からみた陰性T波のミラーイメージとして前胸部で高いT波となっているのだ．超急性期T波が一過性であるのに対して，後壁梗塞に伴うV$_1$〜V$_3$の高いT波はずっと持続することが多い．

でっかいT波をみたら…

● **テントT波（高カリウム血症）**…とんがりがツンツン，左右対称 ⇒ すぐに血液ガスで血清カリウム値をチェック！

● **超急性期T波（心筋梗塞）**…左右非対称でとんがりがドヨ〜ン ⇒ 経時的変化をチェック！典型的ST上昇に移行していく

● **V$_1$〜V$_3$のでっかいT波なら**…後壁梗塞を鑑別せよ．後壁梗塞なら経時的変化なし

4 見逃した日には打ち首獄門，墓石心電図 tombstone appearance

患者D　58歳　男性　　　　　　　　　　　　　心筋梗塞

　患者Dが前胸部圧迫感と冷や汗，右肩の放散痛を訴えて救急外来を受診した．待ってましたとばかりに（待ってないけど），これこそ心筋梗塞に違いないと研修医Mはすぐに心電図をオーダーした．するとそこには四角い箱のような波形が表れていた．

　「なんじゃ，こりゃぁ～？？？これってslow VT？？？P波もよくわからないなぁ．症状は心筋梗塞かと思ったのに，これって不整脈だったの？」

　頭のなかが一瞬のうちに『豆腐ぐちゃぐちゃご飯』？『猫まんま』？『混ぜこぜおじや状態』？…考えようによってはおいしいものばっかりだけど，人から一口食べる？と聞かれてもちょっと遠慮したくなるような脳味噌状態になった研修医M君．「リドカイン！」と叫ぼうと思ったそのとき，上級医Tが駆け寄ってきて言った．

　「これこそ見逃すと墓場行きのtombstoneの波形だよ！」（図9）

❓ 研修医M

「tombstoneって何ですか？ トゥームレイダーっていう映画なら知ってますが…．こんな四角くって変な心電図ってみたことなかったですし…．焦って頭の中がもう豆腐… あ，もういい？」

見逃した日には打ち首獄門，墓石心電図 tombstone appearance

　墓石のことを英語ではtombstoneといい，まさしく墓石のように見える心電図波形こそ，心筋梗塞の超急性期に表れる波形なのだ（図10）．ST上昇とR波がくっついてしまい大きな墓石のように見える．別名「giant R wave（巨大R波）」と呼ばれ，前壁誘導で出ることが多い．tombstone波は，超急性期T波と典型的なST上昇の移行期に起こる一過性の波形である．それほどお目にかかるわけではなく，ものの数十分で消えてしまい，いつもの見慣れたST上昇に変わってく

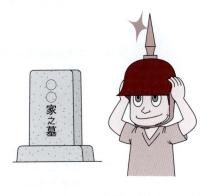

るので，迷ったらくり返し心電図をとるといい．よく見ると細いQRSとST上昇が癒合していない誘導があるので，それを探すのが近道．ただし思い込みは禁物で，ほかの病態（脊髄損傷や外傷性大動脈解離など）でもtombstone波のようになる（厳密にはspiked helmet sign）ことはあ

るから臨床はなかなか難しいよねぇ（Am J Med, 126：e5-e6, 2013. Mayo Clinic Proceedings, 87：309, 2012）. spiked helmet signとは，細いQRSに続いて上に凸の巨大ST上昇を認めるものをいう（トンガリヘルメットサイン）.

この tombstone 波はやはり鑑別が大事.「なんじゃこりゃぁ！」という**奇妙な幅の広いQRSの波形をみたら，もう1つ忘れてはいけないのが高カリウム血症**. 高度高カリウム血症の場合はsine waveやbizarre appearanceという. 詳しくは『ステップ ビヨンド レジデント7』を読んでね！（キャッ）

また幅の広いQRSというとVTを想起させるが，基本的に脈拍130/分以下のVTというものはないので，脈が速くなければあわてないあわてない. 頻脈だと，確かにVTと間違われることもあるが，**経時的心電図変化**と，**ST上昇と癒合していない細いQRSの成分を探す**といい. また，除細動後に一過性にブロックを伴うと，QRS幅が広くなることがあり，tombstone 波と間違えないようにしなければならない. この一過性のブロックならQRS幅は自然に戻ってくる.

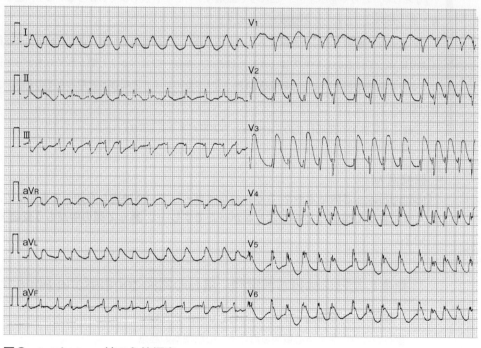

図9　tombstone 波の心筋梗塞

特にⅠ，aVL，V1〜V3は幅の広いQRSで墓石のように見える. これをVTと早合点してはいけない. このtombstone 波はQRSとST上昇が癒合してしまってできている. よぉ〜く見るとV3，V4では細いQRSがST上昇に先行してあるのがわかる. これをうまく探そう！

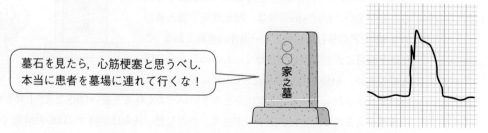

墓石を見たら，心筋梗塞と思うべし.
本当に患者を墓場に連れて行くな！

家之墓

図10　tombstone：giant R wave（巨大R波）

● tombstone波（墓石波形）は墓場へのいざない
● 超急性期心筋梗塞のtombstone波を見逃したら打ち首獄門の刑なのだ

☑ *Check!*

文献31）Sovari AA, et al：Hyperacute T wave, the early sign of myocardial infarction. Am J Emerg Med, 25：859. e1–859. e7, 2007

↑心筋梗塞の超急性期T波は胸痛発症から平均170分でみられるというが，なかには胸痛発症から早いと30分で出現してくるという．高カリウム血症のみならず，良性早期再分極や左室肥大のT波との鑑別も記載あり．

文献32）Somers MP, et al：The prominent T wave：Electrocardiographic differential diagnosis. Am J Emerg Med, 20：243–251, 2002

↑鑑別点がわかりやすく書いてある．

文献33）Genzlinger MA & Eberhardt M：Analyzing prominent T waves and ST–segment abnormalities in acute myocardial infarction. J Emerg Med, 43：e81–e85, 2012

↑必読文献．超急性期T波，テントT波（高カリウム血症），良性早期再分極，左室肥大の鑑別点がわかりやすく記載してある．

文献34）Chaudhry M, et al：Tombstone ST Elevations：… Not Necessarily a Harbinger of Doom！ Am J Med, 126：e5–e6, 2013

↑下壁誘導でtombstone波になった非心筋梗塞（脊髄損傷）の症例報告．

文献35）Littmann L & Monroe MH：The "Spiked Helmet" Sign：A New Electrocardiographic Marker of Critical Illness and High Risk of Death. Mayo Clinic Proceedings, 86：1245–1246, 2011

↑8症例の報告．機序はわからないもののさまざまな非心筋梗塞疾患でspiked helmet signを心電図で呈してくる．

5 あわてる左脚ブロックか，あわてない左脚ブロックか，それが問題だ

患者E 65歳 女性　　　　　　　　　　　　　　　完全左脚ブロック

　研修医Uはなかなか出来のいい奴で，いつも病院に寝泊まりしているような生活をしていた．そんなある日，患者Eが全身倦怠感を主訴に来院した．喫煙歴あり．血圧148/86 mmHg，脈拍86／分．研修医Uはどうもつらそうにしている患者Eが気になり，心電図を取ると左脚ブロックであった．

　出来のいい研修医Uは，「確か新規左脚ブロックは心筋梗塞を考えないといけないな」と思い，以前の心電図を取り寄せたところ，半年前の心電図では正常の洞調律であり，今回の左脚ブロックは新しいものであることがわかった．「おぉ，新規左脚ブロックだ！！ 確かガイドラインでは新規左脚ブロックはST上昇の心筋梗塞と同じように扱わないといけないはずだ！ すぐに心臓カテーテル検査の準備をしないと！！」と思い，アドレナリンが体中を走り回った．患者Eは点滴をしているうちに徐々に症状が取れ，元気になってきた．

　「僕の賢さで今日患者さん1人の命を救うんだ」と鼻息も荒く，「ガイドラインでは，ガイドラインでは」と，『お前は出羽の神かっ』とつっこみたくなるくらい，金科玉条のようにガイドラインを掲げて話す研修医Uに，コンサルトを受けたキレものの循環器内科医Gは，淡々と心エコーなど進めてひとこと言った．

循環器内科医G　「まぁ，心電図は確かに左脚ブロックですが，心臓の動きは結構いいですし，血液検査も正常ですしねェ．そこそこリスクもありそうだから，ま，入院させておきますね．えっ，PCI（percutaneous coronary intervention：経皮的冠動脈形成術）ですか．ま，今はあわてないで，とりあえず経過みながら考えますよ」

　循環器内科医Gはそのまま入院手続きをはじめてさっさと病棟にあがってしまった．患者Eは次の日，ただの脱水ということで帰宅させられていた．

? 研修医U

「ねぇ，先生，聞いてくださいよ．ガイドラインでは新規左脚ブロックはST上昇心筋梗塞と同じに扱わないといけないって書いてあるから，急いで循環器内科にコンサルトしたのに，結構あっさりとスルーして夜中のうちに心臓カテーテル検査しないんですよ．これって変じゃないですか？」

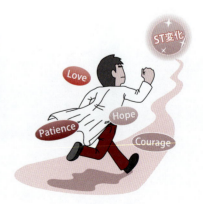

あわてる左脚ブロックか，あわてない左脚ブロックか，それが問題だ

確かに研修医U先生はよく勉強しているからあわててコンサルトしたんだね．エライエライ．でも実は2013年のアメリカ心臓病学会の心筋梗塞のガイドラインでは「**新規左脚ブロックはルーチンに心筋梗塞とみなさない．あわてない**」ようになったのだ．

新規左脚ブロックといえども昔の心電図があれば比較ができて新規とわかるが，そもそもはじめて医療機関を受診した場合は，これが新規なのか前からあるのかわからないという問題がある．新規（または新規疑い）左脚ブロックを調べてみるとそもそも心筋梗塞のなかで約4〜8％と頻度が低く，実際にPCIを行うのはマイノリティ（約11〜22％）であり，やはりそれらしい症状（胸痛，心肺停止，息切れ）がないと，新規（または新規疑い）左脚ブロックというだけで治療開始というわけにはいかない．比較的元気な左脚ブロックの患者さんに心臓カテーテル検査をしてもなかなかひっかからず，侵襲的な心臓カテーテル検査をすることはむしろよくないという報告が相次いだので，今回の改訂になったのだ．やっぱり症例は選ばなくちゃね．ただし，ヨーロッパや日本のガイドライン（2013）ではいまだに新規左脚ブロックはST上昇心筋梗塞と同じように扱うことになっている（改訂が遅れているだけなんだろうけど…）ので注意しよう．さすが循環器内科のG先生，左脚ブロックくらいであわてて心臓カテーテル検査をしてもひっかからないという経験をたくさんして知識も豊富だから，研修医U君の顔を潰さない程度にうまくあしらってくれたわけなんだよ．大人の対応だなぁ．さすがドクターG…ン？

じゃ，本当に左脚ブロックは無視していいのかというとそうではない．明らかに症状（胸痛，心肺停止，息切れなど）がある場合はやはりPCIを行っていることが多い．賢明な皆さんは次の2点は覚えておこう．**① Sgarbossa's criteria 3点以上を満たす左脚ブロック，② 循環動態の不安定な左脚ブロックは，まさしく緊急心臓カテーテル検査が必要**だ．

左脚ブロックでは心筋梗塞のST上昇を判読するのが難しく，以前は無理だと思われていた．ところが，1996年のSgarbossa's criteriaが出てからその考え方も変わった．そもそも左脚ブロックとはどのようなパターンになるのかを押さえる必要がある．正常な左脚ブロックではQRSの極性とSTの極性は反対になる．例えば，下壁やV1，V2ではQRSはQSやRSと陰性になるが，STは上向きの陽性になる．側壁やV5，V6では大きな陽性のQRSになるが，STは陰性になる．これをreasonable axis discordance（理にかなった極性の不一致）という．Sgarbossaはこれに注目して，左脚ブロック＋心筋梗塞のcriteriaを考案した（図11，表5）．

QRSとSTの極性が同じになってしまうのは異常であり，または極性が反対であっても極端にSTが上昇する場合は心筋梗塞を疑うのだ．このなかでも，**側壁，V5，V6（QRSは陽性）での上向きのQRSと同様に1 mm以上のST上昇（極性一致）を示す誘導が1つでもあればSTEMI**（ST-segment elevation myocardial infarction：ST上昇型心筋梗塞）だ（5点）！また，**V1〜V3の誘導に限るが，QRSが下向きなのに対して，一緒につられるようにSTが1 mm以上下がる誘導が1つでもあればこれもSTEMI**だ（3点）．一般的には心筋梗塞は同じ壁を示す誘導で2つ以上のST上昇を示す必要があるが，**このSgarbossa's criteriaは1つでも異常な誘導があればアウトなので注意されたい**．Tabasらのメタ解析では3点以上の所見があれば心筋梗塞の感度は20％だけだが，特異度は98％と報告している．

Sgarbossa's criteriaの3番目のルールでは，極性不一致でQRSが下向きで，STが異様に高く

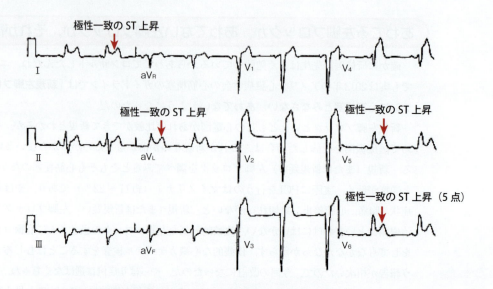

図11　左脚ブロックを伴う心筋梗塞（Sgarbossa's criteria）

表5　Sgarbossa's criteriaの3つのルール

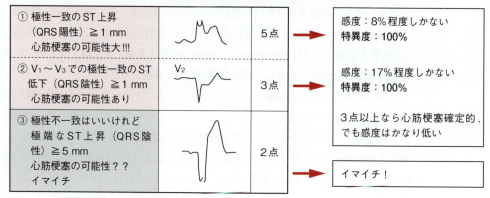

① 極性一致のST上昇 （QRS陽性）≧1mm 心筋梗塞の可能性大!!!		5点	→	感度：8%程度しかない 特異度：100%
② V₁〜V₃での極性一致のST低下（QRS陰性）≧1mm 心筋梗塞の可能性あり	V₂	3点	→	感度：17%程度しかない 特異度：100% 3点以上なら心筋梗塞確定的.でも感度はかなり低い
③ 極性不一致はいいけれど極端なST上昇（QRS陰性）≧5mm 心筋梗塞の可能性？？ イマイチ		2点	→	イマイチ！

なる場合（≧5mm）を異常と取るが，これ単独ではたったの2点だけで心筋梗塞の診断としてはかぎりなくイマイチ．Smithらはs波の高さ（s波の絶対値）の25%以上stの高さ（stの絶対値）が上昇または低下していれば異常と取ると，陽性尤度比は9となると報告した．Sgarbossa's criteriaの3番目のルールである5mm以上上昇という絶対値よりも，このSmithのルールの方が感度が上がると報告している（図12）．しかし小規模スタディなので，追試をしないと何とも言えない．Selvester criteriaでは，2誘導でstが「（s波の絶対値−R波の絶対値）の10%」の高さより1mm以上上昇すれば異常と取る．いろいろ工夫をしないといけないというのが，この極性不一致の難しさだろう．

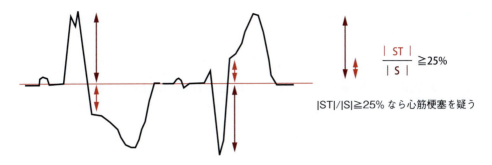

$$\frac{|ST|}{|S|} \geqq 25\%$$

|ST|/|S|≧25% なら心筋梗塞を疑う

図12 Smithらの左脚ブロックにおける｜ST｜/｜S｜比

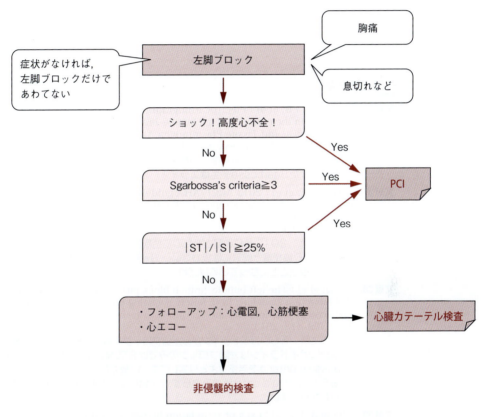

図13 新規（新規疑い）左脚ブロックの実践アプローチ

　残念ながらSgarbossa's criteriaは感度が低く，なかなかお目にかかれないが，特異度が高いので，あればラッキー！ という感じくらいで考えておくべきだろう．ただし，あくまでも患者さんに心筋梗塞らしい症状がないといけない．無症状ならこのSgarbossa's criteriaと言えど意味がない．新規（新規疑い）左脚ブロックのアルゴリズムを図13に示す．

新規左脚ブロック！？

● もはや左脚ブロックというだけではあわてない，あわてない

● 胸痛，心肺停止，息切れなどの症状があったら要注意

左脚ブロック＋以下の場合はあわてるべし！（心カテ急げ！）

● Sgarbossa's criteria ≧３点

● ショック！ 心不全！ 胸痛！ 息切れ！ を伴うもの

✓ *Check!*

文献36) Sgarbossa EB, et al：Electrocardiographic diagnosis of evolving acute myocardial infarction in the presence of left bundle-branch block. GUSTO-1 (Global Utilization of Streptokinase and Tissue Plasminogen Activator for Occluded Coronary Arteries) Investigators. N Engl J Med, 334：481-487, 1996

　↑ 左脚ブロックを伴う心筋梗塞の心電図診断のオリジナル文献．なんやかんや言ってもこれを見つけたSgarbossa先生はエライ！

文献37) O'Gara PT, et al：2013 ACCF/AHA guideline for the management of ST-elevation myocardial infarction: a report of the American College of Cardiology Foundation/American Heart Association Task Force on Practice Guidelines. Circulation, 127：e362-425, 2013

　↑ 必読文献．2013年に改訂された心筋梗塞のガイドライン．新規左脚ブロックだけではST上昇心筋梗塞と同等には扱わない．ヨーロッパや日本は昔のままST上昇心筋梗塞と同等に扱うことになっているけどね．

文献38) Cai Q, et al：The left bundle-branch block puzzle in the 2013 ST-elevation myocardial infarction guideline: from falsely declaring emergency to denying reperfusion in a high-risk population. Are the Sgarbossa Criteria ready for prime time？ Am Heart J, 166：409-413, 2013

　↑ 必読文献．新しいガイドラインから左脚ブロックを省いたらダメだと鼻息荒く訴える文献．確かにガイドラインは左脚ブロックのみではSTEMIとみなさないとしているが，Sgarbossa's criteriaを考慮せよとは書いてない．確かにしっかり書いておく方が親切だ．でもSgarbossa's criteriaのみならず，Smithのcriteriaも考慮したアルゴリズムをつくりわかりやすい．

文献39) Chang AM, et al：Lack of association between left bundle-branch block and acute myocardial infarction in symptomatic ED patients. Am J Emerg Med, 27：916-921, 2009

　↑ 30歳以上の胸痛または虚血を疑わせる訴えをする患者7,937人に対する観察研究．55人に新規（または新規疑い）左脚ブロック，136人に陳旧性左脚ブロックを認め，7,746人は左脚ブロックなし．左脚ブロックがあってもなくても心筋梗塞発症には差がなかった（新規左脚ブロックでは7.3％，陳旧性左脚ブロックでは5.2％，左脚ブロックなしで6.1％：P＝0.75）．ただし血行再建術と冠動脈疾患率は新規左脚ブロック群に有意に多かった．やはり左室が広範囲に障害されると左脚ブロックになるわけだから治療が必要になるだろうことは予想がつくが，いかんせんこのスタディではSgarbossa's criteriaを確認していないんだよねぇ．

文献40) Jain S, et al：Utility of left bundle branch block as a diagnostic criterion for acute myocardial infarction. Am J Cardiol, 107：1111-1116, 2011

↑メイヨークリニックの後ろ向き研究．新規左脚ブロックの心筋梗塞に占める割合はたった4％．非左脚ブロックの心筋梗塞と比較するとPCIを行った症例は左脚ブロックの方が少なかった（22 vs 86％）．Sgarbossa's criteria 5点以上はたったの14％と感度が低いが，特異度は100％であった．

文献41) Mehta N, et al：Prevalence of acute myocardial infarction in patients with presumably new left bundle-branch block. J Electrocardiol, 45：361-367, 2012

↑806人の心筋梗塞患者のうち新規（疑い含む）左脚ブロックの占める割合は8.6％であった．PCIを行ったのはたったの11.6％だけ．胸痛，心肺停止，息切れで来院した左脚ブロックではPCIを要することが多かった．

文献42) Tabas JA, et al：Electrocardiographic criteria for detecting acute myocardial infarction in patients with left bundle branch block：a meta-analysis. Ann Emerg Med, 52：329-336, 2008

↑**必読文献**．Sgarbossa's criteriaについての11の研究に対するメタ解析．Sgarbossa's criteria 3点以上の感度はたったの20％，特異度は抜群の98％．陽性尤度比は7.9とすごいが，陰性尤度比はたったの0.8．Sgarbossa's criteria 2点以上でみると感度は20〜79％，特異度は61〜100％と幅がありすぎなので使い物にならない．

文献43) Smith SW, et al：Diagnosis of ST-elevation myocardial infarction in the presence of left bundle branch block with the ST-elevation to S-wave ratio in a modified Sgarbossa rule. Ann Emerg Med, 60：766-776, 2012

↑**必読文献**．左脚ブロックではQRSとSTの極性が不一致になるのは当たり前．ただし5 mm以上のST上昇はSgarbossa's criteria 2点というしょぼい点数がついている．そこでS波の高さの25％以上STが偏位している場合に異常と取るとより感度が高くなると報告．これは追試が必要．

文献44) Gregg RE, et al：Combining Sgarbossa and Selvester ECG criteria to improve STEMI detection in the presence of LBBB. Comput Cardiol, 37：277-280, 2010

↑左脚ブロックの極性不一致の5 mmルールを見直して，2誘導以上（S波の絶対値−R波の絶対値）の10％より1 mmでもSTが上昇していれば異常と取る（Selvester criteria）．このSelvester criteriaをSgarbossa's criteriaに加えると感度も39％上昇すると報告．特異度は89％と落ちちゃうけどね．

文献45) Gregg RE, et al：New ST-segment elevation myocardial infarction criteria for left bundle branch block based on QRS area. J Electrocardiol, 46：528-534, 2013

↑Gregg先生はあきらめていません．QRSの面積とS波の面積を引き算して…もう勘弁して．

🔔 研修医U

「心筋梗塞って確かSTが1 mm以上2誘導以上（同じ領域で）上がっていたら異常と取るんでしたっけ．四肢誘導は0.5 mm，前胸部誘導は1 mm上昇で異常でしたっけ．上級医の先生も何mmだったのか人によって微妙に違うんですよね」

心筋梗塞の心電図

確かに昔から心筋梗塞の心電図のST上昇が何mm以上というのはいろいろ言われて困ったものだ．でもきちんとアメリカ心臓病学会から定義が出ているので，これを参考に覚えておこう（**表6**）．

ST上昇はJ pointの2 mm右側でみるとか，J pointそのものでいいとかいろいろ言われたが，現時点ではJ pointそのもので判読することが推奨されている．

な，なんと！**前胸部誘導のV$_2$～V$_3$に関しては判読法が実に細かい！若年男性（40歳未満）は前胸部誘導のV$_2$～V$_3$でST上昇はよくみられる**ので，2.5 mm以上を異常と取る．40歳以上の男性になると2 mm以上で異常と取る．女性でもV$_2$～V$_3$に限れば，1.5 mm以上で異常とみなすのだ．へぇへぇへぇ（『へぇ』ボタン連発）！

もちろんV$_2$～V$_3$以外では1 mm以上の上昇で異常と取るのだ．0.5 mmなんて微妙な数値はガイドラインには出てこない．あくまでも心電図は心電図．どうせ最初っから引っかかりっこないことも多いので，患者さんの症状と照らし合わせるのが大事なんだけどね．

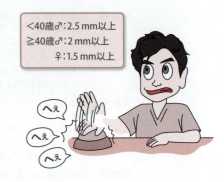

＜40歳♂：2.5 mm以上
≧40歳♂：2 mm以上
♀：1.5 mm以上

表6　急性心筋梗塞の定義

① ST上昇（連続する2誘導以上）J point で計測すること	
□ 前胸部誘導（V$_2$～V$_3$）	男性≧40歳：ST上昇≧2 mm 男性＜40歳：ST上昇≧2.5 mm 女性：ST上昇≧1.5 mm
□ ほかの前胸部誘導，四肢誘導	ST上昇≧1 mm
② ST低下（2誘導以上）	
□ 前胸部誘導（V$_1$～V$_4$）	後壁梗塞
③ aV$_R$ ST上昇＋広範囲ST低下	左冠動脈主幹部病変（LMCA）
④ 新規（新規疑い）左脚ブロックだけでは心筋梗塞を疑わない（例外：ショック，Sgarbossa's criteria）	
⑤ 超急性期T波	

暗記すべし！

LMCA：left main coronary artery

研修医U
「ST低下でも心筋梗塞を疑ってPCIしないといけないんですね」

見逃しちゃいけない後壁梗塞

PCIは何にでもすればいいわけではない．発症12時間以内で虚血症状のあるSTEMIはClass I推奨なのは当たり前（エビデンスレベルA）．発症時間に関係なくSTEMIでショックや高度心不全になっているものはPCIが推奨されている（エビデンスレベルB）．発症12～24時間の場合でも臨床的にまたは心電図にて進行性の虚血が疑われるSTEMIではPCIがClass II a推奨されている（エビデンスレベルB）．後壁梗塞やaV$_R$でST上昇を伴うST低下を除いて，ST低下の場合はPCIはClass III推奨である（エビデンスレベルB）．

V$_1$～V$_4$の2誘導以上でST低下を認めた場合，後壁梗塞を疑わないといけない．ちょうどこの部位は後壁のミラーイメージ（reciprocal change）をみていることになる．V$_1$～V$_3$でR波の増高をみたら，後壁のQ波のミラーイメージをみているかもしれないと疑う必要がある．ただ，後

壁梗塞は右室梗塞や側壁梗塞に合併しやすいので，下壁（Ⅱ，Ⅲ，aV$_F$）や側壁（Ⅰ，aV$_L$）で ST上昇をみることが多い．

　困るのはST上昇を伴わない純粋な後壁梗塞（純後壁梗塞）．ST低下だけで診断するのは至難の業だ．**純後壁梗塞なんてSTEMIの3〜7％にしかなく**，「回旋枝がつまるだけだからすぐにポンプ失調になって死んだりしないよ」とタカをくくっている人がいるが，「ちょっと待ったぁ！」ほかのSTEMIと比べて予後は変わらないのだ．そして僧帽弁逆流を伴うようになってしまうと**69％は予後が悪くなってしまう**．せっかく治せるSTEMIなのに，このST低下を見逃すのはダメなのだ．このST低下を正しく診断できるのはたったの38％というから，ここはあなたの腕の見せどころじゃない？

　この難題の後壁梗塞をしっかり見つけるには，**後壁誘導であるV$_7$，V$_8$，V$_9$の追加注文をしよう**（図14）．V$_7$は後腋窩線上につける．V$_8$は左肩甲骨の下端につければよい．V$_9$はV$_8$と背柱の中間（傍脊柱線上）につける．後ろから見た電極でST上昇を見つければ，ホラ，簡単でしょ？後壁誘導のST上昇は0.5 mmあれば異常である．40歳以下の若い人は1 mm以上で異常とする（図15）．後壁誘導の方がほかの誘導よりも鋭敏にST上昇がわかるという報告もある．これって側臥位にしないといけないから結構邪魔くさいがそうも言ってられない．

　ではV$_1$〜V$_4$のみ注目すればいいのかと言うとそうでもない．V$_1$〜V$_6$と広範囲にST低下を認めたり，側壁も含めてST低下を示す症例もある．Weiらによると，NSTEMI（非STEMI）と診断されたが結構ST低下の心筋梗塞が見逃されていた．特に広範囲のV$_1$〜V$_6$を示すものが見逃し症例の41％を占めていた．とにかく前壁のST低下をみたら，全例後壁誘導をチェックした方がよさそうだ．

後壁梗塞を見逃すな！

● V$_1$〜V$_4$のST低下をみたら後壁誘導V$_7$〜V$_9$を取るべし！

● 純後壁梗塞を見つけたら，あなたも優秀な医師38％の仲間入り

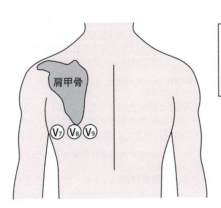

V$_7$：左後腋窩線上
V$_8$：**左の肩甲骨の下端**
V$_9$：V$_8$と脊柱の中間
　　　（傍脊柱線上）

肩甲骨

V$_7$ V$_8$ V$_9$

図14　後壁梗塞の追加注文

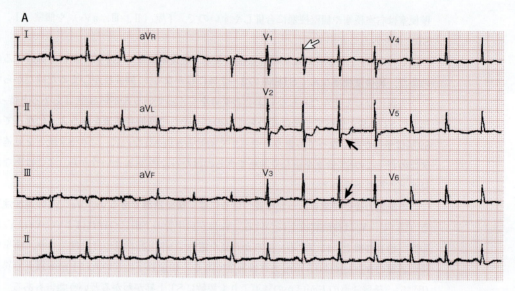

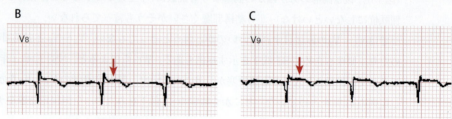

図15 後壁梗塞

A）V₂, V₃でST低下を認める（➡）. V₁で著明なR波を認める（⇨）.
B. C）V₈, V₉でST上昇を認めた（➡）.
文献48より引用.

✓ *Check!*

文献46）Aqel RA, et al：Usefulness of three posterior chest leads for the detection of posterior wall acute myocardial infarction. Am J Cardiol, 103：159-164, 2009
　↑ 53人の患者で心臓カテーテル中に一時的にバルーンで左冠動脈を人為的に閉塞させ，後壁の3誘導を追加した15誘導心電図で評価した．なんと後壁誘導の方がほかの誘導より鋭敏にST上昇を見つけることができた．0.5 mm以上のST上昇は後壁誘導では74％，ほかの誘導では38％．1 mm以上のST上昇は後壁誘導で62％，ほかの誘導で34％であった．ひえぇ〜，こんなスタディしていいのって感じもあるけど．

文献47）Khan JN, et al：Posterior myocardial infarction：are we failing to diagnose this? Emerg Med J, 29：15-18, 2012
　↑ 必読文献．117人の医師と救命士のうちたった44人（38％）しか後壁梗塞の心電図を判読できなかった．若手の医師はもっと判読率が低かった．後壁誘導をとればいいとは知っていても20％の医師しか正しい場所をわかっていなかった．

文献48）van Gorselen EO, et al：Posterior myocardial infarction：the dark side of the moon. Neth Heart J, 15：16-21, 2007
　↑ オランダのジャーナル．後壁梗塞のreview．世界中どこでも後壁梗塞は見逃されているようだ．

文献49) Waldo SW, et al：Reperfusion times and in-hospital outcomes among patients with an isolated posterior myocardial infarction：Insights from the National Cardiovascular Data Registry（NCDR）．Am Heart J, 167：350-354, 2014

    ↑ 117,739人のSTEMIのうち，純粋な後壁梗塞はたったの0.7％であった．後壁梗塞は通常のSTEMIに比べ心電図からPCIまでの時間が長く（69分 vs 61分），90分以内にPCIができる患者も少ない傾向（83％ vs 89％）にあった．予後に関しては後壁梗塞もほかの心筋梗塞も同じというから注意が必要．それにしてもさすがボストンの病院．PCIまでの時間が8分遅いだけとは結構優秀だと思うのは私だけ？

文献50) Wei EY, et al：Pitfalls in diagnosing ST elevation among patients with acute myocardial infarction. J Electrocardiol, 46：653-659, 2013

    ↑ ST低下がV_1〜V_4のうち2誘導以上に認められたらST上昇心筋梗塞と同じに扱う，つまり後壁梗塞ということになる．後ろ向きにNSTEMIと診断されていた140人の患者を調査したところ，35％が実は心筋梗塞が見逃されていた．V_1〜V_3のST低下を見逃されていたものが12％，なんとV_1〜V_6まで広範囲に認めるものが41％もあった．V_1〜V_6の広範囲ST低下症例のうち55％は下側壁の心筋梗塞を認めた．広範囲のST低下もST上昇心筋梗塞と同様に気をつけた方がいい．今までNSTEMIと思われていた広範囲ST低下も結構見逃していたかも…．

3章

ECGアップグレード

6　トッピングは何にいたしますか？
～V4R，V5Rの追加注文～

患者F　75歳　女性　　　　　　　　　　　　　　　　　　右室梗塞

　75歳女性患者Fが，心窩部痛を主訴に来院した．1カ月前に胃カメラをしたときは問題なく，通常も空腹時に痛いことはなかったという．今回は昼に食べたから揚げのせいかと言っているが，今はすでにもう食後8時間が経過している．冷や汗，嘔気・嘔吐を伴っていた．血圧100/70 mmHg，脈拍56/分．デキる研修医Sがすかさず心電図をとり，Ⅱ，Ⅲ，aVFにST上昇を認め，かつ側壁，前壁誘導でST低下のミラーイメージを認め下壁心筋梗塞と診断した．

　痛みを何とかしようと研修医Sはニトロスプレーを与えた．その直後から，血圧が60 mmHgに下がってしまい，慌てて昇圧薬を使用した．上級医Hが右側前胸部誘導をとるように指示し，右室梗塞と診断し，輸液を増やしたところ，血圧が戻ってきた．

❓ 研修医S

「**ただの下壁梗塞じゃなかったんですね．確かに右室梗塞でニトロスプレーはよくなかったです．でもどういうときに右側前胸部誘導を取ればいいのでしょうか？**」

トッピングは何にいたしますか？ ～V4R，V5Rの追加注文～

　心窩部痛，嘔気・嘔吐，冷や汗で心筋梗塞を疑った研修医Sの成長ぶりは素晴らしい．世の中の多くの先人達が痛い目にあってきた心筋梗塞の典型的パターンだ．下壁梗塞では右冠動脈が閉塞することによって，右房の迷走神経が刺激され，徐脈になり，嘔気・嘔吐をきたしやすく，腸蠕動が亢進し，下痢になる場合もある．下壁のすぐそばに胃があるものだから，胃痛を主訴とすることが多く，プロでも本当に難しい．

　ただ右冠動脈が途中で閉塞しただけならいいが，右冠動脈の根っこで閉塞する右室梗塞となると話が違う．だって全身からの血液を吸い上げる機能を失ってしまうわけだから…．**右室梗塞にニトログリセリンやモルヒネを安易に投与すると，あっという間に静脈還流が減ってしまい，ショックになってしまう．**強心薬で心臓を叩いても動けないのが右室梗塞の嫌なところ．いったんショックになったら強心薬を使っても効果が期待できない．むしろ輸液負荷をして血管内容量を増やすしかない．**右室梗塞におけるニトログリセリンは禁忌なのだ．**研修医S君，「ニトロスプレーがまずかったですね」じゃなくて，「禁忌！」なんですけどぉ！

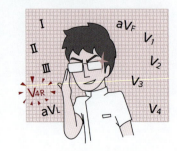

右室梗塞は，下壁梗塞に合併（25〜40％）することが多く，下壁心筋梗塞＋血圧低下＋頸静脈怒張を見た場合は，右室梗塞を疑わなければならない．**下壁梗塞を見たら，必ず右側前胸部誘導（V_{4R}，V_{5R}）を追加指示しなければならない**（図16〜18）．V_{4R}，V_{5R}で1 mmでもSTが上昇してたらアウトだ．右側前胸部誘導はV_{4R}が最も鋭敏．**右室梗塞におけるV_{4R}，V_{5R}でのST上昇の感度は53〜88％，特異度は78〜100％だ**．誰でもわかりやすいようにSTが完全に跳ね上がってくるというわけではないから，微妙な変化を見逃さないようにしたい．J pointよりも1.5 mm右側（60ミリ秒）の方が見つけやすいという（Am J Emerg Med, 29：1067–1073, 2011）．右

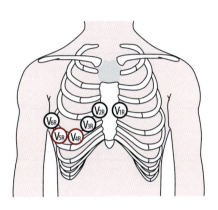

図16　右胸部誘導（V_{4R}，V_{5R}）

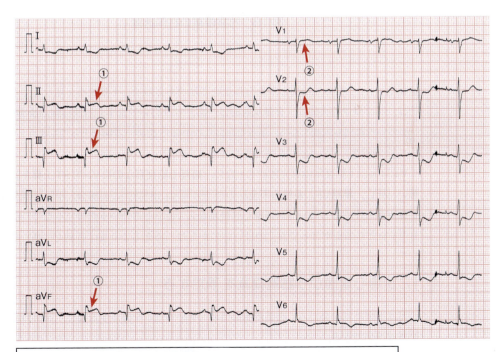

Ⅱ, Ⅲ, aV_FでST上昇のある下壁梗塞
右室梗塞を疑わせるヒント　① Ⅲ誘導のST上昇がⅡ, aV_FのST上昇より高い
　　　　　　　　　　　　　② V_1のSTがV_2のSTより高い

図17　右室梗塞の12誘導心電図

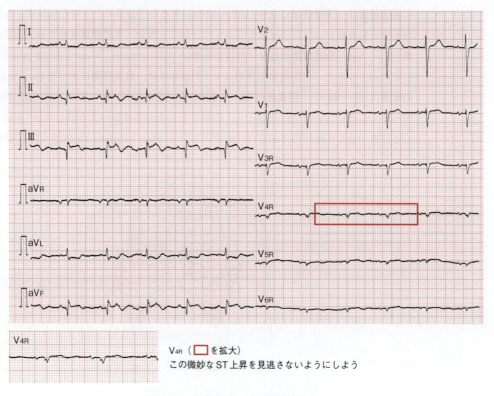

V4R（ □ を拡大）
この微妙な ST 上昇を見逃さないようにしよう

図18　右室梗塞の右側誘導

室梗塞のST上昇は短時間しかみられないことがあるので，下壁梗塞を見たら，迷わず条件反射的に，パブロフの犬的に，脊髄反射的に…あ，もういい…素早く右側前胸部誘導をとろう！

いろいろ鑑別も大変だから，迷ったらはじめから15誘導心電図をとってしまうといいかも（V4R，V8，V9の追加）．Wungらは18誘導心電図（V3R〜V5R，V7〜V9の追加）をとっているもんね．

V4Rは実は下壁梗塞の専売特許じゃない．**前壁心筋梗塞なのにV4RでST上昇を認めると予後が悪い（死亡，早期VF，急性心不全）**のだ（54％ vs 18％）．この場合，中隔梗塞を伴い悪性の不整脈が出やすくなるという．下壁心筋梗塞ならV4Rをとるというだけじゃなく，前壁心筋梗塞でもV4Rをとりあえずとっておくのはいいのかもね．考えるよりまず行動だ．あ，それ得意♪

12誘導心電図から右室梗塞を予想する

実は下壁梗塞を見たら，右側前胸部誘導（V4R，V5R）を追加する前に，通常の心電図でも右室梗塞は予想できる．

V1のSTがやや上昇している場合は右室梗塞の可能性が高い（**図17②**）．V1のみがST上昇しているというのは通常ありえないので，右室梗塞を疑うポイントになる．**V1とV2を比較したときに，V1のSTの方がV2のSTよりSTが上昇しているような傾向がある場合**

V₁のST上昇 > V₂のST 低下 or 平坦，V₁のST 低下 > V₂のST 低下など

は，このまま V₁ より右側に誘導をつけていくとホラ，STが上がってくるのではと予想するのである．

　四肢誘導にも注目してみよう．Ⅱ，Ⅲ，aV_FのST上昇を認めた場合，**Ⅲ誘導のST上昇がⅡ誘導のST上昇より大きい場合**（図17①）**も右室梗塞を予想できる**（感度16%，特異度92%）．右室梗塞は右冠動脈の基部の閉塞で発症するため，障害電流の軸もより右側に向くので，Ⅱ，aV_F よりも右側から見ているⅢ誘導のSTが最大となるわけだ．反対にⅡ誘導が他のⅢ，aV_F誘導よりもST上昇が顕著な場合は回旋枝の閉塞を考える．一方，V₂〜V₄でST低下を認めたら，回旋枝領域と関連が深い．心外膜炎だと下壁誘導でST上昇することが多いが，Ⅱ誘導の方がST上昇が高くなることが多い．心外膜炎だと思ってももしⅢ誘導の方がⅡ誘導よりST上昇が高かったら，これは心筋梗塞を疑わないといけない．あぁ，頭がこんがらがってきたかしら？

右冠動脈？ 回旋枝？ 責任血管を見つけるカギはaV_L！

　右冠動脈と切っても切れない仲はaV_L．下壁のちょうど反対側から見ている誘導なので，**aV_LでのST低下は右冠動脈閉塞である感度74%，特異度90%もある**．ゆめゆめaV_LのST低下を見逃さないようにしたい．反対に**V₇〜V₉でST上昇があり（後壁梗塞）aV_LでST低下がない場合は回旋枝閉塞を強く示唆する所見となる**（感度88%，特異度95%）．

　もちろん右室梗塞だとマネージメントが全く違うが，回旋枝もあなどれない．回旋枝の閉塞は見つけるのも一苦労だが，予後は右冠動脈，左冠動脈と同じように悪いのだから．

　右室梗塞ならV_4RのSTが上昇するだろうと思っても（感度96%），後壁梗塞を合併するとV_4Rはあまり上がってこない（感度36%）のでなかなか臨床は難しいねぇ．

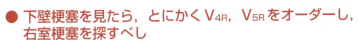

- 下壁梗塞を見たら，とにかく V_4R，V_5R をオーダーし，右室梗塞を探すべし
- 前壁梗塞でも V_4R で ST 上昇を伴うと予後が悪い

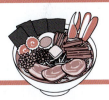

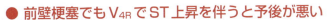

- 下壁梗塞で，ST上昇：Ⅲ＞Ⅱなら右冠動脈病変を疑う
- 下壁梗塞で，aV_LのST低下なら右冠動脈病変（感度74%，特異度90%）
- 後壁梗塞（V₇〜V₉でST上昇）で，aV_LのST低下なければ，回旋枝病変（感度88%，特異度95%）

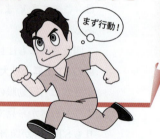

● 迷ったら15誘導心電図！ 右側前胸壁誘導と後壁誘導をとってしまうと便利！

● 後壁誘導（V₈，V₉）でST上昇を見たら：

　　aV$_L$でST低下……………………右冠動脈閉塞

　　aV$_L$でST平坦または上昇……回旋枝閉塞

まず行動！

✓ *Check!*

文献51）Zalenski RJ, et al：Assessing the diagnostic value of an ECG containing leads V4R, V8, and V9：the 15 lead ECG. Ann Emerg Med, 22：786-793, 1993
　↑ずいぶん古いスタディで申し訳ないが，15誘導心電図での評価．V₄ᵣ，V₈，V₉の3誘導を追加すると28.9％で新しい所見が見つかった．ST上昇を見つけるオッズ比が8倍も増える．

文献52）Trägårdh E, et al：How many ECG leads do we need？ Cardiol Clin, 24：317-330, 2006
　↑12誘導以外に右胸部誘導，後壁誘導などを解説．体表面マッピングまでいろいろ書いてある．

文献53）Khosoosi N, et al：Clinical manifestations of right ventricle involvement in inferior myocardial infarction. Caspian J Intern Med, 5：13-16, 2014
　↑カスピ海の内科雑誌って面白そう．イランのスタディ．通常の下壁梗塞と違い，右室梗塞は意識レベル低下，血圧低下，頸静脈怒張がより多かった．

文献54）Barsheshet A, et al：Right precordal lead（V4R）ST-segment elevation is associated with worse prognosis in patients with acute anterior myocardial infarction. J Am Coll Cardiol, 58：548-549, 2011
　↑コレスポンデンス．117人の前壁心筋梗塞のうち39人（33％）にV₄ᵣでのST上昇を認めた．エコーで調べたところ，V₄ᵣでST上昇を認めたものの中に右室梗塞を伴う例はなかった．V₄ᵣのST上昇を伴う前壁心筋梗塞はそうでないものよりVFが多く（21％ vs 2.5％），急性心不全が多く（39％ vs 17％），予後不良（VF，心不全，死亡の合計 54％ vs 18％）であった．V₄ᵣのST上昇の前壁心筋梗塞では，心室中隔の壁運動低下を認めたが，心室全体の壁運動が悪いわけではなかった．中隔障害は悪性の不整脈を引き起こす誘因となるからであろう．

文献55）Wellens HJ：The ECG in localizing the culprit lesion in acute inferior myocardial infarction：a plea for lead V4R？ Eurospace, 11：1421-1422, 2009
　↑V₄ᵣをあまりとらない救急医が多いとなげいているエディトリアル．

文献56）Brady WJ, et al：A comparison of 12- and 15-lead ECGS in ED chest pain patients：impact on diagnosis, therapy, and disposition. Am J Emerg Med, 18：239-243, 2000
　↑15誘導と12誘導心電図を比較検討．15誘導をとったからといってマネージメントが変わったわけではないが，より解剖学的障害部位を予測できた．

文献57）Wung SF, et al：Discriminating between right coronary artery and circumflex artery occlusion by using a noninvasive 18-lead electrocardiogram. Am J Critical Care, 16：63-71, 2007
　↑必読文献．右胸壁誘導（V₃ᵣ～V₅ᵣ）と後壁誘導（V₇～V₉）の6誘導を加え18誘導の心電図で評価し，PCIを施行した右冠動脈閉塞38例と回旋枝閉塞50人を検討した．後壁誘導のST上昇は回旋枝閉塞の場合が，右冠動脈閉塞より2倍多かった．後壁誘導でST上昇してかつaV$_L$のST低下の場合は右冠動脈閉塞が多く，後壁誘導でST上昇してaV$_L$ではST低下していない場合は回旋枝閉塞が多かった．PCIの前にどの血管が閉塞しているか予想をつけるのに便利．

文献58) Kim SS, et al : Clinical outcomes of acute myocardial infarction with occluded left circumflex artery. J Cardiol, 57 : 290–296, 2011
　　　↑ 2,281人の一枝病変の患者の心電図を調査．ST上昇を示すものが回旋枝では少なく（回旋枝 46.3％，左冠動脈87.0％，右冠動脈82.3％），PCI施行率も低い（回旋枝 43.4％，左冠動脈78.9％，右冠動脈74.5％）．院内死亡は左冠動脈病変（4.1％）が最も多いものの，右冠動脈（2.4％）と回旋枝（2.5％）では差がない．

文献59) Kosuge M, et al : Posterior wall involvement attenuates predictive value of ST-segment elevation in leadV4R for right ventricular involvement in inferior acute myocardial infarction. J Cardiol, 54 : 386–393, 2009
　　　↑ 横浜市立大学のスタディ．V4RのST上昇が右室梗塞に重要なのはわかっているが，後壁梗塞を伴うとなんともV4Rが頼りなくなってしまう．右室梗塞に後壁梗塞を合併するとV4RのST上昇の感度は34％，特異度は83％しかないが，後壁梗塞を合併しないと感度96％，特異度82％となる．後壁梗塞が合併するとこんなにV4Rの感度が下がっちゃうのか（96％→34％）．

3章

ECGアップグレード

7　忘れられたaV_R，運命を握るaV_R

患者G　62歳　女性

心筋梗塞

　患者Gが胸部圧迫感と冷や汗，めまいを主訴に救急外来を受診してきた．研修医Yはすかさず心電図をとった（図19）．「おぉ！　これは心筋梗塞だ！　すぐに循環器内科を呼ぼう！」血液検査でも心筋逸脱酵素は上昇していた．

　そこへやってきた循環器内科医Dは心電図を見るや，「うぅーん，これはもしかすると手術になるかもしれないなぁ…」とつぶやいた．

患者H　55歳　男性

心筋梗塞

　「象が乗っているみたいだ」と胸部圧迫感と右肩痛を主訴に患者Hが救急外来を受診してきた．（インドかタイで象使いでも呼んできたらいいのかしらン？）などと不謹慎なギャグを考えつつ，研修医Yはすかさず心電図をとった（図20）．「うぅーん，ST低下が目立つなぁ．でもまぁ，症状からは心筋梗塞を考えないといけないし，血液検査を待ってから，循環器内科を呼ぼうか」と研修医Yは思った．予想通り心筋逸脱酵素は上昇しており，「これはNSTEMI（Non-STEMI：非ST上昇型心筋梗塞）だなぁ．心カテはあわててしなくてもいいか…」と思いつつ，循環器内科をコールした．

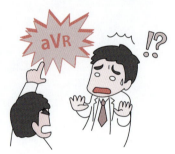

　そこへやってきた循環器内科医Dは心電図を見るや否や，「すぐに心カテするよ．びまん性ST低下に加えてaV_RのST上昇をみたら，STEMIと同じように扱うんだから，早く呼んでくれないと困るよ」

❓ 研修医Y

「循環器内科の先生に教えていただきましたが，aV_Rを読むなんて知りませんでした」

忘れられたaV_R，運命を握るaV_R

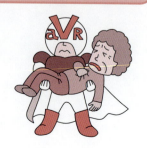

　12誘導心電図というものの，今までaV_Rは限りなく無視されてきた．実際11誘導しか見ていなかった人は多いんじゃない？「aV_Rなんていらない．強いて言えば電極のつけ間違えを探すくらいかな（軸はaV_Rが上に向くことはありえないから）」と思ってはいなかったかしらン？　aV_Rをたかが付録と思ってはいけない．雑誌の付録が目当てで購買意欲がわ

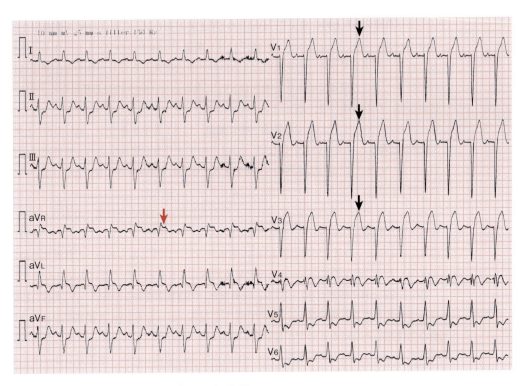

図19　患者Gの心電図
前壁心筋梗塞（➡）＋aVRのST上昇（➡）を認める.

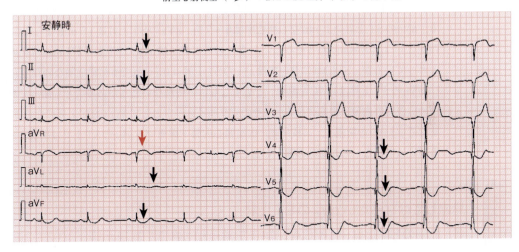

図20　患者Hの心電図
広範囲ST低下（➡）＋aVRのST上昇（➡）を認める.

く場合もある．昔懐かしいウルトラマンや戦艦大和のプラモデルなどデ○ゴ○○ィーニの付録は
むしろ本誌を上回る勢いではないか．役に立たないと言われ続け肩身が狭い（と当のaVRが思っ
ているかどうかは不明だけど）思いをしたaVRこそ，唯一心臓を右肩からみている誘導であり，
実は左冠動脈の根っこ，つまりLMCA（left main coronary artery：左冠動脈基部）閉塞の際の
ST上昇をつかまえやすい位置にあったのだ．パチパチパチ！

つまり前壁のST上昇に加えて，aV_RでもST上昇があれば，これはLMCA閉塞または近位LAD（left anterior descending artery：左前下行枝）閉塞を示唆するので，もしかすると手術になるかもしれないと予想できる．中隔基部はLADの一番近位側から枝分かれする中隔穿通枝に栄養されており，ここの閉塞での傷害心電図はaV_Rに向かって上向きになる形になる．aV_RのST上昇に対して，むしろI，II，aV_L，V₄〜V₆ではミラーイメージとしてST低下となりやすいことも知っておきたい．したがって**広範囲（特に側壁）にST低下をみつつ，aV_RのST上昇があれば，STEMIと同じと考えないといけない**．2013年のアメリカ心臓病学会の心筋梗塞の定義でもそう言ってるでしょ？だから**広範囲のST低下をみたら，必ずaV_Rを読まないといけないのだ**．STEMIは時間との勝負！急げ！90分以内に心臓カテーテル検査だ．

一方，下壁梗塞であってもaV_RのST上昇があれば90日死亡率は高くなる（ハザード比5.87）．なぁんだ，結局aV_RのSTが上がっていたら何にしろ危険信号ってことなんだ．実臨床ではaV_RのST上昇が唯一の所見でやはりLMCA閉塞だったということもある．心筋梗塞を疑わせる症状で来院したら，aV_RのST上昇はたとえ単独であっても見逃したくない所見なんだ．

aV_RのST上昇の感度は80〜81％，特異度80〜93％となかなか高い．aV_RのST上昇を0.5 mm以上で異常とすると感度50％，特異度91％となる．もっともLMCA閉塞が急に起きれば，広範囲の急性左心不全になるので予後が悪いのも当たり前だ．aV_RのST上昇をみたら，医者も冷や汗をかかないといけない．実際にはLMCAが完全に閉塞したら，速攻でショックになってしまうので，aV_RのST上昇はLMCAや近位LADが閉塞寸前だ（まだ完全には詰まっていない）という感じなんだろうね．

aV_RのST上昇の高さについても諸説ある．aV_RのST上昇≧0.5 mmでは死亡率が4倍上昇する．aV_RのST上昇≧1 mmなら死亡率は6〜7倍，aV_RのST上昇≧1.5 mmなら死亡率は20〜75％という．ゲゲェ，おっそろしい！多くのスタディはaV_RのST上昇が1 mm以上のとき異常ととっているが，STEMIにおいてはaV_RのST上昇は0.5 mmでも結構危険なのだ．

「aV_RのST上昇はLMCA閉塞」と必ずしも言い切れないときがあることも知っておこう．側壁の広範囲心内膜下梗塞になると，そのミラーイメージとしてaV_RのST上昇になることがある．また近位LADの閉塞や，三枝病変，広範囲心内膜下虚血でもaV_RのST上昇は出現する．なんでも断定はできないのが臨床の難しいところ．

見逃してはならないaV_RのST上昇
- aV_RのST上昇→LMCA閉塞または近位LAD閉塞を示唆
- 広範囲ST低下＋aV_RのST上昇→STEMIと同じ！
- aV_Rとミラーイメージ関係になるのは…I，II，aV_L，V₄〜V₆

必殺技その1：Dr.林の「仮面ライダーの法則」

　　ここで知っておきたいのは「仮面ライダーの法則」だ（図21）．仮面ライダーとは1971年からはじまった長寿番組．昔そろばん教室をさぼって友達の家で仮面ライダーをワクワクしながら観たものだ．仮面ライダースナック（当時20円）についている写真カードが大人気で，お菓子を大量に買ってカードを集め，余ったお菓子を捨てるということが社会問題にもなった．近所の駄菓子屋では，お菓子がいらないなら，写真だけを20円で売ってあげるとおばちゃんが商売していたが，お菓子と同じ値段でカードだけを売るのもなんともえげつないと子ども心に思ったものだ．仮面ライダーも最初は片手で数えられたが，仮面ライダーBLACKあたりからわけがわからなくなり，1作品で何人も仮面ライダーが出てきたおかげで結局185人（ただし数え方は微妙〜）を超えてしまった．最近ではイケメンが多く出演するのが有名で，子どもたちよりも若いママたちの方が熱心に観ているとか…．

　　仮面ライダーの変身のしかたもいろいろ変遷があったが，まともな変身ポーズをとったのは実は仮面ライダー2号からだ．その変身ポーズこそ，LMCA閉塞のサイン！さぁ，「変身！」と言いながら，右手を右上に大きく伸ばし，左手を曲げて胸の前にそろえてみよう．その右手こそaV$_R$，左手こそV$_1$（またはV$_{3R}$）だ．このように，**aV$_R$とV$_1$のSTが上昇していたらLMCA閉塞！特にaV$_R$のST上昇≧V$_1$のST上昇と覚えておこう．**仮面ライダーは危険が迫ったらやってくるのだ（LMCA閉塞は危険だもんね）．実は仮面ライダーBLACKの変身ポーズも最後に同じようなポーズになるが，ほかの仮面ライダーの変身ポーズは使えないのでご注意を．え，そんなの知らなくってもいい？アハ，コラコラ，そこで雲龍型でしょと言ってる人，スルドイですねぇ．確かにポーズは一緒なので，ヒーローものより相撲が好きな人は「雲龍型」って覚えてもらってもいいけどね．

　　岡山大学のYamajiらのスタディによると，aV$_R$のST上昇がV$_1$のST上昇と同じか高いときはLMCA閉塞を疑う（感度81％，特異度80％）．つまり傷害心電図がガンガン右上向きに向かっているのでLADのより根っこ近くが閉塞してきていることが予測できるのだ．Zhong-qunらはLCMA直上のV$_{3R}$の電極を追加して調査した．するとaV$_R$のST上昇，V$_1$のST上昇（≧2 mm），V$_{3R}$のST上昇（≧1 mm）はどれもLMCA閉塞と関連が高かった．

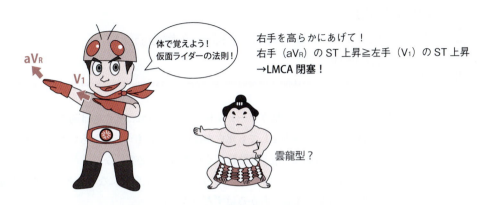

右手を高らかにあげて！
右手（aV$_R$）のST上昇≧左手（V$_1$）のST上昇
→LMCA閉塞！

図21　必殺！仮面ライダーの法則

> **仮面ライダーの法則…仮面ライダー２号の変身ポーズ**
> ● aV$_R$のST上昇 ≧ V$_1$のST上昇に加えて前壁心筋梗塞
>   →LMCA閉塞

必殺技その２：Dr.林の「グリコの法則」

　グリコといえば「ひとつぶ300メートル」というのがキャッチフレーズ．グリコのWEBサイトによれば，グリコ一粒は16 kcalで約300 m走れるエネルギーに相当するという．身長165 cm,体重55 kgの人が分速160 mで走ると，1分間に使うエネルギーは8.21 kcalだから，16 kcalだと約312 m走れるわけだ．1922年から売られたグリコキャラメルだったが，1955年から大人にも食べてもらおうとアーモンドを入れた「アーモンドグリコ」も販売され，牛乳のエキス・ホエーとあわせて「ひとつぶで２度おいしい」というキャッチフレーズになったそうだ．グリコキャラメルにも歴史があり，ゴールインマークのスポーツ選手の顔も当初は結構恐い顔をしている．女学生が「コワイ」と言ったからデザインを変えたそうだ．研修医も何でも言ってみると病院のシステムが変わるかも….

　では必殺技その2，Dr.林の「グリコの法則」を覚えよう（図22）．さぁ，グリコのポーズをとってみよう．両手を高らかに斜め上に伸ばそう．**この右手＝aV$_R$のST上昇と左手＝aV$_L$のST上昇があれば，LMCA閉塞！**（図23）軸を考えれば自ずとわかることで，前壁心筋梗塞においてaV$_R$もaV$_L$もSTが上がっていれば，LADの根っこが詰まっているということになる．あ，誰だ，また不知火型だろって言った奴．確かにその通りだけど….お相撲好きなのネ．LMCA閉塞とわかっている患者群で死亡例と生存例を比較すると，このグリコサイン（aV$_R$とaV$_L$の双方でST上昇）があると死亡例が多いので，グリコのガッツポーズで超緊急に治療しないといけないんだよ．

> **グリコの法則**
> ● aV$_R$のST上昇 ＋ aV$_L$のST上昇 ＋ 前壁心筋梗塞
>   →LMCA閉塞

　LMCA閉塞の場合，心臓カテーテル検査をしなければ死亡率は約70％にものぼってしまう．ただし心臓カテーテル検査をしても死亡率は約40％にものぼるともいわれ，やはりCABG（coronary artery bypass grafting：冠動脈バイパス術）が必要になることがある恐い心電図所見ということだ．LADの根っこで詰まればST上昇の軸が上向きになることをきちんと知っていれば，aV$_R$を無視できないってよくわかるはずだ（表7）．

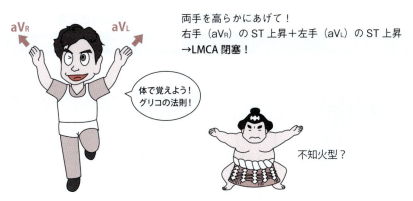

両手を高らかにあげて！
右手（aV$_R$）のST上昇＋左手（aV$_L$）のST上昇
→LMCA閉塞！

体で覚えよう！
グリコの法則！

不知火型？

図22　必殺！ グリコの法則

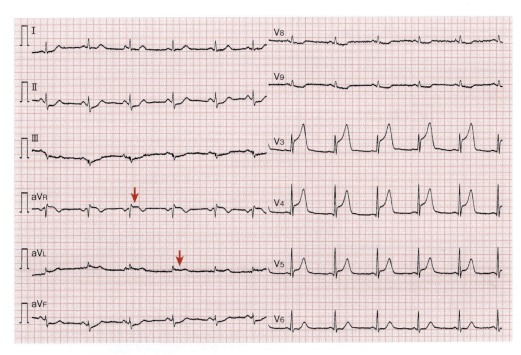

図23　グリコサイン！
aV$_R$およびaV$_L$のST上昇（➡）を伴う前壁心筋梗塞 → LMCA閉塞.

　　ただし症状もないのにaV$_R$のST上昇に広範囲のST低下をみてもあまりLMCA閉塞とは関係がなかったという報告もある．滅茶苦茶元気でたまたまとった心電図でaV$_R$のSTが上昇している場合は，当たり前だけどあわてすぎてはダメ．反対にショックになっているような患者さんではaV$_R$のST上昇はすごく危ないってわかるよね．検査を治すのではない，患者さんを治すのがわれわれの仕事なんだから．またaV$_R$のスタディはSTEMIを調査したもの，NSTEMIを調査したもの，症状がない人も含めたものなどさまざまな設定で調査されているので，読むときには気をつけようね．

表7　左冠動脈閉塞部位からST上昇の向きを考慮せよ

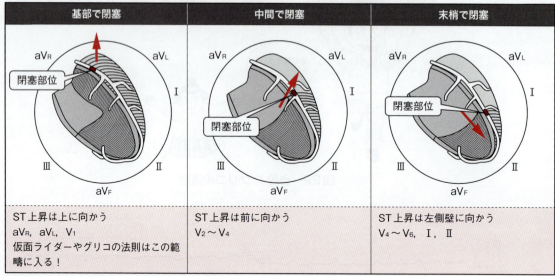

基部で閉塞	中間で閉塞	末梢で閉塞
ST上昇は上に向かう aV_R, aV_L, V₁ 仮面ライダーやグリコの法則はこの範疇に入る！	ST上昇は前に向かう V₂～V₄	ST上昇は左側壁に向かう V₄～V₆, Ⅰ, Ⅱ

図は J Electrocardiol 46：318-323, 2013 を参考に作成.

✅ *Check!*

文献60) Kosuge M, et al：An early and simple predictor of severe left main and/or three-vessel disease in patients with non-st-segment elevation acute coronary syndrome. Am J Cardiol, 107：495-500, 2011

↑ 横浜市立大学のスタディ．非ST上昇型心筋梗塞患者572人を対象に調査．aV$_R$のST上昇（≧1 mm）を示すものは明らかにLMCA閉塞や三枝病変が多く，緊急CABGになることが多かった．aV$_R$のST上昇が高いほどLMCA閉塞や三枝病変を示唆する傾向にあり（オッズ比26.1），続いてトロポニンに相関があった（オッズ比1.27）．aV$_R$のST上昇のLMCA閉塞や三枝病変の感度は80％，特異度は93％，陽性的中率は56％，陰性的中率は98％であった．

文献61) Alherbish A, et al：The forgotten lead：Does aVR ST-deviation add insight into the outcomes of ST-elevation myocardial infarction patients？ Am Heart J, 166：333-339, 2013

↑ 心筋梗塞患者5,683人の心電図を解析．aV$_R$のST上昇＋下壁梗塞だと90日死亡率は上昇してしまう（ハザード比5.87）．下壁梗塞以外でもaV$_R$のST低下はそこそこ悪い（ハザード比1.53）．aV$_R$のST上昇があると，LMCA閉塞であることが多く（aV$_R$のST上昇群7.7％，aV$_R$のST非上昇群1.8％），多血管病変であることが多い（aV$_R$のST上昇群53.3％，aV$_R$のST非上昇群41.3％）．

文献62) Kossaify A：ST segment elevation in aVR：Clinical significance in acute coronary syndrome. Clin Med Insights Case Rep, 6：41-45, 2013

↑ 一過性完全右脚ブロックが見え隠れする症例でV$_1$のST上昇＋aV$_R$のST上昇でLMCA閉塞であった症例報告．右脚ブロックのST上昇をみたらBrugada症候群だけじゃなく，STEMIも考慮してaV$_R$をみないといけないんだね．

文献63) Knotts RJ, et al：Diffuse ST depression with ST elevation in aVR：Is this pattern specific for global ischemia due to left main coronary artery disease? J Electrocardiology, 46：240-248, 2013

↑ 実はACS（acute coronary syndrome：急性冠症候群）の症状のない人も含めて調べてみると，広範囲ST低下（7誘導以上）＋aV$_R$のST上昇の所見だけで必ずしも異常とはいえない．たった26％にNSTEMIを認めただけだった．LMCA閉塞は23％に認めただけだった．だからこの所見は広範囲の心内膜下閉塞の疑いでしかないと報告．やはり症状の有無は大事だね．心電図を治すのではなく，症状のある患者さんを治さないといけないのだから．

文献64) Gorgels AP：ST–elevation and non–ST–elevation acute coronary syndromes：Should the guidelines be changed？ J Electrocardiol, 46：318–323, 2013
↑ 必読文献. ガイドラインはSTEMIばかり注目しているが, NSTEMIであっても半年後の死亡率が9％もあり, STEMIの死亡率12％と比べても遜色がない. 理論的にST変化を理解することが重要で, ST低下も含め見逃さないように解説している.

文献65) Yamaji S, et al：Prediction of acute left main coronary artery obstruction by 12–lead electrocardiography. ST segment elevation in lead aVR with less ST segment elevation in lead V (1)．J Am Coll Cardiol, 38：1348–1354, 2001
↑ 岡山大学のスタディ. aVRのST上昇（＞0.5 mm）を異常とした場合, やはりLMCA閉塞でaVRのST上昇を認めることが多かった. V1のST上昇はLMCA閉塞よりもより末梢のLAD閉塞のことが多かった. aVRのST上昇がV1のST上昇と同じか高いとき, LMCA閉塞であることが示唆される（感度81％, 特異度80％）.

文献66) Aygul N, et al：Value of lead aVR in predicting acute occlusion of proximal left anterior descending coronary artery and in–hospital outcome in ST–elevation myocardial infarction：an electrocardiographic predictor of poor prognosis. J Electrocardiol, 41：335–341, 2008
↑ 950人の心筋梗塞患者を対象に研究. aVRのST上昇≧0.5 mmと少しでも上がっているものを対象としている点に注意. LMCA閉塞や近位LAD閉塞におけるaVRのST上昇の感度は91％, 特異度は55％, 陽性的中率55％, 陰性的中率89％であった. aVRのST上昇は単独で死亡率と相関があった（院内死亡率：aVRのST上昇あり19％, なし5％）. あくまでも心筋梗塞とわかる患者さんで, aVRに注目した場合は, 0.5 mmでも上昇していたら気持ち悪いと思わないといけないんだ.

文献67) Wong CK, et al：The prognostic meaning of the full spectrum of aVR ST–segment changes in acute myocardial infarction. Eur Heart J, 33：384–392, 2012
↑ HERO–2 trial（heparin vs bivalirudin for acute MI）における15,315人のSTEMI患者が対象の調査研究. aVRのST上昇（≧1.5 mm）があれば前壁心筋梗塞であっても下壁心筋梗塞であっても30日死亡率は2〜3倍になってしまう（通常の死亡率は10.8％）. へぇ, 前壁だけじゃないんだぁ！

文献68) Uthamalingam S, et al：Exercise–induced ST–segment elevation in ECG lead aVR is a useful indicator of significant left main or ostial LAD coronary artery stenosis. JACC Cardiovasc Imaging, 4：176-186, 2011
↑ 運動負荷試験と心臓カテーテル検査を施行した454人（うち75人にLMCAまたはLAD近位狭窄あり）に対して研究. 運動負荷試験においてaVRで1 mm以上のST上昇を認めたものはLMCAやLAD近位狭窄が示唆された（感度75％, 特異度81％, 正診率80％）.

文献69) Zhong–qun Z, et al：Acute anterior wall myocardial infarction entailing ST–segment elevation in lead V3R, V1 or aVR：electrocardiographic and angiographic correlations. J Electrocardiol, 41：329–334, 2008
↑ 142人の前壁心筋梗塞患者を調査. 15誘導心電図（通常の心電図にV3R〜V5Rまでを追加）で評価した. LMCA閉塞ではaVRのST上昇, V1のST上昇（≧2 mm）, V3RのST上昇（≧1 mm）の関連が深かった. LMCA閉塞を示唆する合わせ技として, ① V3RのST上昇（≧1 mm）とV2〜V4のST上昇, ② aVRのST上昇＋V1のST上昇（≧2 mm）, ③ V3RのST上昇（≧1.5 mm）＋V1のST上昇（≧2 mm）は小さい円錐枝の閉塞と関連があった.

文献70) Eskola MJ, et al：Value of the 12–lead electrocardiogram to define the level of obstruction in acute anterior wall myocardial infarction：correlation to coronary angiography and clinical outcome in the DANAMI–2 trial. Int J Cardiol, 24：378–383, 2009
↑ 前壁心筋梗塞患者146人で調査. aVLでST上昇≧0.5 mm, aVRでST上昇≧1 mmを陽性とした場合, 前壁心筋梗塞（V2〜V4のうち2つ以上の連続した誘導でST上昇あり）でaVLとaVRのどちらかがST上昇しているときには近位LADまたはLMCAの閉塞を示唆した（感度94％, 特異度49％）. ただしほかのスタディとは異なりこのスタディでは予後にはあまり相関は示さなかった.

文献71) Ducas R, et al：The presence of ST–elevation in lead aVR predicts significant left main coronary artery stenosis in cardiogenic shock resulting from myocardial infarction：The Manitoba cardiogenic shock registry. Int J Cardiol, 166：465–468, 2013
↑ 心筋梗塞から心原性ショックになり心臓カテーテル検査を行った210人のうち191例を

検討．aVRでST上昇を認めたのは28％であった．16例がaVRでST上昇があり，本当にLMCA閉塞であった（感度59％，特異度77％）．心原性ショック患者でaVRのST上昇はLMCA閉塞を予測するのに有用であった（オッズ比3.06）．

文献72) Lawner BJ, et al：Novel patterns of ischemia and STEMI equivalents. Cardiol Clin, 30：591-599, 2012

↑ **必読文献**．STEMIのみならずWellens症候群や左脚ブロックの心筋梗塞などいろいろな心電図パターンを詳細に解説．世界を助ける心電図の技を磨くには必読．

文献73) Ayer A, et al：Difficult ECGs in STEMI：lessons learned from serial sampling of pre- and in-hospital ECGs. J Electrocardiol, 47：448-458, 2014

↑ 病院前においても心電図判読は重要な役割だ．文献72同様わかりやすく解説している．ごめん，aVRは記載がなかったけどね．

文献74) Kurisu S, et al：Electrocardiographic prediction of short-term prognosis in patients with acute myocardial infarction associated with the left main coronary artery. J Electrocardiol, 42：106-110, 2009

↑ 広島市民病院のスタディ．LMCA閉塞の心筋梗塞患者41人の生存者と死亡者の心電図を比較検討した小規模スタディ．死亡例ではaVRとaVLの両方でST上昇を認める傾向があった（死亡54％ vs 生存18％）．おぉー，グリコサインって予後が悪いんだ．aVRのST上昇またはaVLのST上昇がそれぞれ単独で存在していても，生存者と死亡者での差はなかった．両方ともST上昇のときが悪いんだ．死亡例では左脚前枝ブロック（死亡83％ vs 生存41％），右脚ブロック（死亡54％ vs 生存18％）を認めることが多かった．一方，V5のST低下（死亡17％ vs 生存59％）とミラーイメージになるものは生存者に多かった．

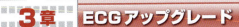

3章 ECGアップグレード

8 aV_RのST上昇mimicker

患者I 52歳 男性 発作性上室性頻拍

研修医Yは心電図のウンチクも結構わかるようになり，最近ではaV_Rにはまっていた．ブラウザゲームの艦隊これくしょんにも負けないくらい心電図も読むようになり，自分も医者として成長したなぁと感慨深く思っていた．艦隊これくしょんの時間をやめておけばもっと勉強するはずなのに，と思う同僚の心配をよそに今日も頑張るのであった．そこへ動悸を主訴に患者Iがやってきた．

そこにはPSVT（paroxysmal supraventricular tachycardia：発作性上室性頻拍）とわかりやすい心電図が呈示された．確かに胸痛も冷や汗もなし．動悸だけだが，「アレ？ aV_RのSTが上昇している！ これはきっと運動負荷心電図と同じような機序でLMCA閉塞を疑わないといけない！」と研修医Yは血相を変えて上級医Jにコンサルトしてきた．

上級医Jは，患者Iを診察し，アデノシンでサクッと頻脈を治した．洞調律に戻った心電図ではaV_RのST上昇はきれいに消失していた．

研修医Y
「そんなの気にしなくていいよって…でも先生，aV_RでST上昇してたんですよ．これって放っておけないじゃないですか？」

aV_RのST上昇mimicker

aV_RのST上昇をみたらあわてる気分はよくわかる．でもちょっと待ったぁ！ 急性冠症候群でもないのにaV_RのSTが上昇することがあるので，簡単に騙されないようにしよう．ま，だいいち患者さんに心筋梗塞らしい症状がなければ，心電図所見だけで浮足立つのはいただけない．それは女性に「あなたは本当にいい人ね」と言われるに等しく，好かれている可能性もあるものの，文脈によっては体よく振られているだけかもしれないのだから．

上室性頻拍の場合はaV_RのSTが上昇することがある．この場合は運動負荷心電図と同じと解釈する人がいるがそれはほぼ関係がない．治療をして頻脈が治まれば，このST上昇は消えてしまうので，本来の冠動脈狭窄とは関係がない．WPW（Wolff-Parkinson-White syndrome）症候群などでは，副伝導路を通って房室結節回帰性頻拍（AVNRT：atrioventricular nodal reentrant tachycardia）が起こっているときにaV_RでST上昇しやすいという（Am J Cardiol 92：1424-1428, 2003）．このときは順行性なのでQRS幅は狭くなる．右心房由来ではないと鑑別できるので，アデノシンが有効だ．aV_RでST上昇している場合の頻脈でAVNRTである感度は70〜71％，特異度は70〜83％となる．

また**極端な高血圧**（例えば収縮期血圧が240 mmHgなど）があるような場合もaV$_R$のST上昇をみるが，これも血圧を治すとST上昇は治ってしまうので，あわてない，あわてない．

　Zhong-qunらの症例報告になるが，広範囲肺塞栓でもaV$_R$のST上昇を示し，かつI，V$_4$〜V$_6$でST低下を示したという．確かに広範囲肺塞栓なら右心負荷が強く出て，そのミラーイメージとして左側壁のSTが低下することがあるだろう．やっぱり心電図だけで考えるのではなく，患者さんの症状をみながらきちんと考えないとダメだってことだ．

> ## aV$_R$のST上昇は確かに大事だが…
> ● **あくまでも患者さんの全体像をみて判断すること**
> ● **PSVT，異常な高血圧，広範囲肺塞栓でもaV$_R$のST上昇は起こる**

aV$_R$の裏技

　心電図マニアは最近aV$_R$にはまっているとかいないとか．aV$_R$の知見もずいぶん増えてきた．それらの知見を**表8**にまとめたので，マニアックなことが好きな人は一度見ておくといい．

　aV$_R$は**電極のつけ間違えのチェックに最も利用する**んじゃないかしらん？　aV$_R$で上向きのR波をみたら絶対おかしいと思った方がいい．軸が右上に向くなんて通常ありえないことだから，ど

表8　aV$_R$の裏技

病態	aV$_R$の所見	コメント
電極つけ間違え	aV$_R$の軸が上向きなら電極つけ間違えや右胸心も疑う	通常の心臓では決して軸はaV$_R$で上に向かない
肺塞栓	aV$_R$のST上昇	右心負荷の所見として認める
三環系抗うつ薬	aV$_R$のR'波増高≧3 mmは危険	心臓・神経合併症が増えるサイン
心外膜炎	aV$_R$のPR上昇（基線より上昇する）	下壁誘導でのPR低下は比較的特異的で心外膜炎の早期に認める．このミラーイメージとしてaV$_R$でPRが高くなる
上室性頻拍	aV$_R$のP波が上向き	PSVTではaV$_R$のP波は上向き．右房由来の洞性頻脈はP波は下向き
Brugada症候群	aV$_R$で大きいR波≧3 mm またはR/Q比≧0.75	不整脈イベント発症の高リスク（57％リスク上昇）
運動負荷試験	aV$_R$とV$_1$でST上昇	LMCA閉塞を示唆
心筋ダメージ	aV$_R$の陽性T波	通常陰性T波なのに陽性だと心筋ダメージを示唆．長期予後悪い
幅の広いQRSの頻脈の鑑別	aV$_R$の最初のR波の極性が上向きならVT（心室頻拍）の可能性が高い（その他Vereckei criteria）	必ずしも完璧ではないが，かなり有用．心尖部近位のVTならaV$_R$のR波軸は上向きになるから

こか電極間違えがないか必ず疑ってみるといい．電極がうまくついていたら，もしかしたら右胸心かも．

　三環系抗うつ薬中毒で最も注目しないといけない心電図変化はQRS幅の延長だ．QRS幅が100ミリ秒を超えると一気に不整脈が起こりやすくなってしまう．その他三環系抗うつ薬中毒の心電図では，PR延長，QT延長，各種ブロック（右脚ブロック，房室ブロック），そして**QRS終末の右軸偏位（aV$_R$のR'波増高，aV$_L$の深いS波）などを認める．このaV$_R$のR'波増高は特徴的であり，3 mmを超えると心臓や神経合併症が増える**．aV$_R$のR'波増高の感度は81 %，QRS幅＞100ミリ秒の感度は82 %．

　心外膜炎の早期には特に下壁誘導でPRの基線からの低下が特異的とされ，そのミラーイメージとしてaV$_R$のPRが上昇してくる．ただしこれはあくまでもしっかりSTEMIを除外してから判定しないといけないので，これにすぐに飛びつくのはいただけない．

aV$_R$の裏技

● 電極つけ間違えを探そう
● 肺塞栓，三環系抗うつ薬中毒などでもaV$_R$は役に立つ

☑ *Check!*

文献75） Zhong-qun Z, et al：A new electrocardiogram finding for massive pulmonary embolism：ST elevation in lead aVR with ST depression in leads I and V（4）to V（6）．Am J Emerg Med 31：456. e5–456. e8, 2013
　↑ 広範囲肺塞栓でaV$_R$のST上昇を認めた症例報告．これは右心負荷所見であり，同時に側壁誘導（Ⅰ，V$_4$〜V$_6$）でST低下を認めている．右心負荷というのなら下壁誘導でもST変化が出てもいいと思ったが，報告のなかでは急変してショックになったときにはやはりⅢ，aV$_F$でSTが上昇していた．右心負荷の1つの所見としてaV$_R$のST上昇もあると覚えておくといいのかもね．

文献76） George A, et al：aVR – the forgotten lead. Exp Clin Cardiol, 15：e36–e44, 2010
　↑ 必読文献．aV$_R$っていろんな疾患で変化するので，知っていると結構使い道がある．電極のつけ間違え，右胸心，急性冠症候群，そして肺塞栓，不整脈，たこつぼ心筋症や気胸でも変化してくる．

文献77） Kireyev D, et al：Clinical utility of aVR–The neglected electrocardiographic lead. Ann Noninvasive Electrocardiol, 15：175–180, 2010
　↑ 必読文献．aV$_R$をさまざまな角度からみたreview．

文献78） Williamson K, et al：Electrocardiographic applications of lead aVR. Am J Emerg Med, 24：864–874, 2006
　↑ 必読文献．非常にわかりやすいaV$_R$のreview．これを読んでおいて損はない．

9 まだまだわれわれは発展途上！

患者J　65歳　男性

急性心筋梗塞

　3カ月前に心筋梗塞に対してステントを挿入した患者Jが，胸部不快感と冷や汗を主訴に来院してきた．研修医Dが「二度あることは三度ある」と心電図をとったところ，前壁のST上昇を認めた．前回も前壁の心筋梗塞であったが，約2週間前に外来を受診したときの心電図と比較すると，明らかにST上昇の心電図変化を認めた．すぐに循環器内科をコールし，PCIを施行した．循環器内科医は「前回は7番の閉塞だったが，今回は6番の閉塞だった．いやぁ，予測不可能だなぁ」とつぶやいた．

研修医D

「3カ月前にPCIしたばかりなのに，こんな短期間でまた心筋梗塞になってしまうなんてかわいそうですね．前回のPCIのときに疑わしい血管は全部ステント入れてしまえばよかったんじゃないですか？ でも今回閉塞した冠動脈は，前回はとてもきれいだったらしいですけど…」

まだまだわれわれは発展途上！

　医療の無駄をなくそうとアメリカの各学会から"Choosing Wisely"とさまざまな推奨が出ている．アメリカ心臓病学会は「全身状態の安定したSTEMI患者に対して責任血管ではない冠動脈に予防的にステントを入れておくことは推奨されない」としている．心電図で責任血管がわかり，それに対してのステント挿入は当然だが，予防的ステントは推奨されないのだ．予防的効果が期待できず，エビデンスもないというのが現時点での理解だ．でもまぁ，冠動脈が狭くなっていたら，ついつい将来詰まっちゃうんじゃないかなぁと思って，ステントを入れたくなる気持ちもわかる．

　ところが，PRAMIスタディでは，予防的ステント挿入が心臓死，非致死的心筋梗塞，難治性狭心症などの合併症を有意に低下させたと報告された．イベント数が限られているうえ，追跡期間も短く，複合エンドポイントというのが，なかなか解釈が難しい．きちんと追試される必要があるだろう．

　見るからに狭い冠動脈にステントを入れておくのはそれなりに効果があるかもしれないというのは，感覚的に理解できるよねぇ．一般に70％以上狭窄がある冠動脈は閉塞の危険があると考えられる．

　本当に狭い血管が将来詰まってしまうのか？ 本当に狭い血管が近い将来破れるのか？ それなら患者JのようにPCIを

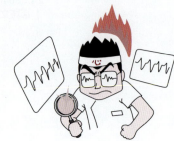

したのに短期間でさらに新しい血管が詰まってしまうのはなかなか説明がつかない．実は**心筋梗塞の約80％以上において発症前の冠動脈狭窄は75％以下**というから驚き桃の木山椒の木！

血管の脆弱性はいかにしてみるか？

　今まで，冠動脈の血管壁内に脂肪が沈着し，これが大きくなって内腔が狭くなるという形になると信じられていたが，実は脂肪沈着（lipid core：粥腫）がなんと内腔は保たれたまま壁の外側に向かって成長する（remodeling）こともあることがわかった（図24）．内腔は広いままで，粥腫が血管壁の外側に成長していって酸化されたLDL（low-density lipoprotein：低比重リポタンパク質）にマクロファージやらT細胞やら炎症細胞がひしめき合って炎症を起こしているのだ．

　血管の脆弱性は実は内腔の狭さではなく，粥腫と血管内腔の境界にあるフィブリンキャップ（fibrous cap：線維性被膜）の厚さ・強さと関係してくる．血管内腔が狭くても（脂肪沈着が内側に広がるタイプ：図24B）このフィブリンキャップが分厚くしっかりしていれば破れにくく，血管内腔が広くても（脂肪沈着が外側に広がるタイプ：図24C，図25）フィブリンキャップが

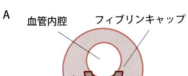
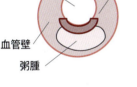
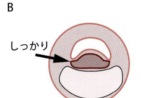
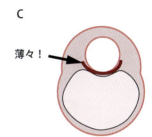

A
血管内腔　　フィブリンキャップ
血管壁
粥腫

・内腔は保たれている
・フィブリンキャップは厚いので安定している

B
しっかり

・内腔は狭小化（冠動脈造影でも狭小化）
・でもフィブリンキャップは厚いので破れにくい（安定している）

C
薄々！

・内腔は保たれている（冠動脈造影では正常に見えてしまう）
・粥腫は外側に拡大(remodeling)
・フィブリンキャップは薄く今にも破れそう（不安定）

図24　冠動脈硬化のパターン（断面図）

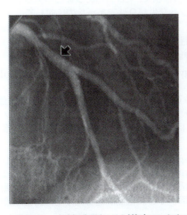
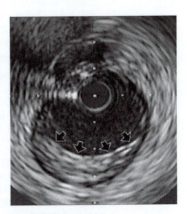

図25　血管造影では描出できない潜在性粥状硬化
Eur Heart J, 4：F29–F40, 2002 より転載．
こんなに広く見える冠動脈内腔（左➡）でも，血管内超音波では外側に粥腫がぐんぐん育っている（右➡）のがわかる．

超薄々の場合はいつでも破れてしまう．フィブリンキャップが65 μm未満の厚さだと破れやすくなるというが，さすがにCTではこんな薄々はわからない．血管内超音波を使うとわかる．こうなると今までの冠動脈造影はいったい何だったという感じになるよねぇ．今までもせっかくステントを入れたのに，すぐにまた別の部位で冠動脈が閉塞してしまうという奇妙な現象が起きていたが，こういうことだったのかとわかる．

ストレステストも負荷をかけることでどれくらい冠動脈が狭窄していて，心筋の酸素需要に見合わないかをみているのであって，85〜95％の感度はある（PCIでも内腔の狭窄程度をみているんだけど）というものの，血管の脆弱性は必ずしも反映されず，術者によっても判断が左右されるので，必ずしも鋭敏な検査ではないのだ．フィブリンキャップが薄ければ，狭窄の程度が小さくてもしばしば破れちゃうのだから，わかりっこない…困ったものだ．

安定した血管（安定粥腫）なのか不安定な血管（易破裂性粥腫）なのかが内腔の広さでは語れないという事実は，まだまだわれわれの医学への挑戦が続くということなのだ．血管内超音波によってはじめて冠動脈の血管脆弱性がわかるというのでは結構ややこしいねぇ．じゃ，血管内超音波ガイド下でPCIをしたらどうなるのか？ Figueiredo Neto JAらがメタ解析をしたところ，確かに血管内超音波を使った方が再閉塞率を27％下げることができるものの，大きな心血管合併症率はあまり変わりがなかったという．今後，超音波内視鏡の精度や簡便さが改善されればこの辺りももう少し変わるような気もする．

✔️ *Check!*

文献79）Libby P : Mechanisms of acute coronary syndromes and their implications for therapy. N Engl J Med, 368 : 2004–2013, 2013
　↑ 必読文献．われわれの戦いはまだまだ続く．PCIで広く見える冠動脈内腔も実はプラークが壁の外へ広がって，フィブリンキャップが皮一枚でつながっていたとしたら，いつ破れてもおかしくない状況なのだ．読み応え十分．

文献80）Wald DS, et al : Randomized trial of preventive angioplasty in myocardial infarction. N Engl J Med, 369 : 1115–1123, 2013
　↑ 465人の心筋梗塞患者を責任血管のみのPCIを行った群と予防的PCIも行った群に分けた．予防的PCI群の方が予後がよく，23カ月のフォローアップで早期に研究は中止された．予防的PCI群のイベント発生が9件であったのに対して，予防なし群は23件（ハザード比0.35）であった．死亡率減少のハザード比が0.34，非致死的心筋梗塞再発のハザード比が0.32，難治性狭心症のハザード比が0.35であった．スタディの数がちょっとイマイチなんだけど，今後どうなっていくのかしら？

文献81）Virmani R, et al : Pathology of the vulnerable plaque. J Am Coll Cardiol, 47 : C13–C18, 2006
　↑ 易破裂性粥腫の病理に関して解説．コレステロール高値の人，50歳以上の女性，CRP高値の人ではフィブリンキャップが薄いことが多い．このサプルメントは易破裂性粥腫に関する論文を集めたもので，ほかの検査などに関しても解説している．ウェブサイトからフリーでダウンロード可能．

文献82）DeFranco A : Understanding the pathophysiology of the arterial wall : which method should we choose ? Intra-vascular ultrasound. Eur Heart J, 4 : F29–F40, 2002
　↑ 必読文献．冠動脈造影では写ってこないremodelingされた動脈硬化を血管内超音波の画像を呈示して解説．一目瞭然．いかに冠動脈造影だけでは血管の脆弱性・易破裂性が予測できないかがわかる．

文献83）Figueiredo Neto JA, et al : Angioplasty guided by intravascular ultrasound : meta-analysis of randomized clinical trials. Arq Bras Cardiol, 101 : 106–116, 2013
　↑ ポルトガル語のマイナーな雑誌から（PMC full textにて英語で全文ダウンロードでき

る）．血管内超音波ガイド下で冠動脈形成術をしたらどうなるのか？ 再閉塞率が27％低下する．素晴らしいと思いきや，外科手術になる率は変わらないし，メジャーな合併症率も変わらないという．追試が必要だろうねぇ．

👤 患者K　45歳　男性　　　　　　　　　　　　　WPW症候群＋心房細動

　　患者Kが動悸を訴えて来院した．血圧130/70 mmHg，頻脈不整，呼吸数15/分，体温36.5℃．研修医Sはすかさず心電図をとった（図26）．患者Kは胸痛や息切れなど動悸以外の症状は全くなく，元気そうに話ができた．胸部X線では心拡大なく，肺水腫なし．昔の心電図など比較できる心電図はなかった．

研修医S「うぅーん，これは幅の広いQRSの頻脈だなぁ．QRS間隔はバラバラだし，心房細動（AF）でいいんだろう．脚ブロックかなぁ，変行伝導かなぁ，まぁよくわかんないなぁ…．心機能はよさそうだし，肺水腫もないし，とりあえず，心房細動だから定番のワソラン®（ベラパミル）からいこうかな♪」

　　と，そこで上級医Tが登場！「ちょっと待ったぁ～！そりゃ，WPW（Wolff-Parkinson-White）症候群だよぉ，ワソラン®使ったらどえりゃー頻脈になっちまうがやぁ！」と興奮して飛んできた．うぅーん，T先生は名古屋出身かぁとはじめて気づいた研修医Sだった．

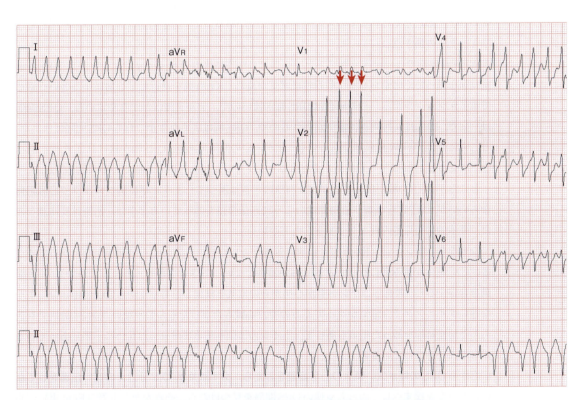

図26　患者Kの心電図：WPW症候群＋心房細動
➡ の脈が速すぎる（≒300/分）．

「だって患者さんはめっちゃ元気だし，いきなりカウンターショックってわけにはいかないと思ったんですよ．デルタ波なんてこんなに頻脈じゃどうせわかんないし，心房細動には間違いなさそうだし，WPW症候群があるなんて，どうやって鑑別したらいいんですか？」

WPW症候群の心房細動は「トイレの法則破り！」と覚えるべし！

確かに幅の広いQRSの頻脈でデルタ波を探すのは至難の業．以前の心電図でWPW症候群とわかっていないと，デルタ波なんてわかりっこないよねぇ．

WPW症候群のように変行伝導がかぶってくる場合は大変困る．だって通常の通路じゃないところから横入りしているようなものじゃない？そもそも心房細動とは心房が300〜400/分の速さで痙攣するように収縮している状態だ．そんな奴ら（失礼！）全員を房室結節が「通っていいよ」というはずもなく，房室結節がうまくコントロールしてくれているからとんでもない頻脈にはならないのだ．

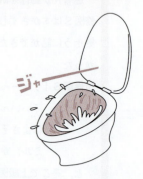

ジャー

これぞ「トイレの法則」なのだ．トイレでは一度ドッシャーと水を流したら，すぐには次の水は流せず，次に水が溜まってくるまでは流せないようになっている．これと同じように房室結節は次から次へと心房からくる電気を連続には流さないようにしているのだ．頻脈になってもせいぜい160〜220/分くらいまでのスピードリミットがあるのだ．房室結節はスポーツカーで言えばリミッターの働きだね．

WPW症候群でre-entryが起こると（正確には房室結節内のre-entryではないが），90％は房室結節を通って心房から心室に順行性に電気が流れ，Kent束を逆行して心房に戻るという感じで電気がグルグル回る．この場合はQRS幅が狭いので，デルタ波はわかりやすいし，QRS間隔は一定だ．10％は反対向きに電気が流れるので，QRS幅は広くなるがこれもQRS間隔は一定だ．どちらにせよ，WPW症候群であっても，脈が一定の間隔であり，QRS幅が狭ければアデノシン，QRSの幅が広ければアミオダロンまたはカウンターショックという治療でいい（図27A）．

ところがQRSの幅が広くて脈がバラバラのときは困ってしまう．単に脚ブロックで心房細動ならいいが，WPW症候群＋心房細動のように副伝導路を通っているときは，治療は要注意なのだ．基本的に循環器内科コンサルトした方がいい．

なぜなら，ケント君（Kent束）は実に節操がないからだ．どれくらい節操がないかっていうと，○○先生が飲み会に行ったときくらい節操がない（好きな名前を入れてください）．心房細動を合併すると，隙あらばケント君が心房からの電気を横流ししちゃうから300〜400/分のような速いタイミングでも電気が通ってくるので，心臓もたまったもんじゃない（図27B）．でもきちんと房室結節を通った電気もあって，トイレの法則も生きており，お互いに干渉しあっているからなんとかなっているのだ．

だからQRSの幅が広い頻脈の心房細動をみたら，必ず脈拍が300/分近くの速い伝導をしてないかどうかを探すべし．めっちゃ速いQRS間隔を見つけたら，それがケント君（Kent束）が心房からの電気を横流ししているという手がかりになるのだ．300/分超えの頻脈で幅広いQRSを

A）房室回帰性頻拍の WPW 症候群

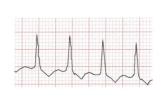

B）WPW 症候群＋心房細動

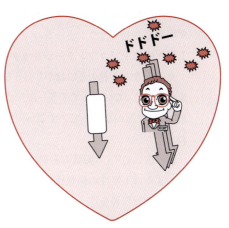

ケント君（Kent 束）が節操なく電気を通すと速すぎる！

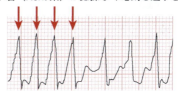

> 　電気が房室結節を順行性に通り，副伝導路を逆行してまた電気信号を伝えるもの．房室結節が「トイレの法則」で速さをコントロールしてくれる（160〜220/分まで）ので，とんでもない頻脈にはならない．QRS幅は狭く，通常の治療でOK.
> 90％は房室結節を順行性に回る（幅の狭いQRS）．
> 10％は房室結節を逆行性に回る（この場合は幅の広いQRSとなる）．

> 　ケント君（副伝導路）が節操もなく，心房からの電気信号を次から次へと通しちゃうので，脈はコントロールされることなく300/分近くまたはそれ以上になることもある．QRS幅は広い．
> 　房室結節を抑える治療（A：アデノシン・アミオダロン，B：β遮断薬，C：カルシウム拮抗薬，D：ジゴキシン．表9参照）は，悪いケント君を野に放ってしまうので禁忌．

図27　WPW症候群の頻脈の見分け方

みたら，デルタ波が読めなくても，WPW症候群＋心房細動って判断できるんだ．
　こんな虎視眈々と横流しを図ろうとしているケント君がいるWPW症候群＋心房細動のときに，房室結節を抑えてしまう薬剤を使うとどうなるのか？　そう，トイレの法則でコントロールしてくれる房室結節が働かなくなるので，ケント君が野放し状態になって，スーパーメガトンウルトラ頻脈になってしまい，ついには心室細動になってしまうのだ．コワ〜イ！　まるでリミッターをはずしたスポーツカーだから危険極まりない．○○先生の運転と同じくらいコワい．
　WPW症候群に心房細動が合併するのは決して稀ではなく，11.5〜39％のWPW症候群の患者に起こるという．Kent束の不応期が250ミリ秒未満の人は電気の垂れ流しをしやすいハイリスクなのだ．

WPW症候群＋心房細動の際に房室結節を抑えてしまう禁忌薬はABCDと覚えよう（表9）．アデノシンはどうせ短時間しか効かないと思っても，もし心室細動になっちゃったら…背筋が寒くなるよねぇ．アミオダロンは上室性にも心室性にも効果があると習った人，要注意！アミオダロンは房室伝導を抑える働きもあるんだよねぇ．怖い怖い．

こんなときはやっぱりプロカインアミドがいいよねぇ．もちろん，循環動態が不安定なら迷わず同期をさせてカウンターショックをしよう！ま，迷ったらこれが一番早いか！研修医は必ず上級医の指示でカウンターショックをしてくださいね．

えっ？ケント君の悪口ばかり言うなって？WPW症候群にはそのほかにもJames繊維やMahaim束があるじゃないかって？うーん，マニアックだねぇ．James繊維はデルタ波は出ないし，Mahaim束はPR短縮がないって？すごいですねぇ．ま，WPW症候群だったらほとんどがKent束だからねぇ．

幅の広いQRSの頻脈の鑑別診断（表10）は，心室性頻脈性不整脈（心室頻拍，多源性心室頻拍）または上室性の頻脈性不整脈（洞性頻脈，上室性頻拍，心房細動，心房粗動）に脚ブロックまたは変行伝導を伴うもの，WPW症候群を代表とする早期興奮症候群と考えればいい．約80％がやはり心室頻拍で，残りの20％が上室性の頻脈である．**迷ったら心室頻拍と考えよというのが鉄則**だ．

ところがどっこい，世の中そのほかにも鑑別があるので診断の決め打ちはいけない．ナトリウムチャンネルを遮断する薬剤の中毒はみなQRS幅が広くなる．その代表選手は三環系抗うつ薬だ．また高カリウム血症は頻脈から徐脈までなんでもありなので，変な形の幅の広いQRSの頻

表9　WPW症候群＋心房細動で使ってはいけない禁忌薬：ABCD

A	adenosine	アデノシン
	amiodarone	アミオダロン
B	β blocker	β遮断薬
C	Ca blocker	カルシウム拮抗薬〔ワソラン®，ヘルベッサー®（ジルチアゼム）など〕
D	digoxin	ジゴキシン

表10　幅の広いQRSの頻脈の鑑別

心室性
・心室頻拍，多源性心室頻拍

上室性
・上室性頻脈（洞性頻脈，上室性頻拍，心房細動，心房粗動）＋脚ブロック／変行伝導
・早期興奮症候群（WPW症候群など）：房室回帰性頻拍，心房細動，上室性頻拍

その他
・薬物中毒：三環系抗うつ薬，Ia抗不整脈薬，Ic抗不整脈薬，カルバマゼピン，ジフェンヒドラミン，コカイン，キニン，ヒドロキシクロロキン，ジギタリス，リチウムなど
・電解質異常：高カリウム血症，低マグネシウム血症，アシドーシス
・ペースメーカー関連頻脈，心電図アーチファクト

脈や徐脈をみたら，高カリウム血症は必ず除外しておかないといけない．電解質では低マグネシウム血症も幅の広いQRSの頻脈になる．

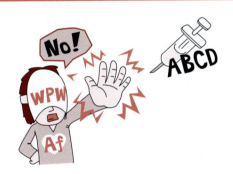

幅の広いめちゃくちゃなリズムのQRSをみたら
● 脈拍数が300/分近く速いかどうかを探せ！
　⇒そんなに速けりゃ、トイレの法則を無視したケント君が暴れている！
　つまりWPW症候群＋心房細動！ ABCDの薬剤に注意すべし！

✓ *Check!*

文献84) Hollowell H, et al：Wide-complex tachycardia：beyond the traditional differential diagnosis of ventricular tachycardia vs supraventricular tachycardia with aberrant conduction. Am J Emerg Med, 23：876-889, 2005
↑ 幅の広いQRSの頻脈に関してわかりやすく解説.

文献85) Fengler BT, et al：Atrial fibrillation in the Wolff-Parkinson-White syndrome：ECG recognition and treatment in the ED. Am J Emerg Med, 25：576-583, 2007
↑ 必読文献. WPW症候群＋心房細動を詳細に解説.

文献86) Garmel GM：Wide complex tachycardias：Understanding this complex condition：Part 1 - epidemiology and electrophysiology. West J Emerg Med, 9：28-39, 2008
↑ 幅の広いQRSの成因を詳細に解説. 頭の整理になかなかいい.

文献87) Garmel GM：Wide complex tachycardias：Understanding this complex condition Part 2 - management, miscellaneous causes, and pitfalls. West J Emerg Med, 9：97-103, 2008
↑ 必読文献. 幅の広いQRSの頻脈の診断，治療に関してまで言及したわかりやすい解説.

10　本当に心臓なの？

👤 患者L　58歳　男性 ・逆流性食道炎

患者Lが追突事故にあい来院した．後頸部痛が事故後2時間ほどしてから出てきたという．神経所見なし．後頸部圧痛なし．意識清明．診察中，「最近ストレスが多くて胸焼けがするんです」と答えた．できる研修医Uは（もしや？）と思い，念のため心電図をとった．

心電図を見た研修医Uは余計悩んでしまい，上級医Wにコンサルトした．上級医Wは苦笑して，病歴から消化器疾患を疑い，胃カメラをしたところ逆流性食道炎が見つかった．

👤 患者M　78歳　女性 ・くも膜下出血

患者Mが心肺停止で搬送されてきた．研修医UはすぐにACLSに沿って心肺蘇生を開始した．心静止に対してアドレナリン投与．効いた！　すぐに心拍再開．すかさず心電図をとると…

「アレ，すごく大きい陰性T波が出ている．これはやっぱり心臓の虚血を考えないと…」

胸部X線では全体に広がる肺水腫を認めた．

研修医Uは循環器内科にコンサルトしたが，循環器内科医はエコーで心臓の動きがいいのを確認するとすぐに頭部CTをオーダーした．頭部CTにはくっきりと大きなくも膜下出血が写っていた（図28）．

🔰 研修医U

「患者Lさんは，念のために心電図をとったんですけど，なんとなく心電図の非特異的ST変化があってどこか変だったんですよね」

「患者Mさんは，もう心肺停止だから，蘇生後はすぐに低体温療法して，心臓カテーテルにいかないといけないと思ってあわてたんですよ．頭の病気であんなに派手な心電図変化になるなんて思ってもいなかったです」

本当に心臓なの？

大動脈解離や肺血栓塞栓症でも心電図変化が出ることは有名だ．

大動脈解離のStanford Aであれば55％にST-T変化など心電図変化を認め，Stanford Bであれば22％に心電図変化を認めるだけである．ただ怖いのは大動脈解離に心筋梗塞を合併してくる場合であり，大動脈解離の7％に心筋梗塞の心電図を認めるという．

肺血栓塞栓症で有名なSⅠQⅢTⅢは特異度は高いが感度がとってもイマイチで，右心負荷所

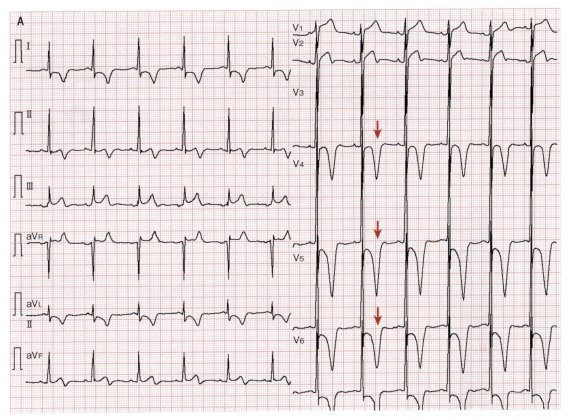

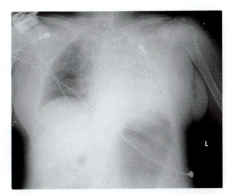

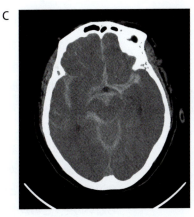

図28　患者Mの画像

A）心電図：巨大な陰性T波（giant negative T wave，➡），B）胸部X線：広範囲な神経原性肺水腫，
C）頭部CT：広範囲くも膜下出血.

見（前胸部V$_1$〜V$_3$の陰性T波，右脚ブロック，V$_1$，V$_2$とⅢ，aV$_F$の陰性T波）の方が有用であ
る．ただし肺血栓栓塞栓症でもST上昇の心電図を呈することもある（Cardiovasc Ultrasound, 8：
50-56, 2010）.

　脳血管障害でも巨大な陰性T波が前胸部に出てくる（**giant negative T wave**, cerebral T wave）．心電図イコール心臓の検査と思っていると痛い目にあう．そもそも心肺蘇生でアドレナリン一発で心拍再開するということは，心臓は元気だってことなんだよ．研修医U君，自分の実力を過信しちゃいかんよ．心筋梗塞でもQT延長してくるが，脳血管障害でもQT延長してくるよねぇ．QT延長の鑑別を表11に示した．「QT延長：Dr.林のABCDEF」と覚えよう．え？覚えられない？大丈夫！思い出しながら言っているうちに覚えるよ．

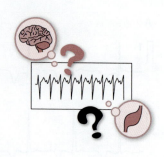

表11　QT延長の鑑別「Dr.林のABCDEF」

A	AMI（acute myocardial infarction）	急性心筋梗塞
B	BT（body temperature）	低体温
C	Cerebral T wave	脳血管障害
D	Drug	薬剤（三環系抗うつ薬，キニジン，抗アレルギー薬・抗真菌薬＋マクロライド系抗菌薬など）
E	Electrolytes	電解質異常 ・低カリウム血症（U波とつながりみかけ上QT延長） ・低カルシウム血症，低マグネシウム血症
	Endocrine	内分泌（甲状腺機能低下症）
F	Familial	家族性（先天性QT延長症候群）

　たこつぼ心筋症の場合は，心電図だけでSTEMIと鑑別するのはプロでも難しい．

　気胸も心電図変化を伴うことがある．気胸だからどうせQRSの高さが低くなるだけでしょと思ったら大間違い．虚血性変化も出てくるから悩ましい．通常胸腔チューブを入れ，気胸が改善すれば心電図変化も元に戻ってくるから，あわてないあわてない．

　消化器疾患でも心電図変化が出てくるから臨床って難しい．有名どころは膵炎，胆道系疾患（胆嚢炎，胆石発作），食道疾患だ．なぜに膵炎，と言いたくなるが，低カルシウム血症を伴えば心電図変化は当然出るものの，それ以外のときの心電図変化の機序はわかっていない．心臓由来の胸痛と思って心臓カテーテル検査を行っても10〜50％は冠動脈はきれいで，そのうち60％に食道疾患が見つかるという．もっとも冠動脈の微小血管の障害は心臓カテーテル検査では見つからないので，この数字そのものが正しいかどうかはイマイチかもしれないけどね．胸痛に対して制酸薬が効いてもプラセボ効果にしか過ぎなかったり，ニトログリセリンが効いても冠動脈のみならず食道の攣縮もとれたりするので，薬剤による反応では決定打にはならない．

　そのほか，薬剤（三環系抗うつ薬，ジギタリス，QT延長させる薬剤など），中毒（一酸化炭素，シアン，ヒ素，有機リンなど），低体温，電解質異常でも心電図変化は起きる．高カリウム血症の心電図変化をみたら，医者もビビらなければいけない．ただし高カリウム血症の心電図も非特異的な場合が24％と多い（Acad Emerg Med, 15：239-249, 2008）．高カリウム血症の心電図なんて特異度は85〜86％と比較的高いものの，感度は30〜40％のトホホなのだ（Ann Emerg Med, 20：1229-1232, 1991）．そのうえ，心筋梗塞やBrugada症候群のパターンになったという報

告もあり，高カリウム血症の心電図ってホントに節操がないねぇ．

　検査はすればするほどいいわけではない．臨床上疑っていない場合は偽陽性が増えるだけ．あくまでも臨床像をとらえて検査をすべきだ．患者Lの場合は交通事故であり，昔胸焼けがしたことがあったという病歴だけで心電図をとってしまったから，話がややこしくなったんだよねぇ．

> **心臓以外の疾患でも心電図変化は出るのだ**
> - 大動脈解離，肺血栓塞栓症，脳血管障害，消化器疾患，電解質異常，薬剤などなど臨床像と照らし合わせることが大事！
> - Dr. 林のABCDEF：QT延長の鑑別を知っておくと便利だよ

✓ *Check!*

文献 88) Pollack ML：ECG manifestations of selected extracardiac diseases. Emerg Med Clin North Am, 24：133–143, 2006
　　↑ 必読文献．心電図変化を起こす心臓以外の疾患のreview．やや古い論文だがうまくまとまっている．わかりやすく書いてある．

文献 89) Van Mieghem C, et al：The clinical value of the ECG in noncardiac conditions. Chest, 125：1561–1576, 2004
　　↑ 心臓を調べるための心電図のはずなのに，それにしてもいろいろ心臓以外の疾患が心電図変化をきたすものだ．

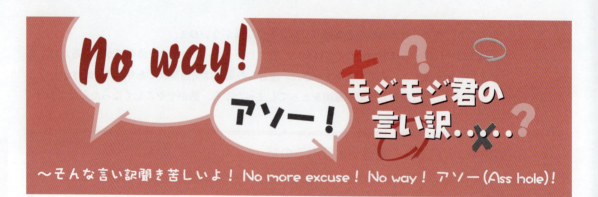

No way! アソー！

モジモジ君の言い訳……？

～そんな言い訳聞き苦しいよ！ No more excuse！ No way！ アソー（Ass hole）！

✘「やっぱり心筋梗塞なら少しぐらい胸がつらいって言ってほしいですよ！」

→コラコラ，患者に八つ当たりしてはいかん．プロは胸痛じゃない症状にも敏感にならないといけないんだ．「NERD」って覚えておこう．えっ？ nerdって君と同じオタクの意味だよ．【→p.103】

✘「心臓って左にありますよね！ なのに右肩や右腕が痛いなんて反則ですよ」

→世の中そう簡単にいかない，といういい例だ．プレゼントさえあげれば彼女が喜ぶと思ったら大間違い．そういうときもある．心臓が悪くても右が痛いことがあるんだ．世の中理不尽なのだ．【→p.103】

✘「心筋梗塞なら死にそうなくらい痛いって言うべきでしょ？」

→痛みの強さや持続時間は何の鑑別の根拠にもならないんだな，これが．【→p.102】

✘「aVLでST低下だけで心筋梗塞だなんて…」

→あくまでも臨床症状と組み合わせて，きっと心筋梗塞に違いないと思うから，aVLのST低下が読め，将来の下壁のST上昇が予想できるんだ．【→p.104】

✘「これって形的にはくびれもありますし，STもちょっと上がっているだけなので，どう見ても良性早期再分極だと思ったんですけど…」

→良性早期再分極は前胸部に出やすいもの．四肢誘導だけに出るのは危険なサインなのだ．【→p.108】

✘「良性早期再分極って，名前に良性ってつくくらいだからよくないとおかしいじゃないですか」

→文句を言ってもはじまらない．ほとんどは良性だけど，下壁のSTが高く，ST成分が水平にヘタってくるものは将来VFになるかもしれないんだよ．こわいねぇ．【→p.109】

✘「広範囲でST上昇があるし，PR低下は心外膜炎に特異的なんですよぉ」

→そうは言っても同時にST低下があったらダメでしょ．それはSTEMIです．【→p.112】

✘「えぇ？ チェックマークサインって何ですか？ 捨て身で頑張るんですか？」

→チェックマークサインをみたら，「捨て身」じゃなく「STEMI」だよ．【→p.114】

✘「なんじゃこりゃぁ，四角い箱が並んでます」

→それは墓石だよ．見逃したら本物の墓石になっちゃうよ．早くSTEMIとしてフォローアップ心電図もとろうね．【→p.119】

✘「STDがあったらSTEMIを考えろって，それってやっぱりクラミジアが関係しているんですか？」

→確かに心筋梗塞とクラミジアは関連性が高いといわれているが，この場合のSTDは性行為感染症じゃなく，ST低下のこと．広範囲ST上昇があってもST低下を伴う場合は，心外膜炎で

はなく，STEMIを考えるのが大事．【→p.128】

❌「左脚ブロックの患者さんがいるんです．すぐにPCIを！」
→いえいえ，新規左脚ブロックじゃないと意味ないから．この患者さんは以前から左脚ブロックがあるじゃないか．陳旧性左脚ブロックなのにあわててどうするの？【→p.122】

❌「新規左脚ブロックの患者さんがいるんです．すぐにPCIを！」
→いえいえ，新規左脚ブロックだからといって，自覚症状も何もなければ，あわてる必要ないんだよ．え？ ガイドラインがって？ それちょっと古いんじゃない？ そのうえ，その患者さんただの尿路感染で，心臓は関係ないでしょ．【→p.122】

❌「新規左脚ブロックだからあわてないですよね」
→いえいえ，目の前の患者さんは冷や汗をかき，血圧も下がってきているじゃないか．高度心不全やショックは話が違うよ．左脚ブロックで判読しにくくても真面目にしっかりびびろう！【→p.123】

❌「ST低下が1つの誘導でみられるだけで，NSTEMIでしょう」
→左脚ブロックでV_1～V_3のうち，1つの誘導でもST低下をみたら，Sgarbossa's criteriaで3点だから，これはアウト！ PCIへ急ぎましょう．【→p.123】

❌「STEMIじゃないのにNSTEMIで心カテなんてしない方がいいでしょう？」
→いやいや前壁のV_1～V_4の2誘導以上でST低下，V_1～V_3でR波増高はれっきとした後壁梗塞を疑わないといけない．V_7～V_9の後壁誘導もきちんと取って確認しましょう．【→p.128】

❌「純粋な後壁梗塞なんてどうせ回旋枝がつまるだけだし，見逃したって大したことないでしょ」
→いやいや予後はSTEMIと変わらないんだよ．それに治せるSTEMIを見逃すなんてダメチンだ．【→p.129】

❌「心筋梗塞なんだからニトログリセリンをやって何が悪いんですか！」
→右室梗塞だとニトログリセリンは禁忌なんだよ．逆切れしてどうするの？【→p.132】

❌「昇圧薬を使っても血圧が上がってきません！」
→右室梗塞なら，むしろ輸液負荷をしよう．輸液負荷をしすぎないように慎重にね．【→p.132】

❌「右側前胸部誘導をつけないと右室梗塞がわからないって面倒ですよねぇ」
→下壁梗塞の心電図でもST上昇：Ⅲ＞Ⅱなら右室梗塞を疑えるよ．【→p.134】

❌「下壁梗塞でも回旋枝が原因のこともあるから，カテするまでどうせわからないでしょう？」
→いやいやaV_LのSTが低下しているときは右冠動脈がつまってるってことだよ．【→p.135】

❌「下壁梗塞でだったらV_{4R}をとればいいんでしょ」
→いやいやルーチンにV_{4R}をとっておくといい．前壁心筋梗塞でもV_{4R}のSTが上昇していると予後が悪いんだから．除細動はいつでもできる準備が整っているかな？【→p.134】

❌「仮面ライダーって1号でしたっけ？ 今はビルドでしたっけ？」
→仮面ライダー2号だよ．ってイケメンが大事なんじゃなくて，あの変身ポーズをしっかり覚えて，aV_RとV_1のST上昇を比較してね．【→p.140】

❌「広範囲のST低下だけなのでNSTEMIですね．血液検査も異常ないですし，明日心臓カテーテル検査でいいですよね」
→いやいや広範囲ST低下＋aV_RのST上昇はSTEMIと同じに扱うのだ．緊急カテーテル検査の適応だよ．明日まで待ったら心筋が腐っちゃうでしょ？【→p.140】

✘「グリコサインって元気が出そうな感じがしますね」
→そんなことよりもグリコサインは死亡率が上昇する恐いLMCA閉塞だって認識から入るべきでしょ.【→p.142】

✘「aVRでST上昇しているのですぐに心カテの準備しないと！」
→いやいやこれはPSVTに伴うものだから，普通にアデノシンで治しましょ.ホラ，治ったらWPW症候群があるのがわかったね.【→p.147】

✘「aVRのST上昇がこんなにあったらすぐに心カテの…」
→酸素投与に反応しない低酸素，心エコーで右室の拡大，心電図では何より右心負荷の所見で，片側の足が腫れてるじゃないか.これは広範囲肺塞栓を示唆する.すぐに造影CTをしよう！【→p.148】

✘「つい最近PCIしたばかりだから，こんな早くに心筋梗塞なんてなるはずがないですよ」
→いえいえ，心臓カテーテル検査は冠動脈の内腔しかみていません.脆弱性はみえないのですよ.【→p.151】

✘「え？もともとWPW症候群の患者さんなのに，アデノシンなんて使っていいんですか？」
→もちろん，一定のR-R間隔で，QRSの幅も狭いでしょ.これは上室性頻拍だから，アデノシンでいいのだよ.【→p.154】

✘「え？心房細動で心臓の馬力があったら，まずワソラン®でいいんじゃないですか？」
→いやいやR-R間隔が300/分のところがいくつかあるよね.それはWPW症候群のKent束が頑張っている証拠だ.ワソラン®使うと心室細動になっちゃうぞ.【→p.154】

✘「すみません！トイレ流せないんですけど」
→1回目流して，しばらく待たないと次の水は流せないよ.トイレの法則は偉大なのだ.【→p.154】

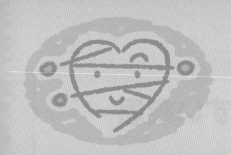

救急室の困ったチャン

危ない医療!? 訴えてやる！（>_<）；
医療訴訟を避けるために…

　救急室は一般外来と大きく違って，長い付き合いのなかで患者さんと人間関係を築くなどということはなく，初対面同士が重大な局面を乗り越えるという実にチャレンジングなところである．この一期一会を大事にしないとたいへんなことになる．患者さんの命を救うということが大命題であるが，不幸な転機をたどってしまった場合に，恨みを買うばかりか訴訟に発展する例もあるだろう．医師免許をとったばかりで，「先生，先生」と上げ奉られ，知らず知らずのうちに態度が横柄に変わっていくような研修医を見た場合は，上級医が見本を示すとともに，患者さんが痛手をこうむる前に患者さんのために何か手を打たなければならない．反対に避けようもない不幸な転帰であったにもかかわらず，恨みを買ってしまうのは多くはコミュニケーション不足であるが，それでもなお，言いがかりを避けるにはきちんとスタンダードな治療をしたという証拠を残すに尽きる．つまり，診療録をきちんと書くことに尽きる．ひいてはきちんと診療録を書く習性をつけると，きちんと患者さんを診る目も養われてくるものである．上級医は研修医の書く診療録に目を光らせ，正しい医療に導き，かつ患者の安全を第1に確保できるようにしたい．オォ〜っと！上級医が診療録をまともに書いてないなんて，言わないでネ．

　高齢者救急も増え，ますます救急室が混み合うようになってくるが，ここで救急室で暴れる困ったちゃんが来ると医療者も辟易してしまうよね．でも基本的に困ったちゃんは医療者を困らせたくてわざわざ救急室に来ているのではなく，彼らなりに真剣に心配してやってきているということを忘れてはならない．偏見を捨てて，真意を見出す目を養ってこそ，救急では「徳」が積めるのだ．そう，救急は知識や技術ではなく「徳」を積むありがたい聖域だったんだよ．恐い患者を研修医に押し付けて，自分が逃げたりしてはダメだよ．今日も危険手当もなしに，眠くておしっこも我慢して，武道に長けていなくても，救急室で恐い患者さん相手に心を寄り添う診療を心がけましょう！

1 医療ミスを起こしやすい疾患・患者群を知るべし

患者A 68歳 女性

怒る患者家族

　患者A 68歳が激しい頭痛と意識低下で搬送された．研修医Ⅰは「Aさん，目を開けてごらん．ハイ，手ぇ，握って．だめだな」振り返ってご主人に「おじさん，こっち来て．いつからこうなの．いつからどうなってるのか話してごらん」…CTの結果，かなり大きいくも膜下出血があった．待合室では憮然としたご主人が座っていた．ポツンと「わしはお前のおじさんじゃない！」と悔しそうに言うところを看護師が聞いていた．脳ヘルニアが進行し，研修医が挿管を試みたが，なかなか入らなかった．やっと入ったときに再破裂したのか患者の状態が急に悪化し，心肺蘇生するも反応しなかった．状況を説明したところ，A氏のご主人は気管挿管がすぐ入らなかったから手遅れになったのではないか，再破裂したのなら医療事故ではないのかと憤慨してどなってきた．

🔍 研修医Ⅰの怒りはおさまらず…
「きちんと治療してやったのに文句言いやがって…」

コミュニケーションの問題は…大問題！ すべての患者さんに "Love & Respect"

　もちろん患者が怒って，医者を訴えるというには医療の質が悪かったまたは期待にそわなかったということもあるが，それ以上に**それに至る過程でのコミュニケーション不足が最も深刻な引き金になっている**ことが多い．考えてもみてほしい．ろくに説明もしなくて，結果が悪かったら誰でも怒りますよ．それも年配の患者さんにしてみれば若造（研修医）がいばって「おじさん，こっち来て」などと敬意も何もない表現で話されればムカッとするのも当然至極．患者－医師関係は人と人の関係だから，**相手を常に尊重する，敬意を払う態度・言葉遣いは当然のこと**である．そう，コミュニケーションの基本は "Love & Respect" なのだ．研修医Ⅰはまずホテル研修でもしてもらうといい．またはこの研修医Ⅰを，ICUのベッドに患者さんと同じ条件で数日ベッドに縛り付けて，この研修医Ⅰのような他の無礼な医師に診てもらう経験をもつと，患者の身になって考えられるように心構えも変わるかもしれない．研修医の言葉使いを直すのはなかなか難しいが，上級医が指摘するだけでなく，上級医が見本を見せることも大事である．え？上級医の方が態度が悪いって？…それなら反面教師にしましょう．
　診断の8割は問診でわかるというのに，人と話もできないのではいい**病歴**がとれるはずもない．こんなに大事なことなのに，コミュニケーションの手法を大学では全く教えないのはいただけな

い．うまく話ができなければ，どんなに賢い頭をもっていても優秀な臨床家にはなれない．患者さんが気持ちよく話せるように仕向けるのがプロなのである．別に患者さんにおべんちゃらの一つでも言えと言っているわけではないが，**医療サービスは水商売みたいなものと割り切るべし．少しのヨイショが人間関係をよくするのだ**．患者さんが自分の健康に気を配っているのを見つけたとき，父親が自分の子ども（乳児）の体重をサラッと言い当てたとき，などは患者さんを褒めるチャンスなのだ．「お父さん，子どもの体重を言い当てるお父さんはめったにいないですよ．素晴らしい．子育てしてますねぇ．イクメンですねぇ」など感動を伝えよう．**人を褒めるには，その機会をうかがっている人にしかチャンスは来ないのだよ**．

　以前は患者さんのことを，「○○様〜」と呼ぶようにというお達しが出て，よく聞いていると「○○サマァ〜」とよんでおきながら，「ハイ，じゃ，ここ座ってね．それで，どうしたの」と，まあ続く言葉の落差というか，慇懃無礼というか，何と言うか…．「ここにお座りください．どうなされましたか」と続くべきであって，最初だけ丁寧なだけで，その後は相手に敬意を払う言葉使いに全然なっていないのは，聞いていてズッコケルしかない．今では普通に「○○さん」と呼べばいい．へりくだり過ぎる必要もなく，対等に接してもなお**終始相手に敬意を払う**のを常とすべきなんだよね．

　人間には耳は2つあり，口は1つ．つまりよりたくさん聞きましょうということ．傾聴の「聴く」といい質問をする「訊く」をうまく使い分けよう．時間がないからと言ってすぐに患者さんの話をさえぎってはいけない．なんと救急医は平均12秒で患者さんの話をさえぎっているという．どんなに長く話してもまずは2〜3分で患者さんの話は一段落するもんだけどね．

　医療は医師と患者の良好な関係から互いに築くもの．一方的な診断・治療では，患者の期待にそぐわないこともある．風邪薬をもらって次の日に熱が下がらないからとまた受診する場合がある．これはどれくらいの期間で治るのか，薬の効果はどれくらいなのか，そしてどのような場合に再受診すべきなのかを十分話していない証拠である．風邪を1日で治せとは医学的にはおかしいことであるが，患者が1日で治ることを期待して来院しているのであれば，その理不尽な期待を医学的に正して納得してもらう必要がある．他の病態でも同じであり，患者の期待と医師の予想に大きなずれがあると，良好な患者−医師関係を築くことはできない．**必ず患者の来院時の期待は何か聞き，それが医学的におかしい場合は，患者さんの思いの丈を十分話させて（それが医学的に間違っていてもいい），その後それを正すのも医師の重要な仕事である**．点滴して風邪を治してほしいと言われて，絶対点滴するなとは言わないが，それが治療戦略として誤っていることを正すべきであり，説明を邪魔くさがって点滴していると，結局患者は治らないばかりか，あなたは点滴しても風邪を治せないやぶ医者と思われるだけである．

「かきかえ」は必須の技術

　患者さんの思いの丈を聞く技術として「かきかえ（FIFE）」（表1）がある．家庭医療では必須の技術だ．患者自身の解釈を聞き，患者さんがどんな期待をもって医療機関を受診したかを聞き，この病態で患者さんがどんな感情をもち，日常生活や人生にどんな影響があるかを聞く．一番大事なのは，小手先の技術より，**患者さん自身に興味をもつことだ**．どんな仕事をして，どんな価値観，人生の考え方をもっているかを聞くと，いろんな背景が見えて，まるでドラマのよう

表1 患者の思いを聞く "かきかえ"

か	解釈 (ideas)
き	期待 (expectations)
か	感情 (feelings)
え	影響 (function)

で医療が楽しくなる．数十分の医療面接で患者さんの人生をすべて把握しているなんておこがましい考えはもつべきではないが，「人」に興味をもつことで，医療者も positive な介入をしたくなるものだよ．

患者さんの意見は自由と心得よ

　頭の回転の速い医者ほど先読みをして，すぐに思ったこと（医学的に正しいこと）を言って，患者さんの意見を否定してしまう．ちょっと待て！もっと賢い医者は，患者さんの言葉にすぐには反応しないのだ．どうして患者さんはそう思っているのか，**背景や行間（本音）を読み，患者の期待にどう応えるかを考える**．それから，患者が受け入れやすい形，患者さんにメリットのある形で会話をするんだ．「〜してください」という命令口調ではなくて，「〜してもらっていいですか」と依頼する形や「〜するともっと得ですよ」とメリットを伝えると，患者さんも受け入れやすい．依頼の後は「ありがとうございます」と先にお礼を言ってしまおう．「お礼」を言われての依頼は気持ちのいいものだよ．患者さんの本心は意外に診察終了時に，「あの，ついでに聞きたいんですが」とポロリと出ることがある．そう，刑事コロンボ症候群（古い！）だよね．

　患者さんは素人であることを再認識しよう．素人の言うことは医学的「事実」ではなく，「意見」なのだ．事実と意見を区別して患者さんの話を聞くことが重要．**「意見は自由！医学的に間違っていてもいい」**と割り切って，**まず傾聴に徹すべし**．頭から意見を医師に否定されていたら，十分話もできない患者さんが医師を信じるはずもないではないか．**人は承認欲求があり，自分の話を聞いてくれる人を信頼し，好きになり，良好な人間関係を築いていけるのだ**．ついやってしまうのが，反射的に「それは違いますよ」「そんなの医学的にありえませんよ」「もう年だから子宮はいらないでしょ」など自分の価値基準で患者の思いを踏みにじってしまうのだ．そうすると「この医者は私の話を聞いてくれない，私の悩みを理解しようとしない」と患者さんは思って，医者に心を閉ざしてしまうのだ．聞く耳をもたない医者に患者さんは心を開かない．坊主憎けりゃ袈裟まで憎い．嫌いな人からの意見は聞く耳ももたないが，好きな人からのアドバイスは耳が痛いことでも聞いてしまうでしょ．

見た目や声の張りはもっと大事！

　「人は見た目が9割」，「やっぱり見た目が9割」，「女は見た目が10割」，「一流の人はなぜそこまで，見た目にこだわるのか？」など見た目を論じるビジネス書が世のなかに多く出回っている．メラビアンの法則では見た目が55％，声の調子が38％，そして話す内容はたったの7％し

表2　医療面接コミュニケーションの Do & Don't

○　Do	×　Don't
座って話す．体は自然体で	立ったまま話す．足を組む．腕組みをする．ペン回しをする
患者さんの名前でよぶ　「○○さん」	「おじさん，おばさん，おじいさん，おばあさん」とよぶ．病名でよぶ．「あの胃潰瘍の人…」
目を合わせて話す	よそを向いて話す．コンピューターを打ちながら話す
まめにうなずく．「は行」を使って感動を伝える．表情を豊かに会話する．状況が許せば笑顔	能面のような顔で無反応．
隙あらば，患者さんを褒める	治療さえすればいいと思っている
患者さんが納得するまで時間をかける	患者さんを説得しようとする
医学的に間違っていても最後まで話を聞く	頭ごなしに「医学的にはありえない」と話をさえぎって説教する
診察時に腕や肩に軽く触れる．儀式（血圧測定，聴診）を大事にする	患者さんに触れない．聴診器や舌圧子で触るのみ．聴診すらしない
開いた質問をする．会話の「間」を大事にする	話をさえぎり，Yes-Noの閉ざされた質問をする
手技，検査の予想時間を伝える	何も言わずに待たせる
十分説明し治療計画に参加させる	一方的に命令する．質問や反論は許さない
患者の考え，期待を聞く．雑談を大事にする　患者の反論・意見はウェルカム　最後に必ず質問がないか聞く	患者の感情を，考えを無視する．「治りたかったら黙って私の言うことを聞いていればいいんだ！」
治療のオプション，予後も含めて説明する　患者さんが納得したかどうか確認する	一方的説明で，インフォームドコンセントをしたと思っている

4章　救急室の困ったチャン

か伝わっていないという．つまり医学的な話はたった7％しか占めていない．その内容をきちんと患者さんが納得して受けとるには「好感力」「メディア力」が必要なのだ．最も保守的な患者さんを安心できるようにするのがプロフェッショナルとしての身だしなみだ．患者さんが気持ちいいのが「身だしなみ」．一方，自分のファッションを追求すれば，自分が気持ちがよくて，患者さんは気持ち悪い，不安が募るだけなのだ．金髪先生は海外ではOKだが，日本ではまだまだ認知度は低く，プロフェッショナルとしては失格なのだ．「この患者さんが私にとっては愛して尊敬するVIPなのだ」と言い聞かせて，医療面接するようにしよう．小児を診るときは，「この親が自分の命を引き換えにしてもいいと思うくらい大事なプリンスやプリンセスなんだ」と思って診察しよう．実際，親はそう思っているんだよ．

　いくら見てくれがよくても，場所も大事．救急室の廊下で診察・治療するのは，患者さんの満足度が低く，不満が残りやすく，リスクが高いことを知っておこう（Am J Emerg Med 34：1163-1164, 2016）．いくら忙しいからと言って野戦病院よろしく廊下で診察をすませてしまえばいいとは，ゆめゆめ思わない方がいい（表2）．

コミュニケーションのコツ

● 患者さんの意見は自由！ と割り切れ

● すぐに反応するな→隠れた患者さんの期待を探れ→患者さんにメリットの
ある形で会話せよ

● 見た目の「メディア力」「好感力」を意識すべし

✓ *Check!*

文献1）Frolkis JP：A piece of my mind. The Columbo phenomenon. JAMA, 309：2333-2334,
2013
↑ ちょうど昔のテレビドラマの「刑事コロンボ」のように，核心をつく患者さんの本心は帰
りがけに言うことがある．こんな質問のしかたができるのは，医療現場では医師への信頼
の証でもあるのかも．

文献2）Hashim MJ：Patient-Centered Communication: Basic Skills. Am Fam Physician, 95：
29-34, 2017
↑ 必読文献．基本的コミュニケーションの総説．

文献3）Roh H & Park KH：A Scoping Review：Communication Between Emergency Physi-
cians and Patients in the Emergency Department. J Emerg Med, 50：734-743, 2016
↑ 必読文献．救急医と患者さんの期待の違いがよく書かれている．救急医は医師主導の意思
決定をしやすく，効率的情報収集しがちであり，コミュニケーションの技術は未熟で，コ
ミュニケーションの行き違いをうまく乗り越えられない傾向にある．救急ではより医療ミ
スをしないように診断や治療に集中すべきであり，患者とのコミュニケーションに時間を
とられ過ぎるのは不利益であると考える救急医が多く，一方，患者さんは医者からのフィー
ドバックをより求めているという．確かに待ち時間が長く，混み合う救急でいい人間関係
を築くのは難しいんだけどね．なんと救急医は平均12秒で患者さんの話をさえぎるとい
う．

文献4）White DB, et al：Prevalence of and Factors Related to Discordance About Prognosis
Between Physicians and Surrogate Decision Makers of Critically Ill Patients. JAMA,
315：2086-2094, 2016
↑ ICUにおける患者家族（229人）と医者（99人）の間で患者予後についての期待の違い
を検討．53％に予後の期待が異なることがわかった．きちんと説明したつもりでも，宗
教や希望などさまざまな理由できちんと伝わっていないこともあるんだ．

文献5）Arnold RM, et al：The Critical Care Communication project: improving fellows' com-
munication skills. J Crit Care, 30：250-254, 2015
↑ ICUのフェローに対して3日間のコミュニケーションコースを開催したという報告．生物
医学的情報をわかりやすく伝える，患者さんの価値観を確認する，不確実性を話し合う，
悪い知らせを伝える，家族会議を開催する，家族の医学的決定を助ける，意見の違いを話
し合う，自分の感情を認知し対応していくなどの構成内容．この手のコースの前後の比較
は必ずいい結果となるのでどこまで信頼性があるかは不明だが，内容は参考になる．

文献6）Chan TM, et al：Assessing interpersonal and communication skills in emergency
medicine. Acad Emerg Med, 19：1390-1402, 2012
↑ 救急室でのコミュニケーションは患者さんとだけではなく，チームワークや他科の医師と
のやりとりまで多岐にわたる．その評価ツールも驚くほどたくさん考えられている．教育
者や救急の責任者は目を通しておくといい文献．

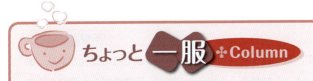

AIDET コミュニケーション

コミュニケーションの1つの方法のAIDETを紹介しよう.

| **A** | **Acknowledge　承認**

爽やかな印象で挨拶
笑顔，アイコンタクト | 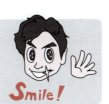 |

| **I** | **Introduce　自己紹介**

自己紹介，名前確認
これから何を提供するか説明 | 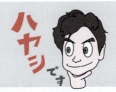 |

| **D** | **Duration　待ち時間**

おおよその待ち時間を説明
こまめに待ち時間を知らせる | 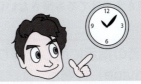 |

| **E** | **Explain　説明**

すべての所見をわかりやすく説明
今後の予測も説明 | 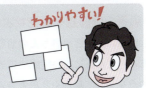 |

| **T** | **Thank you　お礼**

お礼
他に何か質問はないか聞く | 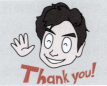 |

2 医者の指示に反して帰りたい患者さん AMAの場合

患者B　55歳　男性　　　　　　　　　　　　　　　不安定狭心症

　胸痛を主訴に患者さんBが来院した．嘔気，喉の詰まり，冷や汗もあった．狭心症の既往があり，本日はニトロを2錠飲んでも治らなかったという．心筋酵素，d-dimer，ECG，画像診断とも異常を指摘できなかった．約1時間後に症状が軽快した．

　今日はたくさんの救急車も来て，救急外来が非常に混雑した．経過観察していたが，2時間たったところでどうしても帰宅すると言い出した．「もう痛みもなくなったし，どうしても帰らないといけないんだ．もう帰る」と騒ぎはじめ，点滴も自己抜去してしまった．

　研修医Jは正義感のある熱血漢．「今のところは不安定狭心症ですが，10％は心筋梗塞になってしまうので，とりあえず入院はしてください」と．「帰る」「帰るな」と，ほとんどケンカ状態になった．そこに他の救急車が入ってきて，手が離せなくなった隙に，患者Bは「もう帰る．俺は死んでもいいって言ってるだろ」とどなって行ってしまった．そのB氏の背中に向かって「悪くなってももう知らないぞ！二度と来るな！」と怒鳴り返してやった．

研修医J

「こっちだって忙しいのに，何とかしようとB氏に気を使ったのに！あの態度！許せん！でも，押さえつけてでも帰さないほうがよかったのでしょうか」

医者の指示に反して帰りたい患者　AMA（Against Medical Advice）の場合（図1）

1）患者の価値観を優先せよ

　法律によると患者さんの治療決定権は最終的には患者さんにあることを肝に銘じておくべきである．どんなに悪い病態で患者に不利になったとしても，その最終決定権は患者さんにある．この点を忘れて無理やり患者さんに注射でもしようものならこれは傷害罪である．**患者さんの同意なしで行う行為は医療行為ではなく犯罪である**．宗教上の理由からの輸血拒否だってきちんと認めないといけない．個人の価値観に医者の価値観を押し付けてはいけないのだ．

　Bさんは次の日，命と引き換えにしてもいいくらいどうしても行きたい不倫旅行（家族には出張と言ってあった）があったそうだ．理由を言わないにはきちんと裏があるのだ．患者さんにとっては熱帯魚の餌やりが何にもまして重要であったり，ワールドベースボールクラシックを見に出かけることが命より大切だったりすることがあるのだ．患者さんの自主性を尊重しつつ利益

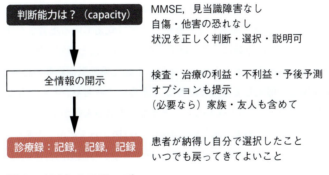

図1　AMAのステップ

とのバランスをよく考えないといけない．医者の指示に反して帰宅するからと言って，医者が嫌いなわけではないし，決して患者さんを嫌ってはいけない．

2）判断能力（capacity）は本当にあるのか？

　判断能力のない患者さんが診療拒否をしているのであれば，断固治療しないといけない．この際，必ず診療録に記載してほしいのは…

　　「自傷・他害の恐れがなく，見当識障害がない」　　　　　…の一文

　見当識障害の有無は，原則MMSE（mini mental status examination）で記載する．MMSEは30点満点の認知機能検査で，23点以下が認知症疑い（感度81％，特異度89％）とするが，Sessumsらによると**MMSE 20点未満を判断能力なしと判定**する方がいい（LR6.3）．21〜24点は判定が困難で，**25点以上なら判断能力はある**と考えてよい．飲酒していてもそれだけで判断能力がないとは言えないところが難しいところ．○○先生（思い当たる名前を入れて）はどんなに酔っぱらっていても，それなりにしっかりしていて，次の日には早朝から仕事ができちゃうでしょ？

　ただMMSEは10分ほど時間がかかってしまい，忙しい救急外来でなかなかできない場合は，Mini-Cogでもいい．Mini-Cogは3語の即時再生と遅延再生（各1点合計3点），そして時計描画〔11時10分の時計を書かせ，円，1〜12時の数字，針は11と2を指すこと（針の長さの違いは問わない）を評価し，うまく描けたら2点，ダメなら0点〕のスクリーニング検査（3 item recall and clock drawing test）で2分もあればできる．5点満点中，2点以下を異常（認知症疑い，見当識障害）とする（感度76〜99％，特異度83〜93％）．

　判断能力とは，情報をその重大性も含めてきちんと理解し，判断し，自分で選択でき，その理由を説明できないといけない．これらをきちんと診療録に残さないといけないんだ…．

3）記録，記録，記録 shared decision making

　帰ることになった場合，**検査や治療を受けなかった場合に予想される結果や他のオプションについても十分説明されて，患者さんが納得して選択した内容であるということ**，かつそれがすべ

て診療録に記録されていないといけない．帰宅時に救急医は83％がきちんと診断，今後の検査計画，フォローアップを説明しているが，すべて覚えている患者さんはたったの43％しかいなかったという．ただ診療録に残すだけではなく，きちんと理解し思い出してもらうために，紙に書いて患者さんに渡すことも大事だ．先日，上腸間膜動脈症候群の患者さんに，絵も描いて時間をかけて説明して帰宅してもらったのに，「えらいこっちゃ，とんでもない病気になったらしい．でも全く救急医から話を聞いていない」と年配の患者さんがかかりつけ医に言ったと聞いて，ずっこけるしかなかった…あぁ，悲しい．かかりつけ医から「どんな説明をしているんだ」とお叱りの手紙をもらっても，診療録にはすべて記載があるから説明内容は証明できるが，いかんせん患者さんが覚えられないのでは…困ったものだ．

「死んでもいいから帰る」と言う患者さんはよくいるが，本当に死んでしまった場合，「どうして引き留めてくれなかったのか」「死ぬとは聞いていなかった」などと文句を言ってくるのは患者の家族・遺族である．「心筋梗塞を疑い心臓カテーテル検査を勧めたが，患者さんが拒否し帰宅したところ，心原性ショックで死亡し訴えられ，心カテは拒否したが入院継続は拒否していなかったと主張…☆？※（鹿児島地裁 2014年10月29日）」．「患者が生検を拒み，その結果咽頭癌が進行してしまい，医療者が訴えられたが，診療録に「患者が生検を拒否した」という記載がないため，患者が生検を拒んだとは認められず…☆？※（東京地裁 2011年3月23日）」．「心房細動に対して除細動した後，入院しヘパリン投与を勧めたが，失業中であり退院したいと帰宅し，脳梗塞になってしまい，結果抗凝固療法が不十分であったと訴えられ，患者側は退院した後のリスクは聞いていないと主張…☆？※（岐阜地裁 2009年6月18日）」….「聞いてないよ〜」というのは，もはやダチョウ倶楽部の専売特許ではなくなったようだ．

患者が帰る前に，邪魔くさがらずに家族に電話して状況を説明するといい．どういう状況で患者が帰宅するのか家族にも納得してもらうのが重要である．「医者なんだから力づくで，検査・治療してくれないのか」という家族もいるが，医療行為を受けるかどうかの最終決定権は患者さんにあるため無理強いはできない旨も説明する．むしろ家族に患者さんを説得してもらうように頼むといい．**これらの過程をきちんと診療録に記載し，患者さんがその治療方針に同意したというところまできちんと記載しないと，説明をしなかった…ものにされてしまうんだよ**．治療を拒否した場合，セカンドベストの代替治療（オプション）もきちんと提示して，その予後予測も説明し記録しないといけない．**オプションの提示がなかったというのも訴訟の種になるんだ**．あぁ，大人の世界って怖いねぇ．

患者さんが何が何でも帰ると決定した場合，診療録に「治療をしない場合のリスク，オプションの提示とリスクも説明したが，患者さんが納得のうえ，患者さんの意思で帰宅する」という文章を書いて，患者さんに署名してもらうようにしよう．もちろん，署名もせずに帰宅してしまう場合はその経緯を診療録に記載し，その状況を見ていた他のスタッフにも署名をしてもらう．残念ながら後で悲惨な結末になって家族が訴えたときの，重要な証拠になる．必ず患者さんの目の前で診療録を記録するようにして，「患者さんの目の前で記録して，患者さんの同意を得た」と記載する．Clarkらは，系統立てたAMAの対処法「AIMED」を考案している（表3）．

研修医Jは大きなミスを犯している．患者Bがどんなに悪態をついて帰ろうと，もし気が変わって治療を受けたいと思ったときはいつでも受診していいと話しておかなければならない．「二度

表3　AMAに対処する"AIMED"法

A	assess 評価	□重症度を評価，□判断能力を評価，□患者の健康状態を評価
I	investigate 調査	□帰宅理由，□症状軽減処置，□治療計画について話し合う □離脱症状の有無，□生活上の心配事（高齢者，子ども，ペット） □家族やかかりつけ医の助けは得られるか
M	mitigate リスクの軽減	□可能な限りの治療を提供，□必要に応じて処方薬を □フォローアップ計画と帰宅注意点
E	explain 説明	□治療の利益と損益，□治療しない場合の特異的な損失 □治療オプションの提示（利益，損益），□いつ戻ってくるかの指示 □気が変わったらいつでも戻ってきていいこと
D	document 記録	□上記説明の詳細な記録（当初の治療および代替治療の利益損益） □帰宅時指示および戻ってくるときの指示，□いつでも受け入れること

と来るな～！」とは思っていても決して口には出さず，診療録には「**いつ再診してもいい旨を説明し，患者も同意した**」と記載しなければならない．実際に患者さんが戻ってきた時，「どの面さげて戻ってきた」などと怒鳴ったら，医師免許が羽をつけて飛んでいくのが見えるようになる．

　佐藤愛子さんが小説「九十歳．何がめでたい」（小学館，2016）のなかで，『かつて日本人は「不幸」に対して謙虚だった．自分がこうむったマイナスを，相手を追い詰めて補填（つまり金銭で）させようとすることは卑しいことだった．今はガリガリ亡者の味方を司法がしている．司法は人間性を失った．』と記している．さすが稀代のエッセイスト，心に響く．患者さんが医療者と違う選択をしても，それが患者さんの価値観であるなら，認めないといけない．そのうえで，**医者と患者の共通の敵は病気であり，医者は患者さんの常に味方で寄り添うことが重要である**．それにしても日本には，命は神様が預かっているということを謙虚に受け入れる文化はなくなってしまったのだろうか．

AMA（医者のアドバイスに反して帰宅する患者）のポイント

● 最終決定権は患者さんにあることを肝に銘じよ
ただし「自傷・他害の恐れがなく，見当識障害がない」患者さんであることを確認し，診療録に必ず記載する

● 予後も含めて十分説明し，その内容を診療録に記載せよ

● 患者さんが納得のうえで帰宅するということを診療録に記載し，署名をもらうべし

● 家族を味方につけよ！→これが最も大事（適切な場合．守秘義務も考慮）

● 患者さんの気が変わったら，喜んで診る旨を伝えよ

☑️ *Check!*

文献7) Levy F, et al：The importance of a proper against–medical–advice (AMA) discharge: how signing out AMA may create significant liability protection for providers. J Emerg Med, 43：516–520, 2012

↑ 必読文献．AMAの各ステップを詳細に解説．米国の救急室のAMAは1〜2％もあるが，大都市では6％にも増える．患者さんの判断能力→全情報開示→診療録記載のステップをきちんと踏む必要がある．さすが訴訟大国，アメリカ！

文献8) Sessums LL, et al：Does this patient have medical decision-making capacity? JAMA, 306：420–427, 2011

↑ 必読文献．判断能力（capacity）に関する総説．医師は患者さんの能力がないのを見抜くのに長けている（陽性尤度比LR 7.9）ものの，実際には能力のない患者のうちたった42％しか気づいていない．MMSEが20点未満はLR 6.3となり，異常，20〜24点は有意差無く，25点以上あれば正常（LR 0.14）．Mini-cogは検討されていないが，他のツールとしては，Aid to Capacity Evaluation（ACE），Hopkins Competency Assessment Test，Understanding Treatment Disclosureがいい．知らないものばかり！

文献9) McCormack RP, et al：Including frequent emergency department users with severe alcohol use disorders in research: assessing capacity. Ann Emerg Med, 65：172–7.e1, 2015

↑ アルコールを飲んでいるから判断能力がないと決めつけてはいけない．19人の飲酒患者の小規模スタディ．16人は判断能力ありと判定されたが，アルコール血中濃度は平均211.5 mg/dLと結構高く，判断能力無しとされた3人のうち2人（1人は測定せず）は，226と348 mg/dLであった．アルコール血中濃度と判断能力は必ずしも比例しない．

文献10) Hess EP, et al：Shared decision making in patients with low risk chest pain：prospective randomized pragmatic trial. BMJ, 355：i6165, 2016

↑ 必読文献．患者さんと情報を共有してリスクやベネフィットもきちんと説明するのは重要．リスクの低い胸痛患者に説明するための方策やイラストが載っていてこれがまた秀逸．こんな説明ができるようになったら素晴らしい．すべての症状でこんな見本をつくってくれないかなぁ….

文献11) Kraus CK & Marco CA：Shared decision making in the ED：ethical considerations. Am J Emerg Med, 34：1668–1672, 2016

↑ 必読文献．救急室でのshared decision makingの総説．深い！

文献12) Marty H, et al：How well informed are patients when leaving the emergency department? comparing information provided and information retained. Emerg Med J, 30：53–57, 2013

↑ 96人の救急受診患者における帰宅時の説明をどれくらい覚えているかの小規模スタディ．説明内容においては83％は，診断，検査計画，フォローアップについて網羅されていた．一方，患者は診断については82％，検査計画について56％，フォローアップについて72％しか覚えていなかった．すべてきちんと覚えていた患者はたったの43％しかいなかった．これでは言った言わないになってしまうよなぁ．

文献13) Hess EP, et al：Shared Decision–making in the Emergency Department: Respecting Patient Autonomy When Seconds Count. Acad Emerg Med, 22：856–864, 2015

↑ 必読文献．忙しい救急においてもshared decision makingは58％の患者さんに適用しているという．患者の意見や病の解釈を聞くだけでなく，痛みや不安をとり除き，家族や友人を巻き込んで，適切なタイミングでのフォローアップまで議論するステップを解説．3症例（小児脳震盪，心房細動，大腿骨頸部骨折の認知症）の見本症例も勉強になる．

文献14) Magauran BG Jr：Risk management for the emergency physician: competency and decision-making capacity, informed consent, and refusal of care against medical advice. Emerg Med Clin North Am, 27：605–14, viii, 2009

↑ 必読文献．救急という特殊な状況での，患者さんの判断能力，インフォームドコンセントの困難性，およびAMAについて解説．代弁者に関しても解説．

文献15) Brendel RW, et al：An approach to selected legal issues: confidentiality, mandatory reporting, abuse and neglect, informed consent, capacity decisions, boundary issues, and malpractice claims. Med Clin North Am, 94：1229–40, xi–ii, 2010

↑ 必読文献．守秘義務，通告義務，同意，判断能力，訴訟など．法廷では，医療訴訟の4Ds

(Duty：患者医療者関係における義務，Dereliction：怠慢，標準的治療の逸脱，注意義務違反，Direct causation：直接の因果関係，Damages：精神的身体的損害）を証明しないといけない．医療者が勝訴する場合が多くても何年も裁判に費やすのは，たいへん疲れるね．

文献16）Achar S & Wu W：How to reduce your malpractice risk. Fam Pract Manag, 19：21-26, 2012
　　↑原告は何を証明しないといけないのか，診断ミス（癌の診断限界など），診療録記載のポイント，処方の問題，他科紹介のしかたなど解説．

文献17）Kachalia A, et al：Missed and delayed diagnoses in the emergency department: a study of closed malpractice claims from 4 liability insurers. Ann Emerg Med, 49：196-205, 2007
　　↑医療訴訟122例のうち79例（65％）は救急に関連していた．診断過程において，適切な検査を怠ったのが58％，不十分な病歴や身体所見が42％，診断結果の判断ミス37％，適切なコンサルトの未施行が33％であった．誤診の大きな理由は認知要因（96％），患者関係要因（34％），不適切な管理（30％），不適切な引継ぎ（24％），患者混雑（23％）．

文献18）Alfandre D & Schumann JH：What is wrong with discharges against medical advice (and how to fix them). JAMA, 310：2393-2394, 2013
　　↑米国の救急室では2％がAMAという．そのうち20〜40％は再入院になっている．そもそもAMAなんて呼び方は患者さんのためを思っている言葉ではなく時代遅れである．どうして患者さんがそういう決定をしたのか考慮すべきである．診療録が残っているから法的責任を逃れるわけではなく，コミュニケーションが破たんしていたらそもそもダメ．

文献19）Clark MA, et al：Ethics seminars: a best-practice approach to navigating the against-medical-advice discharge. Acad Emerg Med, 21：1050-1057, 2014
　　↑必読文献．AMAに対する"AIMED"（assess, investigate, mitigate, explain, and document）法を解説．

4章

救急室の困ったチャン

3　診療録記載なしは，診察なしに等しい

患者C　17歳　男性

初診時にはわからなかった虫垂炎

　17歳男性．心窩部痛を主訴に親に連れられて救急室に来院．胃・十二指腸潰瘍の既往もない．嘔気はあるものの，嘔吐，下痢はない．研修医Kが診察したところ，心窩部に圧痛があるだけで他には圧痛がなかった．血液検査，腹部エコーも異常なく，胃腸炎（？）でしょうと説明し，薬を3日分処方し帰宅させた．2日後激しい腹痛で救急車で来院．虫垂炎穿孔だった．父親が「薬をもらっていたから飲みきるまで我慢していた．盲腸もわからんのか！」と怒鳴ってきた．上級医が事態の収拾に出てきて，虫垂炎の初期は非常に診断が難しいことがあることを説明した．研修医Kの前の診療録を見ると，あまり記載がなく，腹部の絵の心窩部に軽度圧痛の記載があるだけであった．

🔖 研修医K

「初期の虫垂炎の診断は難しいのに，『盲腸ぐらい』と怒鳴る父親の方がおかしいですよね」

診療録記載なしは診察なしに等しい

　たしかに虫垂炎初期は診断が難しい．好発年齢の心窩部痛にはすべて，「もし右下腹部に痛みが移動したら虫垂炎かも」と説明するしかない．この症例で研修医Kがいただけないのは，嘔気，嘔吐，下痢の3拍子が揃わないのに胃腸炎などと診断したことである．わからなければ胃腸炎というようなゴミ箱診断では見逃す率も高くなるというもの．3拍子揃わないものは胃腸炎とはいわず，現時点では原因不明の腹痛と説明し，フォローアップを指示すべきであった．もっと研修医Kがだめだった点は，いくら初診時に右下腹部痛がなかったと言っても，診療録に右下腹部を触れた記載がなければ，**診察していないに等しい**のである．またもし虫垂炎も考えて診察したのなら，「現時点では虫垂炎は考えにくい」と記載すべきであった．見逃して恐い病態を必ず考えて診察し，それを裏づける証拠がなかった場合にはその証拠として診療録に記載しなければならない（表4）．診療録は最も医師を守ってくれる武器であることを肝に銘じるべきである．

🔖 研修医Kの質問は続く

「他にどういったことを記載するとよかったんでしょうか？」

医療訴訟を避ける基本的な診療録のポイント

　診療録は患者さんのものであることを肝に銘じよ．

表4　Negative所見を診療録記載すべき一例

主訴	見逃すと恐い疾患	否定した場合の記載内容
心窩部痛	虫垂炎	右下腹部圧痛なし
	心筋梗塞	リスクファクター，心電図，血液所見
心臓から30 cmの範囲内の痛み	心筋梗塞	リスクファクター，心電図，血液所見
胸痛	心筋梗塞，大動脈解離，肺塞栓	各疾患を除外した身体所見，検査所見
乳幼児の嘔吐，間欠的啼泣	腸重積	腹部腫瘤なし，Dance signなし 少しでも疑ったら超音波施行し，所見を記載せよ
風邪でぐったり	髄膜炎	Jolt accentuation陰性，項部硬直なし，Kernig signなし，頭痛は最悪ではない
	心筋炎	ECG，心筋酵素，心エコー
風邪＋咽頭痛	急性喉頭蓋炎	食べものは食べられる，喉頭に圧痛なし， 最悪の痛みでない
老人腹痛	腹部大動脈瘤	腹部に拍動性腫瘤なし，超音波所見 尿管結石を疑ったら，必ず腹部大動脈瘤を否定しておくべし
	上腸間膜閉塞症	心房細動なし，激痛なし，乳酸，CT
若年女性腹痛	異所性妊娠	妊娠反応陰性，患者が妊娠反応検査を拒否した場合はその旨とリスクを記載
頭痛	くも膜下出血	人生最大の痛みでない，リスクファクターなし，項部硬直なし（痛みが強ければ，片頭痛は否定の材料にならない）
陰嚢痛，若年男性の下腹部痛	精巣捻転	明らかに他の疾患であり，精巣捻転は考えにくい（少しでも疑ったら対診を要する）
胸郭の外傷	肋骨骨折，血気胸，腹腔内出血	肋骨骨折はX線で診断せず臨床診断を．血気胸と腹腔内出血は必ず否定を
四肢の外傷	骨折	骨折は臨床診断．わからなければ骨折とみなす
創傷処置	創内異物	異物を検索したが見当たらなかった 神経所見，運動などの所見も記載を

1）医師の帰宅時のアドバイスをきちんと記載

　　悪くなったらいつでも受診だけでは不十分．「いつ，どんな症状が出たら来院すべきか」を具体的に記載する．ハンドアウトを渡してその渡したことを診療録に記載する．ハンドアウトを渡すときは必ず一緒に読み上げるようにしないと，紙を渡すだけでは効果はない．

　　最悪のことも予想される場合は，明確に「死ぬこともある」と説明し，記載する．

2）思考過程を記載する

　　診断に至った思考過程をその理由付けとともに必ず記載する．鑑別した疾患名も記載する．

3）患者の意見・理解度を記載する

　　特に医師の治療方針と異なる場合，患者さんの判断能力が正常であるかどうかも記載する．患

表5　診療録に記載すべきエッセンス：SOOAAP

Subjective	主訴：患者の言葉で記載する 患者の病の解釈，期待，感情，影響「かきかえ」
Opinion	思考過程を含めた診断，検査計画，治療方針 　「○○だから今はこの診断と考える」 　「△△だから今はこの診断は否定的だ」
Option	治療方針の選択肢を提示したことを記載する. 利益，損益，予後も記載 　★もし患者さんが治療方針に従わない場合，必ず記載
Advice	リスク，予後，治療予想期間 　「○日ぐらいでよくならなければ，どこへ来院を」
Agreed **P**lan	患者さんはこの治療に同意されたこと．理解したこと.
Plan： follow-up	具体的フォローアップ 　具体的な再診や検査計画の基準を記載. 　×「いつでも来ていい」は具体的でないのでダメ

者さんの意見を尊重しつつ，患者に起こるかもしれない不利益とリスクに関して患者が理解した旨を記載する．治療に反して，医学的でない過大な期待があればその旨を記載し，診察の終わりに現実的な期待・結果を明確にする．必ず最後に患者に質問させるとよい.

4) フォローアップは具体的に記載する

いつどのようにフォローアップするのか指示したら，きちんと記載する．具体的にどのように悪化した場合に再診するのか指示し，それを記載する.

5) 診療録は第三者が読んでわかるように

電子カルテのタイプミスは必ず直しておく．投与量は間違えないようにダブルチェックを．略語を使い過ぎてはいけない．コピー＆ペーストばかりでは，内容の信憑性が問われる．自分の言葉で，関係のあることにfocusして記載すること.

もし手書きであるなら診療録は後で読まれるものと思ってきれいな字で記載すべし．読めない診療録は法的意味を成さない．字が下手な医者って多いよね．文字が上手く読めなくて，薬の投与量が違い，患者を死に至らしめることだってありうる．悪筆は決して自慢できるものではない．せめて指示ぐらいは大きい字でわかりやすく書くべし.

SOOAAPに沿って記載しよう（表5）.

6) 決して診療録は改ざんしないこと

必要があれば，後日でもいいから診療録を修正する．電子カルテは記載変更記録が残るようになっている．仮登録でダラダラ時間をかけて書かないで，忘れないうちにすぐに書くような癖をつけるべし．後で追記はOKなのだ．診療録を的確に時間内に書くのは医者にとって必須の技術なのだ.

手書きの診療録なら二重線を引き，追加事項の横に日付と署名をする．アメリカの事例だが，

患者から診療録の提示を求められたときに，もうすでにコピーがとってあり，診療録改ざんがばれて簡単に敗訴した例がある．そうなると改ざんがばれるのは医師の信用問題に必ず発展するものと肝に銘じるべきである．

7）感情的記載は一切避ける

患者の言動をそのまま記載すればよい．決して独断的に患者の人格を中傷するような内容（悪口）は記載しない．

8）他科に対診した場合は，専門医を呼んだ時間と専門医が来院した時間を記載する．患者さんに呼んだ時間と到着予想時間を伝える

臓器専門医に会いたいのはあなただけではない．患者さんにも専門医の到着予想時間を伝えてあげよう．落ち着いて待つことができるはずだ．対診医がなかなか来ない場合は，次の一手に移るべし（診療科長や副院長に連絡し，代わりの医者を手配する）．これはシステムの問題であり，院内ルールを明確にマニュアルに記載しておくこと．対診医が病院に向かう途中，交通事故に会っていたらすぐに来られないことだってある．

電話指示の場合でも，時間とその内容を必ず記載すべし．対診医が直接患者さんを診察しない限り，責任はバトンタッチしていないものと心せよ．

🔑 研修医Kの質問はさらに続く
「すべての患者にいろいろ書いていたら，診察が進まないですよ．みんなそんなに診療録書かないといけないんですか？」

ハイリスク患者を見分けるべし

診療録記載は以上のように結構面倒であるが，すべての患者にそうするわけではない．ポイントをきちんと押さえることが重要であり，疾患によってはかなり少なくてもいい．この記載に注意を要するハイリスク症例に対してアンテナを高くしておくべきである（表6）．ハイリスク患者は邪魔くさがらずにじっくり時間をかけたい．遠くの親戚ほどうるさいものはない，というのも一理あり，それが医療関係者の場合は慎重に対処しよう．「ご家族に医療関係者がいると，こちらとしてもフォローアップしてもらいやすくて心強いのですが」と切り出すと，患者さんも教えてくれる．同業者は小難しいことでも話が通じやすい反面，悪い結果になったら「聞いてないよ」と言われやすいので要注意だ．

✓ *Check!*

文献20）Cohen D, et al：Malpractice claims on emergency physicians: time and money. J Emerg Med, 42：22-27, 2012
↑ 救急室は訴訟と隣り合わせだ．訴訟200例をまとめたところ，インシデントから訴訟終了まで約45カ月を費やし，約14,000ドルがつぎ込まれていた．19.5％は賠償が命じられ，平均22万ドルの支払いであった．

表6　診療録記載に注意を要するハイリスク症例

ハイリスク症例
・少しでも疑った場合は注意すべき疾患 　　心筋梗塞，胸部大動脈解離，肺塞栓，腹部大動脈瘤，くも膜下出血，髄膜炎，虫垂炎，腸重積，異所性妊娠，急性喉頭蓋炎，骨折，創内異物，精巣捻転，敗血症など
・CT撮影：incidentalomaを見逃すな（主訴と関係ないところに癌が…）．放射線科医のレポートを見直せ！
・薬物中毒，アルコール泥酔患者，危険ドラッグ
・暴力団関係者，医療訴訟経験者
・医療関係者 　　病院の内情をよく知る人ほど難しい？ 医師や看護婦は難しい患者？
・過保護児
・権利意識の強い人 　　不思議と院長に診てもらっているといばる患者がいるのはどうしてでしょう？ 　　管理職，マスメディア，金持ち，有名人，先生など
・待ち時間の長い人，怒りっぽい人，再診患者，他院で治療したが治らない人
・交通事故，暴力事件など事件性が高い場合
・訴えと所見が合わない場合（小児虐待，妻虐待，老人虐待）
・精神科疾患：特に境界型人格障害
・超高齢，3カ月以下の乳児
・未成年者のみでの受診（大人の付き添いがいないのは要注意）
・医師の要因：疲労蓄積，勤務交代間際の患者，混雑時に慌てた時

文献21) Olshaker JS, et al：Afterword: High success approach. Emerg Med Clin North Am, 27：767-770, 2009
　　↑ 必読文献．どんなに気をつけても一期一会の救急で救命できないことはあり得る．医師の努力いかにかかわらず，訴える人は訴える．しかしながら十分注意するとそのリスクを低くすることはできる．ハイリスク患者，ハイリスク疾患，診療録の記載などに言及．

文献22) Brown TW, et al：An epidemiologic study of closed emergency department malpractice claims in a national database of physician malpractice insurers. Acad Emerg Med, 17：553-560, 2010
　　↑ 23年間の18歳以上の救急関連の医療訴訟を分析．救急室での訴訟例では19％は救急医に対してであり，診断ミス（37％），不適切手技（17％）に対するものが多く，18％はエラーはなかった．心筋梗塞5％，骨折6％，虫垂炎2％に対する訴訟が多かった．2/3例は費用が発生せず，29％は和解に至り，裁判で争われたのはたった7％だけだった．そのうち85％は医療者側の勝訴であった．訴訟数や賠償金支払い例の数は減っているが，賠償金額は年々ほぼ倍増している．

4　コンサルトした対診医に問題がある場合

👤 D　80歳　男性　👤👤 Y　45歳　男性　　　プロブレムコンサルタント

　80歳，男性腹痛を主訴に来院．研修医Mはその日もよくついて救急車が次から次へと入ってきていた．腹膜刺激症状があるようなないような今ひとつはっきりしなかったが，これは外科専門医にぜひ診てもらうべきだと思った．拘束の外科医に電話した．

研修医M　「今ひとつ腹膜刺激症状がはっきりしないんですが，どうにも痛がり方が変なので一度診ていただけないでしょうか？」

外科医Y　「腹膜刺激症状がないなら，明日まで様子見といて，入院させておいてくれや」

研修医M　「いや，自分の所見に自信がないので，ぜひY先生に診ていただきたいのです．ご足労かけて申し訳ありませんが，やはり変なので」

外科医Y　「本当に手術必要だから呼ぶんだろうな！手術適応がなかったら覚えとけよ」と凄まれる．

研修医M　「…．いや，すみません．お願いします．あ，どれくらいで来られますか」

外科医Y　「今，外にいるんだよね．1〜2時間待ってくれない」ガチャ…

　運の悪い研修医Mはそのまままた忙しい外来に戻っていき，「患者Eはもう外科医Yに任せたから」と看護師に言って，患者には十分説明せず，患者Eのことは忘れてしまった．結局外科医Yの現れたのは3時間後．患者Eの腹部所見は誰でもわかる汎発性腹膜炎になっていた．腹部を触るなり，激怒した外科医Yは大声で「何をやってる，早くしろ．パンペリ（汎発性腹膜炎）だ．すぐ手術の用意しろ！」とまるで台風のように大騒ぎして怒鳴り散らし，救急室を通り過ぎ，患者を手術室に上げ，患者は無事事なきを得た．

　後日，研修医Mが廊下を歩いていると，患者Eの家族が呼び止めてきて，「お前の対応が遅かったから，腹膜炎になったんだ．なんてひどい対応だ！外科医Y先生は来るなり超特急ですぐ手術をしてくれたから助かったようなものだ．お前のような研修医はだめだ．院長にいいつけてやる」と怒鳴られた．

🙁 落胆した研修医Mの意見

「あの日はそれはもう忙しい日で，それでも僕はあの患者は危ないと思ったから，あの嫌な外科医Yに電話してなんとかなんとか来てもらうように頼んだんですよ．それなのに約束の時間に遅れてきたY医師の方が感謝されて，僕が非難されるなんてやりきれないですよ」

コンサルトした対診医（専門医）に問題がある場合

1）直接診察してもらうまでは自分が責任を負うべし

　確かに哀れな研修医Mである．しかし，患者をコンサルトした時点で，医師の責任が終わるわけではない．次の医師に引き継ぐまでは最初に見た医師の責任である．研修医Mは患者Eの状況が悪いものであるという非常にいい勘を働かせたが，経時的に診察しなかった点は咎められる．バトンタッチするまでは，まめに患者のもとに足を運ぶべきである．ことの経過を看護師に話したのに，患者およびその家族に言わなかったのも悪い．専門医に対診したこと，その専門医が何時ごろに着くかということを患者およびその家族にきちんと説明し，診療録に記載すべきであった．また，コンサルトする医師が医学的に受容範囲以上に遅れて到着する場合は，その科の上級医または診療部長，副院長などに相談して，他の専門医を手配すべきである．あくまで患者側に立って，専門医の手配をすることが大事である．病院のシステムとしてコンサルトする医師を確保する義務があるのだ．

> ● 他の専門科に対診した場合は，専門医を呼んだ時間と専門医が来院した時間を記載する．患者さんに呼んだ時間と到着予想時間を伝える
> ● 完全に専門医が現れるまでは原則自分の責任であることを肝に銘じよ

2）直接患者さんを診ないと，患者医師関係は成立しないのか…NOT！

　通常，コンサルトされた医師は，直接患者さんを診察しない限り，患者さんに対して義務は発生しないのが今までの通説だった．しかし，廊下で勤務外の専門医にオフレコでコンサルトして，ECGや検査結果でアドバイスをもらい，その結果が悪ければコンサルトを受けた医師は患者さんに対して責任が生じるという判決がある．だって病理医は患者さんを直接診察しなくても，病理の結果如何によっては患者さんの予後を左右するので，病理医に責任が生じるのと同じなのだ．あなたが廊下をフラフラ歩いていると，「ちょっと，いいですか」と宗教の勧誘のように気軽に話しかけてくる研修医がいたとしよう．気軽にちょっとしたアドバイスをして結果的に患者の予後が悪くなったら，法的には責任が問われるかもしれないのだ．この辺りは法廷のさじ加減一つって感じもするよなぁ…恐い世の中になったもんだ．

3）コンサルト医と意見が異なるとき：患者に情報開示せよ

　もしコンサルト医と当直医の意見が異なったらどうなるだろうか？裁判は「たられば」の世界であり，悪い結果になったら，ふりかかってくるようなもの．どう考えても危険な橋を渡りそうな決定をコンサルト医がした場合は，あなたは患者さんの側に立って頑張らないといけない．専門医だから正しいなんてことはないのだから．専門医がすべてを仕切るのではなく，**患者さんに最終決定権がある**ことを肝に銘じ，2人の医師の意見が異なることをきちんと説明し，双方の意見に従ったときの利益・損益をきちんと情報を開示して，患者さんに決めてもらう方がいい．

医師同士の意見が異なることを患者さんに伏せておいて，悪い結果になったら，あなたも含めて医師は2人とも訴えられるんだよ.

✓ *Check!*

文献23) Moore JJ & Matlock AG：Shared liability? Consultants, pharmacists, and the emergency physician: legal cases and caveats. J Emerg Med, 46：612–616, 2014
　↑ 必読文献. 患者さんを直接見なければ，責任を負わなければいいのかというとそうでもない. 患者の予後に左右するような決定をした場合は，たとえ廊下でコンサルトを受けて検査結果を聞いてアドバイスしただけでも患者さんに責任を負うという判決があるのだ. 患者さんからの電話コンサルトだけでは医師の責任は生じない. 裁判次第でどうとでもなりそうな…コンサルトされる方もたいへんな世の中だよね.

文献24) Hudson MJ & Moore GP：Defenses to malpractice: what every emergency physician should know. J Emerg Med, 41：598–606, 2011
　↑ 医療訴訟の用語がどっさり出てきて，訴訟での予防策はどうしたらいいのか解説. 願わくばそんな目に遭いたくないよねぇ.

文献25) Studdert DM, et al：Claims, errors, and compensation payments in medical malpractice litigation. N Engl J Med, 354：2024–2033, 2006
　↑ 全請求のうち3%は医療による障害を証明できなかった. 37%は医療過誤を含んでいなかった. なのにどうして訴訟を起こすのだろうねぇ. 補償に使われる費用1ドルに対して，実に54セントが法律家や医療専門家，裁判所に支払われる管理費となっている. 結構ぼってるんじゃない？

文献26) Chan T, et al：Understanding communication between emergency and consulting physicians: a qualitative study that describes and defines the essential elements of the emergency department consultation–referral process for the junior learner. CJEM, 15：42–51, 2013
　↑ 初期研修医がコンサルトする手順を「PIQUED framework（P：preparation & review, I：identification of involded parties, Q：questions, U：urgency, E：educational modifications)」としてまとめている. 初期研修医は準備万端，コンサルト医からの質問も予想して，コンサルトするといいのかもね.

文献27) Kessler CS, et al：The 5Cs of Consultation: Training Medical Students to Communicate Effectively in the Emergency Department. J Emerg Med, 49：713–721, 2015
　↑ 専門医へコンサルトをする手順（5Cs：contact, communicate, core question, collaborate, closing the loop）を医学生教育用に考案. 5Csは特に救急の現場で有用. 看護師の患者申し送りにはSBAR（situation, background, assessment, recommendation）が有名だが，ちょっと情報量が少なすぎる. SHARE（Standardize critical content, Hardwire within your system, Allow opportunities to ask questions, Reinforce quality and measurement, Educate and coach）もコミュニケーション障害を乗り越える手法として有名.

5　恐い患者のトリアージ！怒ったら負け！

患者E　42歳　男性

恐い患者

「おい，ここは救急だろ！てめぇ，何時間待たせるんだ！（じつはまだ1時間も経ってない）腹痛ぇんだよ，俺は！」と，いかにもその筋らしい男性が，外来で看護婦さんに今にもつかみかかりそうな剣幕で騒いでいる．研修医Iは見て見ぬ振りを決め込もうとしたが，看護師さんに助けを求められ，本来の救急疾患を優先する旨を伝え，説得を試みるも，男は「俺が救急っつったら，救急なんじゃ．早く診んかい！」と元気そうに怒鳴る．研修医Iがあなたに助けを求めてきた．

🔷 研修医I

「あの患者，元気そうな顔して！ちょっと恐そうな人だから嫌なんですよねぇ．先生からも何か言ってくださいよ．こっちだって，もっと重症な患者さんで忙しいのに！」

危ない患者のトリアージ！ 怒ったら負け！

　　何も上級医はスーパーマンやスーパーヒーローになって，危ない患者を怒りつける必要はありません．それなりに理由はあって患者さんは受診しているのであり，患者の感情のあり方を自然なものと受け止めて，医療者は決して怒ってはいけない．もし医療者が怒った場合，患者さんの方は決して忘れることはないのだ．病院には何十〜何百人もの医療スタッフがいるが，その患者さんにとってはあなたが病院の顔となる．**最初の印象はやはり大事**．人は見た目が9割という本まであるではないか．また，怒っていては患者さんから正確な情報が得られず医療ミスを生んでしまう．怒りっぽくなるのは疲れすぎかも…．ゆっくり休むのもよい医療を供給するためには必要である．

　　この症例のように待ち時間が長く非常に怒っている患者に出くわしたとき，**まず話を聞き，共感・理解する態度をとる必要がある**．多くの場合，患者さんは不満をぶつけたい，話を聞いてほしいのである．**会話のなかで「でも」「しかし」は封印しよう**．そして「あと○分後に診察できるでしょう．お待ちいただいてありがとうございます」とお礼を伝えよう．**時間設定をすると大抵の場合，それまで我慢してくれる**．ただ単に「より重症患者がいるから」という理由では多くの場合納得してくれない．なぜなら，重症患者さんがいて対応できなくなるのは，病院のスタッフの配置の問題であって，この患者さんの問題ではないのだから．

　　そして患者さんの我慢の限界に来ているようなら，**迷わずすぐに診察すべし！** 確かにそれでは騒いだ者勝ちのような印象を受けるが，別に卑屈になって先に診察するわけではない．待合室を見回してみると，他の患者さん達が迷惑そうに，しかもその患者の周囲を避けるように座って

いるのがわかるだろう．他の患者さん達を恐い思いをさせて待たせるのはよい医療サービスとは言えない．卑屈でもなんでもない，**他の患者さんたちの安全を確保するためにも**，この騒ぐ危ない患者さんを早く診察して，早く帰ってもらえばいいのである．時には救急外来がコンビニ化するのも必要なときがある．待ち時間と暴力は関連があるとの報告あり．**恐い患者，怒る患者の場合，トリアージランクを1つ上げるのは重要なポイント**だ．

　p182の表6をもう一度見て，どの患者がハイリスクか見分けるためのアンテナを常に高く張っておく必要がある．診療録を見て，以前に暴れたことがある患者はやはり暴れやすいんだよね．
　一般に藪から棒に暴力を振るってくる患者は少ない．多くの場合，暴力の予兆はある．その鍵は，患者がイライラして緊張が上がっている，言葉遣いが荒くうるさくなってくる，行動がそわそわしてくるなどのサインを見逃さないことである．待合室で落ち着かずに動き回ってイライラしている患者さんは暴力的になる最有力候補であり，早く診察評価しなければならない．危険な患者は本当に暴力に訴える前に言葉で脅してくることが多い．言葉で脅かしながらも腕組みしていたり，ポケットに手を突っ込んでいるときはまだ大丈夫だが，全く医師を無視し聞く耳をもたなくなると非常に危険である．振り向き様にガツンをやられたのではたまらない．「**言葉による脅かし（恫喝）→医師を無視→暴力！**」のパターンを早期に察知すべし．
　患者さんが怒るには，患者さんに問題がある場合，医者に問題がある場合（ホラ，あの○○先生のぞんざいな態度なら誰だって怒るでしょ？〈好きな名前を入れてネ〉），病院のシステムに問題がある場合（待ち時間が長い，スタッフが足りない，期待する検査が夜中にできないなど）など，さまざまだ．超一流のホテルなら，クレーム対応を最優先にするのだ．文句を言うから無視するなんて，最低なサービスなんだよ．
　困難な患者には人格障害など精神疾患を伴う場合もあり，**精神科救急の知識も必須**なのだ．アルコール・薬物依存，社会的サポートがない（老々介護，一人暮らし），治療抵抗性，法的問題，浮浪者，5つ以上の主訴，慢性疾患など，聞けば聞くほど合併症が起こりやすい患者が多い．だから早く診るのは効率的に悪いことではなく，多職種で乗り切ろう．

● **社会的問題のある患者はトリアージランクを1つ上げ，早めに診察を．**

✓ *Check!*

文献28）Moukaddam N, et al：Difficult Patients in the Emergency Department: Personality Disorders and Beyond. Psychiatr Clin North Am, 40：379-395, 2017
　↑ ．怒る患者にも一理ある（患者，医者，病院システムの要因）．患者さんが怒るのはじつは不機嫌な医者を鏡のように映し出しているだけのこともある．人格障害の場合，一定の距離感を保ったまま，患者さんに振り回されないように，基準を決めて団体戦で対応する方策も知っておくとよい．

文献29） Kahn MW：What would Osler do? Learning from "difficult" patients. N Engl J Med, 361：442-443, 2009
　　↑エッセイ．困難な患者にも歴史があり，じつは納得する背景をもっているもの．オスラー医師は，「病をもつ人を診ろ」と教えている．それがわかるようになるのは，時間がかかるのかしらん？

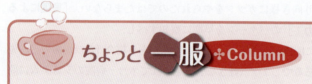

視点を変えればみんないい人

　救急室でプンプン丸になっている（怒っている）人にも一理あることが多い．誰だって，待ち時間が長いのは嫌だもの．それも自分は「救急」だと思っているのに，待たされると不安が，怒りを増幅してしまうのだ．視点を変えればみんないい人．医学的判断で患者を嫌うのは筋違いと言うもの．視点を変えればみんないい人なんだよ．

早くしろと怒る若い親	➡全力で子育てしている子煩悩な親
自分の命を引き換えにしてもいいくらい子どもを愛しているため，我を忘れてしまっている．子どもができれば「万が一症候群」にかかる親の気持ちも十分理解できるようになるよ．	
威張って命令口調の高齢者	➡昔，要職についていた偉い人（元，先生）
医者が患者になったときほどやりにくいことはない．でも自主性が高く，健康に関心が高く，知的レベルの高かった尊敬すべき人なのだ…きっと．	
酔っぱらった夜中に風邪でやってくる人	➡あなたの病院を身近な病院として信頼している証拠
こんなに愛され信頼されているのなら，一肌脱いであげよう．仕事をしていると簡単に休めないのはわれわれだけじゃないからね．	
「だっから〜，マジ，やばくね？」と言うペラペラの服の女性	➡愛くるしく，親しみのあるコミュニケーションができて，寒さに強い女性
奥様すら話を聞いてくれないおじさんの話を我慢強く聞いてくれる女性．ボトル入れてくれる？と甘えるのが得意．聞き上手で，寒さに強いのでいつも薄着．	

6　安全対策のTips
〜暴れる患者を診るときは〜

患者F　50歳　男性　　　　　　　　　　　　　　暴れそうな患者

　腕を怪我した50歳男性患者Fがオリのなかから警察に連れられて来院した．手錠や胴に紐がつけられてきた．患者Fは警察官に従っておとなしくふるまっていた．研修医Jは「そんな手錠のままじゃ診察できません．手錠をはずしてください」と言った．警察はしぶしぶ手錠など拘束具をはずした．研修医Jは「診察しますから，警察の方は少し部屋から出てください」と頼んだ．これには警察官も反対したが，カーテンの後ろに待機すると言うことでなんとか話が落ち着いた．患者さんのプライバシーを守ってくれると，それはもう患者Fには感謝され，いい先生だと誉めそやされた．診療が終わる間際になって，患者Fが研修医Jに，「センセ，今日はありがとう．でももし他の連中が塀のなかから来たときは，今日みたいにそいつの話を簡単に信じない方がいいぜ．もし俺が性質（タチ）悪かったら，もう先生の逃げ場はないよ．事によっちゃ人質にとるのはわけないからね」とニヤリと笑って見せた．研修医は周囲を見渡すと，自分の前に患者Fが立ちはだかり，その後ろのカーテンが思いのほか遠く感じた．

研修医J
「格好つけずに警察にすぐそばにいてもらえばよかった．警察がいなかったらと思うと，ゾッとします．実際，どのように診察したらいいんでしょう？」

【安全対策のTips】　〜危険な患者の診察〜

Tips①→人数をかき集める

　まず，どう考えても勝てっこないと思わせるだけの人数を集める．できれば筋肉質の男性がいいが，事務でも誰でもいいので，**最低5人以上集める**．理性があれば，大人数を相手に暴れることはしない．むしろ，大人数相手でも暴れる場合は，何らかの意識障害を伴う疾患を考慮しなければならない．この大人数を自分の後ろに立たせるか，ドアを開け放しにして，そこに立っていてもらう．必ず視界に入るようにしておく．もし**警察がついてくるような場合は必ず同室に入ってもらう**．以前，その筋の酔っ払いが点滴をしながら悪態をつき放題していたとき，事務を7人集めて私の後ろに立ってもらい診察したことがある．にこやかな顔で近づく私に，ガンをバシバシ飛ばして来たが，後ろの7人に気がつくや，「なんじゃ，百人も連れてきやがって！」と言って，悪態をやめてふて寝してしまった．

Tips②→診察場所を確保せよ

　以前暴れている患者が搬入されると聞いたとき，私は椅子を他の部屋に運んだり，文房具を片付けたりなど処置室の整理を始めた．研修医が「何を緊張感のないことをやってるんだろう，このおっさん」という顔をして見ていたが，いざ患者が搬入され，患者がむくっと起きてきて，椅子をもち上げて襲ってきたらどうするの？ はさみを武器に襲われたらどうするの？ **決して周りに武器になるものを置いてはいけません**．

　北米では救急室入り口に金属探知機が置いてあるところもある．また来院と同時に全員病衣に着替えさせるところもある．これは服を着替えることで，身につけている武器を押収する意味もあるのだ．また病院の出入り口は夜間は一カ所にして監視できるようにしておくことが原則である．いざというときの緊急アラーム（パニックボタン）を備えておく必要性は言うまでもない．

- ・武器になるものを置かない（はさみ，針，文房具，椅子，他医療器具）
- ・できれば壁はピンク色（興奮が冷める…らしい）のウレタンが理想
- ・軟らかい枕を用意．盾に使える
- ・ネクタイははずす．めがねもできればはずす

Tips③→逃げ道を確保するように，座り方には気を配れ

　この研修医Jのように自分と出口の間に患者を位置させるのはまずい．必ず逃げ道を確保する必要がある．患者が反対の立場になっても同様に不安を感じる場合があるので，できれば**互いの逃げ場があるような2カ所の出入り口がある部屋**が診察には理想的である．

Tips④→立つ位置も十分離れて

　患者ベッドに立つ際，患者の腕が届く範囲には立たないようにする．**腕2本分は離れる**．リーチの届く範囲に立つから相手は殴りたくなるのだ．以前，ベッドに寝ながら，回し蹴りをしてきた猛者もいたので，本当は足の届く範囲を考慮した方がいいのかも…．

Tips⑤→友人，家族を応援団に

　暴れる患者本人に対し面識のないわれわれは恫喝に対してあまり慣れてないが，その家族や友人は普段から自由にものを言えることが多い．したがって，ついてきた友人や家族に鎮静・説得を頼むのは得策である．ピシッと頬をたたいて，瞬時に事を鎮めた肝っ玉奥さんもいた．

7　恐い患者の医療面接

患者G　40歳　男性 ソセゴン® 中毒

　40歳男性患者Gが腰痛を主訴に来院した．今まで数多くの医者にかかったらしく，えらく薬品名に詳しい．何でも胃潰瘍の既往があり，飲み薬は受け付けないらしく，また痔のために坐剤もダメだという．ソセゴン®とアタラックス®-P，そしてセルシン®を10mg打ってほしいという．「いつもそうしている」というが，診療録には「詐病？」と整形外科の上級医の記載があり，ここ3日で毎日注射を受けている．確かに坐骨神経痛はあるが，待合室やレントゲン室ではケロッとスタスタ歩いていくのに，診察時にはものの30cmも動けないという表現でどう考えてもおかしい．研修医Kがソセゴン®注射を渋っていると，急に大声をあげ，スックと立ち上がり（！），服を脱いで刺青を見せて迫ってきた．

患者G　　「ふざけるな，コラ！ しばかれんぞぉ！ 俺が痛いっつったら，痛ぇんだよ．お前，早くソセゴン打たんかい！ コラァ！ 今の季節は○○川の水はまだ冷たいぞ，このガキ，わかってるのかぁ」

研修医K　「ヒェェ～～」

　あわてて警察に電話するも，電話に応対した警官は「別にものを壊したわけでも，実際に殴られたわけでもないんでしょ．それでは行けませんね」と冷たい．

❓ 研修医K

「どうみても詐病なんですが，警察が来てくれなくて！ どうしたらいいんですか？ 僕が殴られてから警察が来るのでは遅いのに！」

恐い患者の医療面接…言葉による鎮静

　言葉による鎮静テクニックは現場で働く医療者には必須の技術だ．売り言葉に買い言葉で対抗したら，すぐにバトルロワイヤルになってしまうぞ．言葉による鎮静は以下のように行い，その経過を必ず診療録に，時間とともに記録しておく．

1）まず共感的に傾聴する．穏やかに話す

　決して患者の言うことに衝突しないこと，患者の怒りを理解し，まず共感すること，そして決して説教をしないことである．共感できない内容なら，相手の言葉をオウム返しにして確認する（「○○で心配なんですね」）．

　穏やかな低いトーンで短めに話して，患者さんには多めに話してもらう．Dr.林の「20分の法

則」．20分怒り続けるのは至難の業．まずは20分間じっと我慢して傾聴しよう．どうして怒りがこみあげているのか，患者さんが焦っているだけなのか，他に理由があるのかを探りながら傾聴する．

患者および家族には親切にしすぎるぐらいでちょうどいい．その場で適切であれば，笑顔は最大の緩衝剤である．実際に危険を感じた場合は，すぐ助けを求め，危険を感じた旨を直接患者に言い，必ず診療録に記載する．

2）患者の言動を言語化する

患者の怒りやストレスなどの感情を言語化すると客観的に評価でき，患者も落ち着くことがある．つい大声になってしまう患者もいるので，恐いときは恐いと告げ，**自分は患者を助けるためにいることを明確に伝える**．自分の味方を攻撃するのはダメと気づいてくれることが多い．恫喝の状況下では正常に診察を続けられないことを説明する．

多くの暴力は患者のやるせなさや無力感の現れである．患者の脅迫に恐がったり，大騒ぎしたりしないで，落ち着いた態度（の振りをして）で，対応するようにする．空腹の場合，何か食べものや飲みものを与えるだけでも怒りがおさまることがある．

3）団体戦で対応する

入院させろ，薬くれという脅かしにすぐ抵抗したり，すぐ応じたりない．まずじっくり患者の話を聞き，患者の意識・精神状態がどうなのかを落ち着いた口調で話しかけながらチェックする．いきなり患者の要求をはねつけると，患者は暴力行動に出てしまう．患者の要求に反して患者を帰宅させることにした場合は，早急にスタッフの人数を招集してから，患者に帰宅するように告げる．スタッフを集めるときの合言葉を決めておくとよい．例：「強力（ごうりき）先生，何番診察室までお願いします」

患者の訴えに共感し，何とかしたいという姿勢が非常に重要であるが，決してなれなれしくなく，かつ毅然と相手の恫喝や暴力は許さないという姿勢も出す必要がある．

警察との連携

「殺すぞ」「ぶっ放すぞ！」「しばかれんぞ」などの恫喝にあい，**危険を感じた場合は迷わず警察に連絡し応援を要請する**．近くの警察，交番の電話番号はすぐわかるようにしておく．

器物損壊罪と暴行罪は，警察はすぐに動いてくれる（図2）．警察を呼ぶと決めたら，患者とは交渉しない．「警察呼びますよ」というのは，むしろ反感を買って，余計暴れるだけで，抑止力にはならない．特に何も壊していない，誰も怪我していない場合には，患者を挑発するだけで，警察は動かないのだ．

でも実際には，大声を出されたり，帰ってくれなかったりして，たいへん困ることがある．そんな場合は，『暴言・暴力は許しません』と病院全体で対策をしておく．この方針は病院全体の方針のため，救急室を含めたすべての病院のフロアーに『暴言・暴力は許しません』ポスターを掲示しておく．まず1回目の通告を行う．「あなたが大声で騒ぐために，他の患者さんの診療に支障がでています．もう一度騒ぐようなら警察を呼びます．○時○分，通告しました」とポス

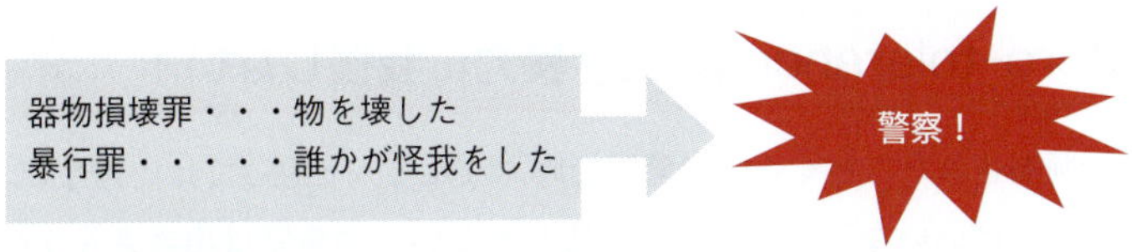

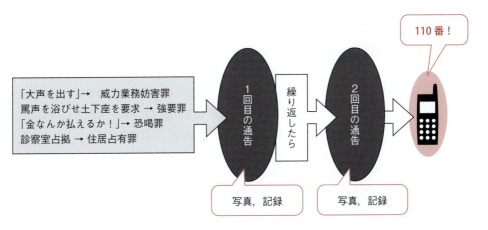

器物損壊罪・・・物を壊した
暴行罪・・・・・誰かが怪我をした → 警察！

図2　警察がすぐに動いてくれる事案

110番！

「大声を出す」→ 威力業務妨害罪
罵声を浴びせ土下座を要求 → 強要罪
「金なんか払えるか！」→ 恐喝罪
診察室占拠 → 住居占有罪

1回目の通告　繰り返したら　2回目の通告

写真，記録　　写真，記録

図3　患者の暴言・暴力を警察に連絡する手順

ターをもって，**通告している様子を写真に撮り，記録を残す**．それでもまた騒いだ場合は，2回目の通告の様子を写真に撮り，警察に連絡すればよい（図3）．**警察も2回通告して騒ぐ患者に対しては動いてくれる**．さらに他の患者さんの診療の迷惑であるという公共性が重要だ．決して自分たちが困っているから警察を呼ぶんじゃなくて，他の患者さんに迷惑だからと警察に言いましょう．**ボイスレコーダーや動画を撮っておくことも有効だ**．ボイスレコーダーなどによる記録は，相手の同意は不要で，正確に訴えを聞き，医療の質を改善するうえでも重要である．暴言・暴力に対抗する手法は普段からスタッフ全体で認識を1つにして訓練しておかないといけない．

　ここで気をつけたいのは，泥酔，精神科患者は警察官職務執行法があり，警察が保護しないといけないことになっていることだが，これらの患者こそ器質的疾患が隠れていることがあるので，安易に警察に渡さないで，きちんと病院で検査をしておこう．

　もし警察がそれでも難癖をつけて来院しないようなら，電話応対の警察官の名前と所属を聞き，こちらの要請に答えなかった旨を公文書である診療録に記載する旨を伝える．もし事件が起こった場合，その責任の所在を明確にすると言えば，警察はきっと動いてくれる．そういえば，警察の初動が悪く，最悪の結果になった新潟の事件もあったよねぇ．大抵，名前と所属を聞いた時点で，すぐ上司に代わってしまい，対応してくれるようになる．このような脅迫じみた行為で警察を呼びつけるよりも，普段から地元の警察と顔の見える関係を築いておくことが本当は重要である．交通事故や検死などで普段警察が来たとき，「ご苦労様！」の一声ぐらいかけましょう．それでも54km/時間でスピード違反で捕まえるネズミ取りは嫌いだけど！（個人的恨みです）

Zero-tolerance policy 暴力に我慢しない！

　恫喝されたことぐらいで警察を呼ぶなんて…と思ってはいけない．医療者が身を挺して犠牲者になればいいなどということは決してない．**救急室は患者さんすべてにとって，かつ医療者にとって安全な場所である必要がある**．少しでも恫喝など暴力に訴えて診療の妨げになる行為をした場合は，「**この病院はすぐ警察を呼ぶんだな**」とこれら危険な患者に思わせないといけない．耐えに耐えて危険な患者の言いなりになるのではなく，全然耐えないですぐ警察を呼ぶのは，病院の方針であることを伝えるべし．自分一人の考えですぐ警察を呼ぶというのではなくて，あくまで**病院の方針**で医療安全委員会の決定であると説明する．

　また，暴力に対しては毅然と決して許さないという態度を示しながら，あくまで自分は患者を助けるためにいるということは相手に伝える．医学的に患者の健康のためにできることとできないことがあることを説明し，そのうえで患者が助けを求めて来院している以上，医師は最善の策を一緒に考えていこうと話すことは重要である．われわれは彼らとケンカするためにいるのではない，彼らを助けるためにいるのだから．

- ●共感が大事，感情の言語化
- ●警察を呼ぶ方法を知ろう
- ●泥酔，精神科患者は病院でスクリーニングを
- ●限界の設定（恫喝や暴力に対して我慢しない）

☑ *Check!*

文献30） Lokko HN & Stern TA：Confrontations with Difficult Patients: The Good, the Bad, and the Ugly. Psychosomatics, 56：556–560, 2015
　　↑ 患者さんとぶつかった場合の，言語的対応，非言語的対応を解説．

文献31） Stowell KR, et al：Violence in the Emergency Department. Psychiatr Clin North Am, 39：557–566, 2016
　　↑ **必読文献**．危ない患者の具体的なさまざまな対処法を解説．

4章　救急室の困ったチャン

8　自分の意思で暴れているとは限らない

👤 患者H　60歳　男性

過活動型せん妄

　暴れているという患者が救急車で搬送された.「お前ら, ぶっ飛ばしてやる」「ウォー! 離せ! 俺は帰る」と何か支離滅裂なことを言っている. こちらの言うことには全く耳を貸さない. 言葉でなだめる隙も与えない. セルシン® 5mgを筋注したところ, 理性のたがが外れたように余計暴れるようになった. 研修医Mも引っかかれ, 看護婦さんも蹴られた. せっかくとった点滴ラインも引っこ抜かれてしまった.「もう勝手に帰ればいいよ!」と言いかけたところへ上級医Hが応援にかけつけ, 身体拘束, 続いて薬物拘束を行った. 検査したところ慢性硬膜下血腫が見つかり, 緊急手術になった.

❓ 研修医M

「まさか, 硬膜下血腫のせいで暴れていたとは気がつきませんでした. どういうときになんとしてでも検査をしなければいけないのでしょうか?」

診断〜器質的疾患を見逃すな

　暴れる患者は必ずしも自分の意思で暴れているとは限らない. 病気がそうさせている場合は, **決して器質的疾患を見逃さないようにしなければならない.** 精神科疾患と器質的疾患の鑑別点を表7に示す. **病歴と身体所見が最も大事で,** 器質的疾患なのに精神科に振られてしまった例のうち, 44%は身体診察が不十分で, 不適切な検査が34%, 病歴聴取不足が34%に上り, 8%はバイタルサイン異常を指摘できなかったという.

　精神科疾患では高齢発症は稀であり, 45歳以上で発症の患者さんはまずすべて器質的疾患があるものと考えて対処しなければならない. バイタルサイン異常, 初発の精神症状, 65歳以上, 高度な興奮状態, 中毒疑い, 意識レベル低下は器質的疾患を考える.

　多くの精神科疾患では既往歴あり, 意識清明で見当識良好である. また老人の精神症状の20%は薬剤によるという報告もあり, 無視できない. 低血糖でも3割は攻撃的になる. 血糖は簡単にベッドサイドでできるので忘れずに行うべし. しかしながら注意深い病歴 (病歴の感度94%) と身体所見 (感度51%) でほぼ器質的疾患を疑うことができるため, ルーチンの検査は不要という報告が多い.

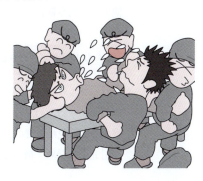

表7　精神科疾患 vs 器質的疾患　鑑別ポイント

	精神科疾患	器質的疾患
発症	思春期〜45歳までに	全年齢：特に高齢者発症
発症経過	亜急性（数日〜数週）	急性のことあり
精神科疾患の既往	通常あり	通常ない
意識障害	なし	意識障害あり
見当識	人，場所，時間わかる	しばしば失見当識
記憶	大丈夫	障害（特に超〜短期記憶障害）
意識レベルの変動	なし	うそのように変動する
話し方	強迫的または正常	ゆっくり，構語障害
幻覚	幻聴	幻視，幻触覚（アルコール，薬物）
妄想	妄想あり	妄想より意識障害が強い
バイタルサイン	しばしば正常	異常が多い，特に発熱は見逃すな
身体所見	しばしば正常	異常所見が見つかること多い

器質的疾患を疑うポイントは

① 失見当識

② バイタルサイン異常

③ 意識低下

④ 精神科疾患の既往がない

⑤ 45歳以上で初発である

暗記すべし！

　暴れる患者の鑑別診断を表8に示す．精神科疾患であっても，必ずまず器質的疾患があるものとして対応して間違いない．精神科疾患で死んでしまう（自殺を除く）ことはないのだから．境界型人格障害や反社会的人格障害が酔っ払って来院したときは非常に危険が高いと注意しなければならない．情緒不安定で，ジコチュー（自己中心的）で未熟な性格，そして衝動的で攻撃的，他人の権利や都合などお構いなしと，暴力は朝飯前である．

バイタルサインを見逃すな

　バイタルサインを見逃さないようにしたい．バイタルサインの一番の鍵は**発熱**である．体温を測るのをゆめゆめ忘れてはいけない．アルコール，薬剤，麻薬，離脱症候群の有無をすばやく診察する．離脱症候群のせん妄は治療可能であり，交感神経の賦活状態（高血圧，頻脈，冷汗，腱反射亢進，発熱，散瞳，幻視）がないか注意する．**低血糖**は決して見逃してはならない．

表8　暴れる患者の鑑別診断　覚え方「FIND ME」

Functional
精神科疾患：精神分裂病（統合障害），パラノイド，躁病，人格障害（境界型，反社会）， 　　　　　　外傷後ストレス症候群
コミュニケーション不足，ストレス
Infection
脳炎，髄膜炎，敗血症
Neurologic
頭部外傷，痙攣（特に側頭葉てんかん），痙攣後状態，血管炎，脳卒中，AIDS，認知症
Drug
アルコール中毒・離脱，覚醒剤，コカイン，LSD，ベンゾジアゼピン離脱症候群，抗コリン薬など
Metabolic
低酸素，高血圧性脳症，ウエルニッケ脳症，電解質異常，低／高体温，貧血，ビタミン欠損
Endocrine
低血糖，甲状腺ストーム，クッシング病

✓ *Check!*

文献32) Reeves RR, et al：Unrecognized medical emergencies admitted to psychiatric units. Am J Emerg Med, 18：390–393, 2000

↑ 64例の小規模スタディ．器質的疾患なのに精神科に振られてしまった例のうち，44％は身体診察が不十分で，不適切な検査が34％，病歴聴取不足が34％に上り，8％はバイタルサイン異常を指摘できなかった．

文献33) Olshaker JS, et al：Medical clearance and screening of psychiatric patients in the emergency department. Acad Emerg Med, 4：124–128, 1997

↑ 354人の小規模スタディ．病歴の感度94％，身体所見の感度51％，バイタルサイン17％，検査20％であった．やっぱ病歴大事だね．

文献34) Janiak BD & Atteberry S：Medical clearance of the psychiatric patient in the emergency department. J Emerg Med, 43：866–870, 2012

↑ 519人の診療録の後ろ向き研究．検査でマネージメントが変わったのはたったの0.19％のみ（発熱があったが，検査し忘れただけみたい）．病歴と身体所見で精神疾患の除外は可能かも…ただしベテランの救急医が見た場合だけどね．

文献35) Tucci VT, et al：Emergency Department Medical Clearance of Patients with Psychiatric or Behavioral Emergencies, Part 1. Psychiatr Clin North Am, 40：411–423, 2017

文献36) Alam A, et al：Emergency Department Medical Clearance of Patients with Psychiatric or Behavioral Emergencies, Part 2: Special Psychiatric Populations and Considerations. Psychiatr Clin North Am, 40：425–433, 2017

↑ 必読文献．小児，高齢者，妊婦の場合についても言及．

文献37) Anderson EL, et al：American Association for Emergency Psychiatry Task Force on Medical Clearance of Adults Part I: Introduction, Review and Evidence–Based Guidelines. West J Emerg Med, 18：235–242, 2017

↑ 必読文献．意識レベルがよく，バイタルサイン正常，病歴，身体所見がきちんととれたら，ルーチンの検査はほとんど役に立たないだろう．

文献38) Wilson MP, et al：American Association for Emergency Psychiatry Task Force on Medical Clearance of Adult Psychiatric Patients. Part II: Controversies over Medical Assessment, and Consensus Recommendations. West J Emerg Med, 18：640–646, 2017

↑ 必読文献．8つの推奨を提唱．いつスクリーニング検査を行うか，精神科と共同作業で行

文献39）Odiari EA, et al：Stabilizing and Managing Patients with Altered Mental Status and Delirium. Emerg Med Clin North Am, 33：753-764, 2015
　　　↑ 必読文献．バイタルサイン異常から何を疑うのか，ドラッグスクリーニングなど初期対応について言及．

❓ 研修医Mの質問は続く
「身体拘束，薬物拘束のポイントを教えてください」

身体拘束のポイント～頻回のモニタリングを忘れずに

　安易に身体拘束をするのではなく，まず言葉で鎮静するアプローチを試みる．身体拘束の適応は①自傷・他害の恐れがあるとき，②見当識障害があり，診療に著しく支障をきたすときである．患者を罰するためや診療の都合だけで身体拘束をしてはいけない．**身体拘束の必要性とその理由（どうして他の手段がダメだったか）を時間も含めて必ず診療録に記載し**，できれば同僚のサインをもらう．家族がいる場合は状況を説明して理解を得る．

　身体拘束には最低5人必要である．各四肢を一人ずつが抑えると，患者は噛みついてくるので，頭部を押さえるためにもう一人必要となる．もっとも頭を抑えても，つばをかけてくるので，必要に応じてつばをガードするマスクをかける（spit mask）．

　身体拘束をしても呼吸を障害しないとの報告もあるが，覚醒剤の薬物中毒では救急車搬送中の死亡も報告されており，**頻回のモニタリングが必要**である．

　身体拘束をして安心というわけではない．身体拘束をしても患者は常軌を逸して暴れることもあるため，ミオグロビン血症から腎不全になり死亡する場合もありうる．暴れ続ける患者は患者の安全を確保する意味でも，薬剤による拘束を追加する必要がある．必ず身体拘束とそれに続く薬物拘束は，患者の安全を守るために，段階的に行ったという記録を残す（時間，目撃者，家族の同意など）．やはり記録，記録，記録が大事．

　身体拘束時の記録は①拘束開始時間，②拘束部位と数，③30分ごとのバイタルサイン，④30分ごとの末梢の神経血管の状況チェック，⑤食事・水分・排泄可の事実，⑥患者の拘束時の態度（暴れていたら薬剤拘束も追加），⑦拘束解除の時間を記載する．胸部の拘束をしている場合は呼吸ができることを確認し，記録する．服臥位の拘束は避けた方がいい．側臥位での拘束は誤飲を予防でき安全だが診察がしづらい．

　また**患者さんが女性の場合は，拘束する医療スタッフに必ず女性を含めること**．理由は言うまでもありませんね．

薬物拘束のポイント～奥の手はビタミンH（Haloperidol）！

　患者が薬物による拘束を拒んだのにもかかわらず，身体拘束と薬物による拘束をほぼ同時に行い，人権侵害ということで裁判になっている（京都地裁，2006年11月）．身体拘束だけでよかったはずというのが，裁判所の意見だ．しかし現場はそんなに甘くないんだよね．全く，裁判ってやつは！ 身体拘束→薬物拘束は，**必ず段階的なアプローチで**（時間，目撃者名も記載），患者の安全を守るために行うのだ．

自分でいらいらして薬を飲みたいという人は，経口でリスペリドン1〜3mg内服してもらう．

暴れる患者で血管確保ができていないときは，haloperidol（頭文字をとってビタミンHと覚える，セレネース®）が筋注で使用でき有用である．あくまで覚え方であって，本当のビタミンHではない．精神科疾患でMajor tranquilizerを服用している場合は要注意である．特に発熱や筋固縮がある場合，悪性症候群の可能性があり，haloperidolは禁忌である．間違って打ってしまうとひどい目に遭う．発熱の有無は手の甲で患者のお腹に手を当てれば多くの場合わかる．**発熱がないこと，精神科の薬を内服していないこと，筋肉が固くないことを確認してから使いたい**．また抗ヒスタミン薬中毒の場合も悪化させる危険があるので禁忌である．通常5〜10mg **筋注**で使用し（静注できればいいが，暴れる患者に静注は至難の業…というより，**針刺し事故**のもとなので，基本静脈ライン確保はある程度鎮静されるまでしない方が賢明），30〜60分ごとに追加可能．10〜30分で効果が出てくる．投与量の決まった上限はないが，1日6回までにした方がよいという諸家もいる．ただ24時間で300mg静注し，副作用がなかったという報告もある．haloperidol 5mg筋注にmidazolam 2mg筋注を加えるのも有効で，副作用の発現も少ないという（Am J Emerg Med, 15：335-340, 1997）．

ベンゾジアゼピン系薬剤は離脱症候群（アルコール，ベンゾジアゼピン系薬剤）や薬物中毒で暴れる場合に特に有用である．ジアゼパムは中途半端な量を筋注すると，わずかに残っていた理性が吹き飛んで，患者が余計に暴れることがあるので使いたくない．やはりmidazolam（ドルミカム®）を2.5〜5mg筋注すると，haloperidolより効果発現も早く，効果も早く切れて便利．呼吸抑制に注意．

ケタミンも有用であるが，解離性麻酔のため患者は眠らず，第一選択にはならない．使うなら，単剤使用ではなく，他の薬剤と組合わせたい．

余談であるが，暴れる患者からの採血は手袋をして細心の注意を払って行いたい．暴れた拍子の針刺し事故が起こりやすく，刺青がある場合は高率にB型C型肝炎を合併している．

薬物拘束は原則的に鎮静しすぎにならないように！後で診察しようにもなかなか目を覚まさないのでは，大変でしょ．

- ● 鎮静するならビタミンH（haloperidol）筋注
- ● 悪性症候群に注意
- ● haloperidol 5mg 筋注＋midazolam 2mg　筋注も有用

☑ *Check!*

文献40） Deal N, et al：Stabilization and Management of the Acutely Agitated or Psychotic Patient. Emerg Med Clin North Am, 33：739-752, 2015
↑ 必読文献．非薬物による鎮静，薬物による鎮静を解説．

文献41） Tadros A & Kiefer C：Violence in the Emergency Department: A Global Problem. Psychiatr Clin North Am, 40：575-584, 2017
↑ 必読文献．身体抑制や薬物抑制について解説．

9　被害に遭ってしまったら…

患者I　76歳　男性

暴れて噛みついた患者

　ついに事件が起こってしまった．暴れているのが年寄りだから大丈夫だとタカをくくった研修医Nが左手を，患者Iに噛みつかれてしまった．研修医Nは思わず手を引いたが，患者Iは食いついたまま離れず，大きな裂創ができてしまった．怒りに任せて，患者Iをぶん殴り，その戦いに終止符をうったが，患者Iの顔面に大きなあざができてしまった．検査の結果，患者Iは髄膜炎と判明し，治療が開始されうまく救命できた．後日顔のあざのことを聞かされ，患者Iからはお礼を言われることはなかった．

研修医N

「まさかあの体勢から噛みついてくるとは思わなかったですよ．みんな逃げちゃうし，大変でした」

被害に遭ってしまったら…

　救急室ではまさかの連続である．常に予測して行動しなければならない．自分の病院だけは大丈夫と思っていると，いざとなったときにどうしたらいいかわからず，他のスタッフは逃げてしまいこのような目に遭う．事前にどのような対策をとった方がよいか検討しておくべきである．

　もし噛まれてしまったら，噛まれた手は引いてはいけない．むしろ押し出して，患者の鼻をつまめば口を開いてくれる．患者が武器をもった場合は，落ち着いた口調で対処する．決して急に動いてはいけない．もし，患者が武器を置いたとしても，それを拾い上げようとしては危ない．応援がかけつけるまで，状況を収めるべく，患者との人間関係（rapport）を築くようにする．人間関係ができてしまった場合には用意に傷つけたりはしない．言い返したり，泣いたりするのもよくない．思い切って逃げる場合は，必ず逃げ切る自信とタイミングのときにのみすべきである．そうかといって，患者の要求を簡単に呑んでうそをつくのもいけない．安請け合いは状況を悪くするだけである．むしろ代わりの責任者が要求を呑むかどうかの権利があり，その責任者がすぐ来てくれるはずだと説明する．こんな映画のような状況には陥りたくないものだ．日頃から危険を察知したら，そこまで至らないような早急な手配を要する．もし，不運にも事件や事故が起きてしまった場合には，どんな些細なことも報告記録して，安全な診療現場確保のための人材配置の再考の材料にする必要がある．このようなデータを提出すれば，さすがに病院上層部もセキュリティ強化の必要性を無視できない．

　救急現場で働く者は，患者自身の安全確保のため，また他の待合室にいる患者の安全確保およびわれわれ医療者の安全確保のために，暴れる患者の対応のしかたを事前に訓練しておく必要が

ある．その分野は残念ながら日本では立ち遅れており，本当に第一線の現場で働いている研修医にはぜひその対処のしかたを早めに上級医が指導しておく必要があるよねぇ．

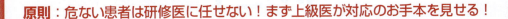

原則：危ない患者は研修医に任せない！まず上級医が対応のお手本を見せる！

危険な患者の対応原則

① アンテナを高く！予測！予防（待ち時間を短くなど）！

② まずは共感的になだめる

③ 抑制（身体拘束，薬物拘束）

④ 診断治療

⑤ 記録，記録，記録

 Check!

文献42） Phillips JP：Workplace Violence against Health Care Workers in the United States. N Engl J Med, 374：1661–1669, 2016

↑職場での暴力の加害者には①無関係な人，②顧客（患者），③同僚，④知人の4種類があり，病院では患者から医者は暴力を振るわれやすい．患者からの暴力が89％，患者家族からが9％，患者の友人からが2％となっている．この1年以内に78％の医師が被害にあい，そのうち75％は恫喝，21％が身体暴力，5％が病院外で対立，2％がストーキング被害にあっている．病院前も例外なく，約8割の救急隊が患者から暴力を受けるが，報告するのは49％しかない．

文献43） Smith R, et al：Hospital-based violence intervention: risk reduction resources that are essential for success. J Trauma Acute Care Surg, 74：976–80; discussion 980–2, 2013

↑暴力介入プログラムを作成したところ，暴力の常習者が1/4に減った．

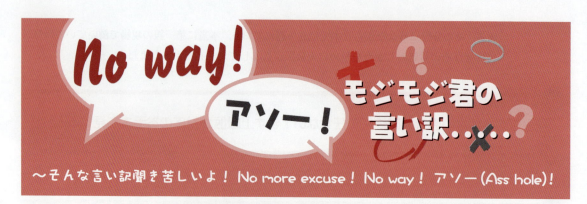

~そんな言い訳聞き苦しいよ！ No more excuse！ No way！ アソー（Ass hole）！

✗「だって，子どもについて来た人は，見るからに「おばあさん」だと思ったんだもん．まさか，高齢出産のお母さんだとは思わないよ」

→最近，高齢出産の女性は増えている．ましてや化粧をバッチリして若作りして，夜中に子どもを救急室に連れてくる方が異様なものである．女性は年齢には敏感なもの．間違ってもお母さんをおばあさんと呼ぶのはいけない．市中引き回しの上，獄門でも足りないくらいだ．おばあさん，おじいさん，おじさん，おばさんなどと呼ぶくせをつけているからこういう悲劇になる．必ず名前を呼ぶようにするようにすべし．【→p.166】

✗「ちゃんと聞いてくれなんて，失礼な親だ．きちんと聞いてますよ」

→子どもの診察は患者が2人いると思わなければならない．子どもと親双方に目を配らせて話す必要がある．決して興味なさそうに，診療録ばかり向いて話を聞いても，それは聞いていることにはならない．目線を合わせて，笑顔，笑顔（表9）．【→p.167】

✗「『帰る』って言ったから帰したんだ．何が悪いんだ．あの酔っ払い，二度と来るな！」

→最終決定権は患者にあることは非常に重要である．しかし，正常な精神状態であってはじめて自己決定権がある．酔っ払いは要注意のハイリスク患者であることをゆめゆめお忘れなく．【→p.172】

✗「だって，昔から字は汚いんですよ．ホラ，字が汚いほど頭いいじゃないですか」

→字が読めなければ診療録は公文書としてあなたを守ってくれません．【→p.180】

✗「首も硬くないし，髄膜炎はないと思ったんですよ」

→そう思っても診療録に診察（項部硬直の有無）の記載がなければ，診察していないに等しい．後で髄膜炎があるとわかった場合，あなたは見逃したと言われてもしかたがない．【→p.178】

✗「だってあの専門医はいつも嫌がって呼んでも来てくれないんですよ．それにあっちが専門だから患者を帰せと言われたら，文句も言えないし」

→コンサルトに応じない専門医は病院として何とかすべき．診療部長などに相談し，病院とし

表9　笑顔の効能

・ただである	・副作用がない
・塩分，脂がない	・誰でも使える
・太らない	・伝染性がある
・話しやすくなる	・医療訴訟が減る
・安心感を与える	

てのpolicyを明文化しておくべきです．ここは研修医のために直属の上級医が一肌脱がなくてはいけません．

相手が専門医でも，患者にはすべての意見を聞く権利があり，最終決定をする権利があります．さまざまな意見を照らし合わせて患者が決定できるようにしましょう．医師は常に患者の側に立って考えるべきです．反対に研修医が専門医になったときは，この経験を生かして，呼ばれたら笑顔で登場する専門医になるようにしましょう．【→p.183】

✘「すごく暴れて，どうしようもなかったんです．セルシン®5mg筋注したら，もっと暴れて殴られました」

→セルシン®5mg筋注ぐらいではむしろ理性のたがが外れて，患者は恐いものがなくなってしまう．暴れる患者はまずビタミンH！から．【→p.199】

✘「とても落ち着かなくてバイタルサインをとらせてくれなかったんです．セレネース®を打つしかなかったんです．まさか悪性症候群になるなんて」

→発熱の有無は体を触ればわかります．手足が固かったか，精神科疾患の既往はなかったか，Major tranquilizerは飲んでないか，はチェックしてから使いたいものです．【→p.199】

✘「意味不明のことばかり大声で騒ぐので，セレネース®でやっと静かになったんです．まさか低血糖があるとは思いませんでした」

→低血糖のチェックはすぐにできます．くれぐれもまず最初に低血糖を否定するのを癖にしてください．低血糖でも3割は攻撃的になるんだから．【→p.196】

✘「あんなに暴れたので身体抑制するしかなかったんです．酒の飲みすぎで支離滅裂なんて自業自得ですよ．でもまさか横紋筋融解症になるなんて…」

→身体抑制だけで安心してはいけません．身体抑制しても暴れ続ける場合は，横紋筋融解症や神経血管損傷をきたしてしまう恐れあり．患者の安全を確保するのも大事な仕事．【→p.198】

✘「昨日はとても忙しかったんです．そんなに細かく診療録を書いてる暇なんてなかったですよ」

→身体拘束，薬剤拘束などは人権にかかわる問題です．どうして必要だったか，そして拘束中のモニタリングなど，詳細に診療録に記載しないと，それは怠慢とみなされます．訴えられても助けてくれるのは診療録さまさまであることを肝に銘じるべきである．【→p.198】

✘「空手を習ってるから，暴れる患者が来ても少々のことは大丈夫ですよ」

→空手で患者を傷つけてはいけません．あくまで，患者および救急スタッフ全員が安全な環境を準備すべきです．一人で戦わずに，力強い助っ人をたくさん集めてください．【→p.200】

✘「とっても危険な患者が来て，ひどい目にあってしまいました．どうしたらいいでしょう」

→本書を読んでなかったのが不運でしたね．フッフッフ….

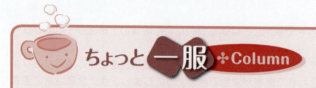

ちょっと 一服 ✤Column

■ せん妄の見分け方

delirium（デリリアムと読む）とはラテン語の「delirare（錯乱する）」からきており,「de＝はずれる」と「lira＝車の轍」から「車輪がはずれた」というところから語源が発生したんだね.

救急受診患者の7～20％はせん妄となっている. また精神症状を訴えてくる患者の約8割もの患者さんが身体疾患を合併しているという.

過活動型せん妄ってわかりやすいけど, 活動低下型のせん妄の見逃しが多い. これって隠れた病気を見つけないと予後が悪くなっちゃうんだ. せん妄の鑑別診断は多岐にわたり, 意識障害の「AIUEO TIPS」に通じるが, 特に**「薬の副作用」**と**「感染症」**に注意しよう. 睡眠薬, 抗コリン薬, 抗ヒスタミン薬って多いんだよねぇ. 高齢者が転倒して骨折しちゃうよ.

ICUで使われるせん妄評価のCAM-ICU（Confusion Assessment Method in ICU）は救急外来でも応用できる. ここで必殺Dr.林の**「急変注意メッチャクチャ」**と覚えよう.

表1　Dr.林の「急変注意メッチャクチャ」と覚えよう！

			Dr林の「急変注意メッチャクチャ」
①	急	急性発症	
		or	
	変	変動する	24時間以内の変動（きつねにつままれたみたいに行動が変動する）
②	注	注意力欠如	聴覚または視覚で注意力を調べる[*1]
③	意	意識レベル変化	RASSスケールでチェック, 0以外は異常（図1, 表2）
④	メッチャクチャ	支離滅裂	無秩序思考をチェック[*2]

①と②は必須. ①＋②＋③⇒せん妄！ ①＋②＋④⇒せん妄！

[*1] 注意力の見方（注意力スクリーニングテスト）
8点以上は正常
聴覚：「1のときに手を握ってください」と指示し,「6153191124」
視覚：　5枚の絵を見せ（3秒ずつ）, 10枚の絵を見せ, 先の5枚があるか問う
[*2] 支離滅裂（無秩序思考）の見方
セットAまたはBで評価. 2つ以上誤答または指示できない場合はせん妄
セットA：1)「石は水に浮くか」2)「魚は海にいるか」3)「1gは2gより重いか」 　　　　4)「釘を打つのにハンマーを使用してよいか」
セットB：1)「葉っぱは水に浮くか」2)「象は海にいるか」3)「2gは1gより重いか」 　　　　4)「木を切るのにハンマーを使用してよいか」

ステップ① 30秒患者観察（0〜+4）：過活動をチェック．観察のみで判断

ステップ②
・大声でさけぶか，開眼するように言う
・10秒以上アイコンタクトがなければ繰り返す（−1〜−3）
・動きがなければ，肩をゆするか胸骨を擦る（−4〜−5）

図1 意識レベル変化はRASSスケールでチェック

表2 RASSスケール（Richmond Agitation-Sedation Scale）

スコア	用語	説明	
+4	好戦的な	明らかに暴力的，スタッフに差し迫った危険性	観察のみで判断
+3	非常に興奮した	攻撃的，チューブやカテーテルの自己抜去	
+2	興奮した	頻繁な非意図的行動，人工呼吸器ファイティング	
+1	落ち着きのない	不安でそわそわ，でも攻撃的でも活発でもない	
0	意識清明，落ち着いた		
−1	傾眠状態	よびかけに 10秒以上 の開眼・アイコンタクトで応答	よびかけ刺激
−2	軽い鎮静	よびかけに 10秒未満 の開眼・アイコンタクトで応答	
−3	中等度鎮静	よびかけに動き・開眼応答するも，アイコンタクトなし	
−4	深い鎮静	**身体刺激**で動き・開眼	身体刺激
−5	昏睡	無反応	

4章

救急室の困ったチャン

文献1） Han JH, et al：Diagnosing delirium in older emergency department patients: validity and reliability of the delirium triage screen and the brief confusion assessment method. Ann Emerg Med, 62：457–465, 2013
↑ 65歳以上の救急患者にスクリーニングを研究補助員と救急医が施行．Delirium Triage Screen（DTS）（意識レベル低下または注意力障害をチェック）でまず除外し，続いてbrief CAM（bCAM）で診断した．DTAは感度が98.0％と高く，brief CAMは特異度が（95.8-96.9％）高かった．医師以外の研究補助員でもかなりいい線いっており，DSとbCAMの組合わせって案外便利かも．

文献2） National Institute for Health and Clinical Excellence. Delirium: Diagnosis, Prevention and Management. National Clinical Guideline Centre for Acute and Chronic Conditions. Clinical guidelines CG103, 2010
↑ NICEガイドライン．

文献3） Barron EA & Holmes J：Delirium within the emergency care setting, occurrence and detection: a systematic review. J Emerg Med J, 30：263–268, 2013
↑ 救急患者の7〜20％はせん妄患者．医師のせん妄診断率は11.1〜46.0％と比較的低い．一方，せん妄と認識していても必ずしも入院になっていないことも多い．カルテにはせん妄の有無を必ず記載すべし．

文献4） LaMantia M, et al：Screening for delirium in the emergency department: a systematic review. Ann Emerg Med, 63：551–560, 2014
↑ 救急室でエビデンスのあるせん妄スクリーニングツールはCAMが一押し．

文献5） Hosker C & Ward D：Hypoactive delirium. BMJ 357：2047–2051, 2017
↑ 必読文献．せん妄の半数が活動低下型でよく見逃されている．ボケたんじゃないのなんていい加減な評価をしないように．スクリーニングと鑑別点などうまくまとめてある．

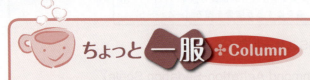

ちょっと一服 ✚Column

学会あるある

学会に行くといろんな人を観察できるよ．今度の学会ではどんな人に会えるかな？

☐ 質問者が質問後振り返るとドヤ顔している
☐ フリードリンクコーナーでPC広げて寝ている人がいる
☐ 時間が押しているのにもかかわらず質問してくるのはいつも同じ人
☐ 会長講演は安眠の時間と考えている人が相当数いる
☐ 制限時間を無視して長々話すKYな発表者がいる．…対照的に座長は気が弱そう
☐ Windowsで発表の後，Macがうまくつながらなくて焦っている
☐ ランチョンセミナーで弁当を食べたらすぐに出て行く人，すぐに爆睡する人
☐ すごくたくさんの参加者がいるはずなのに，会場はガラガラ（受付の後，どこに行っているんだろう）
☐ 関連学会ではいつも同じ顔ぶれ…そんなによく似た学会っていらないんじゃないの？
☐ 学会の受付を複数分する奴…オイ，学生の出席代返かよ
☐ 休憩コーナーの一番人気は，机とコンセントの近く
☐ 学会を抜け出して脱出ゲームに参加する人（いやいやお前の医局の若者だけだって）
☐ 学会を抜け出して阪神のゲームを見に行く人（あ，○○センセイだ）
☐ やる気のありそうな学生を学会に（時には国際学会）連れて行ったのに，卒業したらしれっと他の科を選択して，ガッカリさせる奴（出会いと別れは指導医の定めと割り切ろう）
☐ なるべく遠くの学会に限って演題を出そうとする奴（札幌と沖縄の学会は人気が高い！）
☐ 学会になるとみんないなくなり外来を休診にしてしまう○○科がある
☐ 学会になると「○○科はみんないなくなるので，他の病院へ紹介してください」というメールが回ってくる…他の病院も一緒じゃあ！
☐ 学会になると救急お断りと平気で言う○○科…『学会が患者を○す』
☐ 教育講演後に本屋さんが待ち構えている…締切りすぎてる先生は狙い撃ちロックオン！（^^;)
☐ 懇親会で非常に気合いの入った余興をする優良な学会がある

「学会は戦いだ！」「学会は学問をするところだ」「学会は観光だ！」「学会は息抜きだ」「学会は参加することに意義がある」「学会は新しい人との出会いだ」「学会は病院の名を上げるところだ」「あ，学会面白くないし，役に立たないから行かないことにしている」…みんな違ってみんないい．

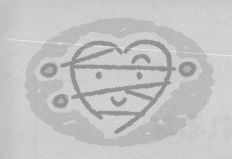

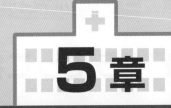

うそか誠か？
とかくこの世は，騙し騙され…

カメレオン探しの極意

　時間外は，受診形態が日中の受診患者とはまた違った面があり，まさに人生の縮図を見せつけられることも多い．肛門にワイングラスを入れてとれなくなったりなど，さまざまな疾患？が登場するのが時間外の特徴だ．夜間の救急はとりあえず，死なないように，重篤な疾患さえ鑑別できればよいと構えている研修医諸兄も多いだろうが，ところがどっこい敵（？ではない）もさるもの，重症疾患の振りをして受診してくる場合もあり，無駄な検査をして上級医にお目玉を食らったことがあることも多いだろう．反対にヒステリーかと高をくくっていたら，なんと実は重篤な疾患で，治療の遅れでひどいめに遭うこともある．これだけは絶対に避けなければならない．精神科疾患を伴っている場合は，とかく経験もない研修医は敬遠しがちだが，人間はあくまで器質的疾患で死ぬのであって，精神科疾患単独では死なない．多科ローテート研修で精神科研修まで含めているところは少ない．救急の専門のトレーニングでも精神科ローテートを1カ月課しているところは，アメリカでさえ少ない．精神科疾患を見極めつつ，重篤な疾患を探す姿勢が必要である．器質的疾患が精神症状に隠れていないか，カメレオン探しのポイントをチェックしてみよう．

5章 うそか誠か？ とかくこの世は，騙し騙され…

1 うそっこ痙攣に騙されるな

患者A　37歳　女性

ヒステリー性痙攣

　痙攣を主訴に救急車で搬送された．救急室に到着時には痙攣はおさまっていた．研修医Mが「もうおさまったんですね」と話しかけた途端，また全身性強直性間代性痙攣が始まった．ABCを施行し，ジアゼパムを5mg投与するもおさまらない．そこへ上級医Hが現れ，研修医Mは（助かったぁ）と思った．しかし上級医Hは難しい顔をして眺めるだけで，一向に手を出してはくれない．そしてすばやく診察をしたかと思うと，「痙攣はつらくてたいへんだねぇ」と話して，何やら患者Aの耳元で話している．おもむろに音叉をとり出し，「ハイ，これをおでこに当てると，痙攣は止まりますよ．」といい，患者のおでこに当てた途端，痙攣が止まった．患者Aはむくっと起き上がって「奇跡だわ．ありがとう」と言った．

研修医M
「すごい，H先生，天才ですね」

看護師
「ン〜．自分で勝手に天才って思っているだけよ…」

うそっこ痙攣に騙されるな

　じつはこの患者Aはうそっこ痙攣（psychogenic non-epileptic seizures：PNES）であった．外来診療録をみると精神科受診歴があり，ヒステリー（転換性障害），人格障害などの診断があった．その夜も夫とケンカをしてから，痙攣にいたったという．もちろん，普通の痙攣なら30分以内に止めないと，脳に不可逆的変化をきたしてしまうので，緊急性は高い．痙攣が5分以上続けば痙攣重積として対応しなければならない．しかぁし，転換性障害の痙攣に対して，たくさんの抗痙攣薬を使うのはチョンボ（古い！うっかりミスの意味）だよね．**本当にてんかんをもつ人の5〜22％に偽りの痙攣が起こることがあり**，臨床現場ではなかなか鑑別が難しいことがある．うそっこ痙攣の診断までの期間は平均して7.2年と実際にはいやいやなかなか時間がかかるんだよねぇ．薬剤の無効なてんかんの35％はじつは偽りの痙攣であるという報告もある．成人女性に多いが，小児でも起こりうる（小児は性差なし）．転換性障害は軽いものまで含むと0.2％の割合で認められ，精神疾患の合併が多い．Erroらによると，虐待（性虐待，身体虐待，精神的虐待）の関与が50％近くあるという．

　患者Aの場合，転換性障害性痙攣に特徴的な動きをしていた．頭を左右に振り，手足の動きは

バラバラで，腰がカクカクと前後に動いていた．また，上級医Hが耳元で話しかけると，うなずいて返事をしていた．角膜反射は保たれ，開眼させようとしても抵抗していた．表1に真の痙攣と偽りの痙攣の鑑別点を示した．あくまでこれらの傾向があるというだけで，その真偽は総合的に判断するべきである．どれか1つがあれば確実にそうだというわけでもな

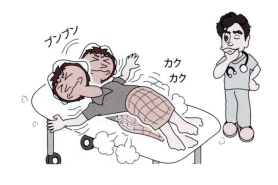

いので，総合的に判断するように注意されたい．真の痙攣では四肢の動きは同調律で動くことが多く，骨盤が前後に動くことはあまりない．自傷行為（舌咬症，転倒時のけが）や尿失禁はどちらでもありうるので注意されたい．でも便失禁をするほど気合が入った偽りの痙攣は非常に稀だ．**舌咬症も真の痙攣では舌縁が多く，偽りの痙攣では舌先が多い**．熱傷まで至ることは偽りの痙攣では少ない．対光反射や角膜反射も鑑別に役に立つ．また，患者の手を顔の上に落とすドロップテストを行うと，偽の痙攣では手が顔に落ちるのを回避する．患者の目を開眼させ，頭を左右に振ると，頭の方向にかかわらず，目が検者から泳いで逃げる場合は，偽りの痙攣である可能性が非常に高い（geotropic eye movement）．多くは検者から逃げるように（**目を合わせたく**

表1　真の痙攣 vs 偽の痙攣：鑑別のポイント

	真の痙攣（True seizure）	偽の痙攣（Pseudo-seizure）
頭部の動き	しばしば片方にひっぱられるように動く	しばしば左右に振る（中央を越えて左右に動く）
四肢の動き	通常同調律で動く	しばしばバラバラに動く
骨盤の動き	通常ない	しばしば前後に動く
瞳孔	散大・対抗反射消失	正常
角膜反射	通常なし	正常
開眼操作に対して	通常抵抗なし	しばしば抵抗する（閉眼）
頭位変換眼球逃避 Geotropic eye movement	なし	あり
ドロップテスト（手→顔）	通常回避なし	通常回避（落ちない）
腹筋緊張	あり	なし
口	開口していることが多い	ギュッと閉じている
発作中に話す	絶対ない	しばしばあり
痙攣後もうろう状態	あり	しばしばなし
痙攣時の記憶	なし	しばしばあり
舌咬症	どちらもありえる	
尿失禁	どちらもありえる	
便失禁	ありえる	通常なし

5章 うそか誠か？とかくこの世は，騙し騙され…

ないから！），頭位にかかわらず，目が常にベッド側に向くことが多い．

　いろいろな診察方法があるが，じつはただシンプルに話しかけて，返事ができるまたは命令に従う場合は，偽の痙攣であることが多く，冷静にアプローチしたい．血液検査はあまり役に立たない．診断は発作時のビデオ脳波検査が最も信頼性がある．

　臨床現場では，ただ間違い探しをしているわけではないので，偽りの痙攣を見つけたとしても，「この痙攣はうそだ！」などとうそを暴いて糾弾するような態度は決してとってはならない．**患者は偽りの痙攣を起こして注目を浴びることで利得を得るのであり，真摯に心配する態度を継続することが治療につながるのである**．痙攣後，「痙攣の最中は，つらかったでしょうね」と話しかけると，「ハイ，自分でも痙攣のときはどうすることもできなくて，早く止めてほしいぃ〜って思っているんですが，声もでなくて…」と（偽りの）痙攣の最中の記憶を話してくれる．ここで決してププッと笑ってはいけない．

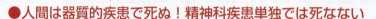

- ●人間は器質的疾患で死ぬ！精神科疾患単独では死なない
- ●偽りの痙攣では，痙攣に調和がない．骨盤もカクカク動く
- ●偽りの痙攣を疑ったら，シンプルにただ話しかけてみるのもとても有用

✓ *Check!*

文献1） Alsaadi TM & Marquez AV：Psychogenic nonepileptic seizures. Am Fam Physician, 72：849-856, 2005
　↑ 必読文献．よくまとまっていて表もきれい．ぜひ一読を．

文献2） Robinson DM, et al. Psychogenic Non-Epileptic Spells in Children. J Neurol Disord Stroke, 2：1075-1079, 2014
　↑ 小児でもうそっこ痙攣は起こる．good review.

文献3） Benbadis SR & Allen Hauser W：An estimate of the prevalence of psychogenic non-epileptic seizures. Seizure, 9：280-281, 2000
　↑ てんかんセンターでは5〜22％はウソっこ痙攣という．一般人口では10万人に対して2〜33人いることになる．

文献4） Erro R, et al：Psychogenic nonepileptic seizures and movement disorders: A comparative review. Neurol Clin Pract, 6：138-149, 2016
　↑ 必読文献．うそっこ痙攣のみならずうそっこ運動異常なども起こりさまざまな分類がされているが世界的コンセンサスはないのが現状．

文献5） Bodde NM, et al：Psychogenic non-epileptic seizures--definition, etiology, treatment and prognostic issues: a critical review. Seizure, 18：543-553, 2009
　↑ より深く学びたい人はこれを読んでください．いまだに定義づけも難しい疾患群なんだ．

文献6） Webb J, et al：An Emergency Medicine-Focused Review of Seizure Mimics. J Emerg Med, 52：645-653, 2017
　↑ 必読文献．一般的な痙攣とその他の鑑別法を解説している．失神や心疾患も痙攣を起こすことがある．臨床に強くなりたければ一読を．

文献7） Baslet G, et al：Psychogenic Non-epileptic Seizures: An Updated Primer. Psychosomatics, 57：1-17, 2016
　↑ うそっこ痙攣も鑑別診断は多岐にわたり，前頭葉てんかんなども脳波をとってみないとなかなか鑑別は難しい．失神，睡眠時随伴症，片頭痛，TIA，ナルコレプシーなども鑑別に挙がる．深く知りたい人向けのエビデンス満載．

2　うそっこ神経障害の見分け方

患者B　48歳　女性　　　　　　　　　　　　　　　　ヒステリー性運動麻痺

　　患者Bが左半身の麻痺を主訴に救急搬送された．意識は清明であった．研修医Oは，頭部CTをオーダーしたが，特に異常は認めず，基礎疾患も特に認めなかった．上級医Tが，診察をした．患者の足をつかんで思いっきり足を上げてほしいと頼んでいたが，やはり患下肢は動かなかった．ところが，世間話をしながら，痛み刺激を与えたところ，足が逃げてしまった．患者Bは「少し治ってきたかしら…」

研修医F

「さっきの診察は何ですか？本当の麻痺とのいい見分け方を教えてもらえませんか？」

Pseudoneurologic syndrome　〜うそっこ神経障害〜

　　上級医TはHoover testを行い，どうも患者Bが偽りの症状を呈していると疑い，世間話で気を逸らせている隙に痛み刺激を与えたのである．

　　偽りの運動障害（psychogenic movement disorder）の場合，顔，舌，広頸筋，胸鎖乳突筋は麻痺を呈しないことが多く，調べてみる価値がある．胸鎖乳突筋の場合，右の筋肉が収縮すると顔は左に向く．右の麻痺なのに，顔を右には向けないが，顔を左に思いっきり向けることができれば疑わしい．これって結構ひっかかってしまいそう．筋力を調べても，真の運動麻痺ではスムーズに抵抗を感じるが，偽りの麻痺では急に力が抜ける（give-way）のが特徴である．上肢や下肢に振戦はあっても指に振戦がないのはおかしい．そもそも変な動きが急に発症して勝手に治るなんていうことも多い．

　　偽りの感覚障害（psychogenic sensory disturbance）では，正常と感覚障害の境界が，しわであったりと解剖学的でないことが多い．また触覚，痛覚，温覚，固有覚すべてが一律に傷害しているといい，交錯する神経分布を無視した境界明瞭な全感覚障害を訴えることがある．鼠径部や肩で感覚障害が分かれることが多い．また半身感覚障害でも，陰部は両側神経支配のため，片方だけ障害されることはないが，偽りの場合は，きれいに陰部の左右で感覚障害を訴える．偽りの感覚障害の場合，痛み刺激を不意に与えることで逃避反射が起こってしまう，または痛み刺激で脈拍が20〜30/分上昇してしまう．固有覚を調べるうえで，骨伝導を利用した音叉試験は有用である．また位置覚を調べると，足の親指の位置が背屈か底屈かを聞くと，真の感覚障害では，ほぼ50％の確率に分かれるはずが，偽りの感覚障害ではほぼ100％反対のことを言う．表2に偽りの神経症状を見分ける診察法をあらわした．これは知っていて損はない．

　　偽りの昏睡はまた診断は難しく，真の昏睡を見逃した場合の結末は悲惨であり，あくまで除外

表2　Pseudoneurologic syndromeの見分け方

運動障害	
Drop test	麻痺側の上肢を顔面に落としても，偽りの場合は顔に落ちない．真の麻痺では顔面に落ちてしまう
Hoover test	図1参照
Adductor sign	両側の大腿の内転筋を触りながら，健側の大腿を内転してもらう．偽りの麻痺の場合，思わず麻痺側の内転筋にも力が入ってしまう
Wheel chair sign	立って歩けないと言うのに，椅子に座りながらだと，足を使って移動できる．本当に病気ならどちらもできないはず
姿勢テスト	急に後ろに引っ張られると，非常に奇妙で大げさな反応を見せてくれる
感覚障害	
音叉試験	音叉を骨に当てて固有覚を調べる．頭や骨盤で調べると，骨伝導のため左右両方ともわかるはずだが，偽りの場合は，障害側で全く感じないと答える
Bowlus and Currier test	図2参照

図では患者は右下肢麻痺を想定した．下肢を上げてもらい，反体側の踵に力が加わるかどうかで判定する．矢印は踵に力が加わるかどうかを示した．

①まず検者の片手を患者の麻痺側右踵の後ろへ，もう一方の手を健側左足前に当て抵抗を加えながら，健側（左）の下肢を挙上してもらう
○真の麻痺：
　　検者の左手には抵抗なし（ベッド方向に力が入らない）
×偽りの麻痺：
　　患者の左踵によって，検者の左手にベッド方向に押す力が加えられる

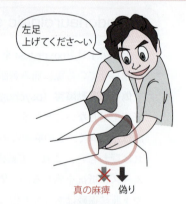

②次に検者の片手を患者の健側左踵の後ろへ，もう一方の手を健側右足前に当て抵抗を加えながら，患側（右）の下肢を挙上してもらう
○真の麻痺：
　　患者の左踵によって検者の右手をベッド方向に押し付ける抵抗あり
×偽りの麻痺：
　　検者の右手には抵抗なし（ベッド方向に力が入らない）

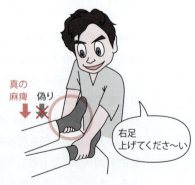

図1　Hoover test

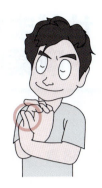

　図のように，手をクロスし，掌を合わせて指を交差してくるっと内側に返す．ちょうどジャンケン前のクルッとする感じ．大事なのはここで検者は患者の親指だけ交差させないように直してやる．こうすると，第2〜5指は右は右側，左は左側に来て，親指だけ左右反対の位置になる．この位置で感覚麻痺がないかどうか聞くと，途中で考えてしまうようなら偽りの麻痺，すぐに麻痺側が同定できるなら真の麻痺．
　または両手を背中で組んで感覚を聞いてもよい（Bowlus test）．

図2　Bowlus and Currier test

診断になる．病歴や発症様式の病歴も非常に重要である．ストレスがあると発症する．誰かが見ているところでしか起こらない．転換性障害などの精神科疾患の既往がある．感情を表現できない．精神的影響を否定する，などの情報に気をつけたい．

　治療は精神療法，ストレスマネージメント，リラックス療法，薬物療法などであるが，まずはまじめに患者さんの困った症状に付き合うことで，はじめて患者さんは心を開いて感情的問題を話してくれる．

●Hoover test，Bowlus and Currier testは，知ってて損はない

  Check!

文献8）Evens A, et al：Medically unexplained neurologic symptoms: a primer for physicians who make the initial encounter. Am J Med, 128：1059-1064, 2015
　↑ 必読文献．さまざまなヒントが解説されている．

文献9）Peckham EL & Hallett M：Psychogenic movement disorders. Neurol Clin, 27：801-19, vii, 2009
　↑ 必読文献．振戦，ディストニア，ミオクローヌス，Parkinson症状などさまざまな症状に対する鑑別点を解説．

文献10）Isaac ML & Paauw DS：Medically unexplained symptoms. Med Clin North Am, 98：663-672, 2014
　↑ プライマリケア医は医学的に説明のつかない症状をもつ患者に対して共感的に定期的に付き合っていくしかない．ゴール設定を仕切り直して，付き合う覚悟が大事なんだ．

5章

うそか誠か？とかくこの世は，騙し騙され…

3 せがまれるままに打っちゃダメ ～麻薬中毒～

 患者C　58歳　男性　　　　　　　　　　　　　　ソセゴン® 中毒

　　夜の患者もようやく少なくなって，ほっとしていた夜11時15分，患者Cが腹痛を主訴に受診してきた．研修医Nは「あぁ，少し休めると思ったのに」と嘆いた．どうも尿管結石の治療を他県でしていたらしく，「とにかく痛いからソセゴン®を打ってくれ」と言っていた．痛みが強くもんどりうっていた．受付の人は，さっきは普通に受付していましたよと言っていた．研修医Mが診察すると，皮膚のどこに少し触れただけでも飛び上がるように痛がった．腹膜刺激症状なし．坐剤を使用しようとすると，さまざまな鎮痛薬の商品名を挙げてそれらにアレルギーがあると言った．詳しく話を聞こうとすると，「検査なんかしてもどうせ診断は同じだから，早くソセゴン®を打ってくれ」と言った．輸液，血液検査，CTを施行．上級医Iが登場し，患者にどこに行くところだったのか聞くと，「京都」と答えた．「でもこんな時間にはもう電車はないでしょ」と尋ねると，また痛がって，「○井県の人間は冷たいのぉ．紹介状もあるし，薬も持ってるわい．今回だけソセゴン®を打ってくれれば帰るから！ 昨日の医者はやさしかったぞ！」と叫んで，なんとさまざまな県にまたがる病院の薬の袋を次々と出した．そうこうするうちに診療録が届いて，それを見るとここ2週間はほぼ毎日夜中に時間外を受診してソセゴン®を打ってもらっていると書いてあった．

? 研修医N

「たしかに水腎症はありますが，他の検査は問題はないようです．面倒そうだし，ソセゴンを打って帰しちゃいましょうか」

Truly Sickか Not sickか～Drug seeker

　　医学的適応のない場合，詐病の場合には，患者の不利益になるような治療はしてはならない．ましてや無駄な入院はしなくていい．前医に電話をすると，患者Cは水腎症はあるものの慢性のソセゴン®中毒で，詐病を強く疑うものの，しつこく迫られたために紹介状を書いたと言っていた．詐病の場合，とかく研修医は検査が多くなってしまう傾向がある．一方，**痛みは主観的なものであり，初診時には先入観をもたずに，まず患者の身になって痛みは本物だと考えてアプローチしないといけない**．多発性硬化症など，かなり痛みを訴える場合があるが，安易に詐病などと考えてはいけない．きちんと鎮痛することで患者も医療者も幸福になれる．決して安易に薬物依存を疑って除痛を控えるのはいけない．

　　医者が麻薬などの薬物を処方することで医原性に薬物依存をつくることは非常に稀である点は

重要であり，患者の痛みの治療は真剣に考えたい．この患者Cは2週間ほぼ毎日ソセゴン®を射ってもらっていること，日中受診を促すも拒否していること，鎮痛薬に非常に詳しく，ソセゴン®以外は効かないと受けつけないことなどから，上級医Iは詐病を強く疑い，薬の袋を見て，前医に電話をした．以前にかかった病院に電話をして，情報を得ることも，正しく患者を理解するうえでは重要な手段であり，邪魔くさがってはいけない．薬物依存を疑うヒントを表3に示すので参考されたい．

何にも増して，薬物投与に非常に執着する言動が薬物依存の重要なサインである．麻薬中毒だ

表3　薬物依存を疑うヒント

訴えが恣意的
・特定の薬剤の欲求が強い．薬剤を指定してくる．薬剤を増量希望してくる
・他の薬剤や他の治療法を受け入れない．他の薬剤が使えないことを詳細に説明する．他の薬剤の名前に精通している．他の薬剤にはアレルギーがあるという
・疼痛に対する詳細な病歴聴取を嫌い，怒り出す
・検査を嫌う．治療計画を話し合うのを嫌う
・早く処方をもらいたがる．早く注射をしてケリをつけたがる
・他の病院の医師（教授など地位の高い人物）の名前を出して，同様な治療をしたと言う
・他の病院の医師の診断書を提示して，薬物を要求する
・痛がり方が大げさ．訴えと多覚所見が合わない．腰痛などの仙痛は多くの場合一瞬であり，持続しないはずなのに，異様に長時間痛みが続く
・今回だけ注射してくれたらもう来ないから注射をしてほしいと言う
・他の病院の受診予定があり，今回だけここで注射してほしいと言う
・家族などを連れてきた場合は，離して双方から事情を聞くと，矛盾が見えることがある．ただし守秘義務は守ること
・医師が見ていないところでは，元気そうにしている．医療関係者の前でだけ痛がる
・強い麻薬または合成麻薬を使用しないといけないぐらいの痛みだったはずなのに，注射の後はすぐ帰りたがる．入院を拒否する
・家族の薬を盗む（特に高齢者）
・薬剤を転売する
薬剤内服のしかたが不適切
・指定された通りに内服しない
・薬を貯めておく
病院受診のしかたが不適切
・時間外にしか受診しない．日中は全くまたはほとんど受診しない
・薬剤を処方してくれる医師が当直の際に来院する
・一定の病院に通院していない．他県にまたがる受診のしかたをしている．県外からの受診者
・ドクターショッピング．何度も診療所に電話をして薬を早めに多くもらおうとする
・外来でじっとしていられない．騒ぐ
・薬をなくした．彼女が捨ててしまったなど，話をでっちあげる

ろうという医者の印象をもっても，その感度は63.2％，特異度は72.7％とまぁボチボチ程度しかない．商品名を指定して麻薬を欲しがる（オッズ比1.91），同じ訴えでくり返し救急受診する（オッズ比2.5），病歴が怪しい（オッズ比1.88），診察では軽いのに訴えが異常に強い（オッズ比1.83）などの際は疑うべし．痛みが10点満点を超えるという場合や，注射を希望するのは限りなく怪しい．

　無駄な検査をしないためにも，むしろ病歴聴取を詳細に行い，身体所見も丁寧に行う必要がある．詐病の場合は，詳細な病歴聴取を嫌う傾向にあり，自ずと答えを教えてくれる．訴えと身体所見のずれに気をつける．せかされても脅かされても，決してすぐに注射をしてはいけない．安易な注射は，「与し易し」とかえって再度夜間に受診してくる可能性が上がるだけである．**明らかな恫喝行為があり，他の患者の診療に支障をきたし，2回の注意勧告後，従わないようなら警察を呼ぶ**（4章-7参照）．必ず対応は団体戦で行うこと．個人を逆恨みされると，アメリカでは駐車場で待ち伏せされて銃で撃たれてしまう事件も発生しているのだから．ただし女性医師やヘタレの○○先生などはあまり矢面に立って戦うと危険．必ず病院全体でマニュアルやプロトコールをつくって団体戦で対処すべき案件なのだ．海外ではprescription-monitoring programがあり，矯正プログラムもあるからいいよねぇ．

　薬物依存であると判明した場合は，医療者は患者の最善を考えて，決してせがまれるままに麻薬を注射してはいけない．**ペニシリンアレルギーの患者にペニシリンを打ってはいけないように，薬物依存患者に薬物を投与し続けることは，医学的に誤った行為であり，決してしてはいけない．これは患者のための決定であると告げる**．たとえ紹介状をもってきたとしても，治療方針は受けとった医師の裁量に委ねられる．痛みに対してはさまざまな治療薬・方法があり，患者と相談しながら他の方法で何とか痛みをとるように協力する用意があることを伝えなければならない．痛みに対し頻回に治療を要する場合にはきちんと計画を立てて同じ医師が時間をかけて継続的に最善の治療法を探すべきであり，ペインクリニックの専門外来に日中定期的に診察を受けるように薦める．ましてや日替わりで変わる当直医師が依存性の高い薬物を外来治療でくり返し投与することは避けるべきであり，病院の方針としてできないと告げる（ただし，本当に病院の方針として指針をつくっておく必要がある）．継続的治療のために，ドクターショッピングをしないように約束してもらう．もし患者が暴力的になった場合は，決して我慢することなくすぐ警察を呼ぶべきである．少しでも恫喝された場合は，危険を感じたことを告げ，すぐ警察に介入してもらう．診療録にも記載する．この病院は脅かすとすぐ警察を呼んでしまうんだと知ってもらういい機会である．診察室に監視カメラを目の見えるところに設置するだけでも暴力行為に及ぶのを抑制することができる．

✅ *Check!*

文献11） Dyer O：US doctor is shot dead after refusing to prescribe opioids. BMJ, 358：j3724, 2017
　　↑ 初診の女性患者に対して，慢性疼痛に麻薬は処方しませんと断った医者に対して患者の夫が怒り，医者を撃ち殺した後自殺した．なんたるこっちゃ！アメリカは病んでいる．

文献12） James J：Dealing with drug-seeking behaviour. Aust Prescr, 39：96-100, 2016
　　↑ 必読文献．まずは患者中心の医療を心がけるとともに，システムとして対策をとることが大事．

文献13) Weiner SG, et al：Clinician impression versus prescription drug monitoring program criteria in the assessment of drug-seeking behavior in the emergency department. Ann Emerg Med, 62：281–289, 2013
↑ **必読**です．医者の勘（麻薬中毒患者の同定）は大したことない（感度63.2％，特異度72.7％）．prescription drug monitoring programを参考にして，6.5％は結局薬剤を処方し，3％は処方しなくなった．特定の商品名を指定して麻薬を欲しがる（オッズ比1.91），同じ訴えでくり返し救急受診する（オッズ比2.5），病歴が怪しい（オッズ比1.88），診察では軽いのに訴えが異常に強い（オッズ比1.83），麻薬中毒患者が受診しやすい病院がある（オッズ比3.1）って，やっぱり麻薬を無理やりもらおうとするからには，ちょっとひなびた病院の方が受診しやすいのかもね．

文献14) Todd KH：Pain and prescription monitoring programs in the emergency department. Ann Emerg Med, 56：24–26, 2010
↑ アメリカのprescription monitoring programのeditorial.

文献15) Cantrill SV, et al：Clinical policy: critical issues in the prescribing of opioids for adult patients in the emergency department. Ann Emerg Med, 60：499–525, 2012
↑ アメリカ救急医学会のpolicy statement．質の高いエビデンスはまだないが，ルーチンに麻薬を処方してはいけない．処方するなら短期間だけ．ただ単にだめというだけではいけない．どのように救いの手を差し伸べるかが大事．

文献16) Grover CA, et al：Quantifying drug-seeking behavior: a case control study. J Emerg Med, 42：15–21, 2012
↑ 救急受診した152人の麻薬中毒の診療録の後ろ向き研究．麻薬以外の薬剤にアレルギー（オッズ比3.4），特定の薬剤を指定してくる（オッズ比26.3），薬剤の再処方要求（オッズ比19.2），薬剤の紛失または盗難（オッズ比14.1），異なる部位の疼痛を主訴に3回以上の救急受診（オッズ比29.3），10点満点の痛み（オッズ比13.9），週に3回以上の受診（オッズ比30.8），薬がなくなった（オッズ比26.9），頭痛（オッズ比10.9），腰痛（オッズ比13.6），歯痛（オッズ比6.3）であったが，痛みが10点を超える場合や痛み止めの注射を希望する場合は，対照群患者での訴えはなかったため，オッズ比は無限大になってしまうという．

WEB 1) We are Never.
↑ テイラー・スィフトの”We are never getting back together”の替え歌が秀逸！
https://www.youtube.com/watch?v=g-W4DvP0qQg

5章

うそか誠か？とかくこの世は，騙し騙され…

● 薬物依存患者に，薬物を打つことは，医療行為に反する！
● 患者の痛みはまず本物だと思ってアプローチすべし！

4 行旅病人 ～詐病は臨床家の腕の見せ所～

患者D 58歳 男性

行旅病人

深夜，腰痛を主訴に○井駅から，救急車で搬送されてきた．研修医Nが診察したところ，神経所見があわない．異様に大げさである．入院願望が強い．X線検査にやったところ，先ほどまで歩けないと言っていた患者Dが平然と外でタバコを吸って立っているところを目撃した．今から京都へ行くところだったというものの，そんな深夜には電車はないので，どうも駅からの来院というものの，本当に京都に行く途中だったのかどうか怪しげだった．以上のことから詐病を考えた．押し問答の挙句，入院できないとわかると，捨て台詞を言ってスタスタ歩いて帰ろうとした．その時，腰が痛かったとは思えないような素早いターンで振り返り，「救急車で来たときは，高価なシューズを履いていたんだ．今はなくなっている．この病院はなんだ．シューズを弁償しろ．何万円もしたんだぞ」と窓口で凄んできた．

❓研修医N

「われわれはみんなシューズなんて見ていませんし，何度も確認しました．救急隊にも電話して確認しましたが，搬送時からシューズは履いていなかったようです．そのように説明しても弁償しろの一点張りで…」

行旅病人 ～詐病は臨床家の腕の見せ所～

このCaseは遺失物であり，病院が捜査をする必要はない．お上の仕事である．何も迷わずに「それはお困りでしょう．警察に電話をして，遺失物を探してもらいましょう」と話せばいい．実は患者Dは，「警察まで呼ばなくていい！」と怒って出て行ってしまった．どんな救急搬送患者でも，個人の持ち物がなくならないように時計などをはずしたら，ビニール袋に名前を書いて保管する癖を，日頃よりつけておかなければならない．入院を強く希望する患者のなかには，雨風をしのぎ，飢えを凌ぐために入院を希望する人も多い．薬物依存の場合は注射さえ打ってもらえば，帰りたがるのに対し，行旅病人はむしろ入院したがる傾向にある．

行旅病人とは，歩けないほどの病気にかかった旅行者で，診療を受ける財産をもち合わせずかつ助ける者もいない者と定義されている．まぁホームレスって言えば端的だが，法律用語って難しいね．また，旅行中に死亡し，引きとる者もいない者は行旅死亡人という．

「行旅病人および行旅死亡人取扱法」なるものがあるが，なんと明治32年に制定されたもの（昭和61年改正）が，いまだに適用されている！平成29年1月に実施した厚生労働省によるホームレスの実態に関する全国調査によると，308市区町村でホームレスを確認し，全国に5,534人いるという．これって目視による確認作業で正確性がイマイチだが，大変な作業だよなぁ．「ホー

ムレスの自立の支援等に関する特別措置法（平成14年法律第105号）」や「ホームレスの自立の支援等に関する基本方針（平成25年7月厚生労働省・国土交通省告示第1号）」など施策が行われているが，なかなか….

　行旅病人は，一般患者に比べ，重症化してから搬送されることが多いとの報告が散見されるが，一方食事と居住を求めて来院する詐病も多いのが特徴である．以前，自己申告の喀血を主訴に救急車で来院し，検査入院した患者がいた．気管支鏡や胸部CTまで施行し，ある日病院からドロンした…なんて話はよくある．

　アメリカのある統計では，ホームレスクリニック受診者に，反社会的人格障害や薬物依存が多い傾向にあると報告され，その対応にあたる当直医も経験豊富な者があたらないと，むやみに患者の怒りを励起してしまうという．当直で最も経験豊富に見える医師が対応した方がいい．主治医をもたないため救急外来を利用することが多く，高齢者の男性ホームレスは女性より家庭医のフォローアップに来ない傾向があり，結局救急外来にまたやってくることになってしまい，対策が不十分であるという（Can Geriatr J, 19:189-194, 2016）．

　貧困，居住不足が根底にあり，その対応のみならず，安心して医療を受けられる行政の対策が必要だが，なかなか進まない．**それにしても本当に夜間は行政は動かない**…ハァ….日中，行政に行っても500円だけ渡されて「隣の町へ行きなさい」と，目の前からいなくなりさえすればいいというような対応をとることも多い．救急外来にMSW（MicroSoft Windowsじゃないよ．Medical Social Worker）が24時間待機できるようになるのはまだまだ先になりそうだ．MSWさんって本当にありがたいよねぇ．安易に生活保護を受ければいいと思っても，入院した場合は別として，外来に関しては**現住所がある地域でないと生活保護が受けられない**．

　行旅病人は，もちろん，重篤な疾患を見逃さないように細心の注意を払いつつ，より詳細な病歴と身体所見をとって無駄な検査や治療をしないように気をつける必要がある．ここは検査に頼ってばかりいる研修医とは違うところ（臨床能力）を，上級医は見せつけましょう．そして精神社会的な側面のサポート（特に食事と住環境が大事：Ann Emerg Med, 53:598-602, 2009）もできるように，多面的な対応として保健・行政のサポートを指導できるようにしたい．

✅ *Check!*

文献17）Maness DL & Khan M：Care of the homeless: an overview. Am Fam Physician, 89：634-640, 2014
　　↑ 必読文献．家庭医の視点からみたアプローチ．生物学的のみならず精神的社会的側面も考慮して福祉とチームで対応しないといけない．

文献18）McCormack RP, et al：Voices of homeless alcoholics who frequent Bellevue Hospital: a qualitative study. Ann Emerg Med, 65：178-86.e6, 2015
　　↑ 20人の救急利用のあるホームレスにインタビューした．アルコール依存，家がない，健康問題，将来の悩みなどが懸念項目だった．将来の希望がもてないことが治療への抵抗性を高めており，治療さえすればいいものじゃなく，多職種連携で対応しないといけない．

文献19）Feldman BJ, et al：Prevalence of Homelessness in the Emergency Department Setting. West J Emerg Med, 18：366-372, 2017
　　↑ 米国ペンシルバニアの救急では受診患者の約10％がホームレスであったという．ホームレスのリスク予測質問1つ「居住に関して心配がありますか？」，ホームレスのスクリーニング質問4つ（この6カ月以内に）「住むところを2カ所以上変えましたか」「お金に困って，通常一緒に住む人じゃない友人等と一緒に暮らしていますか」「立ち退きの危険にさらされていますか」「廃墟や車，シェルターなど外で寝泊まりしていますか」で調査

5章

うそか誠か？とかくこの世は，騙し騙され…

した.

文献20) Lam CN, et al：Increased 30-Day Emergency Department Revisits Among Homeless Patients with Mental Health Conditions. West J Emerg Med, 17：607-612, 2016
↑ カリフォルニアの救急室の観察研究. 約8％は精神疾患で, 4.6％はホームレスであった. ホームレス患者は精神疾患を合併している場合も多く, 30日以内に救急外来に舞い戻ってくる傾向にある.

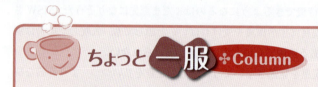

初期研修は誰のもの？

　初期研修は将来どこの科に進もうと患者さんを断らない医者としての基礎を学ぶ期間であることをしっかり教えよう. どうせ3年目以降は後期研修医として, 専門科ばかり勉強するから, 初期研修は将来の患者さんのために使うべし. 最初の2年間に医師人生を決める生活のしかたを体に叩き込み, そして世のため人のために勉強する姿勢を学ぶのだ. 初期研修の期間は決して個人の興味のためにあるのではない. **初期研修は「患者さんのためにある」**のだ.

　初期研修医の頃から早く専門科を多く選択する人ほど, 将来医療ミスをしやすいトホホな医者になってしまう. だって単純に他の科のことは全然わからないんだもの. 医師は一生勉強しないといけない職業であることに異論はないだろう. 最初のフレッシュな初期研修医のときは, 将来進まない科の勉強をたくさんする人ほど, 優秀な医者に育つものなんだよ.

　医者は自分を向いて仕事をする人と, 患者を向いて仕事をする人の2種類ある. 患者さんが助けを求めても, 「○○ならできる」というのは, 「○○以外はできない」というに等しい. 患者さんの期待に応える医師になるための修行は初期研修医のときが最も大事な時期なんだ. さて, あなたはどっちの医者になりたい？

　「え？救急医になりたい？」…だったら, 救急以外の科をたくさん初期研修のときに回っておいてくださいね！

5 器質的疾患を見逃すな

患者E　82歳　女性　　　　　　　　　　　　　　精神症状で来た脳炎患者

「布団から出てこないので，見に行ったら，返事もしないで，どうもボケたのかもしれない」と，家人が患者Eを連れて救急室にやってきた．研修医Oの質問に対してあまり返答もなく，いい病歴がとれなかった．救急は重症患者からという原則で，しばらく患者Eを待たせてしまった．神経学的欠落症状は特になかった．微熱以外，バイタルサイン，血液検査は異常なく，頭部CTも出血などは認めなかった．途中で話しかけると，まともに話すこともあり，いいかなと思うと，またボォっとした感じになった．食欲低下あり．既往歴もたいしたものはなく，研修医Oはやはり認知症症状かと思い，次の日精神科を受診してもらえばいいやと思った．上級医Yが，家人にいつもと比べてどうかと聞くと，昨日までは元気に山に行っていたとわかった．腰椎穿刺で単球が著明に増加しており，頭部MRIを追加し，ヘルペス脳炎としてすぐに治療が開始された．

研修医O

「まともに返事したかと思うとまた変になって，きつねにつままれたような気分だったんですが…」

精神症状が主訴でも，器質的疾患は決して見逃してはいけない

精神症状を訴えて救急を受診する率は成人の6％，小児の7％という．精神科的評価は非常に重要な位置を占めるものの，系統立った精神科トレーニングをresidency trainingに課しているところは少ない．精神症状を訴えるとつい精神科疾患を疑ってしまうが，そのなかに潜む器質的疾患を決して見逃してはならない．患者Eの意識の変動は器質的疾患に特徴的である．医師のトレーニング不足は否めないが，その落とし穴は，①精神科疾患の既往があると苦手意識から気分が引いてしまう，②すぐ精神科疾患単独と思ってしまう，③若年者なら精神科疾患と思ってしまう，④バイタルの異常は興奮しているせいと思ってしまう，⑤病歴・身体所見のとり方が甘い，⑥現在内服中の薬剤を聞くのを忘れる，などが上げられる．

見逃しやすい病歴・身体所見は，既往歴，家族歴，内服薬，review of system，詳細な現病歴，バイタルサインの抜け，胸腹部所見，皮膚所見，MMSEを含む神経所見，精神科診察がある．**精神症状を訴えて救急受診する患者の34〜50％は身体疾患を合併しており，精神症状を悪化させている．**器質的疾患と精神科疾患の鑑別のポイントは4章-8参照のこと．器質的疾患は意識障害を起こすすべての疾患（AIUEO TIPS）を考慮すべきである．3つのD（Delirium, Dementia, Depression）はきちんと鑑別したい．Dementia（認知症）は，緩徐発症で，意識の変動はなく，

表4 精神症状でやってくる器質的疾患　madness mimicker

内分泌疾患	急性間欠性ポルフィリア，甲状腺機能亢進症，アジソン病，インスリノーマ，下垂体機能低下症
遺伝性代謝疾患	Wilson病，尿素サイクル異常症，ホモシスチン尿症，クレアチン欠乏症候群，ニーマンピック病（type C），脳腱黄色腫症
中毒	ボツリヌス，重金属，一酸化炭素
その他	多発性硬化症，SLE，重症筋無力症

失見当識があるものの記名力障害が中心となる．Delirium（せん妄）は，主に以下の4つに特に気をつける（①頭蓋内病変，②中枢神経に異常を及ぼす全身疾患，③中毒，④離脱症候群）．高齢者のせん妄の死亡率は25％にも及ぶとの報告もある．低酸素，電解質異常，甲状腺やWernicke脳症などの内分泌疾患，感染症，心肺疾患などは見逃さないようにしたい．「これ，おっかしいんじゃないの？」と思っても，madness mimickerに騙されないように，ドクターGも真っ青な鑑別診断を表4に示そう．

バイタルサインに異常があったら，必ずそのままにして帰してはいけない．**病歴・身体所見をしっかりとれば，ルーチン検査は不要であることが多い**…というものの救急医や精神科医の間でも必ずしも意見の一致には至っていない．例外は高齢者，薬物・麻薬中毒，精神科疾患の既往のない新規発症患者，基礎疾患をもつ患者などである．病歴がうまくとれない場合も，検査を行う閾値は一般の患者の場合より，低くしておかないと見逃すことになる．検査は肝機能，電解質（Ca，Mg，P）やTSHも含み，中毒スクリーニング（尿トライエージ）や妊娠反応も行う．

患者がひどい汗をかいていたら，交感神経が賦活状態にないかを見て，離脱症候群，低血糖などを考える．

また薬剤により精神症状が発現していることがある．特に抗コリン作用（抗コリン薬，抗ヒスタミン薬，三環系抗うつ薬），筋弛緩薬（特にやめた時），心血管系薬，降圧薬，鎮痛薬，抗痙攣薬，抗Parkinson薬，ステロイド，化学療法薬などは要注意だ．内服薬と精神症状を表5に示す．

精神科疾患患者に，器質的疾患が伴う場合は，身体所見が顕著でない場合が多く，診断は難しく，通常の状態と比べてどうなのかを保護者や友人などに聞くことが大事である．腹膜刺激症状のなくても，ひどい急性虫垂炎ということはよくあり，精神科患者の痛みに対する感受性は低いものと思って対応する必要がある．

☑ *Check!*

文献21）Tucci VT, et al：Emergency Department Medical Clearance of Patients with Psychiatric or Behavioral Emergencies, Part 1. Psychiatr Clin North Am, 40：411–423, 2017
　↑ 必読文献．よくまとまっている．

文献22）Alam A, et al：Emergency Department Medical Clearance of Patients with Psychiatric or Behavioral Emergencies, Part 2: Special Psychiatric Populations and Considerations. Psychiatr Clin North Am, 40：425–433, 2017
　↑ 上記のPart2．小児，妊婦，高齢者のアプローチも解説．

文献23）Janiak BD & Atteberry S：Medical clearance of the psychiatric patient in the emer-

表5 精神症状を呈することがある内服薬

副作用として精神科症状を呈する可能性のある薬剤	
薬剤	症状
抗コリン薬，抗ヒスタミン薬，三環系抗うつ薬	せん妄，見当識障害，記銘力障害，混乱，幻聴，幻視，不安，興奮，パラノイア，恐怖
三環系抗うつ薬	躁，軽躁，せん妄，易刺激性，幻覚，不快
抗痙攣薬	興奮，せん妄，多幸感，躁，うつ，攻撃性，脳症，悪夢，自殺念慮
ACE 阻害薬	躁病，神経症，幻覚，うつ，精神異常
セフェム系抗菌薬	多幸感，妄想，人格変化，幻覚
ステロイド	多動，攻撃的，制御困難
β遮断薬	うつ，精神異常，せん妄，錯乱，躁病
Ca遮断薬	うつ，せん妄，錯乱，精神異常，躁病，Parkinson病
キノロン系抗菌薬	精神症状，錯乱，うつ，幻覚，パラノイア，躁病，トレット症候群
H₂ブロッカー	せん妄，錯乱，精神異常，攻撃的，うつ，悪夢
サイアザイド利尿薬	うつ，自殺企図
アシクロビル 抗ウイルス薬	幻覚，恐れ，混乱，不眠，パラノイア，うつ
アマンタジン，抗インフルエンザ薬，抗Parkinson薬	幻覚，幻視，妄想，うつ
クラリスロマイシン	躁病
メトロニダゾール	うつ，興奮，情動不安定，錯乱，幻覚
シルデナフィル バイアグラ	攻撃性，錯乱，妄想，幻覚，躁病，パラノイア
スマトリプタン	パニック様身体表現性症状
バクタ	せん妄，精神症状，うつ，幻覚
NSAIDs	うつ，パラノイア，興奮，不安，精神病

gency department. J Emerg Med, 43：866-870, 2012
　↑18歳以上の519人の救急室を通って精神科に入院した患者の後ろ向き研究．病歴と身体所見をしっかりとれば，精神科患者の身体疾患の合併を除外はできる．検査を要したのは148人のみで，薬物スクリーニング，貧血，高血糖が指摘されたが，検査によって処置が変更になったのはたったの0.19％だけだった．

文献24) Donofrio JJ, et al：Clinical utility of screening laboratory tests in pediatric psychiatric patients presenting to the emergency department for medical clearance. Ann Emerg Med, 63：666-75.e3, 2014
　↑18歳未満の小児精神科患者の身体合併症のスクリーニング検査の後ろ向き研究．検査をすることでたった0.8％だけが入院変更に至っただけだった．病歴と身体所見で身体合併症はほぼ予測できる．

文献25) Shah SJ, et al：A screening tool to medically clear psychiatric patients in the emergency department. J Emerg Med, 43：871-875, 2012
　↑ **必読文献**．精神症状を訴えて救急外来を受診した患者485人の除外に関する後ろ向き研究．①バイタルサイン，②精神科疾患の既往，③見当識，④急性身体疾患，⑤幻視がないかなど5項目でスクリーニング可能で必要に応じてほかの検査を行う．

文献26) Zun LS：Pitfalls in the care of the psychiatric patient in the emergency department. J Emerg Med, 43：829-835, 2012

↑ **必読文献**．精神科患者が救急外来にやってくると，診察が難しく，どう対処したらいいのかわからず，陰性感情がふつふつと…そうなると医療ミスを起こしやすくなってしまう．陰性感情をもたないこと，医学的クリアランスをしっかり行うこと，暴れる患者の対応，自殺企図患者の対応，入院の可否などきちんと理解しておかないと一人前にはなれないよ．

文献27) Drugs that may cause psychiatric symptoms. Med Lett Drugs Ther, 50：100-103, 2008

↑ 薬剤誘発性精神症状のreview.
https://secure.medicalletter.org/sites/default/files/freedocs/w1301c.pdf

文献28) Onigu-Otit E, et al：Like a Prisoner in Azkaban: Medical Clearance of the Pediatric Psychiatric Patient. Pediatr Emerg Care Med Open Access, 1：1-9, 2016

↑ **必読文献**．小児精神科は救急受診の7%を占める．どこまで検査をするかは専門家の間でも議論の余地が多い．器質的疾患を鑑別していく系統的アプローチを提示してある．
http://pediatric-emergency-care.imedpub.com/archive.php

文献29) Moukaddam N, et al：Shift, Interrupted: Strategies for Managing Difficult Patients Including Those with Personality Disorders and Somatic Symptoms in the Emergency Department. Emerg Med Clin North Am, 33：797-810, 2015

↑ **必読文献**．身体表現性障害で救急外来を受診する患者対応の総説．まれな器質的疾患も結構網羅されて興味深い文献．

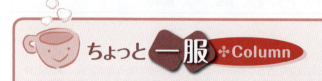

ちょっと一服 ✿Column

▊▊ 忙しい外来での指導 Tips ～ 5 microskills

　忙しい外来で，研修医が，くどくどとまるでテレビの推理ドラマを見ているかのようなプレゼンテーションをするのを聞くと，なかばあくびがでてくる．一体何が言いたいのか，わからない．結局長い長い話を聞かせて，何を上級医に考えてもらうために話しているの？

　指導で最もポイントになるのは**研修医の思考過程を知る**ことだ．これを知らない限り，応用も何も利かない．疾患さえ当たればいいのではなく，同じような主訴で訪れた患者に対しても，きちんと鑑別をしてアプローチできるかどうかがポイントになる．したがって，プラス，マイナスで所見が語られる冗長な話など何の意味もない．次ページの方法で研修医の考え方を引き出せ！

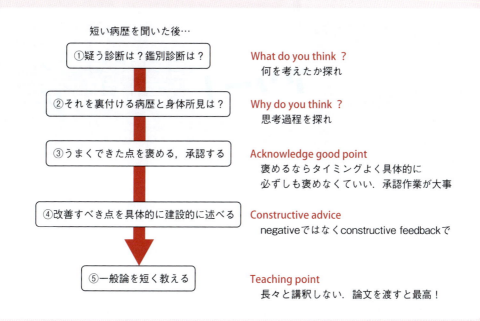

短い病歴を聞いた後…

①疑う診断は？鑑別診断は？

What do you think ？
何を考えたか探れ

②それを裏付ける病歴と身体所見は？

Why do you think ？
思考過程を探れ

③うまくできた点を褒める，承認する

Acknowledge good point
褒めるならタイミングよく具体的に
必ずしも褒めなくていい．承認作業が大事

④改善すべき点を具体的に建設的に述べる

Constructive advice
negativeではなくconstructive feedbackで

⑤一般論を短く教える

Teaching point
長々と講釈しない．論文を渡すと最高！

　診断名（鑑別診断を含む）という結論から述べさせることで，病歴などを聞きやすくなり，研修医の矛盾も見え易くなる．ピンポイントに症状があるなしを聞くような質問ではなく，open endでどうしてそう思うかという質問がいい．検査・治療に関しても同じで，こちらがすぐに答えを与えるのではなく，研修医がどこまで知っているのかを理解するうえでも，治療計画を述べさせるといい．研修医の能力に応じてすぐに答えを教えればいいのか，研修医にもっと考えてもらえばいいのか考えながら効果的質問をしよう．

　そしてフィードバックはまず誉めて，そして改善点を述べて，もう一度誉める．「誉め殺しのサンドイッチ」で研修医も受け入れ易くなる．でも，「アホ，バカ，カス」のABCがいいやすいんだよねぇ．ぐっとこらえましょう…たまには…．欠点や改善点を述べる前に，研修医自身に言わせるのもいい．「なんでそんなことした」という"why"の質問を5回繰り返して伸びるのはトヨタだけ．研修医は案外打たれ弱いんだ．「次に同じ症例が来たらどうしたらよくできると思う？」という"how"の質問が答えやすく，フィードバックも受け入れられやすい．

　一方，可もなく不可もなくで誉めるところがないときは，「今回は何に気を付けて診察したの？」と聞けばいい．研修医「自分はこうしようと心がけました」と答え，上級医「それはまぁまぁよかったね」と，ホラ！このテクは役に立つ．

　上級医は忙しい外来で一般講釈を長々話しても記憶には残らない．短くワンポイントで終わるようにする．そうしないと，ホラ次々と患者がたまってきちゃうぞ！

No way! アソー！

モジモジ君の言い訳…✕…

~そんな言い訳聞き苦しいよ！ No more excuse ！ No way ！ アソー（Ass hole）！

✕「たしかに今言われればおかしい痙攣だとは思いましたが，必死に止めないとと思って」
→じっくり観察してください．ほらあなたがいなくなると痙攣を休んでいますよ…．【→p.208】

✕「誰が見たってあれはうそっこ痙攣ですよ．いい加減にしろって言ってやりました」
→うそを見破っても患者はよくなりません．同情的，共感的に，患者のうその痙攣を心配してやると，状態はよくなってきます．【→p.210】

✕「だって何言ってるかわからないし，注射もベッドに寝ることさえ拒否したから，もう帰ってもらうことにしました」
→意識障害でまともな判断ができない場合は，たとえ患者が拒否したとしてもきちんと治療しないといけない．【→p.221】

✕「さっきと今とコロコロ意識が変わっているので，うそをついていると思いました」
→意識レベルが変動するのが器質的疾患の特徴．【→p.221】

✕「だって神経欠落症状なんて全くなくて，家族はぼけたんじゃないかって言ってましたから」
→きちんと病歴をとれば，1カ月前の外傷は同定できたはず．患者は慢性硬膜下血腫であった．発症は緩やかでも，緊急性は高い．【→p.221】

✕「とっても暴れていたので，しかたなしにジアゼパムを使ったんです」
→じつは低酸素による不穏であった．SpO_2も含めたバイタルサインきちんとチェックすべし．【→p.222】

✕「精神科患者が暴れていたので，鎮静にハロペリドールをオーダーしたんです」
→体温が高いときは要注意．この患者は四肢も固く，ハロペリドールの追加投与で悪性症候群になってしまった．横紋筋融解症など重篤な合併症があり，積極的な治療を要する．【→p.222】

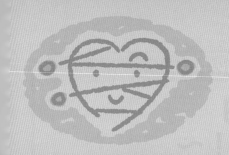

酒の一滴は血の一滴？
～アルコール救急のpitfall～

アルコールで身を滅ぼさないために

　学生時代は，とかくアルコールが飲めると大人の仲間入りをしたような気分がして嬉しかった．お酒が少ないときは，腕立てや腹筋をして酔いが回るようにしていた記憶がないだろうか？「酒の一滴は血の一滴」，一滴もこぼさずに飲むべしと，先輩に叩き込まれたが，いやいや急性アルコール中毒は死にますよ，マジ．医者になって，酒を浴びるように飲んで次の日の仕事に支障をきたすようではプロ失格だから，その辺りはわきまえないといけない．

　以前，酒は百薬の長といい，少しアルコールをたしなむ方が虚血性心疾患や脳卒中が少ないと信じられていたが，その研究には欠陥があった．昔お酒を飲んでいたがやめた群（つまり高齢または体を壊して飲まなくなった人たち）もお酒を飲まない群に含まれていたのだ．昔たくさんお酒を飲んでいた人は，適量のお酒を飲む人よりも虚血性心疾患や脳梗塞のリスクが高いために，Jカーブの分布になっていたのだ．結局アルコールは総合的な死亡率にはいい影響がないのだ（J Stud Alcohol Drugs，7：185-198，2016）．

　007（ダブルオーセブン）といえば，殺しのライセンスをもつジェームズ・ボンド．イアン・ランカスター・フレミングの小説に出てくるスパイだ．どうしてあんなにもてるんだろうというくらい女性にもて，ハードボイルドに生きる様は格好いい．ただ一方でとにかくウォッカ・マティーニをぐいぐい飲む．BMJ2013のクリスマス特集号（BMJ，347：f7255，2013）では，ジェームズ・ボンドの酒量を，全小説を調査し計算している（BMJってなんて粋な医学雑誌なんだろう！）．この論文によるとジェームズ・ボンドは週平均92単位もアルコールを飲んでいる．これは一般男性の推奨量の4倍にあたる．100日のうち87.5日は酒を飲むというからアルコール関連障害は必発だ．「007 スカイフォール」（2012年公開）では，アルコール中毒で引退を勧められ，復帰テストにもお情けで合格させてもらうなど，「ダメダメ親父」になってしまった．原作者もアルコールと喫煙を愛し，56歳の若さで逝去している．通（connoisseur）のように見えても，結局依存症（alcoholic）はダメだよねぇ．

1　アルコールのpitfall
〜合併症を見逃すな！〜

患者A　72歳　男性

急性アルコール中毒

　飲み屋街から患者Aが救急車で搬送されてきた．飲み屋の階段の下で飲んだくれて寝ているところを，通行人が119番通報したらしい．外は冷たい雨が降りしきり，患者の服はずぶぬれになっていた．「あぁ，世のなかにはおせっかいな人もいるもんだ．おかげで酔っ払いの相手をしないといけないなんてついてないなぁ．酔っ払いは警察の管轄じゃないの？」とため息をつきつつ，研修医Yは，過去に何度か酔っ払い患者に絡まれて，殴られたり，罵声を浴びせられた嫌な経験がよみがえってくるのを感じた．患者AはJCS Ⅱ桁（Ⅱ-20），GCSは12点で，酔いに任せて悪態のつき放題で，診察拒否，罵詈雑言，おまけに「バァ〜カ，若造」とまで言って，ストレッチャー横につばを吐いた．「こんなところでつばを吐いてはいけません」と言うと，ハァンという顔つきをして，またもやカーッペッと痰を吐いた．とても検査どころではない．なんて態度のでかい人だろうと思いつつ，胸元を見るとキラリと○○バッジがついているではないか．（あぁ，素面なら偉い人なんだなぁ，困った困った）と思いつつ研修医Yは，大声を上げる患者Aをなだめながら点滴をつなぎ，ぱっと見て特にどこも怪我をしていないようだったので，観察室の一番奥に患者を寝かせて朝まで待つことにした．大声で人を呼ぶ罵声も聞こえたが，数時間後にはやっと静かになっていびきをかきはじめた．深夜帯はいつになく忙しく，眠気と戦いながらやがて研修医Yの意識は患者Aからは離れてしまった．朝になり，そろそろ目が覚めてくるはずと思っていたとき，「先生，Aさんを起こそうとしたんですが，どうも様子がちょっとおかしいんです！」と看護師Tに呼ばれた．結構時間が経ったはずなのに，意識レベルがいっそう低下していた．瞳孔不同も認め，頭部CTを施行したところ，後頭部の急性硬膜下血腫を認め，緊急手術となった．

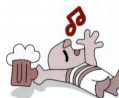

研修医Y

「後で振り返ると後頭部にわずかに皮下血腫がありました．Aさんはずぶぬれで服を着替えさせるのだけでも大変だったので，隅々まで見ていませんでした．救急隊も階段の下で寝ていたと報告しないで，階段から落ちたと言ってくれれば，こちらの対応も違ったのに…．でも来院時のあの状態じゃ，絶対にじっとしてはくれませんし，とても頭部CTはできなかったと思うのですが…」

アルコールのpitfall 〜合併症を見逃すな！

　人種差はあるものの，アメリカのデータによると救急患者の20〜30％がアルコールの影響を

受けていたとの報告がある．確かにアルコールの影響のみの患者もいるが，合併症を抱えてくる場合も多い．

「階段の下で寝ていた」という話は「階段から落ちた」というシナリオに置き換えて考えなければならないのは，救急に慣れた医師なら必ずピンとくる話だ．アルコール患者はどこでも寝転がり，嘔吐も伴い，服がたいそう汚れていることも珍しくない．寒い夜風に当たって倒れていると，低体温も合併して余計に予後を悪くしてしまうこともよくある話である．服を着替えさせるのも，診察するのも手こずり，たいそう医者泣かせの人たちであるには違いないが，そういう人こそ医療訴訟で問題になりそうなことが多い．患者は仰臥位で搬送されてくるため，特に後頭部や背中の外傷は見落としやすいので，先入観を捨てて，いやむしろ見逃しやすいぞという先入観をもって，見えない部分もしっかり診察し，検査もいつもより多く行うくらいの気持ちであたる必要がある．罵詈雑言は決して個人攻撃をしているのではなく，アルコールや病気がそうさせているのだからと考えて，腹を立てずに対処しなければならない．

　誰が診てもただの急性アルコール中毒患者に頭部CTを撮りまくるのはイマイチなので，きちんと身体所見もとったうえで考えたい．一番大事なのは継時的なフォローアップだ．文献上は確固たる診察のインターバルは決まっていないので，その間隔は医師の裁量に委ねられる．ところがこの研修医Yのように疲労に加え，忙しい外来ではほかに救急車でも入れば，実際に経時的なフォローは難しいことも多々あり，より積極的にとにかく全例頭部CTを撮ってしまうというアプローチは忙しい臨床家にとっては十分正当化される．その際には必要に応じて鎮静も実施する．

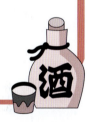

- ● ERはアルコール患者が多い ➡ 見逃しリスク大
- ● 意識障害あり ➡ アルコールのせいと決めつけない！
- ● アルコール患者 ➡ 外傷を見逃さない！
- ● アルコール患者はハイリスク！ ➡ 合併症の有無を探すべし

WE love EtOH！

　外傷以外にもアルコール患者の合併症はぜひ覚えておきたい．「WE love EtOH（エタノール）」と覚えてみよう（表1）．EがEverything else（ABCDs）なんてちょっとずるい覚え方で苦しいかな？

1）Wernicke-Korsakoff症候群：dry beriberi

　ビタミンB_1欠乏によりWernicke-Korsakoff症候群になる．3週間もビタミンB_1を摂取しなければWernicke脳症になりうる．急性期に生じるWernicke脳症は，1881年にCarl Wernickeが最初に報告した疾患だ．慢性化してしまうとKorsakoff症候群になり見当識障害，記銘力障害，作話がみられるようになる．ものを覚えられないことから，つじつまを合わせるため話をでっちあげてしまうのだ．Wernicke脳症の80%がKorsakoff症候群に移行してしまう．

アルコール依存によるものが最も多いが，AIDSや癌，骨髄移植，妊娠悪阻（つわり），長期中心静脈栄養，低栄養にブドウ糖負荷（ブドウ糖代謝でビタミンB_1が消費されてしまう），透析，胃バイパス術後，高齢者で低栄養，抗菌薬長期投与（ビタミンB群をつくってくれる腸内細菌が死滅する）など低栄養になればほかの疾患でも発症しうる．昔の丁稚奉公の小僧さんは，おいしい白米（玄米と違いビタミンB_1が入っていない）とたくあんが主な食事だったので，ビタミンB_1欠乏が頻発した．今でも永平寺の修行僧（雲水さんといい，研修医みたいなもの．携帯もテレビも漫画も一切なしのマジで厳しい修行で逃げる人もときどきいるらしいんだよねぇ）もビタミンB_1欠乏になりやすい．小脳症状や振戦はアルコール性で有意に多い．一方で眼症状は非アルコール性で多い．

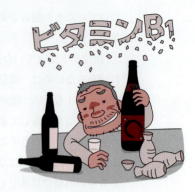

① Wernicke脳症の診断は？

Wernicke脳症の3徴は ① 眼症状（29％），② 小脳失調（23％），③ 意識障害（82％）はとても有名だが，3つ揃うのはたったの16％しかない（J Neurol Neurosurg Psychiatry, 49：341-345, 1986）．その他，混迷，血圧低下，頻脈，低体温（晩期は高体温），痙攣，聴力低下，幻覚，痙性

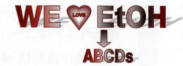

表1　アルコール救急の隠れ疾患を見逃さないゾ！
「Dr林のアルコールの裏技：WE（Love）EtOH」

W	Wernicke-Korsakoff syndrome	ウェルニッケ・コルサコフ症候群
	Withdrawal syndrome	アルコール離脱症候群
E	Electrolyte abnormalities	電解質異常（Mg↓，K↓）
E	Everything else	その他 ABCDs
	AKA（Alcohol Ketoacidosis）	アルコール性ケトアシドーシス
	B_1欠乏　Beriberi B_3欠乏　Pellagra	脚気心，心筋症，ミオパチー，ニューロパチー ナイアシン欠乏，皮膚炎，消化器症状，神経症状
	Coagulopathy Cancer	凝固異常 さまざまな癌
	Digestive tract	消化器疾患：アルコール性肝炎，脂肪肝，膵炎，Mallory-Weiss症候群，消化性潰瘍
	Sepsis	敗血症，その他肺炎など感染症　クレブシエラ肺炎
T	Trauma	特に頭部外傷
O	Overdose	中毒（アルコール＋αの同時薬物中毒）
H	Hypothermia	低体温
	Hypoglycemia	低血糖
	Hepatic encephalopathy	肝性脳症

表2　Wernicke脳症：Caineクライテリア"MEAL"と覚えよう

Malnutrition	低栄養
Eye movement	眼症状（眼球運動障害，眼振）
Ataxia	小脳失調
Loss of consciousness	意識障害 or 記銘力障害

麻痺，舞踏様ジスキネジアなどさまざまな神経症状が起こりうる．アルコール依存では肝性脳症を合併するとWernicke脳症の診断がまた難しくなる．Wernicke脳症はルーチンの診察では75〜80％も見逃されてしまい，ビタミンB_1の血中濃度測定などは結果はすぐに出ず救急室では役に立つはずもない．

　MRIでは対称性の病変（第三脳室周囲，中脳水道，第四脳室周囲，乳頭体，視床背内側核，動眼神経，外転神経，前庭神経核など）を認める（T_2，FLAIRで高信号：感度53％，特異度93％）．視床や乳頭体，中脳病変は非アルコール性の方が多い．T_2の異常は治療開始後48時間で消失する．乳頭体の萎縮は慢性期に特異的で，発症後1週間で出現してくる．

　Wernicke脳症の診断にMRI？"Give me a break！（勘弁してくれよ）"あくまでもMRIは補助診断．そんな暇があったら治療を開始すべし（治療後にMRIはOKだよん）．**Wernicke脳症は必ず臨床診断の時点で治療開始すべし**．だって治療をしなければ死亡率は10〜20％．厄介なのは，眼筋麻痺は治療開始から数時間でよくなってくるが，運動失調や水平眼振は残ってしまうことがあるのだ（60％）．見当識障害やせん妄は治っても，記銘力障害が残ってしまうことがある．「善は急げ」「治療も急げ」，治療は講義室で起こっているのではない，現場で起こっているんだ．

　Wernicke脳症の診断に**Caineクライテリア**（感度は83％）というものがあり，4項目中2つあてはまればWernicke脳症と診断して治療を開始する．これを"MEAL"と覚えよう（表2）．

　眼の症状は外転神経麻痺（第VI脳神経）も出やすく，追視をさせると目を外転できず，眼位はやや寄り目で下を向いている．これってどこかで見たことない？　そう，ウルトラマン！初代ウルトラマンの黒目はやや内下方にあり，彼は3分でフラフラの小脳失調になってしまい，ビタミンB_1補給のためにM78星雲に帰らないといけないWernicke脳症だったのだ．この医学的考察，深いねぇ〜（笑）．

② Wernicke脳症の予防・治療は？

　ビタミンB群はTCA回路やアミノ酸代謝，神経伝達物質産生，ミエリン鞘産生では必須の要素である．ブドウ糖がピルビン酸を経てアセチルCoAになり，TCA回路でエネルギー源となるATPができる．この代謝で必要なのがビタミンB_1．ビタミンB_1が欠乏すると，ピルビン酸がTCA回路に入れず，乳酸が溜まり，TCA回路が回らなくなってしまう（図1）．低血糖の補正でブドウ糖をガンと入れたら，TCA回路が回るように必ずビタミンB_1をブドウ糖投与直前または直後に投与〔100 mg iv（静注）〕するようにすると，医原性のWernicke脳症を予防できるのだ．ビタミンB_1投与のタイミングを急がせるよう（ブドウ糖投与前が理想で，少なくともブドウ糖投与直後）に言われるが，それもイマイチのエビデンスなので，目くじらを立てるほどのことでもない．とにかくビタミンB_1の投与を忘れない，十分量を投与するようにしてくれればいい．

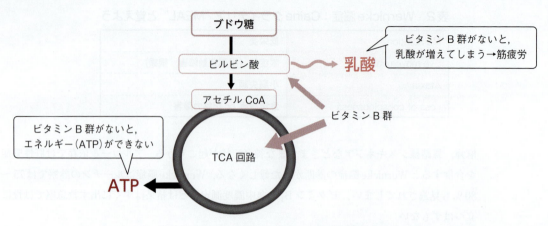

図1　TCA回路とビタミンB群の関わり

ブドウ糖

ピルビン酸 → 乳酸

> ビタミンB群がないと,
> 乳酸が増えてしまう→筋疲労

アセチルCoA

ビタミンB群

> ビタミンB群がないと,
> エネルギー(ATP)ができない

TCA回路

ATP

　低栄養の患者にたかがビタミンB_1を100 mg投与したくらいでWernicke脳症の予防になるのか？　いや，実はエビデンスはイマイチ…（1950年代の報告）．Wernicke脳症そのものを見つけたら，最低500 mg 1日3回点滴×2〜3日に続いて250 mg/日×3〜5日，または200 mg静注に続いて250 mg/日×3〜5日は投与しよう．ビタミンB_1静注でのアナフィラキシーが稀にあるため，ビタミンB_1 100 mgを100 mLの生理食塩水に溶解して30分かけての投与を推奨する諸家もいる．食道癌術後にビタミンB_1投与を忘れ，後遺症が残ったとして1億2千万円訴えられたという訴訟事例もあるのでくれぐれもビタミンB_1の投与をお忘れなく．

　さらに低マグネシウム血症を伴っていると，ビタミンB_1（チアミン）が活性体（チアミンピロリン酸）になれず，ビタミンB_1を投与してもWernicke脳症は改善しない．**低栄養で低マグネシウム血症の合併を疑ったら，Mgの補充も行わないと，ビタミンB_1だけでは治らないよ**．

Wernicke脳症
- **Caineクライテリアにあてはまれば，ビタミンB_1を十分量投与**
- **低Mgも補正しないとダメチンだ**

2）脚気心（Beriberi heart）：wet beriberi

　ビタミンB_1欠乏では脚気心も起こってくる．機序はよくわかっていない．著明な頻脈の高拍出性心不全となり，心臓はバクバク元気に動いているように見えてしまうため，エコーでつい「心臓はよく動いている」と見逃してしまうから要注意！　EF（ejection fraction：左室駆出率）は低下から正常までさまざま．高拍出性心不全の鑑別は，脚気心のほか，甲状腺機能亢進症，貧血，COPD，肝不全，腎不全，動静脈奇形などがあげられる．

　すごい頻脈の心不全で，特に乳酸値が上昇し（ビタミンB_1不足で乳酸値が上昇しても，必ずしも代謝性アシドーシスにはならず，呼吸性アルカローシスのこともある．pHは何でもありな

のだ），アルコール依存など低栄養が疑われる場合は，脚気心を必ず考慮しよう．ビタミンB_1を投与するだけであれよあれよとよくなってくる．まるでブドウ糖の低血糖補正？ まるでBPPV（良性発作性頭位めまい症）のEpley法？ まるでワンピースのルフィが肉を食べた後の復活？ のような早さで改善してくる．

頻脈の心不全（乳酸値上昇）で，① 低栄養，② ほかの心疾患の除外，③ ビタミンB_1投与で改善する場合，脚気心と診断する．なぁんだ，結局，高拍出性心不全で，どうも低栄養っぽく，とりあえずビタミンB_1を注射（100 mg静注）したら急によくなっちゃったとなれば，脚気心と診断すればいいのか．診断的治療でいいんだよ，フッフッフ．

- 高拍出性心不全 ➡ 低栄養？ 乳酸値上昇？ 他疾患？
  ➡ ビタミンB_1で改善したら脚気心

3）ペラグラ≒ドラキュラ？

アルコールばかり飲んで低栄養になると，ペラグラ（ナイアシン＝ビタミンB_3欠乏：イタリア語でpelleは皮膚，agraは粗い，ザラザラという意味）になってしまう．**3D（Dermatitis：光線過敏症，Diarrhea：消化器症状，Dementia：神経症状）**と覚えよう．

ペラグラの患者はその昔ドラキュラと間違えられていたかもしれないという（JAMA Dermatol, 151：951, 2015）．皮膚が白く薄くなり，光線過敏症のため日光を避け，舌は赤く歯肉炎で歯がむき出しになり，爪もとれてしまう（ドラキュラになると爪がすぐに生え変わるために爪がとれると思われていた）．だから本当は3DはDermatitis，Death，Draculaなのかもね．

アルコール依存ではその他，ビタミン（B_5, B_6, B_{12}, A, D, K, 葉酸），銅，Mg，Kなどさまざまな栄養素が欠如してくるので，一筋縄ではいかない．

4）電解質異常

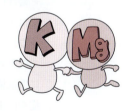

アルコールばかり飲んで低栄養だと，低カリウム血症や低マグネシウム血症，低ナトリウム血症はよくみる．低カリウム血症では筋肉に力が入らない，全身倦怠，致死的不整脈などさまざまな症状を呈する．気を付けたいのは，Kの補正速度．急速投与では致死的不整脈をきたすため（安楽死に使われるくらいだもん），くれぐれも1時間に40 mEq以上の速さで補正してはいけない．またKとMgはお友達で，低Mgを補正しない限り，Kを投与してもKの値は上昇してこない．アルコール依存患者が心室細動になったらMgの補充をお忘れなく．低ナトリウム血症となる病態には脱水や肝硬変，心筋症，SIADH以外にアルコール依存患者ではbeer potomania（ビールばかり飲んで，尿の元になる基質を食べてないため，水中毒になりやすい）なんて病態があるから知っておこう．

表3　アルコール依存患者の腹痛鑑別診断

膵炎	アルコール性肝炎	胃潰瘍／胃炎／食道炎
敗血症（腹腔内）	肺炎	特発性細菌性腹膜炎
アルコール性ケトアシドーシス		

5）アルコール性ケトアシドーシス（AKA）

　アルコール性ケトアシドーシス（alcoholic ketoacidosis：AKA）は ① 腹痛（腹膜刺激症状なし），② 激しい嘔気・嘔吐を引き起こすアニオンギャップ開大の代謝性アシドーシス疾患だ．高度脱水と頻脈・頻呼吸となり，アルコール多飲患者の突然死の10％を占める．アルコール多飲患者が何らかの背景疾患（感染症や低血糖など）でアルコールをやめると，脂肪酸が分解されケトン体が増えてしまう．**このとき増加するケトン体は β ヒドロキシ酪酸が主体なので，尿ケトンは陰性になることが多いので要注意．なんと糖尿病性ケトアシドーシス（diabetic ketoacidosis：DKA）よりも β ヒドロキシ酪酸の量は多い**．β ヒドロキシ酪酸：アセト酢酸の比はDKAで3：1に対してAKAでは7：1なのだ．尿ケトンの感度はDKAで99％，AKAでたったの45％しかない．

　治療は十分な5％ブドウ糖液で行う．なぁんだ，補液とブドウ糖でいいんだ！ショックがあれば生理食塩水を使う．5％ブドウ糖液の方が生理食塩水よりも早く β ヒドロキシ酪酸を低下させてくれる．理論的には生理食塩水では β ヒドロキシ酪酸が増え，高Cl性アシドーシスにもなり代謝性アシドーシスを助長してしまう…かも．AKA患者はあまり食事をしていないので，乳酸がべらぼうに高くなることは少ないが，高値を示すこともある（乳酸アシドーシスの合併は61％）．なので乳酸リンゲル液はちょっと避けたいところかな．AKAになった背景疾患の検索と，ビタミン B_1 やMgなど電解質補正もお忘れなく．

6）電解質も酸塩基平衡もボーロボロ

　慢性にアルコールを飲んでいると電解質は駄々下がり．代謝性アシドーシスや低ナトリウム血症は入院時からわかっていることが多いが，**他の電解質（リン，マグネシウム，カリウム，カルシウム）は一見正常に見えても治療経過に伴い異常が顕在化してくるんだ**．そもそも食べないので低下するのは当たり前だが，その他さまざまな要因が絡んでくる．細胞内に多い電解質は正確に血液検査ではわかりにくいんだ．低リン血症や低カリウム血症は50％に，低マグネシウム血症や低カルシウム血症は1/3にみられる．

　ここで覚えておきたいのは低マグネシウム血症があると低カリウム血症や低カルシウム血症になってくること．正常では腎遠位尿細管にある腎髄質外層カリウムチャンネル（renal outer medullary potassium channel：ROMK）にマグネシウムが働きかけてカリウムが体外に出てしまうのを防いでいる．低マグネシウム血症があるとROMKからカリウムがダダ洩れになってしまう．低マグネシウム血症があると，副甲状腺ホルモン（parathyroid hormone：PTH）の低下および抵抗性をきたし，低カルシウム血症になってくる．もちろんビタミンD欠乏も低カルシウムに関与している．**低カリウム血症や低カルシウム血症を見たら，マグネシウムも補充しないと治らないよ**．

　電解質補充（リン，マグネシウム，カリウム，カルシウム）はできるだけ経口で行う方が安全．

代謝性アシドーシスがあっても50％しか血液が酸性化していない．呼吸性アルカローシス（アルコール離脱，敗血症，慢性肝疾患，疼痛）や代謝性アルカローシス（嘔吐）などが加わってくるからだ．そう，付き合い始めはよくても，時間が経つと相手の素性がわかってくるという男女関係と同じだよ…ン？？

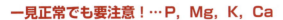

一見正常でも要注意！…P，Mg，K，Ca
- **低マグネシウム血症 ➡ 腎臓からカリウムが失われていく**
- **低マグネシウム血症 ➡ ×PTH ➡ 低カルシウム血症**
- **低カリウム血症，低カルシウム血症 ➡ マグネシウムも補充せよ**

7）その他の合併症

その他，アルコール離脱症候群，敗血症，肝障害（肝性脳症），膵炎，胃潰瘍，Mallory-Weiss症候群，低体温，低血糖，その他の薬物中毒，Marchiafava-Bignami病（脳梁の脱髄壊死）などきりがない．腹痛の鑑別診断だけでもこれだけ考えられる（表3）．

アルコール性膵炎の32％はアミラーゼ値正常なので，リパーゼを測定し，より積極的に画像診断を行う必要がある．慢性膵炎だとCTで石灰化を認める．

低血糖は1〜4％と案外頻度は低いんだ（Am J Emerg Med, 10：403-405, 1992. Acad Emerg Med, 2：185-189, 1995）．低血糖の補正は基本，ブドウ糖投与で行う．アルコール依存患者では肝臓もボロボロで筋肉量も少なく，グルカゴンを使用してもすでにグリコーゲンの備蓄もなく，効果がない．ブドウ糖補正時には，そう，ビタミンB$_1$投与もお忘れなく．

☑ *Check!*

文献1） Granata RT, et al：Safety of deferred CT imaging of intoxicated patients presenting with possible traumatic brain injury．Am J Emerg Med, 35：51-54, 2017
　↑ アルコール関連で搬送された患者5,947人の後ろ向きreview．そのうち464人が頭部CTを撮影（あ，少なっ！）．トリアージ後60分以内に頭部CT撮影をした例では4.1％に異常を認めたが手術例はなし．トリアージ後1〜3時間以内に頭部CT撮影をした例では2.1％に異常を認めた．トリアージ後3時間をすぎて頭部CT撮影をした例では5.1％に異常あり．何でもかんでもアルコール中毒患者に頭部CTはいらないかも…ってでも2.1〜5.1％って多くない？かなり無駄も多いけど，見逃したら怖いよねぇ．

文献2） Harper CG, et al：Clinical signs in the Wernicke-Korsakoff complex：a retrospective analysis of 131 cases diagnosed at necropsy．J Neurol Neurosurg Psychiatry, 49：341-345, 1986
　↑ 古い報告だがよく引用されている文献．Wernicke脳症の古典的3徴が揃うのはたったの16％．

文献3） Caine D, et al：Operational criteria for the classification of chronic alcoholics：identification of Wernicke's encephalopathy．J Neurol Neurosurg Psychiatry, 62：51-60, 1997
　↑ Caineクライテリアのオリジナル文献．たった28人から4項目を抽出し，106人で有効性を再評価した研究なので，ちょっとNが少なすぎぃ〜．4項目中2つあてはまればWernicke脳症といえ，感度は85％だが，特異度は低い．

文献4） Kim TE, et al：Wernicke encephalopathy and ethanol-related syndromes. Semin Ultrasound CT MRI, 35：85-96, 2014
　　↑ Wernicke脳症のMRIについて詳細に説明. その他慢性脳萎縮, Marchiafava-Bignami病, 浸透圧性脱髄症候群, 慢性肝性脳症, 急性アルコール離脱症候群などにも言及.

文献5） Donnino MW, et al：Myths and misconceptions of Wernicke's encephalopathy：what every emergency physician should know. Ann Emerg Med, 50：715-721, 2007
　　↑ 必読文献. Wernicke脳症に強くなっとけ, ホトトギス.

文献6） Chamorro AJ, et al：Differences between alcoholic and nonalcoholic patients with Wernicke encephalopathy：A multicenter observational study. Mayo Clin Proc, 92：899-907, 2017
　　↑ 必読文献. アルコールだけがWernicke脳症を引き起こすわけではない. アルコール以外のWernicke脳症にも強くなっておくと臨床力がアップ！

文献7） Sechi G & Serra A：Wernicke's encephalopathy：new clinical settings and recent advances in diagnosis and management. Lancet Neurol, 6：442-455, 2007
　　↑ 必読文献. Wernicke脳症を非常に詳細に解説している. 読んでおいて損はない.

文献8） Day E, et al：Thiamine for prevention and treatment of Wernicke-Korsakoff syndrome in people who abuse alcohol. Cochrane Database Syst Rev, 7：CD004033, 2013
　　↑ ビタミンB_1を100 mg/日静注してWernicke脳症を予防すると習っていたが, エビデンスはイマイチ. このスタディでは別の条件を試しているが, 5 mg/日でも200 mg/日でもエビデンスはイマイチ. 投与量も投与経路も投与頻度もどれがいいなんてエビデンスはないんだよ.

文献9） Chisolm-Straker M & Cherkas D：Altered and unstable：wet beriberi, a clinical review. J Emerg Med, 45：341-344, 2013
　　↑ 脚気心の症例報告とまとめ.

文献10） Barsell A & Norton SA：Pellagra's Three Ds：Dermatology, Death, and Dracula. JAMA Dermatol, 151：951, 2015
　　↑ ペラグラはその昔ドラキュラ伝説をつくるもとになったのではないかという随想. おもしろい.

文献11） Naveen KN, et al：Pellagra in a child-A rare entity. Nutrition, 29：1426-1428, 2013
　　↑ 小児のペラグラの症例報告. 写真を見ると結構皮膚がボロボロになるのがよくわかる.

文献12） Allison MG & McCurdy MT：Alcoholic metabolic emergencies. Emerg Med Clin North Am, 32：293-301, 2014
　　↑ 必読文献. アルコール依存の代謝異常を含め, 鑑別診断に強くなれる.

文献13） McGuire C, et al：Alcoholic ketoacidosis. Emerg Med J, 23：417-420, 2006
　　↑ 必読文献. AKAにおいて尿ケトンはあてにならない. 背景疾患もお見逃しなく.

文献14） Palmer BF & Clegg DJ：Electrolyte Disturbances in Patients with Chronic Alcohol-Use Disorder. N Engl J Med, 377：1368-1377, 2017
　　↑ 必読文献. 慢性アルコールによる電解質異常や酸塩基平衡異常が詳説されてgood！

2　アルコール離脱症候群

患者B　55歳　男性　　　　　　　　　　　　　　　　　　アルコール離脱症候群

　交通事故にて，下腿骨折のため入院加療となった患者B．入院1日目はやや落ち着きがなく，頭痛を訴えていた．2日目，嘔吐あり，汗をかいて，光がまぶしいと訴えていた．2日目の夜中，「もう帰る」と言い，点滴を自己抜去してしまった．看護師の制止を聞き入れないため，研修医Yが応援に呼ばれた．

研修医Y　「足の骨折は手術しないと歩けなくなりますよ」

患者B　「うるせぇ．お前は俺の生活の面倒を見てくれるのか！」

研修医Y　「それは無理ですけど…」

患者B　「とにかく帰る」

研修医Y　「看護師さん，とにかく押さえつけて」

　そこへ駆けつけた上級医H．

上級医H　「状況は聞きました．家に帰る前に確認させてください．ここはどこですか？」

患者B　「デパート．俺は早く酒を買って帰らないといけないんだ」

上級医H　「わかりました．では帰れるようにしますから，まずは点滴だけさせてくださいね」

患者B　「わかった」

　すぐさま点滴ルートがとられ，ジアゼパムが投与された．

❓ 研修医Y

「いやぁ，これがアルコール離脱症候群だったんですか．すごく興奮したわがままなおじさんかと思った…」

アルコール離脱症候群

1）アルコールは交感神経をおさえる薬：慢性飲酒からの離脱→交感神経が大興奮！

　アルコールがリラックス効果を発揮するのは，抑制系のGABA（γ-aminobutyric acid）受容体に働いて鎮静してくれて，かつ興奮系のNMDA（N-methyl-D-aspartate）受容体を抑制してくれるからだ．ホラ，チョコレートを食べるとGABAが増えてリラックスするって宣伝あったでしょ？

　ところがアルコール多飲が慢性化すると，抑制系であるGABAの下方制御（down-regulation）が起こり，興奮系のNMDAが上

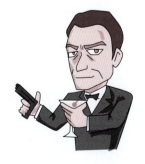

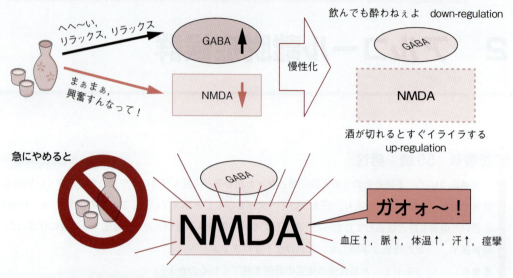

図2　アルコール離脱症候群の機序

方制御（up-regulation）になってくる．つまりアルコールばかり摂取していると，これ以上リラックスしてヘロヘロになっちゃまずいから，GABAは刺激されてもあまり反応しなくなり，逆にNMDAはいつでも復活の機会を狙っているのだ．そこで何らかの理由でお酒が飲めなくなると，GABAはあまり働かないし，NMDAは暴走して，交感神経が大暴れしてくるのだ（図2）．ガオ〜！再度鎮静させるには，「アルコール」ってわけにはいかないから（これは理にかなっていそうだが，治療域が狭く，モニタリングが大変で，血管が壊れ，肝障害や低血糖のリスクも上がるのでダメチン），ベンゾジアゼピン薬を使うのだ．そう，ベンゾジアゼピン薬も同様にリラックスさせる薬なんだよね．

2）アルコール離脱症候群を診断しよう

何よりも病歴が大事．① 飲酒歴，② 最終飲酒時間，③ ほかの薬剤の合併を確認しよう．

① 飲酒歴は家族や友人に聞くべし．本人の自己申告は半分くらいに減らしている場合が多い．人間は，お酒と○△□と学歴はうそをつくのだ．

② 最終飲酒時間から逆算すべし．初期アルコール離脱症状は最終飲酒後12時間がピークとなる．

③ アルコールと一緒に薬剤を飲んでいる場合はアルコール離脱症候群が重症化しやすい．精神科の薬や，非合法麻薬などを聞き出すべし．

診断のポイントは2つ．CIWA-ArとDSM-5の診断基準が役立つ．

①CIWA-Ar：Clinical Institute Withdrawal Assessment for Alcohol scale, revised version

アルコール離脱症候群の診断のみならず**治療効果を判定する**ための指標（表4）．4〜8時間

表4　CIWA-Ar　臨床アルコール離脱評価スケール改訂版

嘔気・嘔吐	0　なし 1　嘔吐を伴わない軽度の嘔気 4　むかつきを伴った間欠的嘔気 7　持続的嘔気，頻繁なむかつき，嘔吐	聴覚障害 （幻聴）	0　なし 1　物音が耳障りか，物音に驚くことがある程度 2　耳障りが中等度 3　耳障りが高度 4　軽度の幻聴 5　中等度の幻聴 6　高度の幻聴 7　持続性幻聴
振戦	（上肢を前方に進展させ，手指を開いた状態で観察） 0　なし 1　軽度振戦：視診で観察できないが，触れるとわかる 4　中等度振戦：上肢伸展で確認できる 7　高度振戦：上肢を伸展しなくても確認できる	視覚障害 （光過敏，幻視）	0　なし 1　軽度の光過敏 2　中等度の光過敏 3　高度の光過敏 4　軽度の幻視 5　中等度の幻視 6　高度の幻視 7　持続性幻視
発汗	0　なし 1　わずかに発汗が確認できるか，手掌が湿っている 4　前額部に明らかな滴状発汗 7　全身の大量発汗	頭痛・頭重感	0　なし 1　ごく軽度 2　軽度 3　中等度 4　やや高度 5　高度 6　非常に高度 7　きわめて高度
不安	0　なし 1　軽い不安を感じている 4　中等度不安，または警戒しており不安とわかる 7　重篤なせん妄や統合失調症の急性期にみられるようなパニック状態と同程度の不安状態	見当識・意識障害 （日付，人，場所）	0　見当識正常 1　3つを連続して言うことができないか，日付があいまい 2　日付の2日以内の間違い 3　日付の2日以上の間違い 4　場所か人に対する失見当識がある
焦燥感・興奮	0　行動量の増加なし 1　行動量は普段よりやや増加している 4　落ち着かずそわそわしている 7　面談中うろうろ歩いたり，のたうち回っている		
触覚障害	0　なし 1　掻痒感，ピンでつつかれる感じ，灼熱感，無感覚のいずれかが軽度にある 2　掻痒感，灼熱感，しびれが中等度にある 3　掻痒感，灼熱感，しびれが高度 4　軽度の体感幻覚（虫這い様感覚） 5　中等度の体感幻覚 6　高度の体感幻覚 7　持続性の体感幻覚		

スコア（計67点）：0〜9点＝軽度，10〜15点＝中等度，16点以上＝重度
16点以上は精神科コンサルト，振戦せん妄のハイリスク.

おきに評価していく．**8点以上はベンゾジアゼピン薬で治療開始**．16点以上は精神科にコンサルトと覚えておこう．治療経過を追ううえでもCIWA-Arをまめにチェックしていこう．

②DSM-5　診断基準

DSM-5の診断基準を表5に示す．自律神経興奮，手指振戦増悪，不眠，嘔気・嘔吐，幻覚（一過性の視覚，触覚，聴覚），精神運動性の興奮，不安，全般性強直間代発作のうち2つあればいい．2項目だけでよければすぐにひっかかりそうだなぁ….

6章
酒の一滴は血の一滴？ 〜アルコール救急の pitfall〜

表5　DSM-5　アルコール離脱の診断基準

A	大量かつ長期間にわたっていたアルコール使用の中止（または減量）
B	以下のうち2つ（またはそれ以上）が，基準Aで記載されたアルコール使用の中止（または減量）の後，数時間～数日以内に発現する （1）自律神経過活動（例：発汗または100/分以上の脈拍数），（2）手指振戦の増加，（3）不眠，（4）嘔気または嘔吐，（5）一過性の視覚性，触覚性，または聴覚性の幻覚または錯覚，（6）精神運動興奮，（7）不安，（8）全般性強直間代発作
C	基準Bの徴候または症状は，臨床的に意味のある苦痛，または社会的，職業的，または他の重要な領域における機能の障害を引き起こしている
D	その徴候または症状は，他の医学的疾患によるものではなく，他の物質による中毒または離脱を含む他の精神疾患ではうまく説明されない

日本精神神経学会（日本語版用語監修），髙橋三郎・大野裕（監訳）：DSM-5 精神疾患の診断・統計マニュアル．p.492，医学書院，2014

表6　アルコール離脱症候群：症状の覚え方

H	hallucination	幻覚（触覚，聴覚）
I	increased vital signs & insomnia	交感神経興奮（高血圧，頻脈，焦燥），不眠
N	nausea/vomiting	嘔気・嘔吐
T	tremens（delirium tremens）	振戦せん妄
S	shaking, sweating, seizures	振戦，発汗，痙攣

表7　アルコール離脱症候群の症状と最終飲酒からの時間経過

6～12時間 （1/4～1/2日）	12～24時間 （1/2～1日）	1～2日	2～4日 （最長～6日まで）
初期症状	幻覚	アルコール離脱痙攣	振戦せん妄
交感神経興奮（頻脈，高血圧，発熱，発汗），手指振戦，不安，嘔気・嘔吐，頭痛，光過敏，音過敏	患者の7～8％ 幻触覚が多い 幻聴や幻視は稀	患者の8～10％ 全般性強直間代発作（ピークは12～48時間），痙攣後朦朧状態は短い．アルコール血中濃度がゼロになる前に発症する	患者の5～33％が振戦せん妄に至る．意識レベルや注意力が変動する．アルコール離脱症候群は無治療では15～20％が振戦せん妄になる

3）アルコール離脱症候群の症状

　　ちなみに大量飲酒とは純アルコール量で1日平均60 gを超える飲酒のことをさし，ビールなら1,500 mL，日本酒3合弱，25度焼酎300 mLを毎日飲むこと．ストレスが多くてもお酒をたくさん飲んではいけないよ．だってSBR読めなくなっちゃうでしょ？

　　アルコール離脱症候群の症状は「HINTS」と覚えよう（表6）．え？HINTSって中枢性めまいを除外するための方法でしょって，あなたよく勉強しているねぇ．でもこれは違うHINTSだよ．

　　アルコール離脱症候群の症状は最後にアルコールを飲んだ時間までさかのぼり，症状発現を予想するのがポイントだ（表7）．特に初期症状の交感神経興奮以外に，頭痛や嘔気・嘔吐，光過

敏，音過敏は注意して観察しておこう．感覚が過敏になり，光過敏→幻視になり，灼熱感・掻痒感→体感幻覚になり，聴覚過敏（耳障り）→幻聴になってしまうのだ．早期発見，早期治療！先手必勝！敵を知り，己を知れば，百戦危うからず！鴨が葱背負ってやってきた！…とばかりに早めに治療開始！

　アルコール離脱痙攣といえど，**実は半数に低血糖や頭部外傷などが合併**しているので，精査は必要なのだ．決めつけないで基本は大事に精査しよう．

　アルコール離脱痙攣では全般性強直間代発作が当たり前であり，部分発作であれば他疾患を検索しに行くべし．痙攣重積は稀（＜3％）であり，通常短時間で痙攣後朦朧状態もほとんどない．アルコール多飲患者は髄膜炎など感染症，慢性硬膜下血腫，代謝異常も合併しやすく，当然他疾患も除外が必要．

　アルコール離脱せん妄（振戦せん妄：delirium tremens）は**最重症形**であり，**飲酒をやめてから48～72時間で発症**してくる．交感神経が大爆発して，シン・ゴジラの如く火を噴く勢いで，高熱，発汗，高血圧，頻脈，振戦，せん妄，幻覚のオンパレードになってくる．無治療では5～33％が死に至るが，最近は治療の進歩もあって死亡率は5％と少ない．

　振戦せん妄のリスクファクターとしては，振戦せん妄の既往，最近のアルコール離脱症状（未治療），CIWA-Ar≧15点，収縮期血圧＞150 mmHg，脈拍＞100/分，最終飲酒が2日以上前，30歳以上，ベンゾジアゼピン薬などの同時服用，身体疾患合併（肺炎，心疾患，消化器疾患，血小板減少，低カリウム血症，低マグネシウム血症など）といったものがある．

4）錯覚（illusion）と幻覚（hallucination）の違いを整理しておこう

　錯覚とは感覚器が正常なのに，実際とは異なる知覚を得てしまうことで，健常者でも起こりうる．光過敏や音過敏，しびれや灼熱感などが起こってくる．片頭痛でも光過敏や音過敏は起こるよね．飲み会から遅く帰ると，なぜかしら妻の視線が冷たく感じられてしまう…それは錯覚かもしれないし，本当かもしれない…．

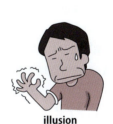
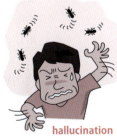

illusion　　**hallucination**

　幻覚は，外界からの刺激がないのに見えてしまう，聞こえてしまう．瞼の裏に虫が這う感覚や白い壁を見ると虫がうじゃうじゃ動いて見える，誰もいないはずなのに誰かに話しかけられたように聞こえるなど．アルコール依存や薬物中毒では幻触覚が多く，統合失調症では幻聴が多い傾向にある．

　言葉の整理のついでに，delusionは確固たる妄想のことで，非合理的かつ訂正不能な思い込み．ハイハイ，あなたは楊貴妃の生まれ変わりだって言うんでしょ，わかったから．

5）アルコール離脱症候群の治療

　何と言っても，GABA作動薬の**ベンゾジアゼピン薬が第一選択**（NNTは17）．死亡リスク軽減，せん妄期間短縮が期待できる．なかでも代謝産物が効果を持続させる**ジアゼパムが一押し**だ（半減期約43時間）．ロラゼパムは活性代謝物がなく肝障害があるときにはいいが，日本には注

射薬がない．ミダゾラムは半減期が短くて（約2時間）使いものにならない．海外でよく使用されるクロルジアゼポキシドも日本には注射薬がない．Cochraneも一押しはジアゼパムだ（Cochrane Database Syst Rev, 6：CD008537, 2011）．1にジアゼパム，2にジアゼパム，3，4がなくて，5にジアゼパム…じゃなくて，3も4もジアゼパム，5にヘルプってのはどうかしらン？

CIWA-Ar≧8点であればベンゾジアゼピン薬を使用する．軽症なら経口薬でもいい．中等症以上であれば静注薬を使う．筋注は吸収が不正確なので推奨されない．

治療目標としては刺激を与えると簡単に目が覚める程度に鎮静し，脈拍が120/分以下になる程度をめざす．定時処方ではなく，症状に合わせて投与量を調節する（JAMA, 272：519-523, 1994, Emerg Med J, 29：802-804, 2012）．

まずジアゼパムを10 mg静注する．15分ごとに効果判定し，足りなければ追加していく．ジアゼパムを1時間に40 mg以上使用する場合は治療抵抗性とみなす．4時間以内に合計200 mg以上使用したり，1回量が40 mg以上になったりするような治療抵抗性の場合は，15分ごとに段階的に1回量を増やしていく〔20 mg→50 mg→100 mg→150 mg（最大値）〕．**アルコール離脱症候群ではジアゼパムは十分量を使うことが重要．**

ジアゼパムを1回150 mg以上使用して無効なら，次にバルビツレート（フェノバルビタール）を使用する．フェノバルビタールもGABAに対して相乗効果的に働き有効であるが，過鎮静に注意したい．フェノバルビタールは10 mg/kg点滴静注または1回65 mg→130 mg→260 mg（20〜30分ごと）と増やして使用していく．これは痙攣重積の際の15 mg/kgよりずっと少ない量ですむ．デンマークでは昔から，最初からフェノバルビタールを単剤で使用していたという．追試が必要だが，理にかなっている薬剤ではある．この辺りはICU管理になるので，ICU医と相談しながら，一緒に治療していくといい．プロポフォールやケタミンも良好な報告が多いが，標準的治療とするには追試が必要．デクスメデトミジンは鎮静のみで痙攣予防作用はなく，単剤では使用してはいけない．

どの薬剤を使用する場合も，CIWA-Arが8点以下になるまで1〜2時間ごとに経過を追い，3回CIWA-Arが8点以下なら4〜6時間ごとに経過を追っていく．ということは，ICUにいる主治医のあなたは今日は家に帰れないってことですかね．

「こんなにジアゼパム使用して呼吸が止まらないか」は心配ご無用．多くのアルコール多飲患者は鍛えに鍛えているので（アルコールで），ちょっとやそっとのジアゼパムでは呼吸は止まらないのだ．もっとも小児や肥満患者，高齢者は呼吸抑制が出やすいのでご注意を．

暴れる患者にはハロペリドール？ なんて下心は…ちょっと待ったぁ！ **アルコール離脱症候群ではハロペリドールは避けた方がいい**．ベンゾジアゼピン薬と比べ特に利点もない（死亡率減少効果なし，鎮静までの時間短縮効果なし，鎮静時間も特に長くない）だけでなく，欠点が多いからだ（痙攣の閾値を下げてしまう，QT延長させ致死的不整脈を誘発する）．

当たり前だけど，ビタミンB_1の補充（500 mg×2回/日×3日間）や葉酸，マグネシウムの補充もお忘れなく．詳細は前項（6章-1）を参照．

> **アルコール離脱症候群の治療**
>
> ● CIWA-Ar ≧ 8点なら治療開始
>
> ● とにかくジアゼパムを使い倒すべし〔10 mg → 20 mg → 50 mg → 100 mg → 150 mg（最大値）〕
>
> ● ジアゼパムが高用量でも無効ならフェノバルビタールを考慮
>
> ● ハロペリドールは使わない！

☑ *Check!*

文献15) Sarff M & Gold JA：Alcohol withdrawal syndromes in the intensive care unit. Crit Care Med, 38：S494–S501, 2010
　　↑ 必読文献. アルコール離脱症候群について詳説.

文献16) Long D, et al：The emergency medicine management of severe alcohol withdrawal. Am J Emerg Med, 35：1005–1011, 2017
　　↑ 必読文献. アルコール離脱症候群のreview. まずはしっかりとした量のベンゾジアゼピン薬で加療すべし. 効果がなければフェノバルビタールも考慮しよう. プロポフォールやケタミンも有用だが, さらなる研究が必要.

文献17) Gold JA, et al：A strategy of escalating doses of benzodiazepines and phenobarbital administration reduces the need for mechanical ventilation in delirium tremens. Crit Care Med, 35：724–730, 2007
　　↑ 必読文献. ジアゼパム, フェノバルビタールの増量投与プロトコールの解説.

文献18) Rosenson J, et al：Phenobarbital for acute alcohol withdrawal：a prospective randomized double–blind placebo–controlled study. J Emerg Med, 44：592–598, 2013
　　↑ これはロラゼパム単独と, ロラゼパムにフェノバルビタールを1回追加した群を比較検討した小規模スタディ. フェノバルビタールを使用するとICU入院期間が短くなった. しかしながら半減期の短いロラゼパムではねぇ…ロラゼパムに半減期の長いフェノバルビタールを追加投与したらそりゃそうなるだろうなと誰でも思う感じかな.

文献19) Schuckit MA：Recognition and management of withdrawal delirium (delirium tremens). N Engl J Med, 371：2109–2113, 2014
　　↑ ベンゾジアゼピン薬の使用法をわかりやすく解説. ただフェノバルビタールの有用性にはあまり触れていない. ちょっとエビデンスに乏しい仕上がりになっているのが残念なreview.

文献20) Gortney JS, et al：Alcohol withdrawal syndrome in medical patients. Cleve Clin J Med, 83：67–79, 2016
　　↑ アルコール離脱症候群についてよくまとまったreview

🧑 研修医Y

「そういえば，以前アルコール依存の患者が入院して突然死して，原因がわからなかったことがあったんですよねぇ. アルコールって怖いですねぇ」

大酒家突然死症候群（sudden alcoholic death syndrome）

　アルコール依存患者の死亡は入院3日以内が多い. 特に最初の24時間はとても危険で，突然死が多い. アルコール血中濃度も高くないのに，脂肪肝が著明で，心臓も問題なく，原因不明で発

表8　大酒家突然死症候群の診断基準

大酒家の大量飲酒直後〜離脱期	最初の24時間が危険
ショックから短時間で死に至る	死亡前には低血糖，代謝性アシドーシス，脱水，肝機能障害，腎機能障害，低体温などの所見を呈する
病理所見	著明な脂肪肝，脂肪性肝硬変．肝細胞内に巨大ミトコンドリアをしばしば認める
臨床	糖尿病の合併，発症前に嘔吐や腹痛を認め，数日間食事を摂取していないことが多い
ほかの死因を除外	肺炎，アルコール性心筋症，急性出血性膵炎，低カリウム血症に伴う致死的不整脈，肝不全，消化管出血，糖尿病治療薬による低血糖，凍死，急性アルコール中毒など

症するものを大酒家突然死症候群という．診断基準を表8に示す．アルコール性ケトアシドーシスの最重症型である可能性も示唆されている．こわい，こわい．

✓ *Check!*

文献21）Sorkin T & Sheppard MN：Sudden unexplained death in alcohol misuse（SUDAM）patients have different characteristics to those who died from sudden arrhythmic death syndrome（SADS）．Forensic Sci Med Pathol, 2017
　　↑40年の症例蓄積を利用して，大酒家突然死症候群（62例）と非アルコール性突然不整脈死（41例）を比較検討したイギリスの報告．大酒家突然死症候群は，不整脈で突然死する患者と比較すると，やや高齢で，肝臓の重さが全然違い，脂肪肝が著明であった（24.2％ vs 2.4％）．精神疾患も多い傾向にあった（19.7％ vs 2.4％）．

文献22）Templeton AH, et al：Sudden unexpected death in alcohol misuse--an unrecognized public health issue？ Int J Environ Res Public Health, 6：3070-3081, 2009
　　↑大酒家がアルコール血中濃度も高くないのに，原因不明で突然死することがある．この研究は原因不明の脂肪肝患者の突然死を不整脈死と関連付けている．QT延長を起こすため，やはり突然死にはなってしまう危険がある．

文献23）杠 岳文：アルコール使用障害の治療．精神経誌，111：875-880，2009
　　↑大酒家突然死症候群に関して解説．

🔔 研修医Y

「アルコール中毒なら，点滴して利尿薬を投与すると抜けるのが早いんでしょうか？ アルコールの血中濃度ってすべての患者で調べるべきなんでしょうか？」

点滴は酔いを醒ますのには役に立っていない

　Perezらの報告では合併症のないアルコール中毒患者に点滴をしたところで，酔いが醒めるのが早くなるわけでも何でもないという．ほかにも多くの文献が，軽症なら点滴すら要らないと言っている（J Emerg Med, 17：1-5, 1999, Eur J Emerg Med, 19：379-383, 2012, J Emerg Med, 9：307-311, 1991）．

　アルコールを代謝するアルコール脱水素酵素は低めのアルコール血中濃度（blood alcohol con-

centration：BAC）で飽和してしまうので，BACが高くなった
としても，アルコールは一定時間に一定量しか肝臓で代謝され
ない．これをZero-order kineticsという．通常の成人では1時
間に20 mg/dLのスピードで代謝される．慢性にアルコールを
飲んで，マイクロゾームエタノール酸化系が発達している場合
は，1時間に30 mg/dLのスピードで代謝される．結局時間をか
けて待つしかない．吸収されたアルコールの90％以上が肝臓で
代謝され，残りの5〜10％がそのまま腎臓と肺に排泄される．
利尿薬は脱水を助長するのでダメ．

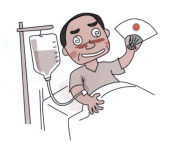

　アルコールの血中濃度と呼気濃度は相関が高いので，ネズミ捕りの取り締まりでも呼気のアル
コール濃度を調べている．これも人種差が大きいのは事実．アメリカの報告では日本人の半数
が，西洋人が大丈夫なBACレベルで顔が赤くなり，アルコール中毒になると報告している．こ
れをalcohol hypersensitivity syndromeというらしいが，酒を飲めば顔が赤くなるなんて，日本
人にとっては当たり前なんだけどね．体内のアセトアルデヒドが10倍も多くなってしまうらし
い．むしろ西洋人の方が，alcohol hyposensitivity syndrome（こんな名前のものはないが）じゃ
ないかって思ってしまう．

　BACはアルコール中毒患者全員に測定する必要はない．臨床所見から中毒かどうかわからな
いとき，軽症頭部外傷を伴う意識障害がアルコールによるものかどうかが疑わしくて確認すると
きには測定する．BAC 200 mg/dL以上の際に，GCSが低下してくるので，BACが200 mg/dL未
満なのに意識が悪い場合はアルコール以外に原因を探す必要がある．あくまで治療の一環でBAC
を測定するのであり，警察に飲酒運転を密告するために測定するなんてのは，法律違反だから
ね．もしBACが測定できず，実測で浸透圧を測定できれば，おおよそのBACは予想できる．
BACが100 mg/dL増加すれば，浸透圧は22 mOsm/L上昇する．

☑ *Check!*

文献24）Perez SR, et al：Intravenous 0.9% sodium chloride therapy does not reduce length of
stay of alcohol-intoxicated patients in the emergency department：a randomised con-
trolled trial. Emerg Med Australas, 25：527-534, 2013
　↑オーストラリアの一施設の研究．合併症のない（外傷やほかの薬物中毒，治療を要する精
神疾患等のない）114人の患者を20mL/kgの生理食塩水点滴をした群としなかった群
に分け比較検討した．救急滞在時間は287分 vs 274分と有意差なし．

アルコール代謝

● 点滴でアルコール代謝が早くなるわけではない

● 利尿薬はアルコール代謝には無効！

● 1時間に20〜30 mg/dLの一定スピードで代謝される

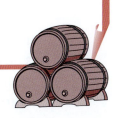

3 ERは絶好のアルコール問題の スクリーニング・教育の機会

👤 患者C　64歳　男性

アルコール依存

　夕方，患者Cが受診してきた．どうも虫下しが欲しいらしい．研修医Tが診察したところ，とにかく落ち着きがない様子で患者Cは話しまくった．どうも全身に虫がいるという．とにかく皮膚の下まで虫が走り，ザワザワすると訴えていた．研修医Tはサナダムシか何かかと思ったが，よくわからず上級医にコンサルトした．上級医Mは，まずじっくりと話を聞いた．患者は時折，皮膚をつまんで引っ張る動作をくり返していた．上級医Mが聞くと，皮膚の下を虫が走るので，それをつまんで殺しているという．上級医Mが白い壁を指差して，「壁にも何か虫がいますか？」と聞くと，患者Cは「何かアリのようなものが動いている」と答えた．そしておもむろに，患者Cの両目を軽く押さえて「虫が動いていますか」と聞くと，「動いている」と答えた．

❓ 研修医T

「いったい何の虫がいるんでしょうか？　精神科の疾患ですか？」

ERは絶好のアルコール問題のスクリーニング・教育の機会

　バカチン．これは典型的な薬物による幻視，幻覚である．この患者Cにアルコールの飲みすぎですねと言うと，「やっぱりそうでしたか」と答えた．お酒の量は半端な量ではないらしい．小動物幻視はアルコールや薬物の中毒でみられる．上級医Mが眼球を軽く押して幻視が誘発されたのは，リープマン現象（Liepmann phenomenon）と呼ばれる．

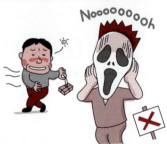

　救急室にはとにかくアルコール問題を抱える患者が多くやってくる．救急室での診療はまずスクリーニングを行い，患者教育をするいい機会であり，5～10分の短時間の介入でも有効である．最近ではスマホを使い，テキストメッセージで後日若年者にフィードバックすると有効であったという報告もある（Ann Emerg Med, 64：664-672, 2014）．時代だねぇ．

　CAGE質問（表9）はアルコール乱用，**アルコール依存**を見つけるのに優れている（感度43～94％，特異度70～97％）．アルコール依存の陽性尤度比は0点：0.14，1点：1.5，2点：4.5，3点：13，4点：101となる．一方，危険飲酒の検出には劣っている．

　AUDIT（Alcohol Use Disorders Identification Test）は，1990年代はじめに世界保健機関（WHO）のバックアップでできたスクリーニングテストで最もよく使われている（表10）．

表9　CAGE質問スクリーニング

CAGE質問（最近12カ月以内において）
① あなたは，自分の酒量を減らさねばならないと感じたことがありますか.
Have you ever felt you should Cut down on your drinking？
② あなたは，誰かほかの人に自分の飲酒について批判され困ったことがありますか.
Have people Annoyed you by criticizing your drinking？
③ あなたは，自分の飲酒についてよくないと感じたり，罪悪感をもったりしたことがありますか.
Have you ever felt bad or Guilty about your drinking？
④ あなたは，神経を落ち着かせるため，また二日酔いを治すために朝まっさきに飲酒したことがありますか.
Have you ever had a drink first thing in the morning to "steady your nerves" or get rid of a hangover（Eye Opener）？

表10　AUDIT

① あなたはアルコール含有飲料をどのくらいの頻度で飲みますか？
飲まない（0），1カ月に1度以下（1），1カ月に2〜4度（2），1週に2〜3度（3），1週に4度以上（4）
② 飲酒するときには通常どのくらいの量を飲みますか？ 　　ただし「日本酒1合＝2ドリンク」「ビール大瓶1本＝2.5ドリンク」「ウィスキー水割りダブル1杯＝2ドリンク」 　　「焼酎お湯割り1杯＝1ドリンク」「ワイングラス1杯＝1.5ドリンク」「梅酒小コップ1杯＝1ドリンク」
1〜2ドリンク（0），3〜4ドリンク（1），5〜6ドリンク（2），7〜9ドリンク（3），≧10ドリンク（4）
③ 1度に6ドリンク以上飲酒することがどのくらいの頻度でありますか？
ない（0），1カ月に1度未満（1），1カ月に1度（2），1週間に1度（3），ほぼ毎日（4）
④ 過去1年間に，飲みはじめると止められなかったことが，どのくらいの頻度でありましたか？
ない（0），1カ月に1度未満（1），1カ月に1度（2），1週間に1度（3），ほぼ毎日（4）
⑤ 過去1年間に，普通だと行えることを飲酒していたためにできなかったことが，どのくらいの頻度でありましたか？
ない（0），1カ月に1度未満（1），1カ月に1度（2），1週間に1度（3），ほぼ毎日（4）
⑥ 過去1年間に，深酒の後体調を整えるために，朝迎え酒をせねばならなかったことが，どのくらいの頻度でありましたか？
ない（0），1カ月に1度未満（1），1カ月に1度（2），1週間に1度（3），ほぼ毎日（4）
⑦ 過去1年間に，飲酒後，罪悪感や自責の念にかられたことが，どのくらいの頻度でありましたか？
ない（0），1カ月に1度未満（1），1カ月に1度（2），1週間に1度（3），ほぼ毎日（4）
⑧ 過去1年間に，飲酒のため前夜の出来事を思い出せなかったことが，どのくらいの頻度でありましたか？
ない（0），1カ月に1度未満（1），1カ月に1度（2），1週間に1度（3），ほぼ毎日（4）
⑨ あなたの飲酒のために，あなた自身かほかの誰かがけがをしたことがありますか？
ない（0），あるが，過去1年にはなし（2），過去1年にある（4）
⑩ 肉親や親戚・友人・医師あるいはほかの健康管理にたずさわる人が，あなたの飲酒について心配したり，飲酒量を減らすように勧めたりしたことがありますか？
ない（0），あるが，過去1年にはなし（2），過去1年にある（4）

危険飲酒は8点以上. アルコール依存は13点以上（日本では16点以上）.

10項目で，5分ほど時間がかかり，質問者が慣れていないと，酔っ払いにからまれてしまう．決して対峙せず，共感的に，気持ちよくスクリーニングを受けてもらう話し方や接し方も覚えないとうまく使いこなせない．AUDITは**危険飲酒**（at risk, hazardous, harmful drinking）を同定するのに最も有効なスクリーニングツール（4項目以上で感度84〜85％，特異度77〜84％，5項目以上で感度70〜92％，特異度73〜94％）である．

AUDITで8点以上は危険な飲酒，16点以上で潜在的なアルコール依存症の危険あり，20点以上はアルコール依存症の疑いとなる．高齢者ではAUDITの感度が低下してしまう．

AUDITの最初の3項目だけをとってアルコール消費量のみを調べる簡易スクリーニング（AUDIT-C：Cはconsumption）も有用だ．AUDIT-Cでは男性4点以上，女性3点以上で危険飲酒と判定する（感度73％，特異度91％）．7〜10点なら，アルコール依存と判定する（感度86％，特異度89％）．

その他，1項目質問法〔この1年間であなたは1回に5ドリンク以上（女性なら4ドリンク）飲酒する機会があったか〕などもある．こりゃ楽だ！

妊婦に対してはTWEAK（Tolerance, Worry, Eye opener, Amnesia, Cut down：3点以上で問題飲酒），T-ACE（Tolerance, Annoyed, Cut down, Eye opener）がよいといわれるが，そんなスクリーニング法がいっぱい乱立しちゃうと，現場の人間は困るんだよなぁ．

本来はAUDITやCAGEでスクリーニングを行ってから，ICD-10（WHO）でアルコール依存の精密チェックを行う．詳細は「四日市アルコールと健康を考えるネットワーク」（p249 Check！WEB 2）を参照．

日本でのアルコール1単位は純アルコール20gに相当し，WHOでは1ドリンクは純アルコール10gに相当するので，海外論文を読むときには基準が違うことに注意されたい．アルコール1単位は，ビール中びん1本（500 mL），日本酒1合（180 mL），ウイスキーダブル1杯（60 mL），焼酎0.6合（110 mL）にあたる．リスクの少ない適量は1日1単位以下で週に5日まで．自分と照らし合わせてギョッとする人は頑張って減らそう．お酒は酔っ払うためにあるのではなく，優雅に楽しむもの．日本人の心を百家説林（江戸時代の諸家の随筆・雑考などを集めたもの）に顧みてはどうだろうか．

アルコール依存への介入にはSBIRT（Screening, Brief Intervention, and Referral to Treatment）という手法がある．プライマリ・ケアの現場では必須の知識だ．詳細はCheck！WEB1（p249）参照のこと．

アルコールは薬剤相互作用も出やすいのでしっかり患者教育しておくべし（NSAIDs，抗菌薬，抗凝固薬，抗うつ薬，睡眠薬，抗ヒスタミン薬，抗痙攣薬，糖尿病薬，β遮断薬など）．

ERは絶好のアルコール問題のスクリーニング＆教育チャンス
● 邪魔くさがらずに少しの時間を割いて，教育するのは意味がある
● 押さえておきたい，CAGE，AUDIT，AUDIT-C

☑ *Check!*

WEB 1） The Bureau of Substance Abuse Services：SBIRT：A Step-By-Step Guide.
http://www.masbirt.org/sites/www.masbirt.org/files/documents/toolkit.pdf
↑ SBIRT tool kitを読んで，あなたもSBIRT（エスバート）ができるようになろう！救急室における短時間でのスクリーニング，教育，コンサルトに関するプログラム．NIH（アメリカ国立衛生研究所）やアメリカ救急医学会，アルコール依存学会などによってつくられたもの．

WEB 2） 厚生労働省：保健指導におけるアルコール使用障害スクリーニング（AUDIT）とその評価結果に基づく減酒支援（ブリーフインターベンション）の手引き．
http://www.mhlw.go.jp/seisakunitsuite/bunya/kenkou_iryou/kenkou/seikatsu/dl/hoken-program3_06.pdf
↑ AUDITの手法を詳細に解説．厚生労働省より．

WEB 3） 四日市アルコールと健康を考えるネットワーク：
http://www.yokkaichi-alcohol.net/index.html
↑ 必見WEB！各種資料は秀逸．スクリーニングから介入まで，日本をリードするアルコール問題の教育サイト．SBIRTの進め方は一読を．

文献25） Whiteman PJ, et al：Alcoholism in the emergency department：an epidemiologic study. Acad Emerg Med, 7：14-20, 2000
↑ アメリカの都会のERでは救急搬送される患者の24％がCAGE質問で2項目以上陽性になる．17％は4項目で陽性となる．アルコール血中濃度が300 mg/dLを超える者では，97％がCAGEで2項目以上陽性となった．とかくERはアルコール問題の患者が多いということ．

文献26） Moyer VA, et al：Screening and behavioral counseling interventions in primary care to reduce alcohol misuse：U.S. preventive services task force recommendation statement. Ann Intern Med, 159：210-218, 2013
↑ 必読文献．米国予防医学専門委員会の推奨するアルコール問題のスクリーニングガイドライン．CAGE，AUDIT，1項目質問法，T-ACE，TWEAK，Michigan Alcoholism Screening，Rapid Alcohol Problems Screen…多すぎ，あぁぁ，頭割れる！

文献27） Jonas DE & Garbutt JC：Screening and Counseling for Unhealthy Alcohol Use in Primary Care Settings. Med Clin North Am, 101：823-837, 2017
↑ 必読文献．AUDIT，AUDIT-C，1項目質問法がお勧め．

6章
酒の一滴は血の一滴？～アルコール救急のpitfall～

4 特殊なアルコール

患者D　72歳　男性

メタノール中毒

　公園で患者Dが倒れていたということで，救急車で搬送されてきた．どうも行旅病人（路上生活者）のようだ．意識レベルはJCSでⅡ-20．明らかに酔っ払っているようだった．頭痛，嘔吐，めまい，視力障害，腹痛などを訴えていた．

研修医S　「お酒飲まれましたか？」

患者D　「酒買う金なんてねぇわ，ボケェ，オェ…」

　お酒を買うお金がなく，工業用アルコールを飲んでいたということがわかった．

研修医S　「すみません．血ガスとりますね」

患者D　「阿呆，そんな都合よく，ケツからガスが出るか」

　なかなかうまい切り返しに感心しつつ採血したところ，高度なアニオンギャップの開大を伴う代謝性アシドーシスを認めた．

🔑 研修医S

「これかなりひどい代謝性アシドーシスです．純度80％のメタノールを飲んだようです．これってどう治療するんですか？」

Toxic alcohol：メタノール，エチレングリコール，イソプロピルアルコール

　アルコール類にはお酒のエタノール以外にもメタノール，エチレングリコール，イソプロピルアルコールがある．エタノール（お酒）は高価なため，代わりにメタノール（工業用アルコールやウインドウウォッシャー液）などを飲む人がいる．たった500円程度で80％の濃度のメタノール500 mLが購入できてしまうからねぇ．遠い昔には，マウスウォッシュにメタノールが入っている時代があり，実に息の爽やかなメタノール中毒の患者がいたもんだなぁ…と，全然感慨深くもないけど…．

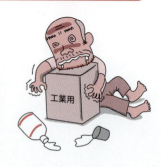

　病院で使う酒精綿はエタノールまたはイソプロピルアルコールが使われることが多い．エタノールだと酒税加算額のため少し高くなり，安価なイソプロピルアルコールが使われることがある．裏技だが，嘔気の強い人に，イソプロピルアルコールの酒精綿を嗅がせて，吐き気を和らげ

ることができる．ヘェヘェヘェ．イソプロピルアルコールはアニオンギャップは開大しないのが，メタノールやエチレングリコールとの大きな違い．エタノールより2倍酔っ払うが，治療は基本的に対症療法でいい．

アルコール類で最も問題となるのは，メタノールとエチレングリコールだ．これらはアニオンギャップ（anion gap）開大の代謝性アシドーシスになる（表11）．中毒学の教科書にはアニオンギャップもオスモラーギャップ（Osmolar gap）も増大すると書いてあるが，そうは問屋が卸さないので要注意．飲用後はもちろんオスモラーギャップは増えるが，早期だとまだ代謝されないのでアニオンギャップは開大しない．代謝産物ができてはじめてアニオンギャップが開大するが，その頃にはオスモラーギャップは正常化してくるのだ．オスモラーギャップが正常でも除外はできないんだよね．あ，オスモラーギャップってあまり日本ではチェックしないかも…．このサイトでオスモラーギャップが計算できるよ（https://www.mdcalc.com/serum-osmolality-osmolarity）．

1）メタノール

メタノールは何と言っても視神経毒とギ酸による代謝性アシドーシスが問題になる．メタノール→ホルムアルデヒド→ギ酸（formic acid）と代謝され，ギ酸が代謝性アシドーシスを起こす．何と言っても視力障害が有名．blurry snow stormといって，視界がぼやけて雪が降っているように見える．

お酒が手に入らない戦後には，メタノールを飲んで失明に至る例まであったんだ．メタノールを飲むと30～60分で酔っ払い，嘔気・嘔吐，腹痛に続いて，メタノール内服後12～24時間経って代謝産物のギ酸ができてくると，視神経障害や代謝性アシドーシスを発症してくる．アシドーシスが強いと，視神経障害が起こりやすくなる．あのアリのギ酸と同じものが体内にあると思うだけで嫌だよねぇ．

ただ少量のメタノールはフルーツを原料とする蒸留酒やワインにも少量含まれており，悪酔いや二日酔いの原因になるんだ．だってメタノールとエタノールは競合的に代謝される（メタノールの代謝はエタノールより10倍遅い）ので，いわゆる「酒が残る」状態になるんだよね．

表11　アニオンギャップが開大する毒性アルコール類

毒性アルコール	毒性のある代謝産物	有害事象	治療法
メタノール	ギ酸	視力障害（blurry snow storm） 中枢神経：意識障害 腹痛，嘔吐，頭痛	ホメピゾール，エタノール **葉酸** 透析
エチレングリコール	シュウ酸	腎障害：尿中シュウ酸結晶 低カルシウム血症，不整脈 中枢神経：脳出血，脳浮腫，遅発性脳神経障害	ホメピゾール，エタノール ビタミンB_6，B_1 透析 **カルシウム**（症状あれば） **マグネシウム**（低ければ）

2）エチレングリコール

エチレングリコールは融点が−12.6℃と低いので，不凍液，保冷剤，ラジエータなどの溶媒などに含まれる．分子量がほかのアルコールよりも大きいため，かなり酔っ払う．エチレングリコールは代謝されて，グリコール酸→シュウ酸ができる．代謝産物の**グリコール酸が代謝性アシドーシスを起こし，シュウ酸（oxalate）がカルシウムとくっついてしまい低カルシウム血症（不整脈）や腎障害**を起こす．また，シュウ酸の結晶が中枢神経に沈着して中枢神経障害（脳神経障害，脳浮腫，脳出血，Parkinson症候群など）をきたす．

3）治療の王道：ホメピゾールと透析

メタノールやエチレングリコールの血中濃度＞20 mg/dLならホメピゾールを使用する（ってそんな血中濃度計れるわけないじゃん！って怒ったあなた，正解です！）．メタノール中毒やエチレングリコール中毒では，飲用の病歴があり，血中濃度＞20 mg/dL，オスモラーギャップ＞10 mOsm/kg，pH＜7.3，HCO_3＜20 mEq/L，かなりたくさん内服した病歴があるなどの場合はホメピゾールでの治療開始だ．

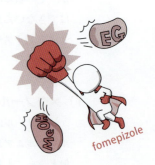

ホメピゾール（fomepizole，4-methylpyrazole：4MPとも呼ばれる）は，メタノールとエチレングリコール中毒の拮抗薬の一番人気．1本13万円！となかなか高価な薬だ．肝臓のアルコールデヒドロゲナーゼを競合阻害することで，毒性のある代謝産物の生成を阻害し，毒性アルコールがそのまま腎臓から排泄されるのを待つんだ．だから代謝産物ができる前に投与した方がいいんだよねぇ．すでに代謝産物ができてしまっているとあまり効かないんだ．

ホメピゾールは初回は15 mg/kg，2回目〜5回目は10 mg/kg，6回目以降は15 mg/kgを，12時間ごとに30分間以上かけて点滴静注する．メタノールは代謝が遅く長めに治療が必要になる．透析を併用する場合は細かい調整が必要なので添付文書を参照のこと．エタノールの代謝も遅らせてしまうので，エタノールが同時にある場合は使いづらい（エタノール血中濃度が高い場合はホメピゾール投与はあわてない）．

エチレングリコール血中濃度やメタノール血中濃度が20 mg/dL以上なら，症状がまだなくてもホメピゾール投与を考慮すべし．ただ，実臨床では血中濃度なんて待ってられないので，現場の判断で治療開始するかどうか決めないといけないんだ．さぁ，13万円をどう考えるかね．

メタノールやエチレングリコール中毒ではアルコールデヒドロゲナーゼが毒性代謝産物の生成に使われないように，エタノールを飲ませるという治療も「あり」なのだ．お酒が買えなくてメタノールを飲んだのに，病院では本物のお酒を飲ませてくれるって，なんとなく患者さんには天国のような治療法じゃないかしらン？とはいえ，基本エタノールは血中濃度モニタリングが必要で結構大変なのだ．

いざとなったら，アルコール類は透析で除去可能だ．メタノールやエチレングリコールのみならずその**代謝産物も除去**し，代謝性アシドーシスも補正できる．高度アシドーシスや臓器障害，持続する電解質異常などがあったら考慮すべし．間欠的な方が早く除去できるが，持続的な透析

でも結果に大きな差はない（Ann Intensive Care, 7：77-87, 2017）.

4）さらに覚えておきたい治療のTips

　メタノール中毒の場合，**葉酸**は網膜や視神経における酸化的リン酸化を抑えて，視力障害を防ぐことができる.

　エチレングリコール中毒の場合，**ビタミンB₁やマグネシウム**はグリコール酸をαヒドロキシβケトアジピン酸に代謝することで，シュウ酸の生成を抑えることができる. さらにマグネシウムはシュウ酸カルシウムの沈着を防ぐ. **ピリドキシン（ビタミンB₆）**はエチレングリコールをグリシンと馬尿酸に代謝してくれ，シュウ酸の生成を抑える.

　アシドーシスが強ければ（pH＜7.2〜7.3），重炭酸ナトリウムで補正することで，視神経障害や死亡率を減らすことができる.

　これらの中毒はめったにお目にかかる機会はないだろうが，知っているのと知らないのでは雲泥の差. やはり日頃から出会う機会の少ない病態も勉強しておこうね. え？ その他の毒性アルコール類・ジエチレングリコールやプロピレングリコールはどうだって？ 中毒センターに聞いてくださいませ.

メタノール，エチレングリコール ➡ アニオンギャップ開大の代謝性アシドーシス

● **メタノール中毒 ➡ ギ酸 ➡「目が，目がぁぁ！」視力障害，中枢神経障害**

● **エチレングリコール中毒 ➡ シュウ酸 ➡ 腎障害，低カルシウム血症，中枢神経障害**

● **ホメピゾールで競合阻害. 代謝産物も除去するのが血液透析**

● **メタノール中毒には葉酸を. エチレングリコール中毒にはビタミンB₆を**

✓ *Check!*

文献28）Beadle KL, et al：Isopropyl Alcohol Nasal Inhalation for Nausea in the Emergency Department：A Randomized Controlled Trial. Ann Emerg Med, 68：1-9.e1, 2016
　↑ イソプロピルアルコールを嗅がせて嘔気に効果があるかどうかを調査した小規模スタディ. 37人にイソプロピルアルコールを嗅がせ，43人に生理食塩水を嗅がせて，比較検討. 10分後に，イソプロピルアルコールでは嘔気レベルが3に減った（対照群は6）.

文献29）Hines S, et al：Aromatherapy for treatment of postoperative nausea and vomiting. Cochrane Database Syst Rev, 4：CD007598, 2012
　↑ コクランによると，イソプロピルアルコールを嗅ぐのは嘔気に有効（RR0.3）だが，結局通常の制吐薬ほどの効果は期待できない.

文献30）Brent J：Fomepizole for ethylene glycol and methanol poisoning. N Engl J Med, 360：2216-2223, 2009
　↑ 必読文献. ホメピゾールに詳しくなろう！

文献31）McMartin K, et al：Antidotes for poisoning by alcohols that form toxic metabolites. Br J Clin Pharmacol, 81：505-515, 2016

↑ メタノール中毒に対しては，副作用も少ないホメピゾールにエタノールがとって代わられた感があるが，ホメピゾールは高価ですぐに使えるわけではないので，エタノールも治療オプションとして知っておく方がいい．

文献32) Roberts DM, et al：Recommendations for the role of extracorporeal treatments in the management of acute methanol poisoning：a systematic review and consensus statement. Crit Care Med, 43：461-472, 2015
↑ かなり重症なメタノール中毒であれば，ECMOも考慮していいが，重症でない限り適応はない．まだまだコンセンサスレベルのエビデンスしかない．

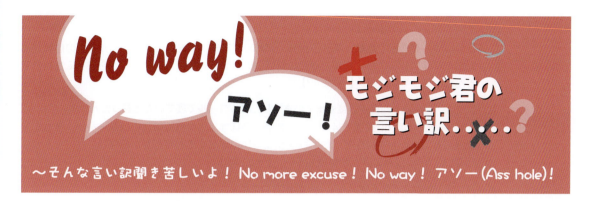

✘「アルコール依存の患者さんがまた飲み過ぎたみたいですが，低血糖があったので，ブドウ糖入れておきました」

→ブドウ糖代謝の際にはビタミンB$_1$がせっせと消費されてしまう．ただでさえ低栄養が疑われるのだから，すぐにビタミンB$_1$を入れないとダメチンだぞ．【→p.231】

✘「え？ Wernicke脳症ですか？ でも小脳症状もイマイチだし，眼もイマイチなんで」

→いやいや，意識障害に低栄養があるじゃないか．CaineクライテリアではもうWernicke脳症として加療しないといけない．すべて症状が揃うのなんてたったの16％なんだから．よくみると追視がうまくできていないじゃないか．きちんと診察しないといけないよ，バカチン．【→p.230】

✘「すごい頻脈で意識もイマイチで，敗血症もなく，甲状腺も大丈夫で，貧血もなく…え？ ウェットベリベリって？ ベリベリ破けるようなのは乾いてるんじゃないですか？」

→物が破ける擬音のベリベリじゃない．dry beriberi は Wernicke脳症，wet beriberi は脚気心のこと．低栄養のアルコール依存患者が心不全といったら，もう脚気心を疑ってビタミンB$_1$を入れればいいんだよ．ホラ，頻脈がおさまってきた．【→p.232】

✘「いくらKを補充しても，低Kの補正がうまくいかなくて…」

→アルコール依存に合併する低Mgも一緒に治さないと，Kは上がってこないぞ．【→p.234】

✘「いやいや，アミラーゼは正常ですから，さすがに膵炎はないでしょう」

→アルコールで膵臓が長期にわたっていじめられると血清アミラーゼは1/3の患者では上がってこないんだよ．ここはリパーゼを測定すべきだ．夜中は測定できないから，すぐにCTを撮って，膵炎の重症度を確認すべし．【→p.235】

✘「尿ケトン陰性ですから，さすがにAKAはないでしょ？」

→AKAは尿ケトンが陰性でも否定できない．早く血液ガスをとろう．【→p.234】

✘「輸液をすれば早くお酒が抜けますよ」

→抜けないよ…一定時間が経たないと無理だって．【→p.244】

✘「ジアゼパムをどう定時注射すればいいですか？」

→定時ではなく，症状に合わせてジアゼパムを投与するのがアルコール離脱で大事なポイント．【→p.241】

✘「そういえば，まぶしいとか，頭が痛いとか言ってましたね」

→のんきなこと言って，初期のアルコール離脱症状を見逃すから，アルコール離脱痙攣が起こっちゃったじゃないか．【→p.240】

✘ 「え？ ジアゼパムで痙攣は止まりましたよ」

→いやいや，高血圧で高熱，発汗，振戦，耳障り，不安，興奮などアルコール離脱の症状がまだ出まくりじゃないか．痙攣だけ止めればいいわけじゃない．ジアゼパムを症状に合わせてどんどん使っていこう．【→p.242】

✘ 「いやぁ，アルコール血中濃度も出ていますし，アルコールで寝ていたと思ったんです」

→BAC が 200 mg/dL 未満では，GCS に影響を及ぼすような意識障害にはならない．きちんと意識障害の精査をすべきだった．もちろん，BAC が高くても精査がいらないことになんかならない．BAC が高いほど合併症も多い．【→p.245】

✘ 「アニオンギャップは正常でしたし，問題ないと思ったんですよ」

→いやいやメタノールを飲んだって病歴があるでしょう．早期はまだオスモラーギャップしか開大しないので，ギ酸ができてないからといってアニオンギャップ開大性の代謝性アシドーシスにはならないんだよ．【→p.251】

✘ 「変なアルコールを飲んだって言うからすぐにホメピゾールを注文したんです」

→いやいやイソプロピルアルコールならホメピゾールは不要だよ．あ，13万円，君の給料から差し引いておこうか？【→p.252】

✘ 「不凍液を大量に飲んだのはわかっているので，ホメピゾールを開始したいんです」

→すでに症状が進んでいる場合は，透析を急いだ方がいい．代謝産物を除去してくれるのは，透析だけなんだから．【→p.252】

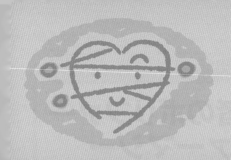

知って得する薬の御法度

あなたはお腹がいっぱいになるくらい薬を飲んでいる
高齢者の味方になっているか？

　学生実習はまるでダンスパーティの「壁の華」のようだ．積極的に前に出てくるわけでもなく，薬の名前なんて全然覚える機会にも恵まれない．海外の学生が積極的に外来に出て，まるで日本の研修医のような動きをしているのを見ると，とかく現場主義の教育がしっかりしていてうらやましく思う．学生をお客さん扱いした情けない日本の教育システムも，国際認証のない大学卒業生は今後海外で活躍できなくなってしまう時代になるという．否が応でもグローバルな医学教育認証に対応した診療参加型臨床実習をせざるを得ない状況になってきたのは実にいいことだ．臨床を大事にしない大学が医学生を育てようとすることが土台間違っていたのだ．

　一方臨床現場では，せっかくのわれわれの武器である薬が乱発されている．薬にはリスクが付きまとうことを熟知して賢く処方できるようになろう．

　薬の副作用，相互作用のみならず，高齢者に優しい処方は何なのかを常に考えた診療ができるようになりたい．薬だって漫然と処方していたら害になることだってある．BeersやSTOPP/STARTなんて世界標準の指針があるんだから，きちんと知っておかないと，ポストレジデントとは言えないよ．

1 あぁ, ゲップ! 高齢者のポリファーマシーならぬメガファーマシー

👤 患者A 84歳 女性

ポリファーマシー

　患者Aが転倒したということで救急車搬送されてきた. 夜間トイレに行こうと立ったところ, ふらついて転倒したという. 倒れたときの記憶はあり, 意識消失はしていない. 第1腰椎の圧迫骨折を認め, 入院となった. 軽度認知症のある高齢者でもあり, 精査したところ高カリウム血症, 外傷性くも膜下出血が見つかった. そこに看護師Mが,「K先生, Aさん, 大病院の循環器科, 泌尿器科, 眼科がかかりつけと言うんですが, 近所の整形外科にも通っていて, これだけ薬をもらっているんですって!」. 看護師Mの手のひらには20種類の薬剤が乗っていた. 数種類の降圧薬, Alzheimer型認知症薬, 利尿薬, 抗不安薬, 緩下薬, 睡眠薬, 筋弛緩薬, 胃薬, NSAIDs, ビタミンD製剤, カルシウム製剤, 抗菌薬, 抗凝固薬, 尿失禁治療薬, 目薬など…一体何を治したかったんだろう…? このまま寝たきりになったらどうしよう…さらに臓器別専門科には入院できなかった…大病院って奴は…ハァ〜….

❓ 研修医K

「ARB, スピロノラクトンに加えてNSAIDsとくれば, 高カリウム血症になって筋力低下が出るのも当然ですよねぇ. そのうえ抗不安薬や筋弛緩薬, 睡眠薬ってふらつきの原因のオンパレードじゃないですか. 一体誰が責任をもってこの患者さんを診るんでしょうか? かかりつけの科は『うちじゃない』と言い張って, 行き先が決まらなくて往生しました」

あぁ, ゲップ! 高齢者のポリファーマシーならぬメガファーマシー

　手術はともかく, 医者が薬なくして病気と闘うなんてことはなかなかありえない.「あ〜でもないかぁ, こぉ〜でもないかぁ (内科を揶揄しているわけではないのであしからず!)」と薬が効いてくれるのを祈るばかりのこともある. 一方, 薬は常に体にいいわけでもなく, 副作用は必ず付きまとう. 1剤だけならまだしも, 複数の薬剤の相互作用を考えるとなると, 何かソフトウェアを使わないとプロでも副作用の発見は難しい. Epocrates® なんてスマートフォンアプリはなかなか便利だけどね. 薬剤添付文書には, 訴訟を意識してか, 大したことのない副作用まで羅列してあり, どれが特異的でより重篤なのかはなかなか読み解けないような仕様になっているから性質が悪い. 薬でお腹いっぱいになるくらい飲んでしまうと, 一体何をしているのかわからない.

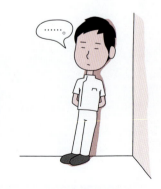

　ポリファーマシーの定義はいまひとつはっきりしない. 4剤以

上，5剤以上，6剤以上，7剤以上などとさまざまな数をあげて勝手にスタディがされている．一番人気（？）は5剤以上だ．薬の副作用を別の薬で抑えようとして，はたまた次に出てくる副作用に対してさらに薬を追加するという現象があちこちで起こっている．正直10剤以上の薬剤内服はポリファーマシーではなく，メガファーマシーだ（造語）．じゃ，20剤以上ではギガファーマシーかなぁ．その上は「テラ？」ってコンピューターかいっ！（自分で突っ込み）

1）外来編

スタディによって数値はまちまちであるが，Barnettらによると，66歳以上の70％が6剤以上の薬剤を内服しており，31％は潜在的に危険な内服のしかたであった．ただ死亡率が増えるというところまでは行っていなかった．このスタディでは不適切な薬剤使用が必ずしも直接死亡につながらなかったという結果だったので，ついつい見逃されてしまうんだろうねぇ．Doanらによると，P450関連の副作用も2剤なら7％，5〜9剤では50％，15〜19剤では100％出てしまう．

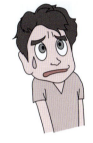
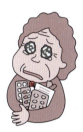

Qatoらによると，57歳以上の人の4％は薬剤相互作用の危険があり，その半数が市販の薬やサプリ，漢方薬との相互作用というから，医療機関だけが目を光らせていればいいわけではない．**きちんと全身管理の責任を負うかかりつけ医やかかりつけ薬局をもつことが一番重要**だ．患者さんによってはたくさん内服している方が安心する人もいて，薬を減らそうとすると抵抗されることがある．ウルウルした目で，「私は続けたい…長生きしたい…」と訴える．薬が多すぎるのは悪いと頭ではわかっているが，ないと不安という病気（？）だ．じゃ，抗不安薬とSSRIでも追加しよう…ってな感じで，また増えてしまうから怖いねぇ．

小島らによると**5剤以上の薬剤内服中の高齢者は転倒リスクが高くなる（オッズ比4.5）**．起立性低血圧，筋弛緩薬，抗不安薬などでもふらついて転倒しやすくなるのは目に見えている．また高齢者であればあるほど，夜間にトイレに起きることが多く，不眠を訴え睡眠薬を飲んでおり，そこに加えて過度な降圧薬，利尿薬，抗ヒスタミン薬…当然と言えば当然の帰結が転倒だ．高齢者の転倒は一気に寝たきりをつくってしまう．1日寝ただけで1〜3％の筋肉が失われサルコペニアまっしぐらで，骨折が治る頃には全く立てずに，車いす生活となってしまう．抗凝固薬を内服していたり，痛み止めでNSAIDsを内服していたりする高齢者も多く，転倒して頭をぶつけただけで，出血のリスクが高くなる．

2）入院・ICU編

入院患者の5〜6％は薬剤の副作用が原因といわれる（Ann Pharmacother, 42：1017-1025, 2008）．はたまた入院中の患者さんでも薬をたんまり処方されて，入院中に不適切な処方がされることもある．Hajjarらによると，入院患者の41.4％が退院時に5〜8剤の内服をし，37.2％が9剤以上の内服をしていた．そういえばいっぱい薬をもらって帰宅するものねぇ．実はそのなかの**58.6％に不必要な薬剤が処方されていた**という．そんなに薬を処方するのは「恥じゃぁ！」とHajjar先生が言ったとか言わないとか…（冗談ですよ）．「勝手に不適切って決めるなよ」という入院主治医の声が聞こえてきそうだ．現実には5剤なんてすぐにいってしまうんだよねぇ．

またICUのスタディによると，半数以上の患者さんで潜在的に薬物相互作用のリスクがあり，**5〜9％はむしろ禁忌の組み合わせだった**という．特に凝固異常，QT延長，P450の代謝に影響することが多かった．禁忌とまでなる組み合わせはさすがに避けたい．5〜9％って結構多いよねぇ．

3）ER編

65歳以上の救急受診患者のうち，90.8％が何らかの薬剤を内服しており，**10.6％に薬剤の副作用を認めた**．原因薬剤として多かったのは，NSAIDs，抗菌薬，抗凝固薬，利尿薬，血糖降下薬，β遮断薬，Ca拮抗薬，化学療法薬であった．

4）老人ホーム編

老人ホームでは高齢者がそれこそたくさんの薬を飲んでいる．アメリカやカナダのスタディでは10剤以上内服している人が15.5〜39.7％もいるという．確かに高齢者の場合いろいろ疾患をもっていて，処方せざるを得ないこともあるが，今一度薬剤を見直すシステムが必要だ．**入居者の3人中2人に薬剤の副作用がみつかり，7人に1人は薬剤の副作用が原因で入院となっている**．

どんな薬が多いかというと，緩下薬，利尿薬，PPI，抗うつ薬，向精神薬，降圧薬，抗不安薬，スタチンなど．

不適切なポリファーマシー撲滅キャンペーン
- **3剤も使ったら散財するぞ**
- **5剤でも合剤なら多すぎる**
- **10剤以上は重罪だ**
- **19剤以上は，副作用，転倒，出費の三重苦！**

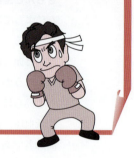

✓ *Check!*

文献1）Kojima T, et al：Polypharmacy as a risk for fall occurrence in geriatric outpatients. Geriatr Gerontol Int, 12：425–430, 2012
↑ 東京大学の小規模スタディ．172人の高齢外来患者を調査したところ，2年のうちに32人が転倒した．骨粗鬆症（調整オッズ比3.02）と5剤以上のポリファーマシー（調整オッズ比4.50）が転倒と関連あり．

文献2）Qato DM, et al：Use of prescription and over-the-counter medications and dietary supplements among older adults in the United States. JAMA, 300：2867–2878, 2008
↑ 57〜85歳の地域に住む高齢者に質問調査（回答率74.8％）．81％が処方薬を，42％が市販薬を，49％がサプリメントを使用していた．29％が5剤以上処方薬を内服していた．処方薬をもらっている患者さんのうち，市販薬も使用している人が46％，サプリメントも使用している人が52％いた．4％に重大な薬剤相互作用のリスクがあり，その半数は市販薬も使用していた．特に抗凝固薬内服中の患者さんでリスクが高かった．

文献3）Maher RL, et al：Clinical consequences of polypharmacy in elderly. Expert Opin Drug Saf, 13：57–65, 2014
↑ **必読文献**．よくまとまっている．

文献4）Loya AM, et al：Prevalence of polypharmacy, polyherbacy, nutritional supplement use and potential product interactions among older adults living on the United States–Mexico border：a descriptive, questionnaire–based study. Drugs Aging, 26：423–436, 2009

↑ メキシコとの国境近くに住む60歳以上の130人に質問調査．72.3％が複数の薬剤を内服し，38.5％は5剤以上内服していた．16.2％がハーブも複数使用しており，26.2％が複数のサプリメントを使用していた．メキシコとの国境なら移民も多いだろうし，環境的な要因もあって頻度が高いのだろう．

文献5）Hajjar ER, et al：Unnecessary drug use in frail older people at hospital discharge. J Am Geriatr Soc, 53：1518–1523, 2005

↑ 入院患者384人の病院退院時の薬剤調査を施行．41.4％が5〜8剤の内服をし，37.2％が9剤以上の内服をしていた．58.6％に不必要な薬剤が処方されていた．

文献6）Doan J, et al：Prevalence and risk of potential cytochrome P450–mediated drug–drug interactions in older hospitalized patients with polypharmacy. Ann Pharmacother, 47：324–332, 2013

↑ 5剤以上内服中の65歳以上の患者さんを275人調査．そのうち80％に肝臓のP450に関与する薬剤投与を認めた．P450関連の副作用は5〜9剤の半数，10〜14剤の81％，15〜19剤の100％に認めた．20剤も飲めば，P450とは無関係に体調悪くなりそうだけど….

文献7）Barnett K, et al：Prevalence and outcomes of use of potentially inappropriate medicines in older people：cohort study stratified by residence in nursing home or in the community. BMJ Qual Saf, 20：275–281, 2011

↑ 66〜99歳の70,299人を調査．96％が何らかの薬剤を内服しており，31％は潜在的に危険な内服のしかたであった．20〜46％は不適切な薬剤を内服しているものの，死亡率が増えるということはなかった．

文献8）Smithburger PL, et al：Drug–drug interactions in cardiac and cardiothoracic intensive care units：an analysis of patients in an academic medical centre in the US. Drug Saf, 33：879–888, 2010

↑ 18歳以上のICU・CCUに入院中の400人について調べた．225人に1,150事象の潜在的薬物相互作用のリスクが見つけられた．5〜9％は非常に重要なものであった．凝固異常，QT延長，そしてP450の代謝に影響するものが多かった．

文献9）Hohl CM, et al：Polypharmacy, adverse drug–related events, and potential adverse drug interactions in elderly patients presenting to an emergency department. Ann Emerg Med, 38：666–671, 2001

↑ 65歳以上の救急受診患者283人の小規模スタディ．90.8％の人が何らかの薬剤を内服していた．救急受診の10.6％に内服中の薬剤による副作用を認めた．

文献10）Tamura BK, et al：Factors associated with polypharmacy in nursing home residents. Clin Geriatr Med, 28：199–216, 2012

↑ 必読文献．老人ホームでのポリファーマシーについて解説．認知症やうつ，その他慢性疾患をもっているとどうしても薬剤が増えてしまうが，薬の副作用にきちんと目を向けられるようにしておこう．

研修医K
「どうして高齢者は副作用が出やすいんでしたっけ？」

高齢者は一味違う

　高齢者は生理学的に若年者とは大違いであるという認識が必要だ．ときどき研修医が高齢者の追視を調べるときに，患者さんの目の前20〜30cmに指を持っていき，「この指をじっと見てください．顔を動かさないで眼だけで追ってください」と言っているのを見ると，ちょっとイラッとくる．だって高齢者は目の前のそんな近くに指を持ってこられても焦点が合わないんだよ．老

7章

知って得する薬の御法度

表1　高齢者の薬物動態はこう変化している

暗記すべし！

吸収	・胃酸分泌低下：薬剤吸収低下，PPI を内服しているとさらに低下 ・能動輸送低下：カルシウム，ビタミンB_{12}，鉄の吸収低下 ・ドパ脱炭酸酵素の低下（胃粘膜）：レボドパの吸収低下
代謝	・肝代謝低下（肝組織減少，血流低下，酵素低下）：肝代謝薬の血中濃度上昇効果増強，肝代謝のプロドラッグは効果低下
分布	・相対的体液減少：水溶性薬剤の分布容積減少・血中濃度上昇，ジゴキシンなど ・相対的脂肪組織増加：脂溶性薬剤の分布容積増加・薬剤半減期増加，なかなか薬が抜けない，ベンゾジアゼピン，テオフィリン，リドカインなど
排泄	・GFR 低下：腎排泄薬の排泄遅延，ペニシリン系抗菌薬，NSAIDs，利尿薬，ジゴキシン，リチウムなど ・肝代謝低下：肝代謝薬の代謝遅延，リドカイン，マクロライド系抗菌薬，プロプラノロール

表2　どうして高齢者がポリファーマシーになってしまうのか！？

・付き合いの長い高齢者の多彩な訴えについ処方を追加してしまう
・多くの違う医者を受診して，さまざまなところから薬をもらう
・薬剤の副作用に気づかず，さらに薬が上乗せされている（処方の連鎖）
・患者さんが勝手に薬を減らしたり休薬し，医者が効果不十分と思い，薬を増量してしまう
・医者が不適切な処方をしてしまう

眼でピントも合わないところをじっと見ろと言うのは，こりゃつらい．腕一本分の距離に指を置いてくれると焦点が合うんだけどなぁ…あ，自分のことか！高齢者の薬物動態を**表1**に示す．

　高齢者特有のポリファーマシーの原因がある．患者さんと長年付き合えば付き合うほど，気軽に薬を出してしまい，医者も知らず知らずのうちにたくさんの処方をしてしまっていることがあるから気をつけよう．患者さんが欲しがるからと言って，安易に薬を上乗せするのはサービスでも何でもないんだよ．また医者の「専門性」のため複数の医療機関にかかると，同系統の薬剤が違う所から処方されたり，相互作用のある薬剤が処方されたりしてしまう．一体誰が責任をもって定期的に薬を見直してくれるかを確認しよう．かかりつけ薬局がしっかりするか，全身を診るかかりつけ医をもつのが一番だ．「大学病院や大病院がかかりつけです」と患者さんが言ったら，要注意．臓器別主治医しかいないと宣言しているに等しいのだから…．「私は○○（好きな女優さんやアイドルの名前を入れて）ひとすじです！」と言っても，向こうが相手してくれないのと似てるような似てないような…（**表2**）．

✓ *Check!*

文献11）Mallet L, et al：The challenge of managing drug interactions in elderly people. Lancet, 370：185–191, 2007
　　　↑ 必読文献．薬剤相互作用の発見のしかたやチームアプローチなど詳細に解説．
文献12）Hovstadius B & Petersson G：Factors leading to excessive polypharmacy. Clin Geriatr Med, 28：159–172, 2012

↑ 高齢者には高齢者の事情ってもんがあるんだよ. さまざまな理由でさまざまな薬剤の副作用に見舞われているのがよくわかる. 適切であれば, ポリファーマシーそのものが悪者ではないんだ.

文献13) Caslake R, et al：Practical advice for prescribing in old age. Medicine, 41：9-12, 2013
↑ 必読文献. よくまとまって, 読みやすい.

❓研修医K

「一体全体, どうしたらこんなに薬が増えたんでしょうね. 最初っからこんなに多くなかったはずですけど…」

処方の連鎖にご用心：prescribing cascade

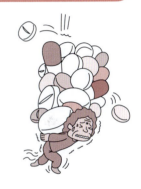

　薬剤の副作用に気づかないと, その副作用を抑えるために次の薬を処方してしまい, またその副作用を抑えるために次の薬が処方される…なんていう処方の連鎖が起こってしまっているのが問題だ. 小さな嘘のはずなのに, 嘘の上塗りをするうちに大事になってしまって, 泥沼にはまっていくというのは映画の世界でも人生でもよくある話ではあるものの, 頼りの綱であるはずの薬が原因だったなんて, つらいよねぇ. ARBやスピロノラクトンが処方されているのに, 気軽にNSAIDsを出して, 高カリウム血症になり, 結局○○先生 (温厚で草食系のいわゆる仏の先生の名前を入れてください) が誰かの尻拭いをすることになってしまうのだ. 高カリウム血症でふらふらになった患者さんは, NSAIDsを処方してもらった整形外科には受診しないので, 整形外科へのフィードバックが疎かになり, NSAIDsがなんと気軽に処方されてしまっていることか… (涙).

　ポリファーマシーがあると, どの薬の副作用か同定するのも一苦労だ. 特に循環器薬, NSAIDs, 抗凝固薬, 抗菌薬, 抗コリン薬, 向精神薬, ベンゾジアゼピン系薬, 睡眠薬, 鎮静薬など原因になる薬を服用している高齢者は実に多い.

　高齢者の場合, 薬剤の副作用が出ても, 新しい症状が出たと勘違いしてしまうことが, 処方の連鎖の一翼を担っていると言える. メトクロプラミドを処方して, 錐体外路症状が出たら, 若い人なら副作用と気がつくが, 高齢者ではParkinson病が発症したと勘違いして, 抗Parkinson病薬を処方してしまう羽目になる. **新しい処方をした場合, 副作用の75％は1カ月以内に, 90％は4カ月以内に発現している.** 自分の処方した薬くらいきちんとモニターしておきたいよねぇ. 処方の上塗りは恥の上塗りと心得て, 処方したら終わりではなく, きちんと症状の変化に気をつけておきたいね.

　カナダのスタディでは, コリンエステラーゼ阻害薬 (コリン作用) による尿失禁に対して抗コリン薬が処方されてしまっているケースが多いことが指摘されている. コリンエステラーゼ阻害薬が認知症に効かなくなってしまい, これでは何をしているのかわからない. 高齢者の抗ヒスタミン薬や抗コリン薬 (胃薬), 抗うつ薬は抗コリン作用があり, 便秘やふらつきが出やすくなる. 抗ヒスタミン薬は眠気も誘い, 口渇にもなるなど結構いやらしい副作用が多いが, 老人性皮膚掻

改訂版 Step Beyond Resident　1　　**263**

7章
知って得する薬の御法度

表3　あるある処方の連鎖…処方の上塗りは恥の上塗りと心得よ

処方薬	副作用	➡	追加されてしまう薬	さらなる副作用
コリンエステラーゼ阻害薬	尿失禁	➡	抗コリン薬	口渇，ふらつき
降圧薬（ARB，ACE阻害薬，β遮断薬，Ca拮抗薬），利尿薬，NSAIDs，スタチン，鎮静薬	ふらつき，めまい	➡	メトクロプラミド	錐体外路症状
NSAIDs	高血圧	➡	降圧薬	ふらつき
サイアザイド系利尿薬	高尿酸血症	➡	痛風治療薬	胃腸障害
メトクロプラミド	錐体外路症状	➡	抗Parkinson病薬	便秘，嘔気
ACE阻害薬	咳嗽	➡	鎮咳薬	便秘
抗痙攣薬	皮疹	➡	ステロイド軟膏	副腎不全
ニトログリセリン	頭痛	➡	NSAIDs	胃腸・腎障害，高カリウム血症
ジゴキシン，ニトロ製剤，ループ利尿薬，ステロイド，NSAIDs，抗菌薬，テオフィリン	嘔気	➡	メトクロプラミド	錐体外路症状
向精神薬	錐体外路症状	➡	抗Parkinson病薬	便秘，嘔気
抗ヒスタミン薬，三環系抗うつ薬，抗コリン系胃薬	便秘	➡	下剤	電解質異常
抗ヒスタミン薬，三環系抗うつ薬，抗コリン系胃薬	ふらつき	➡	メトクロプラミド	錐体外路症状

表4　新しい処方の際の心得5ヶ条

その1	新しい薬は最低量からはじめること
その2	新しい症状が出たら，最近の処方薬の副作用を疑ってかかること
その3	新しい症状が出たら，新しい薬（他院，市販薬，漢方，サプリメント）をはじめなかったか，薬の量が変わっていないか，薬を自己中断または自己増量していないか聞くこと
その4	新しい薬剤の副作用を説明し，その際の対処法を説明すること
その5	薬の副作用をほかの薬で押さえこむ場合は，利益と不利益を十分考慮すること

　痒症に漫然と抗ヒスタミン薬が出ているとどうしてもポリファーマシーになってしまう．さらにステロイド含有の抗ヒスタミン薬を漫然と出されていると副腎不全に…あぁ，もうイヤ！ 表3にあるある処方の連鎖を示す．

　なんと，患者さんは副作用が出ても，15％は医者には言わずに内服を自己中断してしまうというから困ったものだ〔Health Aff（Millwood），22：106-121, 2003〕．これって患者さんが悪いの？否．患者さんが気を使い過ぎたのか，医者が怖くて言えなかったのか，どちらにせよコミュニケーションは双方向であるべきで，患者さんが自由に話せる雰囲気を医者が常日頃つくっていたかが重要なのだ．新しい処方をする場合の心得を表4に示す．

●処方の上塗りは，恥の上塗り

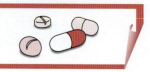

✓ *Check!*

文献 14) Kalisch LM, et al：The prescribing cascade. Aust Prescr, 34：162–166, 2011
↑ **必読文献**．処方の連鎖がわかりやすくまとまっている．

文献 15) Gill SS, et al：A prescribing cascade involving cholinesterase inhibitors and anticho-
linergic drugs. Arch Intern Med, 165：808–813, 2005
↑ 44,884人の認知症患者を対象にしたカナダのスタディ．そのうち20,491人にコリン
エステラーゼ阻害薬が処方されていた．副作用の尿失禁に対して，抗コリン薬が処方され
ることが多かった（4.5 vs 3.1％：ハザード比1.55）．

2　こんな薬は御法度ってか！？ Beers Criteria

👤 患者B　84歳　女性　　　　　　　　　　　　　ポリファーマシー

　　患者Bが夜間トイレに行こうとして転倒し，来院．大腿骨頸部骨折が疑われたが，結果的には骨折はなかった．寝る前の1杯の水が脳梗塞の予防をしてくれると固く信じている一方，夜間頻尿が困るので本当はあまり水は飲みたくないとか．夜の寝つきも悪く，睡眠薬（長時間作用型）もベンゾジアゼピン系薬剤も，あれもこれも15剤の薬剤が処方されていた．

　　寝る前の1杯の水なんて脳梗塞予防には役に立たないってエビデンスがあるのに，そんなことをまだ信じている人もいるんだなぁと考えながら，研修医Mは患者Bに帰宅の指示を出した．次の日，また転倒して今度こそ大腿骨頸部骨折になって帰ってくることはこの時点では知る由もなかった．

❓ 研修医M

「まさか次の日，また転倒して本当に骨折してくるなんて思わなかったです．きちんと気をつけるように言ったのですが…．えっ！薬のことって？そんなのかかりつけ医が調整すればいいんじゃないんですか？…え，僕にも責任があるんですか？えぇ〜ッ！」

こんな薬は御法度ってか！？ Beers Criteria

1）ポリファーマシーのリスク

　　まさしくこのポリファーマシーでは，長時間作用型の睡眠薬に加えてベンゾジアゼピン系薬剤も処方され，ふらふらで眠いときにトイレに行ったため転倒，骨折，危険の三拍子がそろったのだった．

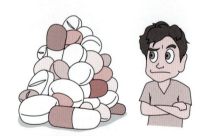

　　ポリファーマシーの患者さんの気持ちになってみよう．いくらなんでもお腹がいっぱいになるほどの薬なんて，内服を忘れてしまうのみならず，自分でうまく調節したくなってしまう．勝手に薬を減らされたので，医者は効果がないと思ってまた薬剤を増やして，家には薬が山ほど残っているなんてこともよくある話だ．内服ミス，副作用，アドヒアランス低下，転倒リスク上昇，認知機能低下，薬物相互作用，医療費増加など問題は山積みになってしまう．

　　入院高齢患者の10〜30％は薬剤の副作用が問題であ

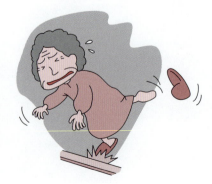

るという．Hanlon らによると入院高齢患者の92％に少なくとも1剤以上の不適切な薬剤が処方されていた．ただ高価な薬剤も不適切としており，薬効や医学的適応だけではないので，これだけ高い数値になったものだが，それにしてもポリファーマシーは世界的な問題といえる．

2）Beers Criteria って何？

　高齢者における不適切な処方に注意喚起するために，1991年にアメリカの老年医学専門医であるマーク・H・ビアーズ（Mark Howard Beers）がBeers Criteriaを発表した．**65歳以上の高齢者の不適切な薬剤使用**に警鐘を鳴らした．メルクマニュアルも書いており，それをインターネットでただで提供しようと言ってくれた高尚な大先生なのだ．Beerの飲み比べの方法ではないので，あしからず（^^;）．Beers Criteria は各専門医に呼びかけてデルファイ法（同じアンケート質問を，フィードバックをかけながらくり返すことで意見の集約を図る方法）で決めたエキスパートオピニオンだ．なぁーんだ，当初はエビデンスというより，「偉い」人たちの合意意見だったっていうこと．Beers Criteria は一般的にみて高齢者にとって潜在的に不適切な薬剤（表5）と各疾患別に不適切な薬剤（表6）の2種類に分けられていた．もともとは老人ホーム向けに開発された経緯がある．コホン，でも Beers Criteria はエビデンスがないとあちこちで批判を浴び，どんどん改訂されてエビデンスを重視するようになったんだよねぇ，これが．時代だなぁ．後出し

表5　Beers Criteria：高齢者に避けた方がいい薬剤の例

薬剤	理由・推奨
第一世代抗ヒスタミン薬 ジフェンヒドラミンなど	抗コリン作用が強い．せん妄，便秘の危険． 急性期の使用は OK
ベンズトロピン	錐体外路症状予防には使用しない．よりよい代替薬あり
ジピリダモール	起立性低血圧のリスク
チクロピジン	よりよい代替薬あり
ジゴキシン	心房細動の第一選択薬にはしないこと
アミオダロン	心房細動の第一選択薬にはしないこと
アミトリプチリンなど	抗コリン作用が強い
第一世代，第二世代向精神薬	認知症の行動異常には使用しない
ベンゾジアゼピン系薬剤	高齢者は感受性が高く，代謝が遅い
エストロゲン	乳がん，子宮がんのリスクあり．心血管疾患や認知症予防効果は高齢者では低い．膣錠やクリームは OK
スライディングスケールのインスリン	低血糖のリスク（指示する方はスライディングは楽なんだけど…）
SU 薬	低血糖のリスク
メトクロプラミド	錐体外路症状副作用のリスク．慢性使用はダメ
PPI	*C. difficile* 感染症のリスク．8週以上の使用は適応があるときに限ること
COX2阻害薬ではないNSAIDs	特殊な場合を除き，慢性使用はダメ
筋弛緩薬	抗コリン作用や鎮静作用があるため，慢性使用はダメ

表6　Beers Criteria：疾患別の避けた方がいい薬剤の例

疾患	避けた方がいい薬剤
心不全	NSAIDs，ジルチアゼム，ベラパミル，チアゾリジンジオン
失神	アセチルコリンエステラーゼ阻害薬，α_1阻害薬，プラゾシン，クロルプロマジン
せん妄	抗コリン薬，向精神薬，ベンゾジアゼピン，クロルプロマジン，ステロイド，H_2拮抗薬
転倒リスクあり	抗けいれん薬，向精神薬，ベンゾジアゼピン，三環系抗うつ薬，SSRI，オピオイド

じゃんけん的な批判は誰でもできるけど，エビデンスはなくとも最初にまず発表したことに意義があると思うけどね．

3）日本版のBeers Criteria

　高齢者と付き合いが長くなるにつれ，ずるずると薬の量が増えてしまいがちというのも，長い間かかりつけ医をしているとよくあること．このBeers Criteriaを利用してこまめに薬剤の見直しを図っていくとマンネリズムを脱却できていい．国立保健医療科学院の今井博久先生が作成した日本版のBeers Criteriaも出ている．日本医師会雑誌2008年4月号に掲載され大きな反響を呼んだ．65歳というのはあくまでも目安であ

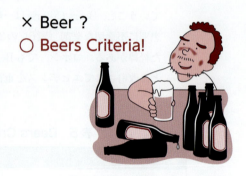

× Beer ?
○ Beers Criteria!

り，またリストにあがった薬を画一的に目の敵にするのではなく，副作用が出やすいから再検討すべしと言っているだけなのに，メディアのセンセーショナルな報道のおかげで，一般の方から「とんでもない副作用の多い薬剤を処方されていたのではないか」と苦情が出て，臨床家がとばっちりを食ったような形になった．一般に日本人って四角四面でクソまじめなところがあるから，ガイドラインなどが出ると右向け右になってしまって，それはそれで怖いねぇ．

4）2015年の改訂でどこが変わった？

　2015年にはまた新しく改訂された．さらに細かくなってきて，あぁ頭が痛い！Beers Criteria 2015の改訂ポイントは，

① 一般的な長期処方を避ける薬剤

② 疾患別に使用を避けた方がいい薬剤

③ 高齢者では注意して使用する薬剤

④ 薬剤相互作用のため避けた方がいい薬剤

⑤ 腎機能低下時に注意すべき薬剤

など多岐にわたる．

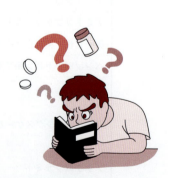

　2012年と比べて，心房細動に対するクラスⅠa，Ⅰc，Ⅲの抗不整脈薬は2015年版から姿を消した．リズムコントロールの薬もなかなか有効であるというエビデンスに基づいた結果だ．一方残った抗不整脈薬もある．アミオダロンは心不全や高度左室肥大がない限りやはり第一選択は避

けるべしとなっている．ジソピラミド（リスモダン®）は抗コリン作用が強くてダメというが，ここ最近では使ったことがないなぁ．ジゴキシンは心房細動治療の第一選択にしない．今時心不全にまずジゴキシンを処方する若い医師はいないと思うが，昔は至極当然の薬だったのだ．

薬剤相互作用については新しく加筆された項目があるものの，まだまだ網羅されているわけではない．α_1遮断薬とループ利尿薬の組合わせは女性の失禁リスクになり，3剤以上の中枢神経作用薬は転倒リスクが上昇するのでダメ．ACE阻害薬にトリアムテレンやアミロライドを加えると高カリウム血症のリスクが上昇する．リチウムとACE阻害薬やループ利尿薬の組合わせはリチウム中毒になりやすい．アスピリン，ダビガトラン，プラスグレル，向精神薬，利尿薬などは注意して使用する薬剤に含まれている．抗コリン作用のある薬はとかく高齢者のQOLを低下させるので，抗ヒスタミン薬，抗コリン薬，三環系抗うつ薬などは長期使用に陥らないように定期的に見返す必要があるのだ．

Beers Criteriaは，犯人探しじゃないけど慢性的に使うのは再考しましょうと言うもの．急性期の症状に対して使用するのはOKなのだ．そこのところを読み違うと大変なことになるのでご注意を．

ちょっと待った！ Beers Criteriaの落とし穴

日本からも日本版Beers Criteriaが発表されている．当初はあくまでもBeers Criteriaはエキスパートオピニョンであり，科学的根拠が希薄であった．またアメリカのものがそのまま日本で使えるかどうかの検討も十分されないままメディア発表されてしまった．世界的にもBeers Criteriaの欠点があれこれ指摘された．

齊尾武郎先生によると，そもそも日本で滅多に使わない薬がリストにあがっているのは問題だという．確かにヒロポン（戦時中に特攻隊が使用した覚醒剤）やレセルピン（教科書には載っているけど処方したことがない）などの薬があがっているのはおかしい．また副作用はあるものの有用な薬はこんなところにあげるべきではない（アスピリンやロラゼパムなど）．すでに市販薬になっているのに，医者が注意すべき薬剤ってどういうことなの？（シメチジン，ジフェンヒドラミン，マレイン酸クロルフェニラミン，アセチルサリチル酸など）．確かに齊尾先生のおっしゃる通りで，突っ込みどころ満載なのも間違いない．

ただし，前述の批判は2008年のものであり，Beers Criteriaもどんどん進化している．1991年にはエキスパートオピニョンに過ぎなかったが，エビデンスを取り入れるようになり，2003年，2008年，2012年に改訂されたと思ったら，2015年にもまた新しく改訂されている．抗菌薬まで手を出していないところが賢いね（だってたくさんありすぎだもの）．確かに不備はあったとしても，ビール腹だって育つように，Beers Criteriaだってエビデンスにのっとって育っていくのでそれはそれでいいのだ．いやいや，ビール腹はダメでしょ…（^^;）．あとBeerとBeersは違うし！（Beerは不可算名詞！ テヘッ）

救急受診する高齢患者さんの約3割は不適切（かもしれない）薬剤が投与されているが，救急室から帰宅するときに救急医により7～13％の症例で不適切（かもしれない）薬剤が処方されていたというから驚きだ．ただこの「かもしれない」という曖昧さが重要なのだ．実際に患者さんを診た医師が必要と思った薬を，後から診療録を見て，機械的にBeers Criteriaと照らし合わせ

て「不適切」の烙印を押すのは「卑怯千万なり」っていう感じで，患者さん個々人にテーラーメードな治療をしている可能性だってあるじゃないか．

あくまでも Beers Criteria は1つの参考指針であって目くじらを立てるものではない．高齢者に不利益がないようにリストをつくったのは高く評価すべきであり，自分の目の前の患者さんに適用するかどうかはじっくり考えてから各臨床家が1例ずつ検討すべきなんだよ．

Davidoff らによると，約4割の高齢者が Beers Criteria の薬剤を内服（最も多いのは NSAIDs）しているものの，その割合は2006年と比べて2010年には減少傾向にあるという．

🔰 研修医 M

「そういえば，Choosing Wisely というキャンペーンもやってましたね」

Choosing Wisely campaign

Choosing Wisely campaign（http://www.choosingwisely.org/）は薬のみならず医療そのものの無駄をなくそうという世界的キャンペーン．小児軽症頭部外傷でCTを撮るな，単純な急性腰痛症でX線を撮影するななど，確かに理に適っているものの，古狸先生はそう簡単にはうんと言ってくれないだろうねぇ．エビデンスよりもチームワークを重視しないと日本では仕事ができなくなってしまうかもね．でも古狸先生の顔色を見て，正しい医療，コストの安い医療を提供できないようではいけない．われわれ医師は患者側に立って仕事をしないといけないんだから…．えっ？私？もちろんEBMよりもチームワークってことで…テヘ．

日本語訳の本も出ている．そのなかの薬剤に関する部分を抜粋する（表7）．

🔰 研修医 M

「薬だと Beers Criteria 一辺倒ってわけじゃないんでしょ」

不適切薬剤ルールの群雄割拠！？

アメリカの Beers Criteria は当初からその網羅的でなく，必ずしも絶対禁忌ではない薬剤が含まれている点に対して疑問が投げられていた．やはりお国柄というのがあって薬剤もアメリカのものと他国では違って当然なのだ．カナダやヨーロッパでは IPET（improving prescribing in the elderly tool）なるものを使用し，Beers Criteria と比較した報告が相次いだ．オタワでは独自に OTTT（The Ottawa Top Ten Tool）といい，高齢者で避けた方がいい薬剤を提示している（表8）．これも8人の老年医学の医師と2人の薬剤師のコンセンサスで成り立っている．そのほか McLead（Can Med Assoc J, 156：385-391, 1997），Rancourt（BMC Geriatr, 4：2004），Laroche（Eur J Clin Pharmacol, 63：725-31, 2007），STOPP/START（Eur Geriatr Med, 1：45-51, 2010），Winit-Wajana（Arch Gerontol Geriatr, 47：35-51, 2008），NORGEP（Scand J Prim Health Care, 27：153-159, 2009），PRISCUS（Dtsch Arztebl Int, 110：213-219, 2013），Liverpool adverse drug reaction causality assessment tool（PLoS One, 6：1-8, 2011），ACOVE〔Ann Intern Med, 135（8 Pt 2）：653-667, 2001, J Am Geriatr Soc, 55 Suppl 2：S373-382, 2007〕，RASP

表7 薬剤の "Choosing Wisely"

認知症 向精神薬を認知症の精査なしに処方してはいけない	認知症の認知行動症状に対して向精神薬を使用してはいけない．あまり効果がないばかりか，過鎮静，転倒リスク上昇，認知機能低下，脳血管障害，死亡をきたしてしまう．非薬物療法が無効で，患者さんに危険が迫っているときにだけ適応とすること
認知症 コリンエステラーゼ阻害薬を定期的な振り返りなしに認知症患者に処方してはいけない	コリンエステラーゼ阻害薬が有効であるという報告は限られている．もし処方しても12週以内に効果が認められなければやめるべきである
薬剤review 高齢者の薬剤をしっかり調べないで処方してはいけない	高齢者はポリファーマシーになっていることが多く，処方薬のみならず市販薬や漢方まで多岐にわたって内服していることがある．どの薬剤が危険か，薬剤相互作用を毎年確認しないといけない
糖尿病 HbA1c＜7.5％をめざすならメトホルミン以外の薬剤を第一選択にしない	2型糖尿病で厳しい血糖管理の有用性は証明されていない．長生きの見込める健康な高齢者であればHbA1cは7.0〜7.5％を目標に，中等度の障害があり寿命が10年未満の場合はHbA1cは7.5〜8.0％を目標に，多数の障害がありそろそろ寿命が近づいている場合はHbA1cは8.0〜9.0％を目標にすればいい
不眠症，せん妄 ベンゾジアゼピン系薬剤，その他の鎮静薬を第一選択にしてはいけない	交通事故，転倒，大腿骨頸部骨折，入院のリスクが上がる．ベンゾジアゼピン系薬剤はアルコール離脱症状，振戦せん妄，高度不安障害のためとっておく．慢性不眠に対してはまず認知行動療法を行う
無症候性細菌尿 抗菌薬を投与してはいけない	無症候性細菌尿に抗菌薬は不必要である．抗菌薬使用によって副作用が増えるだけ．泌尿器手技を受ける前だけ必要となる
変形性膝関節症 グルコサミンやコンドロイチンを処方してはいけない	効果があるというエビデンスなし（「あれはエビデンスないから」と，効くと信じて内服している患者さんの心を折ってはいけない）
ビタミン マルチビタミンやビタミンE，βカロチンを心血管疾患予防やがん予防に処方してはいけない	十分なエビデンスがない．βカロチンは喫煙者では肺がんのリスクになる
PPIは必要最小量に調整すること	疾病を押さえこむのではなくQOLの維持を目標に薬剤量を調整すべきである
脂質異常症 寿命が短い患者にルーチンに脂質異常症改善薬を処方すべきではない	85歳以上で脂質異常症改善薬が予後を改善するというエビデンスが乏しい．むしろ副作用（認知機能低下，転倒，ニューロパチー，筋損傷）による不利益が大きい
高血圧 60歳以上で血圧が150/90 mmHg以下なら降圧薬を処方しない	60歳以上の高齢者では収縮期血圧150 mmHgであれば，心不全，脳卒中，死亡においてリスクが低減される．それ以上に降圧すると転倒リスクが増える
NSAIDs 高血圧，心不全，慢性腎障害の患者ではNSAIDsは避けること	NSAIDsは血圧上昇，水分貯留，腎機能悪化に通じる．筋骨格系疼痛に対しては，アセトアミノフェンの方が安全に使用できる

http://www.choosingwisely.org/ より．

7章

知って得する薬の御法度

リスト（Eur Geriatr Med, 5：175-180, 2014）とあげたらきりがない．あぁ，もうゲップ，ゲップ，ゲップ…．

　Beers Criteria US version よりも不適切処方に関連した入院を予測できるとして，STOPP/STARTが開発された．単に薬剤を中止するのではなく，必要な薬剤をいつ使用するかが重

表8　OTTT（The Ottawa Top Ten Tool）で基本的に高齢者では避けた方がいい薬

薬剤	理由
抗コリン薬	せん妄，転倒，QT延長，認知機能低下
三環系抗うつ薬	末梢の抗コリン作用強い（便秘，尿閉，口渇），中枢作用（認知機能低下，せん妄）
ベンゾジアゼピン系薬と鎮静薬	高齢者は感受性が高く，半減期が長い．転倒，興奮
初代のSSRI	半減期が長い．薬物相互作用が多い，中枢性副作用（嘔気，不眠，めまい，せん妄），低ナトリウム血症
向精神薬	非定型（オランザピン，クロザピン，リスペリドン，クエチアピン），定型（ハロペリドール）
ジゴキシン（0.125 mgを超える用量の場合）	高齢者の腎機能低下に伴うジゴキシン中毒の危険性
NSAIDs	インドメタシンは最も中枢神経作用あり，消化管出血，腎障害，心不全増悪，高血圧の危険性．アスピリン・ワルファリン・ダビガトラン・クロピドグレルとの併用を避けること，使用するならPPIと併用
膀胱平滑筋収縮抑制薬	オキシブチニン，トルテロジン，ソリフェナシン．抗コリン作用が強く，鎮静，筋力低下，QT延長などがある
下剤の長期使用	排便障害
SU薬やピオグリタゾンの血糖降下薬	遷延性低血糖．心不全や心筋梗塞のリスク，肝障害では禁忌

要だ.

　STOPP/START に関しては次の項で説明するよ.

よく使用する薬剤だからこそ，本当に必要か見直そう

● 第一世代抗ヒスタミン薬，抗コリン薬，三環系抗うつ薬…どれも抗コリン作用が強く高齢者には不向きな薬と心得るべし

● ベンゾジアゼピン系薬剤は便利だけど，転倒リスク，認知機能低下の危険あり

● NSAIDs，膀胱平滑筋収縮抑制薬，下剤…どれもよく使う薬だけあって副作用に敏感になるべし

✓ *Check!*

文献16）Klarin I, et al：The association of inappropriate drug use with hospitalisation and mortality：a population-based study of the very old. Drugs Aging, 22：69–82, 2005
　　↑スウェーデンの75歳以上の高齢者785人を調査．高齢者の18.6％に不適切な薬剤投与を認め，少なくとも1回はそのために入院となっていた．不適切な薬剤使用による死亡例はなかった.

文献 17) Hanlon JT, et al：Inappropriate medication use among frail elderly inpatients. Ann Pharmacother, 38：9-14, 2004
　　↑ 入院患者の92％に不適切な薬剤が投与されていた．高価な薬剤70.0％，非実用的用途が55.2％，不適切用量が50.9％であった．特に胃薬（50.6％），循環器薬（47.6％），中枢神経薬（23.9％）が多かった．

文献 18) American Geriatrics Society 2015 Beers Criteria Update Expert Panel：American Geriatrics Society 2015 Updated Beers Criteria for Potentially Inappropriate Medication Use in Older Adults. J Am Geriatr Soc, 2015 Oct 8 [Epub ahead of print]
　　↑ 必読文献．アメリカ老年学会のBeers Criteria．1991年から20年以上頑張って改訂し続けるのは大変だろうなぁ．

文献 19) Nixdorff N, et al：Potentially inappropriate medications and adverse drug effects in elders in the ED. Am J Emerg Med, 26：697-700, 2008
　　↑ 65歳以上の124人の救急受診患者を調査．平均8.6剤を内服していた．Beers Criteria2003を参考にすると，29％に不適切な薬剤投与を認めた．7％は救急室で帰宅時に処方されていたというから，ちょっと驚きだ．

文献 20) Hustey FM：Beers criteria and the ED：an adequate standard for inappropriate prescribing ? Am J Emerg Med, 26：695-696, 2008
　　↑ 救急受診高齢患者の32％は少なくとも1剤の不適切な薬剤が投与されており，救急室退室時に13％が不適切な薬剤を処方されていたというから，またも驚きだ．

文献 21) 齊尾武郎：Beers Criteria日本版への疑義：未熟なコンセンサスガイドライン．臨床評価，36：467-472, 2008
　　↑ そのBeers Criteriaの日本版に異議あり！

文献 22) Davidoff AJ, et al：Prevalence of potentially inappropriate medication use in older adults using the 2012 Beers criteria. J Am Geriatr Soc, 63：486-500, 2015
　　↑ 18,475人の市中に住む高齢者を調べたところ，42.6％の人がBeers Criteriaの指摘する不適切な薬剤を内服していた．NSAIDsが最も多く，2006〜2007年に比べ2009〜2010年は内服する人が減少した（45.5→40.8％）．それでも多くの人が内服しているが，漫然と薬剤を続ける率は減ってきているようだ．

文献 23) Naugler CT, et al：Development and validation of an improving prescribing in the elderly tool. Can J Clin Pharmacol, 7：103-107, 2000
　　↑ IPETのオリジナル文献．Beers Criteriaとの比較検討．

文献 24) Barry PJ, et al：Inappropriate prescribing in the elderly：a comparison of the Beers criteria and the improved prescribing in the elderly tool（IPET）in acutely ill elderly hospitalized patients. J Clin Pharm Ther, 31：617-626, 2006
　　↑ IPETもBeersも入院高齢者の不適切な薬剤処方を結構見つけている．Beersでは少なくとも34％に1剤，IPETでは22％に1剤見つけた．IPETの方が感度が高いって言いたいのかしら．

文献 25) Ryan C, et al：Appropriate prescribing in the elderly：an investigation of two screening tools, Beers criteria considering diagnosis and independent of diagnosis and improved prescribing in the elderly tool to identify inappropriate use of medicines in the elderly in primary care in Ireland. J Clin Pharm Ther, 34：369-376, 2009
　　↑ アイルランドのスタディ．Beers Criteriaに相当する不適切な処方は13％に認め，月824.88ユーロの費用を費やしていた．IPETに相当する不適切な処方は10.4％に認め，月381.28ユーロの費用を費やしていることになった．

文献 26) Morin L, et al：Potentially inappropriate drug use in older people：a nationwide comparison of different explicit criteria for population-based estimates. Br J Clin Pharmacol, 80：315-324, 2015
　　↑ スウェーデンの65歳以上（市中在住も老人ホーム入居者も含めた）の国家的データベース1,346,709人を調査．不適切薬剤に関する5つのcriteria（2012年のBeers Criteria, Laroche's リスト, PRISCUS リスト, NORGEP criteria, Swedish National Board of Health and Welfare criteria）を比較検討した．不適切な薬剤投与は16％（NORGEP criteria）から24％（2012 Beers Criteria）の高齢者に行われていた．およそ38％の高齢者が何らかのcriteriaにひっかかってきた．女性，施設入居中，ポリファーマシーがより不適切な薬剤投与に関連が深かった．

文献27） Chang CB & Chan DC：Comparison of published explicit criteria for potentially inappropriate medications in older adults. Drugs Aging, 27：947–957, 2010

↑ 7つの不適切薬剤投与criteria（Beers, McLead, Rancourt, Laroche, STOPP/START, NORGEP criteria）を比較検討したreview．基礎疾患に関係なく不適切な薬剤としてどれにも共通するものが，長時間作用型のベンゾジアゼピン系薬剤と三環系抗うつ薬であった．疾患関連では転倒リスクの高い患者のベンゾジアゼピン系薬剤であった．薬物相互作用ではワルファリンとNSAIDsは共通して避けるべき薬剤となっている．

文献28） Lemay G, et al：Better prescribing in the elderly. Can Geriatr Society J, 2：20–26, 2012

↑ よくまとまったreview．The Ottawa Top Ten Toolも紹介している．http://www.canadiangeriatrics.ca/default/index.cfm/linkservid/86F27E6A-B4AE-C03B-7BC1839EF84D70A1/showMeta/0/ からダウンロードできる．

文献29） Van der Linden L, et al：Development and validation of the RASP list（Rationalization of home medication by an adjusted STOPP list in older patients）：A novel tool in the management of geriatric polypharmacy. Eur Geriatr Med, 5：175–180, 2014

↑ STOPPをもとにベルギーのために独自に開発された自宅での高齢者の76項目の不適切薬剤リスト．STOPPからは26項目（全体の1/3）が引用された．

WEB 1） Beers Criteria 2015：

http://geriatricscareonline.org/

↑ 必読です．会員登録をするとダウンロードできます．

3 STOPP/START：薬を止めるか，はじめるか，それが問題だ

患者C　72歳　女性

ポリファーマシー

72歳女性Cさんが尿路感染で入院した．外来で加療したが，治らず紹介となった．キノロン系抗菌薬が処方されたが，実は便秘のために酸化マグネシウムも処方されており，酸化マグネシウムのためにキノロン系が効果を発揮できなかっただけと判明した．また，高血圧に対してカルシウム拮抗薬が処方され，骨粗鬆症に対してカルシウム製剤，ビタミンD，ビスホスホネートが処方されていた．その他，刺激性の下剤，脂質代謝異常症治療薬，睡眠薬，抗不安薬，皮膚掻痒症に対して第一世代抗ヒスタミン薬など飲み薬だけでも15種類も処方があった．

研修医K

「これって飲み合わせが悪くて，抗菌薬が効かなかったっていうことですよね．それにカルシウム拮抗薬は慢性便秘を助長しますし，あ，慢性心房細動があるからワルファリンを飲んでいないのはまずいですね．カルシウム拮抗薬を出しながらカルシウム製剤ももらっているなんて，あぁ，内科と整形外科別々のところに通っているんですねぇ」

STOPP/START：薬を止めるか，はじめるか，それが問題だ

Beers Criteriaではヨーロッパで取り扱っていない薬剤も多く，薬物相互作用や処方すべき薬剤に言及していない点がイマイチだということで（Beersも2015年には大分改善されたが），アイルランドが先導してヨーロッパではSTOPP/START criteriaが提唱された．日本では「高齢者の安全な薬物療法ガイドライン2015」として提唱された．メディアでも「医者はこんな怖い薬を患者に平気で処方している！」などとセンセーショナルな報道がされて，あれあれとがっかりした人も多いだろう．長期に漫然と出してはいけない薬はもちろんあるが，急性期に必要な薬を処方しているときでさえ，不適切な薬と混同されては元も子もない．1カ月以上の慢性処方となるとリスクが上回る薬剤を中止するために，STOPPリストが提唱された．

一方，確かに高齢者は薬剤による副作用が多く，利益が高いとわかっているのに処方されていない過小医療も回避する必要があり，そのためにSTARTリストがある．

Bradleyらによると，イギリスでは70歳以上の患者の29%が不適切薬剤を処方されているという（BMC Geriatr, 14：72,

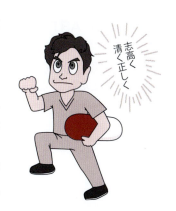

志高く　清く正しく

2014). 薬剤重複, 適応外アスピリン処方, 不適切 PPI (プロトンポンプ阻害薬) の処方などが多く, PPI はポリファーマシーとなるオッズ比がなんと 18.2 もある. 確かにいい薬だが, PPI 長期内服は誤嚥性肺炎のリスクも上がるんだけどねぇ. 日本でも PPI を漫然と処方されている患者さんて多いよねぇ. **三大不適切処方は, ① 8 週間を超える PPI 処方, ② 3 カ月を超える NSAIDs 処方, ③ 長期向精神薬処方**であった. ER での薬剤による合併症で多いのは, ① 血液をサラサラにする薬 (抗凝固薬, 抗血小板薬), ② 血糖降下薬, ③ 血中濃度治療域の狭い薬剤 (ジゴキシンやフェニトインなど) などによるものなんだよねぇ (Ann Emer Med, 56：261-269, 2010).

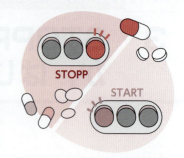

じゃ本当に医者はみんなこの STOPP/START に沿って診療しているのかというと, 必ずしもそうではない. Galvin らによると不適切処方が約 14% であったのに対し, 適応があるのに適切な薬剤が処方されていなかった例はその 2 倍の 30% もあったという. また医者それぞれの資質にもよるのだろうか, 医者の間であっても不適切処方に 4 倍の開きがあるというからちょっと困ったものだ. ただのウイルス性上気道炎でセット処方薬を出したり, 5 剤以上も薬を出すのはちょっとちょっと… (ﾟДﾟ). 『複合感冒薬, 鎮咳薬, 解熱薬, 胃薬, 乳酸菌製剤, 抗ヒスタミン薬, 去痰薬, さらに抗菌薬 (?)』なんて処方…ありそうで……あるから怖いねぇ.

そうは言っても, 目の前の患者さんにテーラーメイドで考えると, 薬をやめられないこともはじめられないこともあるよねぇ. 患者さんは生活史も家庭の事情も機能も十人十色で, **金科玉条のごとく STOPP/START があるわけではない**ことに注意したい. Lozano-Montoya らは STOPP で指摘された薬剤は 87% が中止できたのに対して, START で指摘された薬剤は 33.5% しか追加できなかったと報告している. 高齢者になると日常生活動作 (activities of daily living：ADL) や手段的日常生活動作 (instrumental activity of daily living：IADL) が低下したり, 歩行不能であったりするから, 医学的適応だけで薬剤を開始することができないのもうなずける.

STOPP/START リスト

● STOPP リスト 「慢性処方に要注意. リスクが上回る場合は中止を考慮しましょ」の薬リスト

● START リスト 「あぁ, 利益があるのに, どうしてやってないの？」の薬リスト

● 患者の ADL や IADL が低下すると, 必ずしも STOPP/START が適用できないこともある

✓ *Check!*

文献30) O'Mahony D, et al：STOPP/START criteria for potentially inappropriate prescribing in older people：version 2. Age Ageing, 44：213-218, 2015

　　↑ STOPP/STARTの改訂第2版2015年版. 必読文献です. 13の欧州国から19人の専門家が集まってデルファイ法でエビデンスを詰めていったというもの. エキスパートオピニョンというのではなく, きちんとエビデンスを集めたうえで議論したっていうこと. 80のSTOPP criteriaと34のSTART criteriaを作成した.

文献31) Gallagher P, et al：STOPP (Screening Tool of Older Person's Prescriptions) and START (Screening Tool to Alert doctors to Right Treatment). Consensus validation. Int J Clin Pharmacol Ther, 46：72-83, 2008

　　↑ STOPP/STARTの原著論文.

文献32) Galvin R, et al：Prevalence of potentially inappropriate prescribing and prescribing omissions in older Irish adults：findings from The Irish LongituDinal Study on Ageing study (TILDA). Eur J Clin Pharmacol, 70：599-606, 2014

　　↑ スコットランドのデータベースで, 65歳以上の患者についてSTOPP/STARTに沿って不適切薬剤を調査. 不適切処方は14.6%, 不適切非処方は30%であった. 不適切処方で多かったのは, 中等度以上の高血圧患者へのNSAIDs処方 (5.8%), 心血管疾患の一次予防としてのアスピリン (3.2%). 不適切非処方で一番多かったのは, 160 mmHgを超える高血圧に対する降圧薬の非処方であった (9.9%).

文献33) Lozano-Montoya I, et al：Potentially inappropriate prescribing detected by STOPP-START criteria：are they really inappropriate? Age Ageing, 44：861-866, 2015

　　↑ 本当にSTOPP/STARTでひっかかった薬剤投与は不適切なのか？ 80歳以上の388人の老年科入院患者の内服薬について, STOPP/STARTに沿って入院前と退院時に調査. 284のSTOPP事例 (0.8薬/人) が発見され, 87%は退院時に中止された. 37例はほかの治療優先事項のため薬剤中止できなかった (ロラゼパムなど). STARTについては397事例で不適切非処方が見つかったが, 退院時にはその66.5%でSTARTの指針に沿わなかった. 高度機能低下やより有効な代替治療がある, 副作用のリスクが高いという理由であった. ADL低下 (オッズ比0.66), IADL低下 (オッズ比0.64), 歩行不能 (オッズ比0.72) と, 機能低下例でSTART不支持例が多かった.

文献34) Hill-Taylor B, et al：Application of the STOPP/START criteria: a systematic review of the prevalence of potentially inappropriate prescribing in older adults, and evidence of clinical, humanistic and economic impact. J Clin Pharm Ther, 38：360-372, 2013

　　↑ STOPP/STARTに関する2007～2012年の13の文献をreview. 不適切薬剤の頻度の報告はあるが, criteriaの適用のしかたはまちまちだった. Beers criteriaよりSTOPP/STARTがよかったとする論文が6つ. 総じてSTOPP/STARTはよく使われるようになったが, それによってどう臨床的に効果が上がったか, 経済効果はどうよくなったかの報告はまだない.

文献35) Bradley MC, et al：Potentially inappropriate prescribing among older people in the United Kingdom. BMC Geriatr, 14：72, 2014

　　↑ 70歳以上の患者データベースでSTOPPに沿って調査. 29%の人が不適切処方を受けていた. 最も多かったのは薬剤の重複 (11.9%), 続いて適応のないアスピリン処方 (11.3%). PPIの不適切処方 (3.7%) はポリファーマシーのリスクが高かった (オッズ比18.2).

文献36) Cahir C, et al：Prescriber variation in potentially inappropriate prescribing in older populations in Ireland. BMC Fam Pract, 15：59, 2014

　　↑ 70歳以上の患者33万人以上に対し30のSTOPP criteriaを適用し, 約1,900人の医者の処方のばらつきについて検討. 臨床的に重大な影響を及ぼすほどではないにしろ, 医者によっても処方にばらつきがあって4倍の処方の差が出たという.

文献37) Safety of Long-Term PPI Use. Med Lett Drugs Ther, 59：131-133, 2017

　　↑ 長期PPI使用は, 骨折, 低マグネシウム血症, QT延長, 鉄欠乏, ビタミンB_{12}欠乏, クロストリジウム感染などリスクが高くなるので要注意.

WEB 2) 日本老年医学会：高齢者の安全な薬物療法ガイドライン2015. 2015

　　http://www.jpn-geriat-soc.or.jp/info/topics/pdf/20150401_01_01.pdf

7章

知って得する薬の御法度

↑ **必読**です．日本老年医学会の作成したガイドラインで10年ぶりの改訂．75歳以上または75歳未満でもフレイルな高齢者に適応する．Beers Criteriaよりやや高齢者向け．STOPP/STARTにならって記載されている．さらに精神疾患や循環器疾患など各科別の指針も示している．薬の管理の方法などいろいろ工夫されていてコンパクトにまとめられている．本は本屋さんで購入しましょう．

研修医K

「こんなに薬剤をたくさん飲んでいたら，いっそいったんバッサリ減らした方がいいんじゃないですか？」

薬剤調整いつやるの？ こんなときでしょ！

　それができたら苦労はしないよ．休薬による合併症が出たら，そのしりぬぐいをするのは君ではなくわれわれ上級医なんだから．好き勝手なことを言いやがって，チッ…あっ，心の声がだだもれになってしまった…．

　薬剤は確かに体をよくするためのものではあるものの，毒にもなりうる．とはいえ，内服薬の数が多いから減らすべきというのはあまりにも早計すぎる．理にかなった使い方をして数が多い場合はそれはそれでいいのだ．

　妻への結婚記念日のプレゼント同様，急にやめたらダメな薬も結構ある（**表9**）．心不全のβ遮断薬は予後改善効果もあり，いまやジゴキシン（潜在的に26%が中毒になっている．心房細動での予後改善効果なし）より断然いい．もちろんCOPD（chronic obstructive pulmonary disease：慢性閉塞性肺疾患）があればβ遮断薬は使えない．降圧薬も急にやめてはいけない．様子をみながら減らさないと，半年〜1年後に再度高血圧になり脳出血になってしまったという話も多い．ウルソデオキシコール酸（ウルソ®）が著効して胆石がなくなっていた高齢女性患者が糖尿病，高血圧，脂質代謝異常，子宮脱，骨粗鬆症など多くの薬剤を飲んでいるからという理由で，主治医がウルソ®などを中止したところ，わずか数年後に胆石・総胆管結石再発，胆嚢炎から敗血症に至り，救命できたものの車いす生活になってしまった例もある．家族はどうして効いていた薬をやめたのか悔やんでも悔やみきれないという．家族や本人からしてみれば，ホントその気持ちはよくわかるよねぇ．患者さんの生活の質を担保している薬剤なら単純にやめていいわけではないのだ．

　ではどんなときに薬剤調整をすればいいのか，いつやるの？ 今でしょ！ ではない．「こんな場

表9　急にやめたらダメな薬

薬剤	不利益
ドパミン作動薬（抗パーキンソン病薬）	悪性症候群
ステロイド	言わずと知れた副腎不全になってしまう
ベンゾジアゼピン長期大量投与をやめると	ベンゾジアゼピン離脱症候群，交感神経の過興奮
抗血小板薬，抗凝固薬	血栓症のリスク増加．アスピリンの急な中止は心血管イベントが90倍，平均8.5日で発症
心不全のβ阻害薬	心不全増悪．予後改善効果あり

合に！」とスコットランドのNHS（National Health Service）は提唱している（表10）．いやぁ，スコットランドは熱い．単にエビデンスに沿った理にかなった処方か，副作用のリスクはどうかだけではなく，患者さんの希望や信条に沿った治療になっているか，患者さんの機能や予後はどうか等も考慮すべきである．臓器ばかり診ている医者ではだめなのだ．ネ，○○センセ！（好きな名前を入れてください．キャッ！）

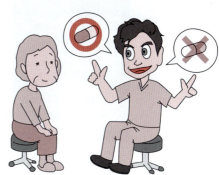

対象が絞られたら，次に示す7つのステップで薬剤調整をしていこう（表11）．① どうして薬剤を使うのか→② やめられない薬剤→③ やめてもいい薬剤→④ 治療効果が上がっているか→⑤ 副作用→⑥ 高価過ぎないか→⑦ 患者さんは同意してくれているかの7つのステップを踏む．

降圧治療1つとっても，80歳以上だと死亡予防効果のNNT（number needed to treat：1例の治療効果

表10　こんなときに薬剤調整を考慮しよう

病態
・多数の併存疾患　・フレイル（高齢自体ではなく機能低下に注目） ・認知症など各疾患以前に考慮しないといけない病態あり　・余命が短い場合
対象患者
・介護を要する50歳以上の患者 ・75歳以上（65〜74歳も可）の患者で10剤以上内服し，SPARRAスコアが40〜60％の患者

SPARRA（Scottish Patients at Risk of Readmission and Admission）スコア：16歳以上で過去3年以内に入院した患者が今後1年以内に緊急入院する可能性を予想するスコア．スコットランドのデータベースを利用しており，日本で適応するには難がある．

表11　薬剤調整の7つのステップ

Step 1	薬物療法の目的を明確にすべし
Step 2	絶対やめられない必須の薬剤を同定せよ．薬剤中止によって重大な合併症が起こる可能性があり，絶対やめられない薬剤を抽出せよ
Step 3	不必要な薬剤を同定せよ．すでに適応のない薬剤はないか．漫然とした予防投与の薬剤はないか．いわゆる「刺身のつま」的薬剤はないか
Step 4	治療効果が上がっているか評価せよ．アドヒアランスが不良ではないか．薬剤の増量，変更，追加を考慮する
Step 5	副作用のリスク，またはすでに副作用の出現はないかを評価せよ．薬剤相互作用や薬剤疾病相互作用等も評価する．患者の薬剤管理能力に問題がないか．特に抗コリン作用や眠気，ふらつきなど特異的症状を聞くとよい
Step 6	薬剤の費用対効果は高いか評価せよ．安かろう悪かろうでもない．懐具合を考えるのも大事
Step 7	患者は自主的に内服する気があるか，希望に沿っているかを確認せよ．患者が勝手に薬剤を減らしているなんてことにもなりかねないので，良好なコミュニケーションをとりましょう．飲みたくないという希望もきちんと受け入れて薬剤調整すべし

表12　アドヒアランスをよくする工夫

服薬数を最小限に	降圧薬や胃薬など同薬効2〜3剤を力価の強い1剤か合剤にまとめる
服用法の簡便化	1日の服用回数を減らす．食前，食直後，食後30分など服薬法の混在を避ける
介護者が管理しやすい服用法	服薬のタイミングを出勤前，帰宅後にまとめる
剤形の工夫	口腔内崩壊錠や貼付剤の選択
一包化調剤の指示	長期保存や途中での減量ができない欠点あり．緩下薬や睡眠薬など症状によって飲み分ける薬剤は別にする
服薬カレンダーの利用	1日に服用する分を切り分けるため，PTP包装ごと飲んでしまうリスクあり

「健康長寿診療ハンドブック」（日本老年医学会／編），2011を参考に作成．

をあらわすために何人の人を治療しないといけないか）はなんと333．さすがに80歳を超えると，140/90 mmHg以下になるように降圧を頑張っても333人に1人しか恩恵がないんだよね．ただし心血管疾患による合併症や死亡予防効果のNNTは33とまぁまぁいい．60歳以上の降圧薬による死亡予防NNTは83，心血管疾患による合併症や死亡予防NNTは23．**60歳以上でハイリスク群の降圧薬による死亡予防NNTは33，心血管疾患による合併症や死亡予防効果NNTは9と抜群によくなる**．このNNTって，10を切ると素晴らしい治療って判断するんだ．一方，高齢者の降圧療法では転倒リスクがあがり，体重減少にもつながる．コレステロールに対するスタチンの有効性を示すエビデンスは多いが，80歳を過ぎてから開始するスタチンの有効性を示すエビデンスは乏しいという（JAMA, 311：461-462, 2014. JAMA, 312：1136-1144, 2014）．

　単に疾患に適応があるからというだけでなく年齢も重要なファクターになり，また一方，年齢のみでは語れないかくしゃくとした高齢者も多い昨今，個人の機能（フレイル）も考慮して薬剤の適応をテーラーメイドに考えていきたい．

　「MRの○○さんがこの薬がいいって言ってたんだ〜」というのはNG．特に慢性疾患でずっと薬剤を内服する場合は，薬の値段は患者さんにとっては結構負担になる．毎日食べる夕食が必ずフルコースのフランス料理だとしたら，財布がもつかいっ！という気になるでしょ？

　薬剤の減量や中止は経験的なものであることが多く，患者さん個人の反応によっても変わってくる．また合併症の有無，患者さんの希望や生活様式によっても変わってくるので常にテーラーメイドな作業となる．単に薬剤数を減らしたらOKなんて単純なものではないのだ．薬を服薬しやすい工夫も考慮したい（表12）．一方，実は患者さんが勝手に薬をやめたり減量していたりしたとしたら，全く治療効果が見込めないばかりでなく，不要に薬剤が増えかねない．医者に気兼ねして患者さんが自由に意見を言えないとこうなってしまう．「あの先生，すぐ怒るから言えないんです」なんて言われたら，患者医師関係はなんとなく悲しいよねぇ．**薬剤調整もあくまでも患者中心に話を進めていきたい**（図1）．患者さんの生活史や価値観，生活状況などさまざまな要因が絡んできてEBMですべてが片づけられるわけではない．また薬剤調整をしたら，ほかに通院している医療機関があればそこにも連絡し，かかりつけ薬局にも連絡して周囲からガッチリ

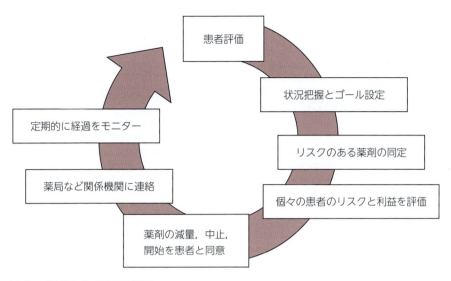

図1　患者中心の薬剤調整

（図中のサイクル）
- 患者評価
- 状況把握とゴール設定
- リスクのある薬剤の同定
- 個々の患者のリスクと利益を評価
- 薬剤の減量，中止，開始を患者と同意
- 薬局など関係機関に連絡
- 定期的に経過をモニター

表13　高齢者に対する適切な医療提供の指針

1.「高齢者の多病と多様性」
・高齢者の病態と生活機能，生活環境をすべて把握する
2.「QOL維持・向上をめざしたケア」
・生活機能の保持，症状緩和などによりQOLの維持・向上をめざす
3.「生活の場に則した医療提供」
・患者のQOL維持に生活の場の問題は重要であり，適切な医療提供の場を選択する ・医療提供の場を変更する際に生じる問題を理解し，予防に努める
4.「高齢者に対する薬物療法の基本的な考え方」
・有害事象や服薬管理，優先順位に配慮した薬物療法を理解し，実践する
5.「患者の意思決定を支援」
・意思決定支援の重要性を理解し，医療提供の方針に関して合意形成に努める
6.「家族などの介護者もケアの対象に」
・家族をはじめとした介護者の負担を理解し，早期に適切な介入を行う
7.「患者本人の視点に立ったチーム医療」
・患者もチームの一員であることを理解し，患者本人の視点に立った多職種協働によるチーム医療を行う

ガードして，継続的なモニターは欠かせないのだ．やっぱりしっかりしたかかりつけ医は大事だねぇ．2010年に日本老年医学会が提唱した「高齢者に対する適切な医療提供の指針」の一部を抜粋する（表13）．まぁ，「大学病院や総合大病院がかかりつけ」という患者さんほど，他科の疾患になると行き先がなくなるというなんともはがゆいことが起こっているのも現実なんだよねぇ．

☑ *Check!*

WEB 3）NHS Scotland Recuitment：Polypharmacy Guidance. 2015

http://www.sign.ac.uk/pdf/polypharmacy_guidance.pdf

　↑ 超おすすめの**必読文献**です．情報豊富で実臨床に役立つスコットランドのポリファーマシーガイダンス．実際に目の前の患者の薬剤を見直すときに具体的な薬剤が表記してあり役に立つ．

WEB 4）East and South East England Specialist Pharmacy Services：Polypharmacy, oligopharmacy & deprescribing：resources to support local delivery. 2014

http://www.medicinesresources.nhs.uk/en/Communities/NHS/SPS-E-and-SE-England/Meds-use-and-safety/Service-deliv-and-devel/Older-people-care-homes/Polypharmacy-oligopharmacy--deprescribing-resources-to-support-local-delivery/

　↑ NHSのEast & South East England Specialist Pharmacy Servicesより．Patient Centred Approach to Polypharmacy（summary formerly seven steps）やPolypharmacy resource-updated July 2015のpdfがダウンロードできる．10剤以上内服していたら薬剤調整にチャレンジするために使ってほしいリソースだ．

WEB 5）厚生労働科学研究費補助金（長寿科学総合研究事業）高齢者に対する適切な医療提供に関する研究（H22-長寿-指定-009）研究班：高齢者に対する適切な医療提供の指針. 2010

http://www.jpn-geriat-soc.or.jp/proposal/pdf/geriatric_care_GL.pdf

　↑ **必読文献**．高齢者に対する適切な医療提供の指針．厚生労働科学研究費補助金で行われた2010年の研究．やはりテーラーメイドで患者中心，薬剤師も介護者もみんなで守る健康長寿っていう感じがいい．

文献38）Biondi-Zoccai GG, et al：A systematic review and meta-analysis on the hazards of discontinuing or not adhering to aspirin among 50,279 patients at risk for coronary artery disease. Eur Heart J, 27：2667-2674, 2006

　↑ アスピリンをやめると総じて約3倍（オッズ比3.14）の心血管イベントが発症してしまう．

文献39）Burger W, et al：Low-dose aspirin for secondary cardiovascular prevention-cardiovascular risks after its perioperative withdrawal versus bleeding risks with its continuation-review and meta-analysis. J Intern Med, 257：399-414, 2005

　↑ 対照群のない観察研究ではあるが，アスピリン中止によって10.2%に心血管イベントが発生した．アスピリン中止から脳血管障害発症まで14.3±11.3日，急性冠症候群発症まで8.5±3.6日，急性末梢血管疾患発症まで25.8±18.1日であった．

文献40）Frankenthal D, et al：Intervention with the screening tool of older persons potentially inappropriate prescriptions/screening tool to alert doctors to right treatment criteria in elderly residents of a chronic geriatric facility：a randomized clinical trial. J Am Geriatr Soc, 62：1658-1665, 2014

　↑ 薬剤師が主治医にSTOPP criteriaに関する薬剤をどうするか提言した．1年後，薬剤数とコストを減らすことには貢献したものの，QOLも自立度も転倒も入院も変化がなかった．アレアレ，がっかりな結果だった．

文献41）Tjia J & Givens J：Ethical framework for medication discontinuation in nursing home residents with limited life expectancy. Clin Geriatr Med, 28：255-272, 2012

　↑ 寿命が差し迫っている介護施設の患者さんにどこまで医療介入の意義があるのか，倫理的側面をとらえたいいreview．与益原則（beneficence），無加害原則（non maleficence），患者自律性原則（patient autonomy），正義・公平原則（justice/equality）の4つの大原則から解説．

282 改訂版 Step Beyond Resident 1

4 薬の食い合わせ（相互作用）に要注意

患者D　35歳　女性

キノロン＋NSAIDs→禁忌

　患者Dが1週間続く咳を主訴に来院してきた．研修医Nが診察したところ，熱は38.5℃であったが，ほかにバイタルサインに異常はなく，基礎疾患も特別なかった．X線で肺炎を認めた．血液検査もそこそこで，呼吸困難も強くないため，外来加療でいいと考えた．研修医Nは今流行のキノロン系の薬剤を処方した．熱もあるので，NSAIDs（nonsteroidal anti-inflammatory drugs：非ステロイド性抗炎症薬）であるケトプロフェンも処方した．ほどなく薬局から電話が入った．「Nセンセ！これ一緒に処方しちゃだめじゃない！」

研修医N

「今までNSAIDsと一緒にキノロン系抗菌薬を出しても問題になったことはないんですけどねぇ」

薬の食い合わせ（相互作用）に要注意

　アホチン！研修医Nの臨床経験数など，鼻くそほどにもならない．「今まで大丈夫だった」なんて発言は，経験不足，知識不足の裏打ちにほかならない．きちんと薬剤の食い合わせ（併用禁忌）を押さえておいて，患者さんに危険を加えないよう細心の注意を払わなければならない．

　スイカと天ぷら（水分と油で消化不良），うなぎと梅干（梅干が口あたり良く，思わず脂の多いうなぎを食べ過ぎて消化不良．贅沢品と庶民の食べ物はあわないという説もある），カニと柿（ともに消化しにくい食べ物），とうもろこしとハマグリ（昔は山のものと海のものを食べると運搬中にどちらかが悪くなってることが多かったらしい）などなど食い合わせはいろいろ昔から言われている．薬剤だってお互いの働きがうまくかみあわなくなるときもある．小難しいことは抜きにして，1つ間違えると大事に至ってしまうような薬剤の相互作用は，医者として知っていなければならない．その代表がキノロン系薬剤と酸性のNSAIDsであり，痙攣の報告がある．ケトプロフェンでの報告であり，○○プロフェンという系統の薬剤は特に気をつけたい．ジクロフェナクナトリウム（ボルタレン®）も避けた方が得策．塩基性のNSAIDsは大丈夫．少なくとも熱を下げたいという目的なら，アセトアミノフェン500 mgが安全でいい．

　昨今，ACE（angiotensin converting enzyme：アンジオテンシン変換酵素）阻害薬やARB（angiotensin Ⅱ receptor blocker）はカリウム保持性利尿薬による高カリウム血症，NSAIDsによる腎障害，インスリン併用による低血糖などを誘発したりするの

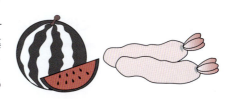

で，併用薬は慎重に処方するようにしたい．高カリウム血症で入院した患者の9〜38％でACE阻害薬が関与し，ACE阻害薬内服の外来患者の実に10％に高カリウム血症をきたすという報告もある．また，重大な副作用として口唇腫脹のangioedemaがあり，これもぜひ知っておくべき気道を障害する致死的なコワイ副作用である．「タラコクチビル」を見たら，ACE阻害薬やARBを内服していないかどうか必ずチェックしないといけない．特にACE阻害薬にDPP-4阻害薬の併用はangioedemaのリスクが増えてしまう．

　知っておきたい薬剤の食い合わせに関して表14に必ず目を通しておいてほしい．ワルファリンは，抗生物質の併用で腸管細菌が死滅することで，腸管内でワルファリンが不活化されずに再吸収され，血中濃度が上がってしまう．特にチトクロームP450でのワルファリン代謝を抑制する抗生物質（シプロフロキサシン，クラリスロマイシン，エリスロマイシン，メトロニダゾール，サルファ薬）は，さらに出血傾向を助長し，ワルファリン内服中にはできる限り避けたいものである．市販薬としても売られているアセトアミノフェンやアスピリン，NSAIDsもワルファリンの効果を増強するので，処方の際には注意したい．なんと，クランベリー，ザクロジュース，アボガド，グレープフルーツ，マンゴー，パパイアも，ワルファリン効果を増強するんだよ．

食い合わせの一因は，チトクロームP450にあり

　薬剤相互作用を起こす機序はさまざまであるが，その1つであるチトクロームP450（以下CYP450）での代謝なしでは語れない．いかにさまざまな薬剤がCYP450で代謝され，また他のさまざまな薬剤がその働きを阻害するかに驚かされる．おかげで代謝されるはずの薬剤の血中濃度が上がってしまい中毒を起こしてしまう．反対にCYP450代謝を促進する薬剤が加わることで，CYP450で代謝される薬剤の薬理効果がなくなってしまう．CYP450にはいろいろなisoenzymeがあり，3A，2D6，2C9，2C19，1A2などがあるが，薬剤の代謝のうえで特に関与してくるのは主に3A，2C，2D6だ．あぁややこしや．例えば，CYP450 3Aで代謝される薬剤は，抗アレルギー薬，カルシウム拮抗薬，ベンゾジアゼピン，HMGCoA還元酵素阻害薬（高脂血症）などがある．一方このCYP450 3Aの働きを阻害してしまうのは，マクロライド（アジスロマイシンを除く），抗真菌薬，シメチジン，グレープフルーツジュースである．これらが加わって代謝が阻害されてしまうと，本来代謝されるべき薬剤の血中濃度が上昇し，中毒を引き起こしてしまう．マクロライドの併用で，テルフェナジン（抗アレルギー薬）中毒が起こり，QT延長，Torsades de pointesによって死亡した症例報告は有名である．**抗アレルギー薬 vs マクロライド，抗真菌薬，シメチジンの組合わせは絶対に避けたい．**CYP450別の相互作用は表15を参照．

ちょっと待ったぁ〜！魔のコンボ
● 抗アレルギー薬 vs マクロライド，抗真菌薬 → QT延長
● CYP450で代謝される薬剤の使用に関しては，他剤との相互作用を確認して

表14 知っておきたい薬剤の相互作用

薬　剤	併用禁忌薬	相互作用, 副作用
キノロン系抗菌薬	NSAIDs（塩基性は大丈夫）	痙攣
キノロン系抗菌薬, テトラサイクリン	スクラルファート, 制酸薬（金属含有：Mg, Al, Ca）	薬剤の吸収阻害, 効果減弱
抗アレルギー薬	マクロライド系抗生物質 抗真菌薬, SSRI（selective serotonin reuptake inhibitor：選択的セロトニン再とり込み阻害薬）	QT延長, Torsades de Pointes
トリプタン製剤（片頭痛）	エルゴタミン	血管収縮↑, 高血圧
シンバスタチン	抗真菌薬, マクロライド	横紋筋融解症, 腎不全, 肝障害
シルデナフィル（バイアグラ®）	ニトログリセリン製剤	血圧低下
	シメチジン, マクロライド	シルデナフィル血中濃度↑
ACE阻害薬	カリウム保持性利尿薬, カリウム製剤	高カリウム血症
	利尿薬	低血圧
	NSAIDs	降圧作用減弱, 腎障害↑
	インスリン	インスリン感受性↑, 低血糖
ジゴキシン	カルシウム製剤, キニジン, カルシウム拮抗薬, 抗真菌薬, マクロライド, 利尿薬, ステロイド, β遮断薬	ジゴキシン作用増強, 不整脈 ジゴキシン中毒, 徐脈性不整脈
カルシウム拮抗薬	β遮断薬, マクロライド, 抗真菌薬	徐脈, 低血圧
	バルビツレート, フェニトイン, カルバマゼピン	カルシウム拮抗薬効果減弱
	ベンゾジアゼピン	中枢神経抑制作用増強
ループ系利尿薬	アンホテリシン, ジゴキシン	低カリウム血症
気管支拡張薬	カテコラミン	不整脈
小柴胡湯	インターフェロン	間質性肺炎
ワルファリン	グラケー®（ビタミンK2）, 青汁, クロレラ, 納豆	ワルファリン効果減弱
	シプロフロキサシン, マクロライド, メトロニダゾール, バクタ®, アセトアミノフェン, アスピリン, NSAIDs, 抗真菌薬	ワルファリン効果増強！ 出血傾向↑
カルバマゼピン, フェニトイン, フェノバルビタール	マクロライド, シメチジン, 抗真菌薬	抗痙攣薬の血中濃度↑
	リファンピシン	抗痙攣薬の血中濃度↓
避妊ピル	抗生物質	避妊ピルの効果減弱
テオフィリン	マクロライド, シメチジン, ジルチアゼム, シプロフロキサシン	テオフィリン中毒
三環系抗うつ薬	フルマゼニル	痙攣
デキストロメトルファン（メジコン®）	SSRI, MAO（monoamine oxidase：モノアミン酸化酵素）阻害薬	セロトニン症候群

7章

知って得する薬の御法度

表15 CYP450での相互作用の例

P450	P450で代謝される薬剤 （右の薬剤との併用で血中濃度↑：中毒！）	P450を阻害する薬剤
3A	抗アレルギー薬，カルシウム拮抗薬， ベンゾジアゼピン，HMGCoA還元酵素阻害薬	マクロライド（アジスロマイシンを除く），抗真菌薬， シメチジン，グレープフルーツジュース
2C9	NSAIDs，フェニトイン，ワルファリン	抗真菌薬
2C19	フェニトイン，ジアゼパム，オメプラゾール	オメプラゾール，イソニアシド，ケトコナゾール
2D6	三環系抗うつ薬，コデイン，β遮断薬	シメチジン，SSRI，ハロペリドール，キニジン
2E1	アセトアミノフェン，エタノール	ジスルフィラム（抗酒薬）
1A2	テオフィリン，イミプラミン，プロプラノロール （※タバコは代謝を促進する⇒薬効↓）	キノロン，シメチジン，フルボキサミン，グレープ フルーツジュース

✓ *Check!*

文献42） Sikka R, et al：Bench to Bedside: Pharmacogenomics, Adverse Drug Interactions, and the Cytochrome P450 System. Acad Emerg Med, 12：1227-1235, 2005
↑ チトクローム P450のreview．症例付きの解説あり．

文献43） Raschi E, et al：Clinically important drug-drug interactions in poly-treated elderly outpatients: a campaign to improve appropriateness in general practice. Br J Clin Pharmacol, 80：1411-1420, 2015
↑ 高齢者はポリファーマシーになっていることが多く，薬剤相互作用もてんこ盛りだ．

文献44） Prybys KM：Deadly drug interactions in emergency medicine. Emerg Med Clin North Am, 22：845-863, 2004
↑ ちょっと古いけど，いい薬剤相互作用のreview．必読です．

文献45） Velez LI, et al：Dangerous drug interactions. Emerg Med Report, 32：249-259, 2011
↑ 必読文献．よくまとまった薬物相互作用のreview．

文献46） Chatuphonprasert W & Jarukamjorn K：Impact of six fruits--banana, guava, mangosteen, pineapple, ripe mango and ripe papaya--on murine hepatic cytochrome P450 activities. J Appl Toxicol, 32：994-1001, 2012
↑ バナナ，グアバ，マンゴスチン，パイナップル，マンゴー，パパイヤなどの果物もCYP450に影響を及ぼすんだ．

CYPだけでもゲップなのに，p糖タンパクって何？…DOAC編

　ワルファリンにとって代わる勢いで普及してきたDOAC（direct oral anticoagulants：直接経口抗凝固薬）だって薬物相互作用がある．この薬剤，出てきたときには新しかったからNOAC（novel/new oral anticoagulants：新経口抗凝固薬）って呼ばれていたのに，もう新しくなくなってきたら，NOAC（non-vitamin K oral anticoagulants：非ビタミン K 拮抗経口抗凝固薬）と略するようになり，もうややこしいったらありゃしないってもんで，2015年に国際止血血栓学会がDOACという呼称を推奨するに至った（J Thrombo Haemostasis 13：1154-1156, 2015）．笑える…．

　DOACはすべてp糖タンパクの基質になるため，p糖タンパクに影響する薬剤との相互作用が出てきてしまう．p糖タンパクとは細胞膜上にあり，毒性薬物を体の外へせっせと出してくれる掃除屋さんなのだ．薬物排出トランスポーターとも呼ばれる．p糖タンパクのpとはpermeability（透過性）という意味なんだ．危ないP（想像にお任せしますP◎フェッサー？）とは違います

表16　p糖タンパクが相互作用を起こす薬剤一覧

p糖タンパク阻害作用：併用によりDOACの出血傾向増悪…理論上
アミオダロン，フルコナゾール，ジプレキサ，リスパダール，SSRI，キニジン，（アトルバスタチン），（ベラパミル），（シクロスポリン），（クラリスロマイシン）など
p糖タンパク誘導作用：併用によりDOACの効果減弱…理論上
カルバマゼピン，フェノバルビタール，セイヨウオトギリソウ，（リファンピシン），（フェニトイン）など

（カッコ）は理論上の薬剤相互関係があり，観察研究とは合わなかったもの

((´∀`)) ｹﾗｹﾗ

　p糖タンパクを阻害すると，出血傾向が増し，p糖タンパクを誘導すればDOACの効果が低下してしまう（表16）．ところが，現実はどっこい理論のようにうまく話が合うわけではないようだ．Changらの観察研究では，p糖タンパクを誘導しDOACの効果が弱くなるはずのリファンピシンやフェニトインは出血傾向が増大してしまうという．

　またDOACも代謝は一律に一緒じゃないので，禁忌にならないものもあり，個々の薬剤について一つひとつ調べていくしかない．ダビガトラン（プラザキサ®直接トロンビン阻害薬）は生物学的利用率（bioavailability）が低い（3〜7％）ので，p糖タンパクの影響を受けやすい．ダビガトランは肝臓ではCYPではなくグルクロン酸抱合を受け，80％以上が腎排泄のため，腎障害時には注意を要する．

　リバーロキサバン（イグザレルト® Xa阻害薬）は生物学的利用率が高い（>80％：食事と一緒ならほぼ100％，空腹なら66％）のでp糖タンパクの影響は受けにくいが，肝臓で一部CYP3A4の代謝を受けるため，CYPに影響する薬剤との相互作用が問題になってくる．

　アピキサバン（エリキュース® Xa阻害薬）は肝臓でCYP3A4で代謝を受ける．エドキサバン（リクシアナ® Xa阻害薬）は肝代謝はほとんどない．あぁ，頭がこんがらがってきたぁ！

✅ *Check!*

文献47) Burnett AE, et al：Guidance for the practical management of the direct oral anticoagulants (DOACs) in VTE treatment. J Thromb Thrombolysis, 41：206-232, 2016
　↑DOACの深部静脈血栓症での使用法の解説．薬剤相互作用もあるが，ワルファリンよりもマシ．

文献48) Peacock WF, et al：Direct-Acting Oral Anticoagulants: Practical Considerations for Emergency Medicine Physicians. Emerg Med Int, 2016：1781684, 2016
　↑DOACのreview．すべてのDOACがp糖タンパクの基質になるが，少しずつ性格が違うからわかりにくい．

文献49) Chang SH, et al：Association Between Use of Non-Vitamin K Oral Anticoagulants With and Without Concurrent Medications and Risk of Major Bleeding in Nonvalvular Atrial Fibrillation. JAMA, 318：1250-1259, 2017
　↑台湾の91,330例を対象にした観察研究．NOAC（ダビガトラン，リバーロキサバン，アピキサバン）単独と薬剤併用による出血リスクを評価した．アミオダロン，フルコナゾール，リファンピシン，フェニトインとDOACの併用で出血リスクが増大した．アトルバスタチン，ジゴキシン，エリスロマイシン，クラリスロマイシンはDOACとの併用で出血リスクが有意に低下した．ベラパミル，ジルチアゼム，シクロスポリン，ケトコナゾール，イトラコナゾール，ボリコナゾールの併用群は有意差なし．

7章
知って得する薬の御法度

文献50） Stöllberger C & Finsterer J：Relevance of P-glycoprotein in stroke prevention with dabigatran, rivaroxaban, and apixaban. Herz, 40 Suppl 2：140-145, 2015
　　　↑ 心房細動患者の脳梗塞予防のためにDOACを内服している患者について，文献検索．PPI，アミオダロン，クラリスロマイシン，ベラパミルは出血傾向が増大し，リファンピシンは出血傾向が低下した．

WEB 6） Offord R：Drug and dietary interactions with DOACs
　　　http://www.thrombosisuk.org/downloads/NTW2016-Presentation-Drug-Diet-Interactions-with-DOACs.pdf

5　NSAIDsは慎重に

患者E　65歳　男性

胃薬＋NSAIDs→消化器症状

　重いものを持ち，腰を痛めたということで，患者Eが受診してきた．研修医Nは，診察した後，NSAIDs
を処方した．数日後，救急車で吐血の患者が搬送されてきた．ちょうど当直であった研修医Nが迎えに
出ると，そこにはあの患者Eがつらそうに寝ていた．

研修医N

「NSAIDsで出血性胃潰瘍になってしまうなんて，いやはや，参りました．よく聞くと胃潰瘍
の既往があったんですよね．何か大きな病気をしたことはありませんかって，前回受診のと
き，ちゃんと聞いたんですけど，言わないものだから．実は薬局でイブプロフェンも買って
飲んでいたらしいですよ」

NSAIDsは慎重に

　「何か大きな病気はないですか」などという漠然とした質問では，患者は生命の危険にかかわ
るような既往歴しか話さないものである．「何か薬を飲んでませんか」と聞けば，医者の薬だけ
だと思う人も多い．必ず薬局の薬や，漢方，ビタミンなど自分が健康によいと思っているものも
含めてすべての薬剤歴を聞き出さなければならない．最近では，昔は医師の処方箋が必要だった
薬まで薬局で買えるようになった．

　NSAIDs処方の際には，当然胃十二指腸潰瘍の既往や腎障害の既往は聞かないといけない．ア
メリカでは少なく見積もって，NSAIDsの副作用による胃腸障害で年間10万7千人が入院し，
16,500人が死亡していると報告している．NSAIDs潰瘍のリスクは，胃十二指腸潰瘍の既往があ
れば5〜6倍に，60歳以上なら5〜6倍，NSAIDsを倍量投与されれば10倍，ステロイド内服者
では4〜5倍，ワルファリン内服中では10〜15倍に跳ね上がる．ところがNSAIDsの消化器合併
症で入院した患者のほとんど（81％）に前駆症状（warning sign）がないという．その約10％が
死亡している．反対にNSAIDsの消化器症状が出た患者の多くは入院していない．したがって早
期の消化器症状でNSAIDsの合併症の発現をみつけようとしても，そうは問屋がおろさないのが
臨床家の悩みの種である．NSAIDsによる胃潰瘍予防はPPIのみ有効だ（H_2受容体拮抗薬は効果
低い）．

　NSAIDsはいい薬だが，副作用も多く以下の点に注意したい．

・消化性潰瘍．下部消化管にも潰瘍ができる

- 高カリウム血症（特にACE阻害薬やARB，ST合剤，スピロノラクトンなどとの併用）
- アスピリン喘息患者には禁忌
- 腎障害
- キノロン系抗菌薬との併用で痙攣
- 抗血小板薬や抗凝固薬との併用で出血傾向
- 心不全，腎不全，高血圧の悪化
- 過敏症

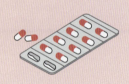

　気軽に処方しているNSAIDsだが，副作用もてんこ盛りなんだ．COX2阻害薬は消化性潰瘍になりにくいが，それほど顕著にいいわけではない．骨折治癒過程も遅らせ，精神症状も出るからなんでもありだねぇ．特に高齢者では，漫然とNSAIDsを3カ月以上処方してはいけない．病院前心肺停止も，NSAIDsを内服しているとリスクが上がってしまうのだ．

✓ *Check!*

文献51） Sondergaard KB, et al：Non-steroidal anti-inflammatory drug use is associated with increased risk of out-of-hospital cardiac arrest: a nationwide case-time-control study. Eur Heart J Cardiovasc Pharmacother, 3：100-107, 2017
　　↑オランダの心肺停止レジストリーの調査より，30日以内にNSAIDsを内服していると，病院前心肺停止になりやすく，ジクロフェナクでオッズ比1.50，イブプロフェンでオッズ比1.31であった．

文献52） Blumenthal KG, et al：Adverse and Hypersensitivity Reactions to Prescription Nonsteroidal Anti-Inflammatory Agents in a Large Health Care System. J Allergy Clin Immunol Pract, 5：737-743.e3, 2017
　　↑62,719人のNSAIDsを処方されている患者の後ろ向き研究．NSAIDs処方患者の1.7％に副作用を認めた．そのうち18.3％に過敏症状を認めた．気軽に処方できる薬ではあるものの，絶対数が多いので副作用も出ることを考えないといけない．

文献53） Day RO & Graham GG：Non-steroidal anti-inflammatory drugs (NSAIDs). BMJ, 346：f3195, 2013
　　↑必読文献．NSAIDsのgood review．よく処方する薬剤だからこそ，その副作用は精通していたいね．

文献54） Vonkeman HE & van de Laar MA：Nonsteroidal anti-inflammatory drugs: adverse effects and their prevention. Semin Arthritis Rheum, 39：294-312, 2010
　　↑NSAIDsの副作用のreview．深く知りたい人にお薦め．

文献55） Arfè A, et al：Non-steroidal anti-inflammatory drugs and risk of heart failure in four European countries: nested case-control study. BMJ, 354：i4857, 2016
　　↑NSAIDsを14日以上内服すると心不全での入院リスクが増える（オッズ比1.19）．

市販薬も要チェック

　患者Dのように市販薬を飲んでいながら，なおかつ医療機関を受診する患者も多く，市販薬の内服も見逃せない．

　抗ヒスタミン薬は，主に鼻水や痒み止めとしてH_1受容体拮抗薬が，胃薬としてH_2受容体拮抗薬がある．第1世代のH_1受容体拮抗薬は眠気が強く，口渇を伴う．第2世代は中枢神経抑制が少ないものの，QT延長のコワイ副作用がある．抗コリン作用もあり，緑内障，甲状腺機能亢進症，

虚血性心疾患，前立腺肥大の患者が症状の悪化を訴えてきたら，これらの内服がないかに注意しないといけない．**抗コリン作用は抗コリン薬，抗ヒスタミン薬，抗うつ薬が有名**だから，きちんと知っておきましょう．

咳止めのデキストロメトルファン（メジコン®）も市販薬に配合され，多くは非常に安全だが，中毒では中枢神経抑制，呼吸抑制がある．少なくとも医師はこれら服用の患者にSSRIやMAO阻害薬を処方してはいけない．セロトニン症候群になってしまう．高熱，高血圧，筋硬直，意識障害が起こり，まるで悪性症候群だが，「メジャートランキライザーを飲んでいないのに何で？」なんてことになっちゃうぞ．

鼻づまり薬（decongestant）は多く市販されているが，一般にはエフェドリン，シュードエフェドリン，フェニレフリン，がある．これら服用の患者は交感神経を賦活するのは避けるべきで，抗コリン薬，抗ヒスタミン薬などの使用は注意が必要である．

制酸薬やH_2受容体拮抗薬の胃薬もよく服用されている．制酸薬で最も多い副作用は高マグネシウム血症である．腎不全や高齢者では特に注意が必要である．腱反射低下に続いて，徐脈，低血圧，意識障害に至る．**テトラサイクリンやキノロンの吸収を阻害する**．ミルクアルカリ症候群も慢性の制酸薬服用で起こりやすく，高カルシウム血症，代謝性アルカローシス，腎障害をみたら疑わなければならない．骨粗鬆症にカルシウム製剤，そして制酸薬も，なんて処方だとカルシウムが増えちゃうかも．H_2受容体拮抗薬もリスクフリーではない．高齢者では不穏を起こすことがある．特にシメチジンはP450を抑制するので，P450で代謝されるはずの多くの薬剤（ワルファリン，カルシウム拮抗薬，ベンゾジアゼピン，β遮断薬，フェニトイン，カルバマゼピン，テオフィリン，三環系抗うつ薬）の血中濃度が高くなってしまう．結構ひっかかってくる薬が多いので要注意だ．H_2受容体拮抗薬の無顆粒球症は恐ろしい副作用で有名，また心血管系の副作用での死亡例も報告されている．

健康にいいと思って服用しているビタミン薬だって副作用はある．水溶性ならほぼ問題ないが，脂溶性なら話は別．ビタミンAの偽脳腫瘍の頭痛（Pseudo-tumor cerebri）は有名．脳圧が亢進してしまい，慢性の頭痛がある．腰椎穿刺で髄圧が高い．ほかにテトラサイクリンやステロイドでもこの病態を起こしうる．ビタミンAにテトラサイクリンが加わろうものなら，頭痛のリスクはぐっと高くなる．ビタミン薬であっても，何を飲んでいるかのチェックをしないと診断は困難だ．

比較的安全な止痢薬のロペラミドも大量内服すると，オピオイド作用でハイになり，海外では若者の中毒が増えているという．QT延長をきたし致死的不整脈になってしまう．

12歳以下の小児には，咳止めのコデインは禁止となった（厚生労働省2019年）．

その他，下剤，カフェイン，鉄剤，塗り薬，坐剤などいろいろ市販されていて，もう大変（表17）．でも，どの薬が本当に必要で，どの薬を避けた方がいいかは，時間をかけて説明したい．患者さんによっては「ええい，もう邪魔くさい．市販薬も医者の薬もみんな，やめたれ！」なんて言う人もいるんだから．

表17 市販薬 (over-the-counter：OTC) の中毒

薬　剤	作　用	副作用・注意
アセトアミノフェン	解熱鎮痛	肝障害 服用4時間以降の血中濃度でチェック 症状発現は遅れるので早い対応を 酒飲みは中毒になりやすい
抗ヒスタミン薬	鼻炎，痒み止め	抗コリン作用，意識障害 緑内障，前立腺肥大などに注意
カフェイン	覚醒	痙攣，嘔気，嘔吐 テオフィリンなどで交感神経↑
カンフル	局所刺激作用（鎮痛，鎮痒）	痙攣，和服の防虫剤にも使用
デキストロメトルファン，コデイン	鎮咳薬	意識障害，呼吸抑制
エタノール	消毒	意識障害，呼吸抑制，低血糖
イミダゾリン	充血除去	意識低下，縮瞳，呼吸抑制，徐脈
制酸薬	胃薬	高マグネシウム血症，ミルクアルカリ症候群
下　剤	便秘	脱水，電解質異常
ヨード	消毒	嘔気，嘔吐，腹痛，食道炎
鉄　剤	貧血	消化器症状，代謝性アシドーシス，意識障害
ロペラミド	止瀉薬	意識障害，呼吸抑制
NSAIDs	解熱鎮痛	消化器症状，腎障害，出血傾向，中枢神経抑制
交感神経刺激（エフェドリンなど）	鼻炎，食欲抑制	交感神経賦活

✓ Check!

文献56) Wu PE & Juurlink DN：Clinical Review: Loperamide Toxicity. Ann Emerg Med, 70：245–252, 2017
   ↑ ロペラミドを中毒になるほど内服しちゃう人がいるというから怖いもんだ．ハイになってもQT延長で死んじゃうから怖いんだ．

文献57) Green JL, et al：Safety Profile of Cough and Cold Medication Use in Pediatrics. Pediatrics, 139：, 2017
   ↑ 乳幼児には咳止めシロップなど中枢神経抑制作用のある薬剤は各国で禁止されてきている．死亡例は0.6％と非常に稀で，大人がそばにいなかった，または服薬量を間違えたなどの場合に副作用を見るので，比較的安全であるのは間違いないが，リスクと利益を考えないといけない．

文献58) Trivedi R & Salvo MC：Utilization and Safety of Common Over-the-Counter Dietary/Nutritional Supplements, Herbal Agents, and Homeopathic Compounds for Disease Prevention. Med Clin North Am, 100：1089–1099, 2016
   ↑ 市販薬や健康食品だって必ずしもエビデンスが確立されているわけではない．お金をはたいてサプリメントをとってもエビデンスはトホホなことも….

6 キシロカインアレルギー！？
キシロカイン® もペニシリンもダメなの？

患者F　45歳　女性　　　　　　　　　　　　　　自称，キシロカインアレルギー

　農作業中に土のついた刃物で足を切ってしまった．創内異物もないことを確認し，破傷風予防も行った．いざ，創処置をしようとしたとき，患者Fは「私，歯医者で痛み止めの注射を打って，アレルギーになったんです．ですから局所麻酔はダメなんです」と言った．

研修医S

「キシロカイン® が使えないのは困りました．全身麻酔で縫合するしかないですか？ それとも我慢してもらって，愛と勇気と根性で乗り切ってもらいましょうか？」

キシロカインアレルギー！？

　愛と勇気があっても痛いものは痛い．実は局所麻酔用のキシロカイン® には，腐らないように保存剤（メチルパラベンなどのパラベン類）が入っており，ほとんどのキシロカインアレルギーと言われる人の本来のアレルギーはこの保存剤にあると考えられている．国家試験で勉強したように，局所麻酔でアレルギーが出やすいのはエステル型（コカインなど）であり，アミド型（キシロカイン®，マーカイン® など）では稀である．とはいうものの，それでもアナフィラキシーの報告はある．昨今ではポリアンプ製剤になり防腐剤が入っていないものも多くなった．もしポリアンプ製剤がなければ，保存剤の入っていない静脈注射用のキシロカイン® を生理食塩水で薄めて使うことができる．0.5％ぐらいに薄めたものを使用すればうまくいくことが多い．また，きちんと前回のアレルギーが本物かどうかを聞く必要がある．ただ単に痛み刺激から血管迷走神経反射が起こり，失神しただけという話が実は多い．果たして，本当にキシロカインアレルギーの場合はどうしたらいいだろうか？ これは抗ヒスタミン薬の注射であるジフェンヒドラミン（1％注射薬）を局所注射すれば，局所麻酔の代用になる．

　注射を人一倍痛がる患者はいるものだ．そこで何とか痛みを減少させる工夫を紹介．

> ①なるべく細い針（27G）を使用し，ゆっくり注射する（1 mL/30秒）
> ②メイロン® を10％混ぜてやると注入時の痛みが引く
> ③注射の際に刺入部近くを，しばらく指で圧迫しておく．また注射時に圧迫を継続する

　②のメイロン®（重炭酸ナトリウム）を混ぜるのはいいらしいが，このためにだけメイロン® を開封するのはもったいないなぁと思ってしまうねぇ．皮膚を振動させて除痛する器具（vibration anesthesia device：VAD）なんていうのもある．

　局所麻酔をするときはできるだけ患者を仰臥位にした方がいい．若い筋肉隆々の兄ちゃんに限って「注射ぐらい，大丈夫っすよ」と言いつつ，針が刺さった瞬間に，痛みから血管迷走神経反射性失神になってしまう．そしてこの患者が次回違う医者にかかった際には，「私は局所麻酔薬にアレルギーがあります」なぁ～んて言うことになってしまう．それにしても男性って，女性に比べて痛みに対して根性がないですねぇ．ハイ，私もです．

キシロカインアレルギー

● 多くは保存剤（パラベン類）に対するアレルギー

● ポリアンプ製剤や静脈注射用キシロカイン® を試してみる

● ジフェンヒドラミンが代わりに使える

● 病歴をきちんと洗い出して，本当に以前の出来事がアレルギーかどうかをチェック

✅ *Check!*

文献59）Baluga JC, et al：Allergy to local anaesthetics in dentistry. Myth or reality? Allergol Immunopathol（Madr），30：14-19, 2002
　　↑ 歯科の研究．5,018人に局所麻酔を注射したが，副作用は0.5％のみで，アナフィラキシーは0だった．88％は血管迷走神経反射であった．

文献60）Speca SJ, et al：Allergic reactions to local anesthetic formulations. Dent Clin North Am, 54：655-664, 2010
　　↑ 必読文献．

文献61）Lukawska J, et al：Hypersensitivity to local anaesthetic -6 facts and 7 myths. Current Allergy & Clinical Immunology, 22：117-120, 2009
　　↑ 局所麻酔にまつわる真実と迷信が記載してあり，面白い南アフリカの論文．

文献62）Pavlidakey PG, et al：Diphenhydramine as an alternative local anesthetic agent. J Clin Aesthet Dermatol, 2：37-40, 2009
　　↑ 症例報告を交えて，1％ジフェンヒドラミン注射（第一世代抗ヒスタミン薬）がいかに有効かを解説．

⇒ 患者Fの処置は続く

　よく話を聞くと，歯科では注射の痛みのせいで，失神を起こしたようで，その後に別の歯科では問題なく注射を受けていた．患者を仰臥位にして，静脈注射用キシロカイン® を薄めて使用したが，問題なかった．研修医Sは創を洗浄，消毒後，縫合した．破傷風予防も施行した．抗生物質を使用しようとしたとき，今度は，患者Fは「私，ペニシリンアレルギーがあります」と言ってきた．

🔋 研修医S

「ペニシリンがダメなら，第1世代セフェム系でいいですか？ あっとこれはペニシリンアレルギーがあったら cross reaction を起こすからダメですよね」

ペニシリン vs セフェム系

　ペニシリンアレルギーがあると，第一世代セファロスポリンに10％の確率でcross reactionを起こすと60〜70年代は言われていたが，最近の報告では1〜3％しかない．ましてやアナフィラキシーにまでなるのはメチャクチャ稀で0.001〜0.02％しかない．第三，四世代セファロスポリンに至っては，全然問題がない．昔の報告はペニシリンとセファロスポリンを同じ工場から仕入れたので，ペニシリンの混入があったために，第一世代セフェロスポリンにアレルギーがあるように見えたのだろう．

　自己申告のペニシリンアレルギーの多くは実はIgEを介さないものであり，注射の痛みから血管迷走神経反射が起こっただけのものもペニシリンアレルギーとして報告しているものがあるので，注意深い医療面接が必要だ．実際Type Iアレルギー反応は1時間以内に起こるものであり，72時間経過した後での反応はこの範疇に入らず，生命を脅かすことはない．ペニシリンアレルギーがあると患者が言っても，多くの場合（90〜97％）は皮内テストでひっかかってこなくて，安全にペニシリンを投与できる．皮内テストが陰性ならほぼ全例（98％）にペニシリンを投与可能であった．ただ皮内反応そのもののエビデンスが乏しく，その感度，特異度ともに高いものではないため，特別な場合を除いて皮内テストはルーチンには不要である．これはアナフィラキシーが起こらないというのではなく，こんなテストではアナフィラキシーの予測ができないということでもある．皮内テストが陰性でもアナフィラキシーショックは起こりうるので，いつでも対処できないといけないのは言うまでもない．「ペニシリンアレルギー」と思い込むことで，より多くの抗菌薬にさらされてしまうので，本物かどうか見極める必要がある．

✓ *Check!*

文献63） Macy E & Contreras R：Health care use and serious infection prevalence associated with penicillin "allergy" in hospitalized patients: A cohort study. J Allergy Clin Immunol, 133：790-796, 2014

　↑ 自己申告の「ペニシリンアレルギー」の多くは本当のアレルギーではないものの，そういわれてしまうと，入院期間は長くなる傾向にあり，キノロンやバンコマイシン，クリンダマイシンが使用され，クロストリジウム感染が23.4％，MRSAが14.1％，VREが30.1％増えてしまった．

文献64） Su T, et al：The impact of penicillin allergy labels on antibiotic and health care use in primary care: a retrospective cohort study. Clin Transl Allergy, 7：18, 2017

　↑ オランダのペニシリンアレルギー患者の調査．ペニシリンアレルギーというレッテルを張られると，より多くの抗菌薬にさらされ，4人以上の医者にかかる傾向にある．

文献65） Herbert ME, et al：Medical myth: Ten percent of patients who are allergic to penicillin will have serious reactions if exposed to cephalosporins. West J Med, 172：341, 2000

　↑ 痛快にそんなの関係ねぇ（ペニシリンアレルギーの10％がセファロスポリンにアレルギーがあるなんて関係ねぇ）とこき下ろしている．セファロスポリンの交差によるアナフィラキシーは0.02％のみ．

文献66） Apter AJ, et al：Is there cross-reactivity between penicillins and cephalosporins? Am J Med, 119：354.e11-354.e19, 2006

　↑ ペニシリンの交差反応でセファロスポリンのアナフィラキシーは0.001％しかない．アレルギー様反応のリスクは10.1だが，サルファ薬でもリスクは7.2あり，これは交差反応というのではなく，アレルギーのある人はさまざまな薬剤にもアレルギーがあるというだけなのではないかねぇ．

文献67）Macy E & Blumenthal KG：Are Cephalosporins Safe for Use in Penicillin Allergy Without Prior Allergy Evaluation? J Allergy Clin Immunol Pract, 2017［Epub ahead of print］
　　↑ **必読文献**. 賛成・反対の意見を交わしている. エビデンスとしては非常に稀だが, それでもアナフィラキシーはコワいかも.

文献68）Campagna JD, et al：The use of cephalosporins in penicillin-allergic patients: a literature review. J Emerg Med, 42：612-620, 2012
　　↑ 昔はペニシリンとセファロスポリンの混入のせいで, ペニシリンアレルギーが高く見えただけ. ただ稀といわれても, やはり第一, 二世代セファロスポリンは避けた方がいいと言っている

文献69）Kula B, et al：A systematic review: can one prescribe carbapenems to patients with IgE-mediated allergy to penicillins or cephalosporins? Clin Infect Dis, 59：1113-1122, 2014
　　↑ 10の論文と12の症例報告のシステムレビュー. ペニシリンやセファロスポリンにアレルギーがある患者にカルバペネムを与えると何らかの副作用は4.3％に認め, IgEが介するのは2.4％のみ. スキンテスト陽性でも過敏症を呈したのはたったの0.3％であった. まぁ, 安全に使える.

文献70）Har D & Solensky R：Penicillin and Beta-Lactam Hypersensitivity. Immunol Allergy Clin North Am, 37：643-662, 2017
　　↑ **必読文献**. よくまとまったreview.

7　漢方薬，生薬も自然だからといってリスクフリーではない

患者G　60歳　女性

ワルファリン＋朝鮮人参→作用減弱

　心臓血管外科の外来に通院中の患者Gがつらいといって救急外来を受診してきた．どうも法事があって随分身体的肉体的に疲れただけのようであった．研修医Tが診察し，カルテを見たら，ワルファリンを飲んでいるということ．トロンボテストの結果は80％といつもよりぐっと上昇していた．研修医Tは「これ，効いてないよぉ」と思いつつ，「納豆など何か食べていないか」と問いただすも，「他院で薬はもらって飲んでいないし，市販薬も飲んでいない，納豆や野菜もたくさん食べていない」と患者Gは否定した．上級医Hが次に，「健康のために何かしていることはありませんか？」と聞くと，「息子が買ってくれた高価な朝鮮人参を飲んでから，ここのところ体調はずっと良くなった」と患者Gは話した．

🔒 研修医T
「朝鮮人参ってワルファリンの効果を減弱するとは知らなかったなぁ．それにしても何に効くんですかねぇ？」

漢方薬，生薬も自然だからといってリスクフリーではない

　ここでは漢方講座をするつもりはないので，成書をあたって勉強していただきたいが，自然の恵みの薬といっても必ずしもリスクフリーでないことは知っていないといけない．漢方薬も甘草によるアルドステロン様作用からの低カリウム血症は有名だ．確かに柿のヘタは効くネェ．

　ニンニクは滋養強壮や血圧低下作用としていいと言われる．ニンニクはその他に抗凝固作用もあり，ワルファリン服用中の患者では，効果が増強されてしまうので要注意だ．イチョウ葉エキスもワルファリンの効果を増強する．一方，この患者Gのように朝鮮人参は，ワルファリンの効果を減弱させるので，要注意だ．St. John's wort（西洋オトギリ草）は気分を落ち着ける作用があり，うつ病に使用されるが，SSRIが併用されるとセロトニン症候群の危険が高まる．またワルファリン，シクロスポリン，ジゴキシンの効果は減弱する．漢方薬って，その質（不純物の混入と純度）が一定でなく，スタディそのものがどれくらい精製された純度の高いもので行われたかによっても，結果は変わってくる．結局，漢方薬は，効く人は効いていい薬なんだけどね．

　グレープフルーツジュースがCa拮抗薬の効果を増強させてしまうのは有名．マンゴーもレチノールが豊富でCYP2C19を阻害し，ワルファリンの効果を増強させてしまう．DOACに関しては，食事や漢方薬の影響はまだよくわかっていない．表18参照．

表18 生薬・漢方・食品と薬剤の食い合わせ

食品	薬剤	副作用
ニンニク，マンゴー イチョウ葉エキス（認知症に）	ワルファリン	作用増強，出血傾向
朝鮮人参	ワルファリン	作用減弱 or 軽度増強
西洋オトギリ草 （St. John's wort）	ワルファリン，ジゴキシン，テオフィリン，抗不整脈薬，エレトリプタン	薬剤の効果減弱
	SSRI，偏頭痛治療トリプタン製剤	セロトニン症候群
グレープフルーツジュース	カルシウム拮抗薬	薬剤の効果持続増強
納豆，クロレラ，青汁，豆乳	ワルファリン	ワルファリンの効果減弱
牛乳，乳製品 多量カルシウム含有食品	テトラサイクリン，キノロン エチドロン酸	キレートを作ってしまい，吸収阻害．薬剤効果減弱
	制酸薬	ミルクアルカリ症候群
ヒスチジン多い食品（マグロ）	イソニアジド	ヒスタミン中毒
チラミン含有食品 （チーズ，ビール，赤ワイン）	イソニアジド，リネゾリド	高血圧，動悸
銀杏	カルバマゼピン，バルプロ酸	痙攣（ビタミンB_6欠乏）

✓ *Check!*

文献71) Di Minno A, et al：Old and new oral anticoagulants: Food, herbal medicines and drug interactions. Blood Rev, 31：193–203, 2017
　↑ **必読文献**．抗凝固薬（ワルファリン，DOAC）は何かと食事や漢方薬の影響を受けやすい．薬剤相互作用も含めてよくまとまっている．

文献72) Tachjian A, et al：Use of herbal products and potential interactions in patients with cardiovascular diseases. J Am Coll Cardiol, 55：515–525, 2010
　↑ 漢方薬と循環器疾患の影響の総説．グレープフルーツ，銀杏，ノコギリヤシ，エキナセア，トリカブトなど．

8 妊婦と薬剤
～胎児も薬を飲んでいることに注意～

妊婦患者H　32歳

妊婦→× アスピリン ×

救急外来に頭痛を主訴に妊娠36週の患者Hが来院した．思春期のころから偏頭痛の既往があり，以前より市販のバファリン（バファリン ルナi）でいつも治っていた．本日は手元に薬がなくなってしまい，頭痛がつらいために，受診してきた．研修医Uが診察したが，特に重篤な疾患は同定できなかった．バファリン ルナiの空き箱を持参してきており，アセトアミノフェン配合と書かれていた．

研修医U

「ま，患者さんもいつもの薬でいいと言ってるから，病院のバファリンでも処方しておけばいいですか？」

妊婦と薬剤　～胎児も薬を飲んでいることに注意～

ブッブー大失態．市販の「バファリン」はアセトアミノフェン配合の「バファリン ルナi」とアスピリン配合の「バファリンA」の2種類ある．この妊婦Hはアセトアミノフェン配合のバファリン ルナiで，妊婦さんも服用できるが，医者が処方するバファリンはアスピリン配合である．アスピリンは妊婦さんに禁忌なのだぁ！妊婦さんの痛み止めは基本的にアセトアミノフェンだけと覚えておけば間違いない．NSAIDsは妊娠後期には使用できないが，アスピリンは全妊娠時期を通じて使ってはいけない．

アセトアミノフェンは基本安全だけど，長期に使うとADHDの発症も危惧されている（決着はついていない）ので，やはり妊娠中は安全な薬でも最小限に努めるべきなんだ．

いろいろ妊婦さんの薬剤は悩むことが多い．抗痙攣薬に関してはすべて，有益性が副作用を上回るときのみの使用で主治医がきちんとモニターする必要がある．痙攣が2年起こっていなければ妊娠のときには避けた方がよい．表19に日頃よく使う薬剤を記載した．一度目を通してほしい．表19をコピーして白衣のポケットにでもいれておいてほしい．子宮を持った女性はいつ何時妊娠するかもしれない．患者が妊娠を否定しても必ず，妊娠を想定して検査，処方をしなければならない．あるスタディでは妊婦475人に1人の割合で，妊娠を否定していたのに，検査をしてみたら「あれまぁ」てなことになっていたという統計がある．

ビッ ヒッフー

表19　妊婦に投与可能な薬剤と禁忌の薬剤

解熱鎮痛薬	◎	アセトアミノフェン（長期投与は避ける）	×	アスピリン
			△	NSAIDs は最後の14週には使用しない
鎮咳薬	◎	デキストロメトルファン（メジコン®）		
去痰薬	○	ブロムヘキシン		
抗生物質	◎	ペニシリン系（B），セフェム系（C）	×	ニューキノロン，テトラサイクリン，クロラムフェニコールは禁忌（D）
	○	イミペネム（チエナム®）（C） マクロライド系〔エリスロマイシン，アジスロマイシン（B），クラリスロマイシンは（C）〕		
抗ヒスタミン薬	◎	クロルフェニラミン（ポララミン®）	×	ジフェンヒドラミン，ブロムフェニラミンアステミゾール
	○	ヒドロキシジン（アタラックスP®）		
消化器系	◎	制酸薬　どれも可（アルミニウム，マグネシウム，カルシウム含有薬） 粘膜保護薬　スクラルファート	×	ドンペリドン（ナウゼリン®）
	○	H_2受容体拮抗薬：ラニチジン（ザンタック®）better＞シメチジン（タガメット®），ファモチジン（ガスター®）		
	○	プロトンポンプ阻害薬（PPI）：オメプラゾール（オメプラゾン®）		
	○	制吐薬：ピリドキシン（ビタミンB_6），メトクラプラミド（プリンペラン®）		
	○	下剤　酸化マグネシウム（カマ®），センナ		
喘息 （原則，いつもと同じ治療をする）	◎	吸入はすべてOK　$β_2$刺激薬，ステロイド，クロモリン（インタール®）	×	アドレナリン（ボスミン®）は相対的禁忌他の治療が無効のときのみ
	○	テオフィリン：普段服用している場合に限り持続点滴可	△	テオフィリン：救急外来で初めて使用すべきではない．多剤に追加しても効果なし
抗凝固薬	○	ヘパリン	×	ワルファリンは禁忌
抗痙攣薬		痙攣が2年間なし→抗痙攣薬は中止 妊娠が判明→可能な限り1剤のみで継続 葉酸4 mg/日，ビタミンK 1 mg/日の補充を	△	カルバマゼピン，フェニトイン，フェノバルビタール（フェノバール®）
			×	バルプロ酸（デパケン®）
抗ウイルス薬	○	アシクロビル（ゾビラックス®），ジドブジン，オセルタミビル（インフルエンザワクチン）		
高血圧	◎	ヒドララジン（アプレゾリン®） ニカルジピン（ペルジピン®）	×	アンジオテンシン変換酵素阻害薬（ACE阻害薬），ARB は禁忌
			△	利尿薬（サイアザイド系，フロセミド）
糖尿病	◎	インスリン	×	経口血糖降下薬
ワクチン	○	破傷風トキソイド，破傷風免疫グロブリン，B型肝炎ワクチン，B型肝炎免疫グロブリン，インフルエンザワクチンは接種するなら第2, 3期	×	妊娠初期にはすべて避けた方が賢明

禁忌 これは絶対避けるべし！	×ワーファリン，×経口血糖降下薬，×ACE阻害薬，×ARB ×キノロン系・アミノグリコシド系・クロラムフェニコール・テトラサイクリン・メトロニダゾール ×リチウム，×バルプロ酸，×抗ヒスタミン薬（第2世代以降の抗アレルギー薬） ×血管収縮薬（鼻づまり，交感神経刺激薬；エフェドリン，フェニレフリン）

A：行うよう強く勧められる　　　　　　　　　　　　　　B：行うよう勧められる
C：行うことを考慮してもよいが十分な科学的根拠がない　　D：行わないよう勧められる

☑️ *Check!*

文献73） Wessel, J. & Buscher, U. : Denial of pregnancy : population based study. BMJ, 324 : 458, 2002
　↑ 妊婦475人に1人が「あれまぁ…」という文献.

文献74） Servey J & Chang J : Over-the-Counter Medications in Pregnancy. Am Fam Physician, 90 : 548-555, 2014
　↑ **必読文献**. 市販薬も注意しないとね.

文献75） Chambers C : Over-the-counter medications: Risk and safety in pregnancy. Semin Perinatol, 39 : 541-544, 2015
　↑ 妊娠中の市販薬内服による影響のレビュー. アセトアミノフェン, ビタミンA過量, ドキシラミン（抗ヒスタミン薬）, 偽エフェドリンには注意しよう.

文献76） Munoz FM, et al : Safety and immunogenicity of tetanus diphtheria and acellular pertussis (Tdap) immunization during pregnancy in mothers and infants: a randomized clinical trial. JAMA, 311 : 1760-1769, 2014
　↑ 滅茶苦茶小規模の研究だけど, 30～32週の48人の妊婦のうち, 33人に三種混合ワクチンを接種し, 15人を対象とした. 特別副作用も認めなかった.

文献77） Ystrom E, et al : Prenatal Exposure to Acetaminophen and Risk of ADHD. Pediatrics, 140, 2017 Oct 30. pii : e20163840. doi : 10.1542/peds. 2016-3840 ［Epub ahead of print］
　↑ ノルウェーの患者登録（112973人の妊娠, 2246人のADHD児）より, 妊娠中のアセトアミノフェンの影響（ADHD発生）を調査. 30日以上の使用はADHDのリスクを増大させた（HR 2.2）. アセトアミノフェン使用が7日以内の場合は, むしろADHDは少ない傾向（hazard ratio 0.90）にあったが, 発熱や感染症でアセトアミノフェンを22～28日使用するとADHDが増大（HR6.15）した. 妊娠後期の方が影響がやや大きい.

文献78） Hoover RM, et al : Association Between Prenatal Acetaminophen Exposure and Future Risk of Attention Deficit/Hyperactivity Disorder in Children. Ann Pharmacother, 49 : 1357-1361, 2015
　↑ 4論文のまとめ. 1つの論文がアセトアミノフェン使用とADHDの関連はないと結論付けたが, 他の論文では弱い関連性があると（HR1.13～1.29）結論づけた.

文献79） Andrade C : Use of acetaminophen (paracetamol) during pregnancy and the risk of attention-deficit/hyperactivity disorder in the offspring. J Clin Psychiatry, 77 : e312-e314, 2016
　↑ アセトアミノフェンとADHDに関する報告が散見される. ある研究では疼痛, 感染, 炎症, 発熱などの交絡因子を除いたうえで, アセトアミノフェンとADHD発症が, 容量依存的に増えるとしている. 発熱や感染症が直接関係していないというにはデータが不足しており, 著者は現時点では妊婦の発熱にアセトアミノフェンを制限すべきではないといっている.

文献80） Society for Maternal-Fetal Medicine (SMFM) Publications Committee : Prenatal acetaminophen use and outcomes in children. Am J Obstetr Gyne 216 : B14-B15, 2017
　↑ 学会としてのstatement. 妊娠中のアセトアミノフェン使用によりADHDは少しリスクが上がるが, 自閉症スペクトラムは増えない.

文献81） Matok I, et al : The safety of metoclopramide use in the first trimester of pregnancy. N Engl J Med, 360 : 2528-2535, 2009
　↑ 今更だけど, メトクロプラミドは妊婦にすごく安全.

文献82） Crider KS, et al : Antibacterial medication use during pregnancy and risk of birth defects: National Birth Defects Prevention Study. Arch Pediatr Adolesc Med, 163 : 978-985, 2009
　↑ 先天性奇形サーベイランスを使用しての研究. 周産期の安全な抗菌薬はペニシリン, セファロスポリン, エリスロマイシン. 催奇形性が強いのはサルファ薬, ニトロフラントインだった.

文献83） Muanda FT, et al : Use of antibiotics during pregnancy and risk of spontaneous abortion. CMAJ, 189 : E625-E633, 2017
　↑ やはり妊娠初期にはマクロライド, キノロン, テトラサイクリン, サルファ薬, メトロニダゾールは自然流産のリスクが上がってしまう.

7章 知って得する薬の御法度

文献84）Chi CC, et al：Safety of Topical Corticosteroids in Pregnancy. JAMA Dermatol, 152：934-935, 2016
↑ ステロイドの塗り薬は安全に使える．ただし大量に使うのは控えた方がいい．

WEB 7）CDC の WEB Treating for Two
https://www.cdc.gov/pregnancy/meds/treatingfortwo/index.html
↑ CDC のサイト．

9　造影剤アレルギーでの造影剤の使い方

患者Ｉ　50歳　男性
造影剤アレルギー

　　胸痛を主訴に来院．研修医Ｗが診察したところ，どうも胸部大動脈解離のようであった．今は比較的症状が治まってきたが，なんとしても診断をつけなければならない．単純CTでははっきりしなかった．いざ造影剤を使おうとしたところ，患者Ｉは「以前造影剤を使って蕁麻疹が出たことがある」と言った．

🔧 研修医Ｗ
「造影剤アレルギーだともう造影検査はできないんでしょうか？」

造影剤アレルギーでの造影剤の使い方

　　造影剤アレルギーがある場合は，造影検査をしないに越したことはない．どうしても造影剤を使用しないといけない状況もあり，それはもう冷や汗ものだ．インフォームドコンセントは必須だ．造影剤アレルギーは，IgEを介さないものであり，マスト細胞から直接ヒスタミンなどを遊離させるいわゆるanaphylactoid reaction（アナフィラキシー様反応）を起こす．造影剤による副作用は4.6 ～ 8.5 ％に起こり，アナフィラキシーは1 ％，死亡は0.001 ～ 0.009 ％と頻度が低い．一般に低浸透圧の造影剤を使用することで，その頻度は，高浸透圧の場合の1/4に低減（2.1 ％）できる．今は低浸透圧性，非イオン性が主流だ．造影剤アレルギーの既往がある場合，17 ～ 35 ％の確率で副作用が起こるが，ステロイドと抗ヒスタミン薬の前処置を行い，低浸透圧の非イオン性造影剤を使用することで，0.5 ％にまで減少する．表20に前処置のしかたを示す．最低でも4 ～ 5時間前からステロイドを前投薬しておきたいが，2時間未満ではエビデンスが全くない．以前アナフィラキシーを起こしたなら，同系統でも違う造影剤に変えるとアナフィラキシーを予防できる．

アレルギーが起こりやすい患者を同定せよ
- ββ遮断薬使用中，喘息，妊婦，アレルギーの既往，心不全

造影剤アレルギーがあっても，しなくちゃならないときは前処置が命
- ステロイドと抗ヒスタミン薬

表20　造影剤アレルギー予防の処方箋

通常時：半日以上余裕あり		
処方1	プレドニゾロン50 mg 経口 13時間，7時間，1時間前 （経口不能ならハイドロコルチゾン200 mg 静注で13時間，7時間，1時間前）	ジフェンヒドラミン50 mg 経口，筋注，静注　1時間前
処方2	メチルプレドニゾロン32 mg 経口 12時間，2時間前	（ジフェンヒドラミンを上記の如く加えてもよい） エビデンスなし
緊急時：造影剤使用まで4〜5時間以上余裕あり		
処方1	メチルプレドニゾロン40 mg 静注　または ハイドロコルチゾン200 mg 静注 4時間毎，造影剤使用まで	ジフェンヒドラミン50 mg 静注　1時間前
処方2	デキサメタゾン7.5 mg 静注 4時間毎，造影剤使用まで	ジフェンヒドラミン50 mg 静注　1時間前
超緊急時：造影剤使用まで＜4〜5時間（このプロトコールはエビデンスなし）		
処方1	メチルプレドニゾロン40 mg 静注　または ハイドロコルチゾン200 mg 静注 1時間毎，造影剤使用まで	ジフェンヒドラミン50 mg 静注　1時間毎，造影剤使用まで

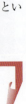

上記処方例の推奨は1＞2となる．超緊急時の処方例はエビデンスなし．

🔖 **研修医W**

「メトホルミンを内服している患者は乳酸アシドーシスになるから造影CTはダメって聞いたんですけど」

メトホルミン＋造影CT ➡ 乳酸アシドーシス？

　2型糖尿病の第一選択薬はメトホルミンが君臨している．メトホルミンは有効性が高く，有害事象も少なく，薬価も低く，特別禁忌でなければ最適な治療薬である．メトホルミンは肥満患者の減量も期待できる．いいことづくめのようだが，乳酸アシドーシスのリスクがあるため，特に造影CTの際には要注意だ．

　ただ腎障害や心不全，肝障害など本来禁忌の患者にメトホルミンを処方しているから乳酸アシドーシスが起こるのであって，造影剤が直接悪さを起こしているわけではない．アメリカ放射線学会のガイドラインでは，**腎機能が良好（eGFR ≧ 30 mL/min/1.73 m²）であれば，メトホルミンを内服中のまま造影CTを行っていい**ことになっている（Category Ⅰ）．造影検査後の腎機能再検も不要だ．一方，急性・慢性腎障害（stage Ⅳ or stage Ⅴ．eGFR＜30）や，腎動脈塞栓が起こる恐れのある手技の場合は，造影CTの48時間前にはメトホルミンを中止しておかないといけない（Category Ⅱ）．

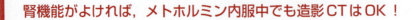

腎機能がよければ，メトホルミン内服中でも造影CTはOK！

薬の処方・注射は心してかかるべし！ 薬剤投与の御法度10ヵ条

　薬剤の処方ミスを避けるために，市販薬，ビタミン薬，生薬も含めて患者の薬剤歴を詳細に聞くのは重要であるのは言うに及ばず，患者に特に注意すべき副作用があれば丁寧に話をする必要がある．現時点での薬の必要性も説明しないと，やみくもに副作用を恐れて，治療を自己中断することがあるので注意したい．医療者側で特に注意する10項目を表21にあげた．もし不幸にも，副作用やミスが起こった場合は，何よりも患者の治療が最優先されることは言うまでもない．

表21　薬剤処方のミスを避けるために

ご注意めされ！

① 危険な注射薬は自分で詰め，自分で患者に投与する．注射を詰めたら，投与するまでの間，一切ほかの用事はしない！

② 計算を要する場合は（小児，持続点滴μg/kg/分），同僚に再計算してもらい確認する

③ 診療録には読める字で書く．略語はなるべく使わない
　約35％の医師の字は暗号みたいに解読が必要．悪筆はだめ

④ チェック機構を厳重に
　ミスは起こるもの．多くの人で予防するのが大事（看護師，薬剤師，医師によるダブルチェック，トリプルチェックなど）

⑤ 口頭指示はなるべく避ける．口頭指示の場合は，必ず復唱を

⑥ よく似た名前の薬があるときは，大きくわかりやすく書き，看護師にも念を押す
　ホスミシン®とボスミン®．サクシゾン®とサクシン®．クラビッド®とクラリシッド®

⑦ 投与量ははっきりと
　mg，μg，小数点はわかりやすく．無駄な小数点は書かない（1.0 gなど）
　半筒（1/2アンプル）という指示はだめ．剤形が異なればとんでもない量になる

⑧ 剤形の異なるアンプルは置かない．または高容量のものはすぐ手の届かないところに置く
　キシロカイン® 1,000 mg vs 100 mg，ペルジピン® 2 mg vs 10 mg 25 mg

⑨ 看護師と連絡を密に
　看護師が自分でわからない薬は基本的に盲目的には投与してはいけない．何の薬か聞きやすい雰囲気を作っておくのも大事．看護師が何の薬でどれくらい使用するのか知っていれば，ダブルチェックはうまく働く

⑩ ほかに選択の余地があれば，注射より経口ルートを選ぶ

☑ *Check!*

文献85）　Boyd B, et al：Managing Adverse Reactions to Contrast Agents. Magn Reson Imaging Clin N Am, 25：737-742, 2017
　　↑必読文献．造影剤の副作用に精通しておこう．

文献86）　Media ACoDaC：ACR manual on contrast media:version 10.3; ACR Committee on Drugs and Contrast Media, American College of Radiology, 2017
　　https://www.acr.org/Quality-Safety/Resources/Contrast-Manual
　　↑必読文献．アレルギー反応や生理的副作用，急性から亜急性の反応まで言及している．MRIのガドリニウムや超音波の造影剤なども含め広く勉強できる．

7章
知って得する薬の御法度

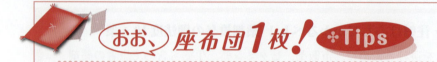

おお、座布団1枚！ ✦Tips

● 造影剤アレルギーでの造影剤検査の方法は奥の奥の手…研修医はしちゃダメ

本書片手に研修医が，アレルギー歴のある患者に造影剤検査を依頼して来られて困ったという相談を受けた．いやはや，研修医は読んじゃダメって書いてあるのに…．この裏技は決して「やってみたい」という興味本位で行ってはいけない．あくまで医療は「Do No Harm！」．この手法はあくまで造影検査の結果次第で，今後の治療方針・予後が大きく変わる，そして他に代替検査法がないという状況でのみ医師の裁量によって許される行為である．造影剤アレルギー患者に造影剤を使用するということは（前処置をして）0.5〜1％の確率で副作用が出現し，たとえ同意があったとしても裁判になれば，敗訴確実で，たった1回でも億の金が動き，患者が死ぬということを十分自覚しないといけない．換言すれば，医学的に危険な綱渡りをしなければいけない患者の状況が迫っているような背水の陣状態で，なおかつ患者および家族から十分な納得と同意が得られ，「副作用がでても絶対に訴えないから，ぜひ検査をしてほしい」と患者や家族が嘆願するときにしかできない検査と心得る方がいい．

以下の条件がすべて揃わない限りは，研修医の判断で行うべき検査ではないんだよ．

- ・他の手段を完全に患者・家族に説明していたか
- ・他のオプションをすべて考慮したか　試したか
- ・その検査が危険を冒してまで必要であったことを裁判で証明できるか
- ・上級医や病院が責任をかぶってくれるか

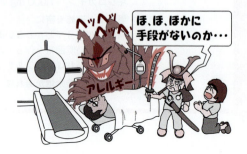

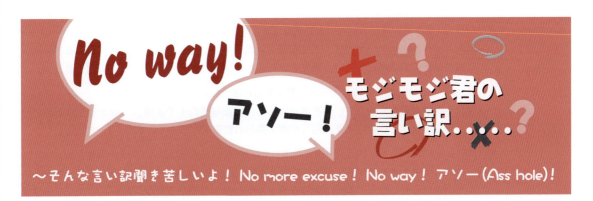

~そんな言い訳聞き苦しいよ！ No more excuse！ No way！ アソー（Ass hole）！

✗ 「なんか最近体も固くて口も動きにくいって言うので，抗Parkinson病薬でも出しますか」
　→いやいやそれはメトクロプラミドの副作用だよ．何でもかんでも新しい疾患が出たと思わず，まずは自分の処方薬を疑った方がいいよ．使うなら抗ヒスタミン薬だ．【→p.263】

✗ 「両足が腫れるって言うんで，ループ利尿薬出して様子でもみますか」
　→明らかな水の貯留（心不全，腎不全，肝疾患など）を認めない場合に，漫然と対症的に利尿薬処方はダメ．電解質が狂ったり，脱水を助長してしまう．【→p.264】

✗ 「尿失禁するようになったんですって？ それは膀胱に尿をためられないからです．まぁ，認知症のせいかもしれませんが，まず尿をためやすくするために抗コリン薬を出しましょう」
　→コリンエステラーゼ阻害薬に拮抗する抗コリン薬を出してどうするの？ 認知症に効かなくなってしまうよ．【→p.263】

✗ 「え？ 薬が多すぎて飲めないって？ じゃ，ふりかけでもかけるか，お茶漬けにすればどうですか？」
　→そんなこと言う医者はいないよ．冗談を真に受ける患者さんがいるので，間違いを助長するジョークはやめておこう（ハイッ！ すみません！）．

✗ 「老人性皮膚掻痒症でずっと抗ヒスタミン薬を手放せないって言ってるんですよ」
　→今回の転倒や便秘，口渇はこの第一世代抗ヒスタミン薬が一役買っているかもしれないよ．抗ヒスタミン薬は中止の方向で，皮膚掻痒症は別の方法で対応できないか探ってみよう．【→p.263】

✗ 「えっ？ でも変形性膝関節症は今までもずっとありますし，NSAIDsはやめられないですよ」
　→漫然とNSAIDsを出してきたおかげで，心不全は悪化し，腎機能も悪化してきたじゃないか．安易にNSAIDsを漫然と出すと内臓がやられてしまうんだよ．【→p.263】

✗ 「尿を調べたら細菌がいるので抗菌薬何にしておきましょうか？」
　→意味もないのに尿の検査をするからひっかかっちゃうんだよ．全然症状がなければこのまま様子を見ていきましょう．【→p.275】

✗ 「Beer Criteria ってビールの飲み比べか何かですか？」
　→阿呆！ Beersだ．えっ，言うと思ったって？ 上級医を馬鹿にするな！【→p.266】

✗ 「どうせ高齢者は背中も曲がって逆流性食道炎があるから，PPI出しておけばいいんだよ」
　→8週間以上の長期PPI処方は一度見直した方がいい．ただでさえ歯が悪いのに消化も悪くなるし，誤嚥性肺炎にもなりやすくなってしまう．PPIが必要なら最小限の量に減らして調整すべし．【→p.275】

✗ 「スタチンはエビデンスもしっかりしているし，内服させないのは医療者として恥ですよ」
　→80歳超えてからはじめてスタチンを内服しはじめるのはイマイチエビデンスに乏しい．寝たきりで認知症があり，ADLが限りなく低下した患者さんにそれでもあなたは処方したいですか？

✘「いやぁ，なかなか降圧されないんで薬を増やしただけなんですよ」

→患者さんが納得していなくて，じつは家で内服していなかっただけだった．利尿薬でトイレにばかり行くのは嫌だっていう意見を全くスルーした医者の責任もあるよね．【→p.264】

✘「ひゃあ，NSAIDs でこんなに心不全が悪化するとは思わなかった」

→複数の医療機関を受診している高齢者は多く，医療機関同士で連携し，かかりつけ薬局がうまくモニタリングしないと薬剤相互作用や薬剤の重複が起こってしまう．【→p.289】

✘「蕁麻疹だったので，抗アレルギー薬を処方しました．今，風邪薬は飲んでいるとは聞きましたが…」

→この患者はマクロライド系抗生物質を飲んでおり，抗アレルギー薬との併用でQT延長の副作用が出るからといって，薬局が処方をストップした．このようなダブルチェック，トリプルチェック機構が働くことが本当に重要．【→p.284】

✘「でも糖尿病のある高血圧は ACE 阻害薬が糖尿病性腎症予防のためにもいいはずです」

→確かにその通り．でもインスリンと ACE 阻害薬のコンボ技は低血糖になりやすいということを，自分だけでなく，患者，患者家族にも知っておいてもらわなければならない．【→p.283】

✘「医者の薬は飲んでいないって言ってたんですけど」

→ワルファリン内服中の患者は，最近増強する頭痛に対して，市販薬のアセトアミノフェンを内服していた．意外に軽んじられてしまうが，結構ワルファリンの抗凝固作用が増強するので，要注意．市販薬も含めて薬剤歴をチェックすべし．【→p.284】

✘「ワルファリンが全然効いてないですね．ほかに薬は飲んでいなくて，納豆も野菜も特にたくさん食べていないらしいし…」

→この患者は健康のために，クロレラを最近飲み始めていたから，ワルファリンが効かなくなっていた．薬剤歴は慎重に聞かなければならない．健康食品などは，患者の意識では薬ではないのだから．【→p.284】

✘「新しい薬の添付文書にもたいした副作用はないはずなんですが…」

→新薬が承認を得る過程で行う治験での対象症例は限られている．市場に登場し，発売されて始めて副作用がわかるものも少なくない．テルフェナジン（QT延長）やトロバフロキサシン（肝障害）などいい例である．新薬は注意深くみていく必要があり，むしろ副作用のよくわかっている古い薬剤の方が安心して使用できるし，安い．【→p.284】

✘「胃が痛いというので，ラニチジンを投与しただけなんですが…」

→ラニチジン，H2受容体拮抗薬はCYP450の働きを抑えるので，その代謝を受けるはずの薬剤の血中濃度が上がってしまう．この患者はベンゾジアゼピンおよびカルシウム拮抗薬を内服しており，起立性低血圧のため，後日，転倒し大腿骨頸部骨折を起こしてしまった．せめてフラツキがでたら中止するように言っておくべきだった．【→p.284】

✘「キシロカインアレルギーっていうので，もう何も局所麻酔薬注射はできないですね」

→本当にアレルギーがあるのは稀．前回は痛み刺激から失神を起こしただけかも．もしアレルギーがあっても多くは保存剤のメチルパラベンが原因．純粋な静脈注射用を使用できる．この「メチルパラベン」という名前を，指導医は必ず暗記すべし．こういうややこしい名前をサラッと言ってのけて，研修医から尊敬のまなざしを勝ちとろう．【→p.293】

✘「NSAIDs 内服中の患者が下痢してきたそうです．顔色悪いなぁ」

→これは下痢ではなく，下血（タール便）でした．患者が下痢といっても，色や性状は必ず聞くべし．この患者は制酸薬を同時に服用し，消化器副作用の症状は軽減されていたようだが，潰瘍の症状がむしろマスクされてしまい，すごい貧血（出血性胃潰瘍）で来院した．【→p.289】

✗ 「頭部CTも腰椎穿刺も問題なかったので，頭痛に対して痛み止め出して帰していいですか？」

　→この頭痛患者は，最近，健康のためにビタミンAを飲み始めていた．そのうえテトラサイクリンを服用していた．腰椎穿刺も圧が上昇していたのに，細胞数は正常で，偽脳腫瘍と診断し，薬剤を中止したところ頭痛は治った．【→p.291】

✗ 「造影剤アレルギーがあるといっても，再度アレルギーが起こる可能性はせいぜい3人に1人ぐらいでしょう．今は，絶対早急に造影検査が必要だから，思い切って造影検査をやってみましょう」

　→緊急を要する場合でも，造影剤アレルギーの既往があったら，すばやく前処置を（ステロイドと抗ヒスタミン薬を）してから検査をすべし．いちかばちかはダメ．ステロイドは4時間前には投与しておきたい．【→p.303】

✗ 「患者さんが○△胃腸薬が一番効くと言っていましたので…」

　→○△胃腸薬は市販薬である．市販薬をそのまま医者の処方箋に書いた研修医がいた．嘘のような本当の話．これもまさしく医学部で実際的な処方のしかたを教えてなかったことからくる弊害？【→p.290】

✗ 「胸がドキドキしてきたっていうから，見てみたらまさかのボスミン®でした」

　→ホスミシン®のオーダーをしたのに，ボスミン®を点滴に入れてしまった．名前が似ているものは恐ろしい．危険な薬は特別な所に保管する．危ない注射は自分で詰める．薬剤は必ずダブルチェックする．というチェック機構を必ず励行しなければミスは予防できない．サクシゾン®じゃなく，サクシン®を打った日にやぁ…ゾォォォ．【→p.305】

✗ 「キシロカイン®はEなしって言ったのに…！」

　→指のブロック施行の際，研修医は看護師にE（エピネフリン）なしのキシロカインを詰めてもらうように頼んだのに，何をどう勘違いしたのか，わざわざE入りのキシロカインを詰めてしまった．特別気をつける薬剤は自分で確認して詰めるのが，大事．ダブルチェックも，トリプルでもいいからしっかりする．ちなみに最近の文献では，指ブロックにE入りキシロカイン®を使っても大丈夫という報告が多いけどね．【→p.305】

7章

知って得する薬の御法度

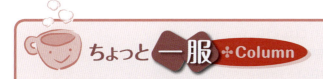

笑って許して

① **急患がやってきました．各科の先生をよぶにはどうしたらいいですか？**

　神経内科には　「発症1時間以内の脳梗塞疑いですから…」

　循環器内科には　「STEMIが来ていますので…」

　小児科には　「インフルエンザ脳症疑いなので…」

　脳外科には　「もしかしたらSAHかもしれないので…」

　泌尿器科には　「精巣捻転が疑われるので…」

　整形外科には　「患者さんは死にそうにないですから…」

　　（ゴメンナサイ，ゴメンナサイ，●●先生が言ってました）

② **得意技は何だ！**

小児科・・・・・乳児の点滴

麻酔科・・・・・小顎症の気管挿管

脳外科・・・・・クリッピング

循環器内科・・・PCI

放射線科・・・・TAE

救急医・・・・・言い訳 （言い得て妙だが，当たってる）

③**間違ってはいけない…そんな奴いねぇよ**

・「30：2で心肺蘇生って，人工呼吸数30と心マッサージ2だっけ？」

・「アレ？点滴している腕から採血したらいけないんでしたっけ？」

・「駆血帯をずっと巻いた後に採血をしてはいけない」…偽高K血症になっちゃう

・性行為をしていない人に『妊娠の可能性は本当にないんですか』としつこく聞いてはいけない

・女子高校の検診に行くときに，聴診器を切って短くしてはいけない

・「ボルサポ50！」と言われて，坐薬を50個持って行ってはいけない

・根性坐骨神経痛は「根性がある」と思ってはいけない

・オペ室ナースは全員美人だと思ってはいけない…かなりマスク美人が隠れている

・中間尿は，おしっこが三方向に飛ぶ真んなかの尿をとると思ってはいけない

・「コーヒー残渣様」と聞いて「コーヒー好きなんだなぁ」と思ってはいけない

・「黒色便」と聞いて，「イカ墨パスタが好きなんだなぁ」と思ってはいけない

・「だいきょうきん」と聞いて，「不吉な菌かなぁ（大凶菌）」と思ってはいけない

・「WBC」と聞いて「World Baseball Classic」と思ってはいけない

・「ケツガスとって」と言われて，「おならはだせますか？」と聞いてはいけない

④**やってはいけない**

・「心筋梗塞」を「近親相姦」と言い間違ってはいけない…師匠の寺●先生はこのネタで何年もやっています

・耳の中の虫をとるのに，殺虫剤を入れてはいけない

・白内障術後の患者の眼底鏡検査を頑張ってはいけない（どうせ見えない）

・アルカリ誤飲を酸で中和してはいけない

・処方箋に市販薬（○○漢方胃腸薬など）を書いてはいけない

・「坐薬は座って飲むんですよ」といい加減なことを患者さんに言ってはいけない

・自分の腕を過信して，「すぐ終わりますから」と注射をしてはいけない（どうせ，はずすでしょ）

・ステップビヨンドレジデントを自炊して友達に配ってはいけない！（PC発達したしなぁ…）

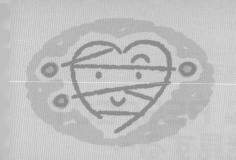

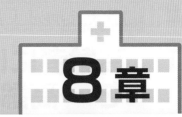

あなたは虐待被害者の救世主になれるか！？

　いまや，救急医療≒老年医療ともいえるくらい，高齢者の救急搬送が多い．「緊急ではないのに，救急車を呼ぶなんて」という批判もあるものの，高齢者を24時間補助するシステムがない限り，一概に患者さんを責めるのは間違っている．

　人生上り坂の子どもと違い，高齢者はどんどん転げ落ちていくように機能が失われ，なかには介護を放棄し，虐待に走る例も…．高齢者虐待にアンテナを張り，早期発見し，きちんと社会のリソースを提供できる医療者になりたいね．実際にはなかなか難しい生物学的・心理的・社会的問題を抱えている例が多く，地域全体で支えないとうまくいかないよねぇ．

　厚生労働省によると，2015年度中に，全国208カ所の児童相談所が児童虐待相談として対応した件数はついに10万件を超え，103,260件と過去最多となった（前年度比16％増）．2014年度の18歳未満の虐待による死亡は71件にものぼる．今まで水面下に隠れていた事象が目に見える形になってきた．ところがこの15年間で児童虐待が5.8倍増加しているのに対し，児童福祉司はたったの2.2倍しか増えていない．虐待者は反社会的人格障害のことも多いため，児童福祉司も数々の修羅場を経験しないと，たった1年の現場研修しかしていないなりたての新人では対応が心もとない．児童が死亡してから，「ごめんなさい」という場面も多い．一時保護や家庭の支援が急務だ．

　DV（domestic violence）という言葉が，最近ではIPV（intimate partner violence）という表現に変わり，論文などでもこちらの用語を使われることが多い．確かに一緒に住んでいるとは限らない彼氏や元配偶者の暴力によるものも含まれるため，「家」を意味するdomesticではない表現に置き換えた方が適切だ．でもDVっていう言葉が周知された昨今，どんどん言葉が変わるのもなぁ…．そういえば子宮外妊娠も，異所性妊娠に変わり，Wegener肉芽腫症も，名前の由来であるDr. Friedrich Wegenerがナチス党員であったという理由で，多発血管炎性肉芽腫症なんてややこしい名前に変わった．IPVってポリオワクチン（inactivated polio vaccine）じゃなかったっけ…？　内閣府は「配偶者からの暴力」という古典的表現を使っている．

　「女には手をあげない」と心に誓うサンジ〔ワンピース（集英社）〕は男のなかの男だ．DV男にはサンジの爪の垢を煎じて飲ませればいいのに…．

1 高齢者にはLOVE & RESPECT を ～高齢者虐待を発見する～

👤 患者A　78歳　男性

高齢者虐待

患者Aが「転倒して受傷した」と言い，顔や前腕，腰部の痛みを訴えて外来を受診した．中年の息子がふてくされて付き添っていた．研修医Mが診察して，交通事故でもない，階段から転げ落ちたのでもないのにこんなにたくさん痛がるのはおかしいと思った．よくよく聞くと，実は息子に金の無心をされ，断ったら殴られ蹴られたと言う．確かに防御しようと手を出して前腕にけがをしたところがあり，丸くなって身をかばっていたところを背中から蹴られて受傷するという典型的な防御姿勢での受傷パターンだった．研修医Mが検査をしたところ，打撲ばかりで骨折はなかった．患者Aはほっと安心したようだった．研修医Mが警察に通報しますかと聞くと，患者Aはかたくなに通報を拒んだ．

👤 患者B　96歳　女性

高齢者虐待

特別養護老人ホームに入所中の認知症で寝たきりの患者Bがぐったりしているところを施設職員が見つけて，主治医に連絡した．救急車で病院に行くように指示をもらい，来院してきた．診察したところ，これで4回目の誤嚥性肺炎を認め入院となった．

施設職員に聞き遠縁の家族に連絡をとったところ，「絶対殺すな！ 人工呼吸でも心肺蘇生でも何でもできる限りのことをして生かしてくれ．もし死んだら許さんぞ」といきなり電話口で怒鳴られた．よほど患者さんのことを思っている家族だろうと研修医Mは自分を納得させたが，施設職員によると，この家族は全然患者さんに会いに来たことがないという．ただ患者さんのご主人が戦争に行ったため軍人恩給を受けており…なぁるほど….

❓ 研修医M
「Aさんはやはり虐待ですし，警察に連絡すべきですよね．
　Bさんは完全に放棄されているようにしか見えないんです
　けど…」

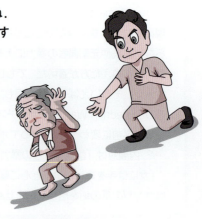

高齢者虐待は難しい

　日本は世界で最も早く超高齢社会を迎えている．高齢化率は日本が26.7％で世界一高く，日本についで高いヨーロッパのイタリア，ギリシャ，ドイツのそれぞれ22.4％，21.4％，21.2％をぶっちぎっている．これをアジアに限って比較すると香港，オーストラリア，ニュージーランドが15％前後で日本よりずいぶん低い．韓国，シンガポール，タイ，中国，北朝鮮は10％を切っている（UN world population prospects：2015）．日本は高齢者が多く，長寿のいい社会だといえるんだけどね．富士山登山するような元気な高齢者も多く，一概に高齢化社会が弱った社会でもないと昨今感じるよねぇ．

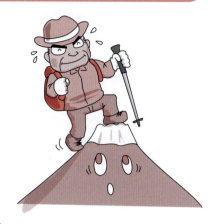

　100歳以上の高齢者数は，厚生労働省によれば，1963年には153人に過ぎなかったのが，2015年には6万人を超えた．男女比は女性が87.0％と圧倒的に多くなっている．100歳以上の超高齢者をcentenarianと呼ぶが，人口10万人あたりの比率では日本は48とトップ独走だ（ついでイタリア41，米国22）．

　高齢者虐待防止法は2006年4月から施行された．65歳以上を高齢者とし，① 養護者による高齢者虐待，② 養介護施設従事者等による高齢者虐待に分類される．家庭のみならず，養介護施設や養介護事業に関連する高齢者すべてを包括し，虐待の疑いがあるものに対して市町村が援助をしないといけない．昨今では安心して施設にも預けられないような犯罪が巷をにぎわせているよねぇ．

　65〜69歳での認知症の有病率は1.5％で，以後5歳ごとに倍に増加し，85歳では27％に達する．日本の65歳以上の高齢者における有病率は8〜10％程度と推定されている（厚生労働省 みんなのメンタルヘルス：http://www.mhlw.go.jp/kokoro/speciality/detail_recog.html）．Dongらによると認知症の場合，約47％もの人が虐待を受けるという．Bondらによれば，救急医はなんと高齢者虐待のたったの1.4％しか通報していないという．また虐待を受ける高齢者はそうでない高齢者より救急室を訪れることが多い（RR 2.33, Am J Emerg Med, 31：693–698, 2013）のに，虐待が全然見つかっていないのか，リソースへのつなげ方がわからないのか，手だてがないのか…トホホ．

　厚生労働省による2014年度の高齢者虐待の調査（対象は全国1,741市町村および47都道府県）では，介護施設などの職員による高齢者への虐待が300件と，前年度と比べて35.7％増加し，調査開始以来過去最多を記録した．被虐待者の77.3％は認知症であった．**職員の認知症への理解や介護技術の不足，ストレスや感情のコントロールができていないことなどが要因**と分析されている．

　施設での虐待はショッキングなニュースとして報道されることが多い一方，**実は家族や同居者による虐待の方がはるかに多く**（2014年度の総数は16,039件：前年度比0.5％増），家庭内の出来事となるとその発見はなかなか難しい．高齢者虐待全体のうち，8割強は家族・同居者が虐待者である．潜在的虐待は4〜10％と考えられている．身体的虐待は見つけやすいが，介護・世話の放棄・放任は医療機関を受診しない限り見つけようがない．何カ月も風呂に入らず独特のにおい

が充満し，白いはずの下着が茶色の羊皮紙のように光り（ひっぱるとパリパリとちぎれる），便がすっかり乾いてパンツの中にある，なんて様子を見るとなんとも悲しくなる．

医師や医療従事者は，虐待を受けている可能性が高い高齢者を発見した場合は市町村にすみやかに通報する努力義務があるが，あくまで努力義務なので罰則は課せられない．

1）なぜ虐待の報告は少ないのか？：患者自身の要因

ではどうして虐待の報告が少ないのかというと，さまざまな理由がある．患者自身の要因として，孤立化して家を出ないようになる，持病のために社会的に孤立するということがあり，高齢者虐待が発見されないでいる．したがって，**身体的虐待を受けて病院に来たときが，唯一社会との接触であり，虐待の事実を見つけて患者を救うことができる機会であることが多く**，医療者は高齢者虐待の存在にアンテナを高くしている必要がある．虐待された高齢者の80％は過去に一度は救急室を訪れているという（Cleve Clin J Med, 69：801-808, 2002）．

また日常生活を若い人に依存している場合も多く，お荷物であるという罪悪感から虐待に対して無反応であったり，うつであったりする．高齢者は世間体を考え，身内のなかから加害者を出して通告するのは恥と考えてしまう．または家族から引き離されたくない，報復を恐れて言えないなど，虐待をする者もされる者も隠したがる傾向があり発見が難しいのが現状である．また認知症も手伝うと余計報告されなくなる．

2）なぜ虐待の報告は少ないのか？：医療者側の要因

医療者側の要因として，医師があまり高齢者虐待に気づかず，また病院としてもプロトコールがないためどうしたらいいかわからない，ということがある．どうしても世間体などを考え，通報したがらない場合は，医師は守秘義務から公にしてはいけない．ただし，患者が認知症であり，正しく判断できない場合はその限りではない．社会的適応として入院が必要になることもあるが，その場合は社会的サポートグループを紹介し，退院後も積極的に社会とのつながりを残しておく．

高齢者虐待の分類

多くの文献では高齢者虐待を7種類に分類している（表1）．厚生労働省による分類は自棄，放棄・遺棄の2つを除く最初の5種類となっている．そのほかには入居者間の虐待（resident-to-resident aggression）というものもあり，施設に入ってもなかなか人間関係が大変なんだ．小中学校の女の子がクラスでの立ち位置を気にするような人間関係が，高齢になって施設に入ってもあるのかと思うとぞっとする．

Rosenらによると身体的虐待では上肢外傷が最も多く（45％），ついで下肢外傷（32％），頭頸部に外傷を伴うものが42％であった．上肢と顔面外傷が全体の2/3を占める．介護者が手が出やすいのは坐位の高齢者で手が届きやすいところということか．受傷から1日以上たってから医療機関を受診している場合はかなり疑わしいことになる．通常できない部位にも出血斑ができるため，病歴と照らし合わせて総合的に考える必要がある．

表1のなかでも心理的虐待が63.6％で最も多く，ついで介護・世話の放棄・放任（ネグレクト）が52.4％，身体的虐待が50.0％を占めている．また，経済的虐待も22.4％でみられた．介護・

表1 ７つの高齢者虐待

７つの高齢者虐待		割合
身体的虐待 physical abuse	・平手打ち，つねる，殴る，蹴る，無理矢理食事を口に入れる，やけど，打撲 ・ベッドに縛り付ける，服毒させる，薬剤過剰投与など	50.0 %
介護・世話の放棄・放任 neglect	・医療援助の欠如（薬を定期的に飲ませない，杖がない，老眼鏡がない，高齢者本人が必要とする介護・医療サービスを，相応の理由なく制限したり使わせない） ・適切な生活支援物資の欠如（食事や水を与えない，入浴放棄，髪が伸び放題，劣悪な住環境，衛生，暖房，衣服がいつも同じ，ベッド上放置） ・医療管理の欠如（褥瘡，バルーンカテーテルの放置，人工肛門の不適切な管理） ・同居人による高齢者虐待を放置など	52.4 %
性的虐待 sexual abuse	・排泄の失敗に対して懲罰的に下半身を裸にして放置 ・キス，性器への接触，セックスの強要など	1.3 %
心理的虐待 psychological & emotional abuse	・排泄の失敗を嘲笑し，人前で恥をかかせる，怒鳴る，ののしる，悪口 ・侮辱を込めて，子どものように扱う ・意図的に無視など	63.6 %
経済的虐待 financial & material abuse	・日常生活に必要な金銭を渡さない／使わせない ・本人の自宅等を本人に無断で売却する，年金や預貯金を本人の意思・利益に反して使用など	22.4 %
自棄　self-neglect	・自分で不衛生にする，医療を拒否，危険物の放置，低栄養など	
放棄・遺棄　abandonment	・高齢者を病院や施設に入れたまま放置など	

世話の放棄・放任は，意図的ではなく，単に知識がないために放置されている場合もあり，介護者を社会的にサポート・教育していく必要がある．

　冒頭の患者Bなどは明らかに放棄・遺棄であり，経済的虐待（財産の着服）にほかならない．こういう家族に限って，医療者に食ってかかる（まぁ，お金が絡んでくるので向こうも必死？）ことが多く，医師家族関係を非常につくりにくい．医学だけでは割り切れないそんなディープな医療を見据えてこそ本当の医療者なんだけどね．

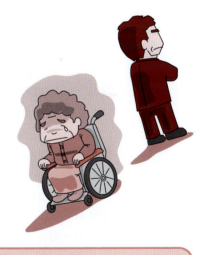

高齢者虐待を発見せよ

1）病歴聴取のコツと高齢者虐待のリスクファクター

　高齢者虐待も疑わないことには見つからない．病歴聴取はほかの虐待の場合と同様，直接シンプルに聞き，批判的な態度はとってはならない．「どうしてこの怪我をしたのか？」「誰が患者の経済的管理をしているのか？」「誰が食事を与えているのか？」「誰が医療的管理をしてくれるの

表2　高齢者虐待のRed flag

リスクファクター	
患者の特徴	認知症，高齢（75歳以上），女性，身体的自立度低下，要介護3以上，社会的孤立，行動異常，高齢者自身の人格や性格，うつ，精神疾患，虐待の既往，低所得
加害者の特徴	アルコール依存，麻薬中毒，高齢者に経済的に依存，精神科疾患，介護疲れ，これまでの高齢者との人間関係が悪い，無関心，経済的困窮
環境因子	社会援助の欠如，同居世帯
外来受診時の主訴	墜落・転落，脱水，身の回りのことができない
来院時の所見，外傷のパターン	
非衛生的な服装，るい痩，付き添いが進んで病歴を言う，付き添いが患者を子ども扱いする，脱水，新旧混在する出血斑，褥瘡，頭部外傷，外傷性禿，眼外傷，歯牙欠損，説明のつかない外傷，凶器の形がわかる打撲痕・火傷，両上肢の対称性出血斑（腕をつかんで揺さぶられる），手首・足首の出血斑（身体拘束），うつ，神経症，認知症，認知症なのに家族が受診時に付き添わない，病歴から説明のつかない血液検査・画像検査異常	

表3　Mini-Cog（簡易認知機能検査）

① 3つの言葉を復唱して覚えてください 例1：バナナ，太陽，椅子，例2：村，台所，赤ちゃん	
② 次の円を使って10時10分の時計を描いてください	正確に描けたら2点．できなければ0点． すべての数字が記載され，3と9，6と12が対称になっていること．針は10と2をさす．針の長さは考慮しなくてよい
③ 先ほどの3つの言葉を思い出してください	各1点　合計3点

か？」「家にいて安全か？」などを聴取するとよい．

　家族，特に直接の介護者を引き離して病歴を聞く必要がある．まず，高齢者虐待のリスクファクターを押さえておくとよい．高齢者虐待のRed flagを表2に示す．

2）認知機能の確認とスクリーニング法の種類

　高齢者虐待のスクリーニングを行ううえで，まずMini-Cog（表3，Int J Geriatr Psychiatry，15：1021-1027，2000）で，認知機能を確認する必要がある．認知機能が悪い場合は患者の訴えは信憑性がなくなってしまうからだ．Mini-Cogで2点以下は認知症疑いとなり，感度76〜99％，特異度83〜93％．

　ついでスクリーニングを行うわけだが，世の中には気が遠くなるくらいいろいろなスクリーニング法がある．Elder Assessment Instrument（EAI）は42ものチェック項目があり，Brief Abuse Screen for the Elderly（BASE）は5項目だけだが使用するためには特別な訓練を要する．Hwalek-Sengstock Elder Abuse Screening Test（HS-EAST）は6項目をチェックするが，主に配偶者虐待に用いられる．Vulnerability to Abuse Screening Scale（VASS）は12項目，Geriatric Mistreatment Scale（GMS）は22項目もチェックが必要．そろそろゲップ？

表4 Elder abuse suspicion index（EASI）

質問 ① ～ ⑤ ➡ 患者が答える （はい，いいえ，答えない） 質問 ⑥ ➡ 医療者が答える（はい，いいえ，わからない）
過去12カ月以内に
① あなたは入浴，着替え，買い物，預貯金などの管理，食事などの世話をしてもらったことがありますか？
② 今まで誰かが食事，着替え，服薬，メガネや補聴器などの着用，医療機関への受診を妨害したことがありますか？
③ 今まで誰かに脅されたり，恥をかかされたりして酷くうろたえたことはありませんか？
④ 今まで誰かにあなたの意志に反して強制的に何かに署名させられたり，あなたのお金を使われたりしたことはありませんか？
⑤ 今まで誰かに不快に感じるように触られたり，物理的に傷つけられたりしたことはありませんか？
⑥ 医療者へ：過去12カ月の間に以下のことに気が付いたことはありませんか？
☑ アイコンタクトが乏しくなった ☑ ひきこもるようになった ☑ 栄養失調の徴候がある ☑ 衛生状態が悪い ☑ 打撲痕がある ☑ 内服のアドヒアランスが悪くなった ☑ 服装が汚くなった

表5 AMA screening questions for abuse

☑ 今まで誰かに同意なしに触られて不快になったことはありますか？
☑ 今まで誰かに強制的にしたくないことをさせられたことはありますか？
☑ 今まで誰かに同意なしにあなたの物を取りあげられたことはありますか？
☑ 今まで誰かに傷つけられたことはありますか？
☑ 今まで誰かに脅されたりしたことはありますか？
☑ 今まで誰かにあなたが理解できない書類にサインをさせられたことはありますか？
☑ 自宅にともに暮らしている人のなかに恐れている人はいませんか？
☑ とても孤独ですか？
☑ 助けが必要なときに誰も助けてくれなかったことはありますか？

　なかでも一番人気なのがElder abuse suspicion index（EASI）というスクリーニング法（表4）．6つの質問のうちどれか1つでもあれば高齢者虐待を疑わせる．感度47％，特異度75％と少し役に立つ程度．ほかにはAmerican Medical Association（AMA）screening questions for abuseというスクリーニング法（表5）もあるが，これは感度，特異度ともに不明．言ったもん勝ちって感じ．

　Cannellらは救急隊のスクリーニングを考案した．家の奥まった一室に高齢者が押し込められていたり，部屋が散らかり放題で不衛生であったり，ソファが尿まみれであったりなどは現場を見ないとわからないことばかり．ぜひ追試が欲しいところ．救急隊は実際次から次へと搬送を行うため，高齢者虐待を疑っても，何番目の出動のときのことか忘れてしまうという（BMC Emerg

表6　高齢者虐待を見つけたら…認知機能が保たれているとき

☑	安全確認
☑	医療者が心配していることを明確に伝える
☑	虐待者でない家族や介護者と明確に相談することの許可を得る
☑	高齢者虐待について，患者や介護者（許可を得て）を時間をかけて教育する
☑	社会的リソースを紹介する．デイケア，ホームケア，レスパイトケア，市町村窓口
☑	継続的支持，フォローアップ
☑	緊急事態の準備計画を立てていく
☑	警察や市町村への通告を考慮する

Med, 16：19, 2016）．救急隊教育も重要な課題といえる．**救急隊が患者の部屋を訪れたときの様子や直感を聞くようにする**といい．

　米国予防医学専門委員会（The U. S. Preventive Services Task Force）は満足いくスクリーニング法は現時点ではないと結論付けている．そうだよねぇ．これらスクリーニングはどれも救急室に特有にデザインされたものではない．

　高齢者虐待は現実に表面化しないことも多く，本人も隠したがる傾向にあり，実に発見と対応が難しい．見当識が保たれている場合，通報したくないと言った場合は患者の意思を尊重し，通報してはいけない．

3）高齢者虐待を発見した後の対応

　高齢者虐待を発見したら次のステップに進めよう（表6）．社会的援助のリソースを教えたり，暴力はエスカレートするものだと教育したりする．早期に MSW…MicroSoft Windows じゃなくて，Medical Social Worker（医療ソーシャルワーカー）に連絡しよう．24時間ソーシャルワーカーが来てくれるところはまだ珍しいので，夜間受診の場合，朝までひっぱるか，後日フォローアップにするか（もう受診してこないリスクがある），迷うところだねぇ．

　虐待者も非意図的に，介護疲れから，疲弊しきってしまうこともある状況も理解したい．職業として介護をするのは時間制限があり，まだ頑張れるが，家族などとして1日中付き添うのはそれは肉体的にも精神的にも疲れてしまうものである．働き盛りであればなおさら，収入が減ってしまうことになる．昔姑にさんざんいじめられてようやく仕返しができると考えている人だって….社会のリソースをうまく使うことで介護者の負担を減らすように，多職種連携を図る．高齢者の認知機能がかなり落ちてしまっているときには，身体的，経済的代理人を立てる必要がある．最近は弁護士が高齢認知症患者の財産を着服するという事件も起きていて世も末だ．

　人間誰しも老いは来る．人生の先輩としてわれわれ医療者が敬意を払いつつ，患者にベストな対応を供給できるようになりたい．これから団塊の世代が高齢化していく世の中になるうえで，われわれは高齢者医療を避けては通れない．Love & Respect をもって，高齢者に接していくようにしたいね．

> ●被虐待高齢者の唯一の窓口が救急外来のことも…アンテナを高くすべし！
> ●高齢者虐待のパターンを知るべし！ 外傷は上肢，頭頸部に多い
> ●見当識がしっかりしている高齢者の場合は，本人の意思を尊重すべし
> ●介護は大変．頑張りすぎずに社会のリソースを使おう
> ●スクリーニングは EASI が少々役立つ

✓ *Check!*

文献1） Lachs MS & Pillemer KA：Elder Abuse. N Engl J Med, 373：1947-1956, 2015
↑ 必読文献．高齢者虐待の詳細に関する手がかりを具体的に解説．会話が具体的ですごくいい．

文献2） Hoover RM & Polson M：Detecting elder abuse and neglect：assessment and intervention. Am Fam Physician, 89：453-460, 2014
↑ 必読文献．Good review.

文献3） Burnett J, et al：Prevention and early identification of elder abuse. Clin Geriatr Med, 30：743-759, 2014
↑ 必読文献．Good review. より詳細に勉強したい人にお勧め．

文献4） Wang XM, et al：Elder abuse：an approach to identification, assessment and intervention. CMAJ, 187：575-581, 2015
↑ 高齢者の5～10％は虐待を受け，適切なスクリーニング法がないままであるが，医療者は早期発見し，社会的リソースにつなげなければならない．

文献5） Bond MC & Butler KH：Elder abuse and neglect：definitions, epidemiology, and approaches to emergency department screening. Clin Geriatr Med, 29：257-273, 2013
↑ 必読文献．高齢者虐待を受けた者は3年以内の死亡率が3.1倍に増える．救急医は高齢者虐待のたった1.4％しか通報していないという．Good review.

文献6） Dong XQ：Elder Abuse：Systematic Review and Implications for Practice. J Am Geriatr Soc, 63：1214-1238, 2015
↑ アメリカ老年医学会2014の教育講演のまとめ．認知機能のよい高齢者の10％，認知症の高齢者の47.3％に虐待があるという．国によって報告はバラバラでクロアチアは61.1％に及ぶ．スクリーニングからフォローアップまで記載あり．

文献7） Yaffe MJ, et al：Development and validation of a tool to improve physician identification of elder abuse：the Elder Abuse Suspicion Index (EASI). J Elder Abuse Negl, 20：276-300, 2008
↑ 必読文献．EASIの原著論文．感度47％，特異度75％と大したことないが，ほかにいい手はないんだよねぇ．

文献8） Cannell MB, et al：Towards the development of a screening tool to enhance the detection of elder abuse and neglect by emergency medical technicians (EMTs)：a qualitative study. BMC Emerg Med, 16：19, 2016
↑ 救急隊とソーシャルワーカーのスクリーニングツール．① 家の外観，② 家の住環境，③ 社会支援の有無，④ 病歴，⑤ 介護の質，⑥ 高齢者の身体状況，⑦ 高齢者の行動，⑧ 救急隊の勘，という8つの項目を用いる．なかなか示唆に富むいい文献．

文献9） Moyer VA, et al：Screening for intimate partner violence and abuse of elderly and vulnerable adults：U. S. preventive services task force recommendation statement. Ann Intern Med, 158：478-486, 2013
↑ 配偶者虐待のスクリーニングにはいいエビデンスがあるが，高齢者虐待のスクリーニングにおいては，いいエビデンスはなかった．トホホ．

8章 高齢者虐待，児童虐待，ＤＶ～虐待のエキスパートになる～

文献10) Tsoi KK, et al：Cognitive Tests to Detect Dementia：A Systematic Review and Meta-analysis. JAMA Intern Med, 175：1450-1458, 2015
↑ 認知機能検査のreview．必読．日本にはなじみのないMini-Cogだが，感度91％，特異度86％となかなかいい．

文献11) Rosen T, et al：Emergency Department Presentations for Injuries in Older Adults Independently Known to be Victims of Elder Abuse. J Emerg Med, 50：518-526, 2016
↑ 高齢者虐待の確定診断の26人，および中等度疑いの57人の検討．上肢の外傷が最も多く（45％），ついで下肢外傷（32％）であった．頭頸部外傷を伴うことが多く（42％），青あざを39％に認めた．受傷後1日以上経過して医療機関を受診する例は疑わしかった．

文献12) Murphy K, et al：A literature review of findings in physical elder abuse. Can Assoc Radiol J, 64：10-14, 2013
↑ 9つの文献のreview．身体的虐待で多いのは，上肢外傷（43.98％），顔面・歯・頸部外傷（22.88％），頭部外傷（12.28％），下肢外傷（10.61％），体幹外傷（10.25％）であった．上肢と顔面で全体の2/3を占めた．

文献13) Rosen T, et al：Identifying Elder Abuse in the Emergency Department：Toward a Multidisciplinary Team-Based Approach. Ann Emerg Med, 68：378-382, 2016
↑ 救急室でのアプローチを比較的わかりやすくステップバイステップで解説している．学際的アプローチというが，今や多職種連携がカギだよね．

文献14) Gibbs LM：Understanding the medical markers of elder abuse and neglect：physical examination findings. Clin Geriatr Med, 30：687-712, 2014
↑ 心が痛くなるくらいこれでもかと高齢者虐待の身体所見の見つけ方を詳細に解説してくれる．叩かれて耳介外傷，首を絞められて頸部の出血斑，体幹の緊縛痕，手荒い扱いで両手指の出血斑など．非典型的部位にもあざができるが，あくまでも病歴全体と照らし合わせて考えていくことが必要．

✓ *Check!*

WEB 1）Preventing the Abuse of Elders：
http://www.preventelderabuse.org/
↑ National Committee for the Prevention of Elder Abuse（NCPEA）のWEB．アメリカの高齢者虐待サイト．

WEB 2）Implementing a Systematic Screening Procedure for Older Adult Mistreatment Within Individual Clinical Supervision：
http://rnao.ca/sites/rnao-ca/files/Preventing_Abuse_and_Neglect_of_Older_Adults_English_WEB.pdf
↑ 2014年のbest clinical practice guideline．

2 こらっ！弱いものいじめするなぁ！ 児童虐待 ～大事な手がかりを見逃すな～

患児Cちゃん 2歳

児童虐待

　2歳の患児Cちゃんが「階段から落ちて右下腿が腫れて痛い」ということで, 母親に連れられて夜間に救急外来を受診してきた. 研修医Tが患児を診察したところ, どうも右下腿が折れているようだと思った. ところが, 患児Cちゃんは医師と目を合わせず, 診察中もかなり痛そうなわりにじっと痛みをこらえて声を出さなかった.「ごめんね, 痛いね, ごめんね」となだめつつ, 研修医Tは「我慢強いお利口さんだね」と褒めた. 痛いはずなのに, Cちゃんは足をひっこめることもなく耐えているようだった.「しばらく様子を見ていたが, あまりに痛そうで歩かなかったから連れてきた」と母親が言ったが, よくよく話を聞くと受傷から来院まで7時間が経過していた. 背中に小さく丸い（直径8 mm大）瘢痕があった.「ここはどうしたのですか」と研修医Tが聞くと, 母親は目を合わせずに,「小さいときに油が飛んで火傷した」と言った.（そんなに古そうな痕に見えないけどなぁ）と思いつつ, 研修医Tは母親が非常に心配している様子であり, こんなに子ども思いの母親がまさか虐待なんてことはないだろうと思った.

　X線検査で脛骨バケツ柄状骨折を認めた. 神経血管の損傷はなく, 大きなずれもないので, 研修医Tはシーネ固定し, 次の日整形外科に行くように言い帰宅させようとした. そのとき, 上級医Sが研修医Tをちょっと待ったと呼び寄せた.

研修医T

「えぇっ？ 虐待はないかですって？ 母親はあんなに心配そうにしているので大丈夫じゃないですか？」

怪我だけ見てたらダメ ～大事な手がかりを見逃すな！

　児童虐待を疑ったら, さらに詳細な病歴・身体所見をとる必要がある. どうしても敏感なところであり, できれば避けたいと思ってしまうが, 暴力は徐々にエスカレートするのが常である. 救急外来こそがまさに虐待を早期に発見し予防できる機会であり, 見逃さないようにしたい.

　研修医Tは, 受傷から来院まで7時間も経過している点におかしいと思いながら, 母親はずいぶん心配している様子と受け取り, 児童虐待を見抜けなかった. 親がとても心配そうにしているから虐待はないなどと思うと騙されてし

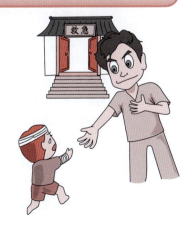

まう．親の態度だけでは，虐待をする親かどうかは見抜けない．**むしろ虐待をする親は普段は「こんなにかわいい子どもはいない」と溺愛しているような場合も多く，育児などのストレスから簡単に自分をコントロールできなくなってしまい，衝動的に暴力を振るってしまうことがある**．親の未熟性もあるが，確かに子育てはストレスの連続であり，昔のような大家族でなくなった今，子育ての悩みを打ち明ける機会もなくストレスを溜め込んでいる親も多いのが現実である．救急室での親の態度がおかしい場合は児童虐待を疑う有力な情報になるが，態度がよくても必ずしも児童虐待を否定する材料にはならない．演技派はあなただけではないのだ．

🔔 研修医T

「Cちゃんはあまり目を合わせてくれないし，固まってしまってなかなか話がしにくいんですよね」

児童虐待における病歴聴取のTips

1）被虐待児の病歴聴取のポイント

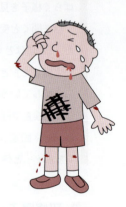

被虐待児の病歴聴取は非常に繊細なもので，相当の配慮が必要であるため研修医にはちと荷が重い．**もし可能なら被虐待児を親から離して1人で病歴を聞きたい**．あくまで病歴聴取の目的をきちんと説明して子どもが理解できる質問をすることが重要である．子どもと同じ目の高さで優しく話す．間に机など妨げるものがないようにする．**子どもの話す内容に動揺を見せたり驚く仕草を見せたりしてはいけない**．医療者が驚くと，子どもが黙り込んでしまう．子どもにとってつらい体験であったことに対して思いやりのある態度，言動をもって，同情・共感・理解を示さなければならない．開かれた質問（open-ended question）をする．内容が何であれ，子どもが悪かったのではないことをくり返し伝える．子どもはどんな親でもその世界がすべてであり，本当のことを話して親がいなくなる恐怖から，けなげに親をかばうことが多い．会話中に診療録の記載で注意が逸れることがないように，できれば同室の医療者に記録を担当してもらう．診療録には子どもの表現をそのまま記録するようにする．

2）保育者の病歴聴取のポイント

保育者の病歴聴取は，子どもとは一緒にしないで，個別に行う．保育者間で話につじつまが合うか評価する．もし両親以外に子どもの面倒をみている者が来ていればその人物からも個別に話を聞く．患児が怪我をしたときに一緒にいた保育者が病院に来院しているかどうか確認する．現病歴のみならず，既往歴，発達歴，通院歴や入院歴，兄弟の状況，兄弟の死亡の既往，家族歴，遺伝性疾患の有無もきちんと聞く．保育者が幼少時に虐待を受けていたことも多い．また結婚生活のストレス，育児のストレス，職場でのストレスの有無を聞く．

日本小児保健協会の幼児健康度調査（2010年9月，1～7歳未満の幼児の保護者10,501人対象）によると，子育てに自信がもてない母親は23％で，半数以上が自信があるとは答えていなかった．子どもを虐待しているのではと思う母親は，全体で11％であった．子どもを虐待している

のではと思う母親のほとんどがキーワードとして「**感情的な言葉**」をあげており，「叩くなどの暴力」47％，「しつけのし過ぎ」18％，「食事制限や放置」1％であった．「感情的な言葉」は子どもの年齢とともに漸増している．

病歴聴取では，**とにかく親を糾弾するのではなく，客観的に，淡々と事実を受け入れる態度で聞くのが肝要である**．児童虐待は疑ってみないと始まらないが，重要なのはわれわれ医療者は別に警察になるわけではないということである．やはり児童虐待だったと判明したところで，親を罰する立場にあるわけではない．親をとっ捕まえて刑務所に入れてしまえば終わり，などという単純な話ではない．親のほうにもストレスがあったり，さまざまな理由があったりして，衝動的に暴力行為に出ている場合も多い．自分の行為に罪悪感を感じつつも，どうしたらよいかわからないでいる場合も多い．非難するような態度では決して保育者は心を開いて話してはくれない．**虐待をする母親は「子育て困難症候群」という病気になっており，精神的に不安定で，多くの社会的サポートがあるのを知らずに利用できない患者だと思って手を差し伸べよう**．淡々と事実を聞き，親のストレス状態も共感的に聞くことによって親が心を開いてくれる．その心のストレスに対して親自身が敏感になり，自分をコントロールできるようになり，またストレスを吐瀉できるような公共サービスなどへのアクセスの方法を医療者が提供できるようになれば，親にとっても子どもにとってもハッピーである．

また，**児童虐待の30～60％に妻虐待の合併がある**点にも注意したい．母親自身が父親に暴力を受けていないかをチェックすることも重要である．父親と一緒にせず母親1人にして，その態度に注意しながら詳細に話を聞く必要がある．

3) 医療者側ができること

確証がなくても通告の義務があることは肝に銘じておこう．ただし**児童虐待は必ずチームで，団体戦で臨むべし**．1人で対応するとどうしても煩わしさや，保身，エゴが妨げになるので，児童虐待に精通したメディカルスタッフも含めてチームで対応すること．1個人，1病院で対応するのではなく，多職種・多機関連携チーム（multidisciplinary team：MDT）として，地域のネットワークを構築すべし．1人で前面に出て対応すると，虐待した親から恨みを買って仕返しの対象になる危険も生じる．

医者側にも問題が残っている．『要対協』なんていうと，要胎教？って胎教にいい何かですか？なんて言ってもらっては困る．要保護児童対策地域協議会のことを「要対協」と略すことが多く，医師の間でも認知度がいまいち低いのが問題なんだ．要対協は，要保護児童に関する情報交換や支援をするための協議を行う場として2004年児童福祉法改正で設置努力義務が定められた．要対協はほとんどすべての市町村に設置され，児童家庭相談の一義的な対応の窓口であり，虐待通告先となっている．臨床現場の最前線で働く医師は，もちろん児童相談所や警察に通告してもいいが，なんと自分の病院に要対協の委員の小児科医がいたなんて結構知らなかったりするんだよね．

4) 子どもの生命が脅かされるような場合

外傷の程度が激しい場合や，診療録を紐解いて，外傷が徐々にエスカレートしている場合は，

表7　児童虐待を疑う病歴・外観 "CHILD ABUSE"

C	Care delay	受診が遅い！
H	History	病歴聴取上の矛盾，小児の発達と外傷が合わない
I	Injury of past	くり返し損傷の既往がある
L	Lack of nursing	ネグレクト，発育不全，季節に合わない服装．医療保険・乳児医療証の手続きが不明・持参していない．周産期の状況説明ができない．予防接種をしていない．身長・体重など基本情報を知らない．子どもの性格や嗜好を説明できない
D	Development	小児の発達と比べて病歴が合わない
A	Attitude	保育者・子どもの態度．無責任な保育者．病歴聴取にイライラしている．診療に非協力的．保育者が治療を指示する
B	Behavior	子どもの行動特性．子どもが親や保育者と目を合わせない．おどおどしている．逆になれなれしすぎる．子どもが異様に泣き叫ぶ，または痛い手技をしても異様におとなしい
U	Unexplainable	病態と外傷の程度や機序の食い違い
S	Sibling	兄弟が加害したとの訴え
E	Environment	環境上のリスク 児要因：望まぬ妊娠，先天異常，母子分離期間が長い 親要因：精神疾患・アルコール中毒・薬物中毒，反社会的人格，親としての自覚欠如 家庭要因：孤立家庭，困窮家庭，育児過多・負担増など

早期に親と引き離して入院させるべきである．子どもの生命を脅かすような危機的状況の場合は，上記の限りではなく断固たる対応が必要になり，児童相談所など関係機関と連携して対応しなければならない．児童相談所は親の同意にかかわらず一時保護（最高2カ月：児童相談所長や知事が認めれば延長可）でき，医療が必要なら一時保護委託（最高2カ月）ができる．家庭裁判所が認めれば，親の同意にかかわらず，施設入所や里親委託による長期親子分離（最高2年）も可能である．通告時には親の同意の有無を児童相談所に伝えよう．「餅は餅屋」で児童相談所はうまく対応してくれる…はず…してほしい….

　児童虐待を疑う病態・外観のポイントを表7に示す．"CHILD ABUSE" と覚えよう．通常の受診と比べて受診のタイミングが異様に遅かったり，受傷機転と受傷部位の程度がかみ合わなかったりした場合は，要注意である．虐待を受け続けて痛みに対して我慢を強いられた生活をしている場合は，子どもは痛い医療行為に対しても，けなげにも逃げない．「我慢強いお利口さん」というだけではない場合に要注意．

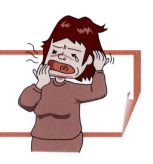

- ●CHILD ABUSE で児童虐待を発見すべし
- ●通告は犯人探しではない．子育て困難症候群の親を
  みんなで助けるのだ

４つの児童虐待

　児童虐待には身体的虐待，性的虐待，ネグレクト，心理的虐待の４つがあるのはご存知だろう（図1）．

１）心理的虐待が一番多い

　日本では心理的虐待が47.2％と最も多く，身体的虐待（27.7％），ネグレクト（23.7％），性的虐待（1.5％）と続く．アメリカとは頻度の比率が圧倒的に違うんだよねぇ．アメリカだと，ネグレクト61％＞身体的虐待58％＞心理的虐待27％＞性的虐待24％となるが，性的虐待が24％もあるなんて…絶句．日本は報告されていないだけ？

　子どもに向かってひどい言葉を吐く大人もいるが，その大人も虐待を受けていることが多いという．負の連鎖だ．子どもの目の前で配偶者や家族に暴力を振るうところを見せるのも心理的虐待に相当する．犬小屋に子どもを閉じ込めた事件もあったが，これも心理的虐待になる．

児童虐待の４つのタイプ

身体的虐待
殴る，蹴る，つねる，激しく揺さぶる，やけどを負わせるなど．

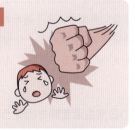

性的虐待
性的行為の強要，性器や性交を見せるなど．

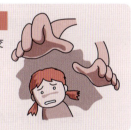

ネグレクト
（保護の怠慢・養育の放棄）
病院に連れて行かない，食事や風呂などの世話をしないこと．同居人による虐待を放置することも含まれます．

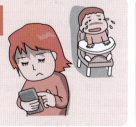

心理的虐待
ことばによる脅し，無視，兄弟姉妹間の差別など心に傷を負わせること．子どもの前でDV（配偶者からの暴力）を行うことも含まれます．

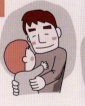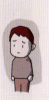

図1　児童虐待の４つのタイプ
福井県：みんなで守ろう子どもの笑顔．児童虐待防止ハンドブック：
http://www.pref.fukui.lg.jp/doc/kodomo/gyakutai/gyakutai_d/fil/003.pdf より引用．

8章

高齢者虐待，児童虐待，DV ～虐待のエキスパートになる～

2）身体的虐待

暴力行為はすべて身体的虐待になる．代理ミュンヒハウゼン症候群（Münchausen syndrome by proxy）も身体的虐待となる（意図的に子どもを病気にさせて，心配するふりをすることによって，周囲の注意を自分に集めて精神的満足感を得ようとする）．

3）ネグレクト

食事，衣服，住居などが極端に不適切で，健康状態を損なうほどの無関心・怠慢なのはネグレクトである．乳幼児を車の中に放置してパチンコをしたり，重大な病気になっても病院に連れていかなかったりするのもネグレクトになる．家族や同居人が虐待しているのを知っているが助けないのもネグレクトにあたる．そもそも小中学生に留守番させたり，子どもだけで電車で塾に通わせたりするなんて，日本では当たり前の光景でも海外ではネグレクトになってしまうから，お国事情が違うと解釈も変わってくるよねぇ．

4）性的虐待

性行為の強要のみならず，児童ポルノ写真の撮影や性器や陰部を露出するのも性的虐待になる．

性的虐待を受けている子どもは以下のときに疑う．年齢不相応の「性」に対する言動が目立つ，家に帰りたがらない，夜間遅くの外出など．また急激に学力が低下したり，服装が派手になったり，大人びた恰好をしたがるときも性的虐待を疑う．性的虐待を受けると女児は男児に近づきやすくなり，男児は女児を嫌いやすくなる．

思春期の病歴聴取は難しい！？

思春期ってやつは…．自我が芽生えてとんがってくるこの頃はなかなか扱いづらいのが当たり前．思春期では社会精神的発達の評価は非常に重要であり，通常の診療のやり方では，思春期の微妙な変化は見つけられない．虐待を早期発見するためにも，住環境や学校や仕事，家庭環境を聞くようにしたい．覚え方として"HEEADSSS"（表8）がある（Contemporary Pediatrics, 21：

表8　頭（HEADs）を使って思春期患者の日常生活を聞き出そう"HEEADSSS"

H	Home	家庭環境，家族関係，親の仕事
E	Education/Employment	教育・仕事：教育・仕事歴，先生や友人との関係，課外活動
	Eating	食事：体重に関する認識，食事の嗜好や習慣
A	Activities（peer-related）	日常生活，趣味，社交性
D	Drugs	酒・たばこ・麻薬：批判せずに傾聴すべし．家族や友人の使用の有無も確認する
	Sexuality	性生活，生理，第二次性徴について
S	Suicide or Depression	自殺念慮やうつ，自己肯定感の程度，不安
	Safety from Injury and Violence	危険なスポーツへの関与，性的虐待，いじめ，身体的虐待など

64, 2004). もともとは社会精神的評価に使われているもの. 思春期の患者への病歴聴取は決して批判的にならず, いい点を早めに見つけて褒めてあげるといい. 過去に乗り超えた困難を聞き出して褒める. 思春期は批判に対して敏感であり, 褒められるとすごく喜ぶものだ.「それはダメだ」という命令形ではなく,「私はあなたのことが心配」という表現にした方がよい.

✓ *Check!*

文献15) Leetch AN, et al：Evaluation of child maltreatment in the emergency department setting：an overview for behavioral health providers. Child Adolesc Psychiatr Clin N Am, 24：41-64, 2015
　　↑ **必読文献**. 児童虐待のgood reviewです.

文献16) Dubowitz H：Tackling child neglect：a role for pediatricians. Pediatr Clin North Am, 56：363-378, 2009
　　↑ ネグレクトのreview. ネグレクトは定義が難しく, さまざまなパターンがあるので, 日常臨床でも気をつけてみていないとなかなか見つけられない.

文献17) Lane WG：Prevention of child maltreatment. Pediatr Clin North Am, 61：873-888, 2014
　　↑ 児童虐待の予防に関するreview. 犯人探しが目的ではなく, リスクが高い家庭を早期に発見し, 子育てを助けていく, 社会のリソースにつなげていくという姿勢が大事. しつけと虐待を混同しないように親を指導したり, 社会のリソースを知りうまくつなげていったりすることは臨床家には大事な能力の1つ.

文献18) Stirling J, et al：Understanding the behavioral and emotional consequences of child abuse. Pediatrics, 122：667-673, 2008
　　↑ 被虐待児童は行動も感情も想像がつかないくらいボロボロのPTSD (post traumatic stress disorder：心的外傷後ストレス障害) になっている. ストレス耐性がなく, 今後の社会性を著しく損なってしまう. よりうまく対応するために医療者はどうすべきか, 知っておかないといけないことは多い.

文献19) Christian CW：The evaluation of suspected child physical abuse. Pediatrics, 135：e1337-e1354, 2015
　　↑ **必読文献**. 非常によくまとまった身体的虐待のgood review.

文献20) Klein DA, et al：HEEADSSS 3.0：The psychosocial interview for adolescents updated for a new century fueled by media. Contemporary Pediatrics, 31：16-28, 2014
　　↑ 思春期の社会精神的発達の評価は非常に重要. 改良されたHEEADSSS (覚え方) をうまく解説している. 思春期の頭 (HEADs) の中を探ろうってわけですね.
　　https://mmcp.dhmh.maryland.gov/epsdt/healthykids/Documents/Sec._4_Add_%20HEEADSSS.pdf　からダウンロード可.

文献21) Davies FC, et al：Major trauma from suspected child abuse: a profile of the patient pathway.Emerg Med J, 34：562-567, 2017
　　英国のデータベースによると7,825人の小児外傷のうち6％に小児虐待が疑われた. 被虐待児は通常の外傷の小児と比べて, 平均年齢がより若く (0.4 vs 7歳), ISS (injury severity score) 高値 (16 vs 9), 死亡率が高い (5.7 vs 2.2％). 受傷から来院までが遅い (8 vs 1.8時間).

文献22) Tanoue K, et al：Training program for Japanese medical personnel to combat child maltreatment. Pediatrics International, 59：764-768, 2017
　　虐待対応啓発プログラムBEAMS (ビームス) 受講で習熟度アップ. 資料もしっかりしていて, 一度受講してはいかが.
　　https://beams.childfirst.or.jp/

✓ *Check!*

WEB 3) 日本小児科学会：子ども虐待診療手引き第2版：
　　https://www.jpeds.or.jp/modules/guidelines/index. php?content_id＝25
　　↑ 日本小児科学会の子ども虐待診療の手引き2014年改訂版が読める. 特に小児科医, 救急医, 家庭医, 総合診療医は**必読**です.

3 疑わなければ見抜けない児童虐待

患児Dちゃん　2歳

児童虐待

　2歳の患児Dちゃんが「階段から落ちて右下腿が腫れて痛い」ということで，母親に連れられて夜間に救急外来を受診してきた．研修医Tが患児を診察したところ，どうも右下腿が折れているようだと思った．よく話を聞くと受傷から来院まで7時間が経過していた．背中に小さく丸い（直径8 mm大）瘢痕があった．「ここはどうしたのですか」と研修医Tが聞くと，母親は目を合わせずに，「小さいときに油が飛んで火傷した」と言った．X線検査で右下腿に脛骨バケツ柄状骨折を認めた．神経血管の損傷はなく，大きなずれもないので，研修医Tはシーネ固定し，次の日整形外科に行くように言い帰宅させようとした．そのとき，上級医Sが研修医Tをちょっと待ったと呼び寄せた．「そりゃ，虐待だぞ．skeletal surveyしておけよ」と言われた．

研修医T

「え，まじっすか！？ 虐待？ あぁ，そういえば背中に火傷のような痕がありましたね．あれはやはり大事な手がかりだったのでしょうか？ ほかにどのような点に気をつけたらいいのでしょうか？」

身体的虐待を見抜く

　2015年度に，児童相談所に寄せられた虐待相談の相談経路は，警察など，近隣知人，家族，学校などからの通告が多くなっている．医療機関からはたったの3％…トホホ．医療機関ももっとアンテナを張っておかなければ….

1）身体所見から見抜く

　医療機関を訪れる機会が最も多いのが身体的虐待だ．表9に身体的虐待を疑うためのヒントを示す．たばこの熱傷やつねることでできる皮下出血は，他人に気づかれないように服に隠れるところにつくることが多い．明らかに武器の形をした痣ができたり，境界明瞭な熱傷の場合には虐待を疑う必要がある．おむつがとれないことにいら立ち，トイレットトレーニングと称して，煮え湯にお尻をつけると真っ赤な円形の熱傷がお尻にできてしまう．

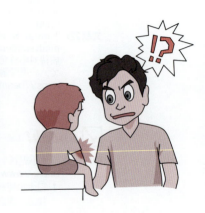

表9 身体的虐待を疑う身体所見のキーポイント

1)	多発性硬膜下血腫（特に新鮮な骨折がない場合）
2)	網膜出血…眼科診察は必須です！
3)	骨幹端骨折（metaphyseal fracture）
4)	口周囲出血（唇を持って引っ張るから）
5)	大きな外傷の既往がない内臓破裂
6)	3歳以下の長管骨骨折
7)	側面や背面の多発肋骨骨折（胸を握り潰すことによる）
8)	頻回の外傷，特に新旧の外傷痕・あざ・骨折が混在
9)	異様な瘢痕（たばこ，歯形，紐の痕，ベルトの痕，手形）
10)	辺縁の明瞭なⅡ/Ⅲ度熱傷（トイレットトレーニングと称して熱湯にお尻をつけることで，臀部に辺縁明瞭な熱傷ができる）

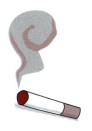

表10 TEN-4ルール：皮下出血の場所で虐待を疑う

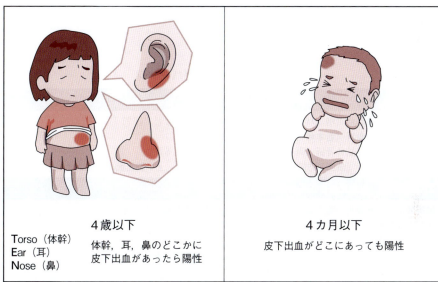

Torso（体幹）
Ear（耳）
Nose（鼻）

4歳以下
体幹，耳，鼻のどこかに
皮下出血があったら陽性

4カ月以下
皮下出血がどこにあっても陽性

2) TEN-4ルールで見抜く

　"TEN-4" ルールも知っておこう（表10）．4歳以下で体幹（Torso），耳（Ear），鼻（Nose）のどこかに皮下出血があったら身体的虐待を疑う．4カ月以下であれば，寝返りも打てない時期なので，体のどこに皮下出血があっても虐待を疑うべし．このTEN-4ルールの感度は97％，**特異度84％**となかなかいい．ただ1歳以下の小児救急では皮下出血を認めることは3.5％と比較的稀なので，小児の診察ではきちんと脱衣をさせるような癖をつけておかないといけないね（Ann Emerg Med, 67：1-8, 2016）．

3）骨折から見抜く

　　骨幹端骨折も特徴的だが，それがあるからといって虐待とは決めつけられない．児童虐待での外傷パターンを**表11**に示す．背中側の肋骨骨折は，虐待に特異的だ．乳幼児揺さぶられ症候群（shaken baby syndrome）で鷲掴みにして強く揺さぶることで，胸椎横突起がてこになって肋骨背部が折れる．通常，胸骨圧迫（心マッサージ）をしても，背部の肋骨は折れないので，虐待の特異的所見といえる．2歳未満はとにかく虐待を考えないといけないのだ．

　　乳幼児揺さぶられ症候群では，激しく揺さぶられ，四肢末端が激しく揺れて，長管骨の骨幹端骨折（コーナー骨折，バケツ柄状骨折）が生じてしまう（**図2**）．どんな揺さぶり方をしたら，四肢の骨折を生じるんだと思ってしまう．

表11　児童虐待の外傷パターン

1）骨折

長管骨の骨幹端骨折（例：バケツ柄状骨折，コーナー骨折など，**図2**）
小児に特徴的な骨折（若木骨折，隆起骨折）
側方や背部の**多発肋骨骨折**（両手で胸を握り潰されて起こる）
→skeletal survey（頭部2方向，胸腰椎2方向，胸部正面，上下肢正面，骨盤正面）

2）頭部外傷，乳幼児揺さぶられ症候群，網膜出血

単純骨折，多発骨折，陥没骨折，左右両側骨折，縫合線を超える骨折
大脳半球間裂に生じる硬膜下血腫
頭部以外にもほかの外傷を伴う
乳幼児揺さぶられ症候群：硬膜下血腫，脳挫傷，脳浮腫など多彩
網膜出血の合併（65〜95％）→眼科医コンサルト

3）腹部外傷

肝損傷，脾損傷，腎損傷，腸管損傷

4）皮膚所見，熱傷

新旧のあざが混在
手形，ベルト，ひもなど凶器の形が残る
歯形（犬歯間距離が3cm以上あれば大人の歯形）
口唇辺縁の裂創，口唇小帯裂傷，舌小帯裂傷
辺縁明瞭な熱傷（7〜8mm大のたばこ瘢痕，トイレットトレーニングによる臀部のみの熱傷）

5）性的虐待

陰部裂創，出血斑，処女膜後方欠損，急性処女膜損傷，性行為感染症，妊娠
膣分泌液で酸ホスファターゼ陽性，精子の存在
非特異的行動異常，急な性格変化，年齢不相応な性知識，うつ，食欲異常

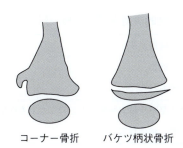

コーナー骨折　　バケツ柄状骨折

図2　コーナー骨折とバケツ柄状骨折

4）頭部外傷から見抜く

　　頭蓋骨骨折は虐待において2番目に多い骨折部位で，その80％を1歳以下が占める．乳児は生理的にくも膜下腔が広く，軸索損傷，剪断損傷（shearing injury）を受けやすく，架橋静脈の破綻も起こりやすい．**大脳半球間裂に生じる硬膜下血腫は児童虐待で特異度が高い**．頭部CTが重要なのは言うまでもないが，虐待は日常化していると，病態も慢性化したものになり，そうなるとMRIでないと見つからない頭部外傷もある．**虐待を疑ったら，頭部CTのみならずMRIも考慮しよう**．

　　乳幼児揺さぶられ症候群による機序が頭部外傷のなかで最も多い．アメリカ小児科学会では乳幼児揺さぶられ症候群という機序を述べる言葉よりも，「虐待による頭部外傷」と明確な言葉を使うように提唱している．

　　虐待による頭部外傷例の25％は以前にも医療機関を受診していたにもかかわらず虐待を見逃されていた．慢性硬膜下血腫や陳旧性骨折，皮下出血を見たら将来虐待による頭部外傷に進展するかもしれないと疑おう．

　　頭部外傷例の網膜出血の合併は65～95％と多く，**脳挫傷や硬膜下血腫を認めたら，必ず眼科医に診察してもらい網膜出血を探したい**．乳幼児揺さぶられ症候群は死亡率が30％と高い．痙攣の合併は40～70％にみられる．

　　頭部外傷例では頭部以外の外傷の合併は30～70％にみられるため，常にskeletal surveyの適応があるかどうか考えよう．乳児突然死症候群や来院時心肺停止の乳幼児をみたら，虐待の可能性を考えて，死後でも可能な限り頭部CTを行っておきたい．もちろんpan-scanでもいいが，詳細な身体所見も記載しておこう．

5）腹部外傷から見抜く

　　腹部外傷は頻度は多くないものの，重症化しやすい．子どもの肋骨はしなやかなので，肋骨骨折を伴わずに肝臓が裂けてしまうことがある．肝臓破裂でも嘔吐だけが主訴のときがあり，**ASTおよびALTを測定し，200 IU/L以上であれば腹部造影CTが必要になる**．

6）性的虐待を見抜く

　　成人のrapeと異なり，子どもの性的虐待は暴力に訴えられることは少なく，脅かされて強要されることが多い．子どもに近づきやすい関係の大人によることが多い．事実関係を究明することは実際なかなか難しい．性的虐待がわかるまたは疑われるきっかけとしては，① 子どもが告

8章

高齢者虐待，児童虐待，ＤＶ ～虐待のエキスパートになる～

表12　性的虐待を疑ったら…対応ポイント

1）子どもの安全確保が第一
2）児童相談所に通告
3）精神科的評価も行う
4）詳細な身体所見（産婦人科医など診療になれた医師の関与を）
5）法医学的所見・検体採取

白したとき，②非特異的行動異常を示すとき，③第三者が性的虐待を発見したとき，④説明できない陰部の外傷，⑤性行為感染症などがある．写真撮影，陰毛の採取，性行為感染症・妊娠の予防，**性行為後72時間以内なら精子のサンプル採取**などを行うが，産婦人科専門医の関与を早期に依頼する方がよい．

本来なら，子どもとの人間関係をうまく築くためのトレーニングを行った者が対応すべきである．子どもに安心と快適な環境を与え，こちらの心配を伝える．**自分の判断を加えず，傾聴し事態に動じてはいけない**．まずは無理せず，本人が話したがらないときは，こちらが大切に思っているということを伝える．「誰が何をしたのか」のみ聞いて，初回から詳細な質問をしてはいけない．子どもの安全を確認し，児童相談所へ通告し協力して対応していく（**表12**）．

児童虐待に関して，チャイルドファーストジャパン（CFJ）が運営するRIFCR™研修が具体的な対応策を教えてくれる．とても優れたプログラムであり，臨床の最前線に立つ人は，ぜひ機会があれば受講してはいかが？（http://cfj.childfirst.or.jp/rifcr/）

🙋 研修医T

「skeletal survey って，手あたり次第X線を撮ればいいんですか？　どの年齢でも全身撮影するんですか？」

いつ skeletal survey をすべきか

児童虐待の11〜55％に骨折を伴う．アメリカ放射線学会の提唱するskeletal surveyを**表13**に示す．四肢は全部正面一発でいいが，胸部は結構ややこしいんだねぇ．身体所見がなくても全身の骨のX線を盲目的に撮るというのがskeletal surveyだ．意思疎通がうまくとれない乳幼児は，身体所見が必ずしもあてにならないので，skeletal surveyは積極的に考慮すべきだろう．

日本小児科学会によると，**skeletal surveyは2歳未満では虐待疑い例に全例施行，2〜5歳では虐待による骨折がある場合に施行，5歳以上では不要**．5歳以上ならきちんと意思疎通がとれるので身体所見で疑った部位のみの検査でいい．

アメリカ小児科学会では骨折を見たとき，皮下出血を見たとき，頭部外傷を見たとき，とより詳しくそれぞれ分けてskeletal surveyの適応を提唱している．

Duffyらによると，虐待の疑わしい患児にskeletal surveyを行うと約10.8％に隠れた骨折が見つかり，そのうち半数が虐待としてマネージメントが変わったという．

Woodらは，骨折を見たとき，皮下出血を見たとき，頭蓋内出血を見たときでそれぞれ，いつ

表13 全身の骨のX線撮影：skeletal survey のメニューはこれだ！

四肢	上腕骨，前腕，手，大腿，下腿，足（各正面像）
体幹	胸部（正面，側面，左右斜位）
腹部～骨盤（正面）	
腰仙椎（側面）	
頸椎を含めて頭部2方向（正面，側面）	

skeletal survey をすべきかガイドラインを提示している（**表14A，14B，14C**）．頭蓋骨骨折のみの場合は skeletal survey をしてもほかの骨折はたったの2％しか見つからなかったというから，ほかの虐待を疑わせる所見を重視した方がいい．

　skeletal survey は一度やったら終わりなんてのではいけない．**虐待が疑わしい場合は2～3週間後にフォローアップ skeletal survey が必要**だ．Harper らによると，フォローアップにより21.5％において新しい所見が得られたという．15.6％は新しい骨折を認め，7.1％は初回の skeletal survey では陰性だったが2回目で骨折が見つかっているというから恐ろしい．反対に約7％において実は虐待じゃなかったと判明した．

表14A　skeletal survey の適応：骨折のとき，いつ撮るの，こういうときでしょ

24カ月未満	以下の骨折がある場合，skeletal survey が必要 ☑ 虐待告白例　　☑ 配偶者虐待時に骨折発症 ☑ おもちゃなどが当たって骨折したという病歴 ☑ つらがっているのに，医療機関受診まで24時間以上経過 ☑ 骨折と無関係なほかの外傷（皮下出血，熱傷，ビンタの跡） ☑ 骨折するとは思えない病歴 〔例外：12カ月より大きい，歩行可能な子どもの橈骨／尺骨遠位部隆起骨折（buckle fracture），脛骨／腓骨のらせん骨折や隆起骨折…病歴にかかわらず虐待を示唆しない〕
12カ月未満	骨折の種類にかかわらず，skeletal survey が必要 ▲ 例外〔9カ月以上の歩き回る乳児が転倒し，橈骨／尺骨遠位部隆起骨折（buckle fracture）または脛骨／腓骨の若木骨折〕 ▲ 例外（6カ月以上の片側頭蓋骨線状骨折で，大きな外力が加わった場合） ▲ 例外（生下時の鎖骨骨折：生後22日以内の新鮮骨折，生後30日以内の陳旧性骨折）
12～23カ月	以下の骨折がある場合，skeletal survey が必要 ☑ 肋骨骨折　　☑ 古典的骨幹端骨折 ☑ 複雑／陥没頭蓋骨骨折 ☑ 低高度からの落下による成長端離開の上腕骨骨折 ☑ 大腿骨骨幹部骨折（外力にかかわらず）
ルーチンにskeletal survey は推奨されないもの	▲ 12～23カ月の子どもが歩行または走って転倒し受傷した，脛骨／腓骨の遠位部らせん状骨折（これは虐待ではない） ▲ 12～23カ月の子どもが手を伸ばして転倒し受傷した，橈骨／尺骨の遠位部隆起骨折

表14B　skeletal survey の適応：**皮下出血**のとき，いつ撮るの，こういうときでしょ

24カ月未満	以下の皮下出血がある場合，skeletal survey が必要 ☑ 虐待告白例　　☑ 配偶者虐待時に皮下出血発症 ☑ そのほかの外傷（熱傷，ビンタの跡） ☑ 武器を示唆する跡（二重条痕：棒で叩くと二本線の皮下出血ができる） ☑ 4カ所を超える皮下出血（骨隆起部以外で） ☑ 耳，鼻，体幹，臀部，陰部，手足（外傷歴がない場合）
12カ月未満	以下の皮下出血がある場合，skeletal survey が必要 ☑ 頬，目の周囲，耳，鼻　　☑ 上肢下肢（膝や肘を除く） ☑ 手足　　☑ 体幹，臀部，陰部 ☑ 1カ所を超える皮下出血（骨隆起部以外で）
9カ月未満	どの部位に皮下出血があっても skeletal survey を
6カ月未満	どの部位に皮下出血があっても skeletal survey を 〔ただし病歴が確かで，出っ張ったところ（顔のTゾーン，四肢の骨隆起部）に皮下出血がある場合は例外〕

表14C　skeletal survey の適応：**頭蓋内出血**のとき，いつ撮るの，こういうときでしょ

24カ月未満	頭蓋内出血（硬膜下・硬膜外血腫）＋以下の所見がある場合，skeletal survey が必要 ☑ 虐待の病歴または目撃者あり　　☑ 配偶者虐待時に発症 ☑ 虐待を示唆する所見あり（ビンタの跡，多発皮下出血，熱傷など）
6カ月未満	頭蓋内出血あれば全例施行
6〜11カ月	頭蓋内出血あれば原則全例施行するが，以下の場合は例外 ▲ 1m（3フィート）以上の高さから落ち，頭蓋骨骨折直下に少量のくも膜下出血を認める元気な乳幼児 ▲ 1m（3フィート）以上の高さから落ち，硬膜外血腫のある元気な乳幼児
12〜23カ月	頭蓋内出血＋以下の所見がある場合，skeletal survey が必要 ☑ 硬膜下血腫（頭蓋骨骨折直下の非常に小さいものは例外） ☑ 外傷歴がない，または1m（3フィート）以下の落下なのに元気のない乳幼児

skeletal survey：2歳未満は考慮せよ

● 虐待を疑ったら，2歳未満は全例施行，2〜5歳は骨折があったら施行，5歳以上は盲目的な skeletal survey は不要

● 骨折：1歳未満の骨折は全例施行．12〜23カ月の骨折は症例を選別せよ

● 皮下出血：9カ月未満の皮下出血は全例施行．10〜23カ月は部位で選別せよ

● 頭蓋内出血：1歳未満の頭蓋内出血は，基本全例施行

外傷スクリーニング

1歳以下の小児の骨折を見た場合，Higginbotham らは図3のようなスクリーニングを提唱している．

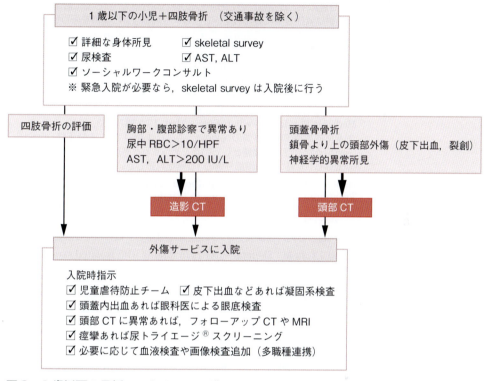

図3　1歳以下の骨折のスクリーニング

☑ *Check!*

文献23）Pierce MC, et al：Bruising characteristics discriminating physical child abuse from accidental trauma. Pediatrics, 125：67-74, 2010
　　↑ TEN-4ルールの感度は97％，特異度は84％．95人の小児で検討した小規模スタディであり，追試が必要．

文献24）Duffy SO, et al：Use of skeletal surveys to evaluate for physical abuse：analysis of 703 consecutive skeletal surveys. Pediatrics, 127：e47-e52, 2011
　　↑ 703名の後ろ向き研究．虐待の疑わしい患児に skeletal survey を行うと約10.8％に隠れた骨折が見つかった．6カ月未満児，明らかに生命を脅かす病態，痙攣，虐待による頭部外傷疑いの症例が，skeletal survey で最も陽性になった．79％に1カ所以上の陳旧性骨折を認めた．

文献25）Higginbotham N, et al：Utility of a child abuse screening guideline in an urban pediatric emergency department. J Trauma Acute Care Surg, 76：871-877, 2014
　　↑ 追試が必要ではあるが，乳児の骨折を見たらこのスクリーニングはしておきたい．

文献26）Letson MM, et al：Prior opportunities to identify abuse in children with abusive head trauma. Child Abuse Negl, 60：36-45, 2016
　　↑ 232人の虐待による頭部外傷を，以前の受診時に虐待を気づけなかったかどうかを後ろ向きに調べた．25％が以前に医療機関を受診し見逃されていた．見逃し症例では，慢性

8章

高齢者虐待，児童虐待，DV 〜虐待のエキスパートになる〜

硬膜下血腫や陳旧性骨折，皮下出血，児童相談所の関与の既往，嘔吐などの所見が多かった.

文献27) Christian CW & Block R：Abusive head trauma in infants and children. Pediatrics, 123：1409-1411, 2009
　　↑ 必読文献. アメリカ小児科学会の児童虐待による頭部外傷のポリシーステートメント.

文献28) Pawlik MC, et al：Children with burns referred for child abuse evaluation：Burn characteristics and co-existent injuries. Child Abuse Negl, 55：52-61, 2016
　　↑ 10歳以下で虐待疑いの2,890人の後ろ向き研究. 7.6％に熱傷を認めた. 身体的虐待の合併は40.9％に疑われた. 68.8％は熱傷以外に虐待を思わせる所見を認めなかった. 合併損傷としては皮膚所見25.6％，骨折7.9％であった. 熱傷では頭部外傷の合併は少なかった.

文献29) Jenny C, et al：The evaluation of children in the primary care setting when sexual abuse is suspected. Pediatrics, 132：e558-e567, 2013
　　↑ 必読文献. 性的虐待に備えるにはもってこいのreview.

文献30) Lindberg DM：Abusive Abdominal Trauma—An Update for the Pediatric Emergency Medicine Physician. Pediatr Emerg Med, 13：187-193, 2012
　　↑ 身体的虐待の腹部外傷のreview. ここではASTおよびALTは80 IU/Lを腹部CTに踏み切るかどうかの閾値としている. そうすると感度77％，特異度82％となる. 超音波ではCTで見つかる腹部外傷の15％を見逃している.

文献31) Hanson RF & Adams CS：Childhood Sexual Abuse：Identification, Screening, and Treatment Recommendations in Primary Care Settings. Prim Care, 43：313-326, 2016
　　↑ 必読文献. 性的虐待のスクリーニング，面接法，PTSD（post traumatic stress disorder：心的外傷後ストレス障害）の症状など多岐にわたり解説.

文献32) Wood JN, et al：Skeletal surveys in infants with isolated skull fractures. Pediatrics, 123：e247-e252, 2009
　　↑ 341人の孤発性頭蓋骨骨折の患児の後ろ向き研究. 31％に虐待を疑わせた. 141人にskeletal surveyを行ったが，ほかの骨折を見つけたのはたったの2人（1.4％）のみ. 孤発性頭蓋骨骨折のみではskeletal surveyの適応にはならない. むしろほかに虐待を思わせる病歴や所見が大事.

文献33) Wood JN, et al：Development of guidelines for skeletal survey in young children with fractures. Pediatrics, 134：45-53, 2014
　　↑ 必読文献. 骨折を見たときのskeletal surveyのガイドライン. エキスパートオピニオンに過ぎないが，有用.

文献34) Wood JN, et al：Development of hospital-based guidelines for skeletal survey in young children with bruises. Pediatrics, 135：e312-e320, 2015
　　↑ 必読文献. 皮下出血を伴う骨折患児のskeletal surveyのガイドライン. skeletal surveyのエキスパートのコンセンサスにすぎないけど，よくまとまっている.

文献35) Paine CW, et al：Development of Guidelines for Skeletal Survey in Young Children With Intracranial Hemorrhage. Pediatrics, 137：e20153024, 2016
　　↑ 必読文献. 頭蓋内出血を見つけた場合のskeletal surveyのガイドライン. これも実は上記2つのガイドラインにかかわっているWood先生が絡んでいる. 日本なら，尊敬する北九州市立八幡病院の市川光太郎先生みたいな大御所なんだろうなぁ.

文献36) Harper NS, et al：The utility of follow-up skeletal surveys in child abuse. Pediatrics, 131：e672-e678, 2013
　　↑ 10歳未満の小児2,890人の前向き研究. 2,049人にskeletal surveyを行い，1,038人にフォローアップskeletal surveyを指示し，そのうち796人がフォローアップskeletal surveyを受けた. 174人（21.9％）に新しい所見が得られ，124人（15.6％）に新しい骨折を認め，55人（6.9％）は大丈夫と再確認できた. 新しい骨折124人のうち，41人（33％）は虐待を強く疑い，51人（41％）は限りなく怪しいと判断した. 18人（7.1％）は初回のskeletal surveyでは骨折がなかったのに，フォローアップで骨折が見つかっている. 特に2歳以下の患児にフォローアップを指示することが多かった. やっぱりフォローアップは大事なんだけど，このスタディはフォローアップを指示した人の約77％が素直にフォローアップを受けているのがすごい.

文献37）Berkowitz CD：Physical Abuse of Children. N Eng J Med. 376：1659-1666, 2017
↑ **必読文献**. やっぱりshaken babyとはもう言わず，虐待による頭部外傷（abusive head traum）とバシッと言う方がいい．頭部外傷と骨折を中心に段階的アプローチを解説.

文献38）Escobar MA, et al：The association of nonaccidental trauma with historical factors, examination findings, and diagnostic testing during the initial trauma evaluation. J Trauma Acute Care Surg 82：1147-1157,2017
↑ **必読文献**. 身体的虐待を疑う病歴，身体所見，検査についてのエビデンスが詳細に解説されている．皮下出血，熱傷，頭部外傷，腹部外傷，四肢外傷，口腔外傷，病歴など.

☑ *Check!*

WEB 4）Development of hospital-based guidelines for skeletal survey in young children with bruises：
http://pediatrics.aappublications.org/content/early/2015/01/13/peds.2014-2169
↑ アメリカ放射線学会のskeletal surveyの指針．疑ったら撮影しましょうっていう感じなので，撮影法はわかりやすいが，いつ撮るのっていう方が臨床的には大事なんだけどね.

8章

高齢者虐待，児童虐待，DV ～虐待のエキスパートになる～

4 DVはしない，させない，許さない

患者E 32歳 女性　　　　　　　　　　　　　DV

　腹痛を主訴に深夜救急室に来院した．家で歩いていて何かにつまづいて倒れた拍子に，腹部を柱？に
ぶつけたという．研修医Kは眠い目を擦りながら診察するも，患者Eはうつむいたままで，非常に寡黙
で病歴がとりにくかった．

　ついて来た夫が代わりに病歴を教えてくれた．というよりむしろ夫が乗り出して，研修医Kの質問に
答えていた．「奥さんだけと話をさせてください」と言うも夫は聞き入れず，かえって「わしは心配し
てるからついて来てるんじゃ．廊下なんぞに出ていられるか！」と凄んできた．まるで野球監督が塁審
に抗議をするように，手は後ろ手に組んで，『暴力は振ってませんよ』的メッセージをビンビンに伝
えながら，強面を近づけてくるところ，どうもまともではない．きっと本業は野球監督か，どうしたら
警察に捕まるかをよく知っているその筋の人だろうなという勘が働く余裕は，深夜で脳が溶けた研修医
Kにはなかった．ただひたすらびびっていた…．

　柱に腹部中央のみをぶつけるのはどんな体勢だったのか疑問に思った研修医Kは，受傷機転をもう少
し詳しく聞こうとすると，「早く検査しろ！」と夫に怒鳴られた．怖くなった研修医は腹部の診察もそ
こそこにすぐ検査を指示した．どうもややこしそうだと思い，さっさと検査をしてすぐにでも患者を帰
宅させようと思った．

🔰 研修医K

「怖くてろくに話もできないし，患者Eも話そうとしないので早く帰したいのですが…」

患者F 67歳 女性　　　　　　　　　　　　　偽DV

　67歳女性が救急車搬送されて来た．腕から血を流しながら，「旦那に
暴力を振るわれた」と大騒ぎしていた．前腕を数cm切っていた以外に，
数カ所の打撲痕があった．研修医Kは親身に対応し，興奮する患者Bに
促されるまま警察を呼んだ．患者FはDVで訴えると言っている．
研修医Kは創処置後，診断書を書き上げた．「夫の暴力により…」

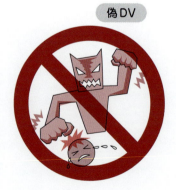

　そこに警察がやって来たが，警察が患者を見るなり，露骨にゲンナリ
とした顔をしていた．

研修医K　　　「…アレ？」

警察　　　　「先生，勘弁してくださいよ」

警察はどうも顔見知りらしい．よく話を聞くと，この患者Fはアルコール依存症で家庭で暴力を振るう有名な患者さん．ご主人が呼ばれて病院にやって来ると，ご主人の方がフルボッコにされた後のようで頭から血を流していた．あまりに酒癖の悪い妻を家から追い出そうと玄関に鍵をかけたところ，患者Fが素手で玄関のドアガラスをたたき割り，家に入って，ご主人をフルボッコに殴りつけたという．息子も駆けつけ事情を聞いたところ，どうもこのDVは妻から夫へのDVであったということが判明し，父親の無実が証明された．

🩺 研修医K
「患者さんがDVを受けたって言ったら，どうしてもそれを信じちゃうしかないですよ…」

最近のDV / IPV事情

　ドメスティック・バイオレンス（domestic violence：以下DV）とは，親しいパートナーを暴力により支配・コントロールする意図的な行為や，配偶者など親密な関係にある（またはあった）者から振るわれる暴力のこと．でも暴力を振るう者は必ずしも同居しているとは限らないため（つまりdomestic "家庭内" の事情だけではない），IPV（intimate partner violence：親密なパートナーの暴力）と言うようになった．意味合いは広く，被害者は外国人や障害者も含む．ここではIPVより，一般にわかりやすいDVで統一する．

　DVには，心理的暴力，身体的暴力，性的暴力が主なものだが，その他，経済的暴力，社会的隔離など暴力の形式もさまざまだ（表15）．心理的暴力はモラルハラスメント（いわゆるモラハラ）なんて呼ばれたりするよね．

　恐ろしいことに警察庁の統計によると，日本では3日に1人のペースでDVにより妻が殺されている．内閣府の調査（H27年）では，5,807件の検挙数のうち93.3％が女性が被害者であり，男性被害者は6.7％であった．

　男性が被害者のこともあるけど，警察に相談しても，「男のくせに女に負けて」などと言われ

表15　DVの種類

身体的暴力	殴ったり，蹴ったり，物を投げつけたり，突き飛ばしたりするなどの身体に対する暴行を受けた，など
心理的暴力	人格を否定するような暴言，交友関係や行き先，電話・メールなどを細かく監視したり，長期間無視するなどの精神的な嫌がらせを受けた，あるいは，自分もしくは自分の家族に危害が加えられるのではないかと恐怖を感じるような脅迫を受けた，など
経済的暴力	生活費を渡さない，貯金を勝手に使われる，外で働かせない，無茶な借金，好きなものを買わせない，お金の管理から隔離する，など
性的暴力	嫌がっているのに性的な行為を強要された，見たくないポルノ映像等を見せられた，避妊に協力しない，など
社会的隔離	近親者を実家や友人から隔離したがる，電話やメールの相手や内容を執拗に知りたがる，外出させない，など

てとり合ってくれなかった事例もあったとか．傷害や暴行ではそれぞれ94.5％，94.0％と女性が被害者のことが圧倒的に多い一方，殺人（157件）となると，女性被害者が58.6％，男性被害者が41.4％とぐっと性差が縮まってくる．いざ殺人とまでなると，男女問わず殺害され，いったいどう解釈したらいいのだろう．そこまで女性が追い詰められていた可能性もあるのかしら．

配偶者暴力防止法に基づく保護命令事件の既済件数は約3,000件に上る．DVの相談件数は増えているのに，検挙件数は年間2,000件にとどまっている．DVの加害者は結構野放しになっている可能性もあり，まだまだDV対策は十分とはいえない．

ちょっと待った〜！ DVを疑ったら…病歴聴取のコツ・ポイント

病歴と身体所見に乖離があるときは，やはりDVを考慮に入れるべきである．「虐待」や「犯罪」などの訳ありは，病歴が「怪しい」のである．また患者Eのように夫が積極的に質問に答えて，妻が寡黙になってほとんど話さない状況は明らかにおかしい．虐待者が診察室にいる以上まともな病歴聴取はできない．退室を求めても出て行かない場合は，X線やCT室に誘導し，「被ばくしますから」と言って**虐待者を引き離す**のが得策だ．

ERは現代の駆け込み寺．DVを疑うred flagに敏感になろう（表16）．妊娠中に4〜12％が身体的暴力のDVを受けるので，妊婦の外傷も要注意である．

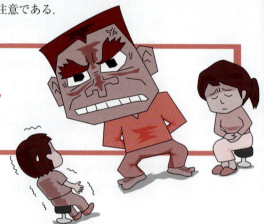

- **DV被害の93%は女性，7%が男性**
- **DVの病歴聴取は個別に．必要に応じて，CT室かX線室で**
- **DVのアンテナを常に張っておくべし**

DVのスクリーニング 群雄割拠

DVを疑った際は，医療者は患者に対して高圧的でない優しい共感的態度で話す．唐突に聞くのではなく，一般論から入る．つまり「こういう事例は増えてきておりルーチンに聞く」という具合に切り出す．具体的には，まず，「DVが増えており，どんな理由があるにせよ暴力はいけないこと．そして暴力は得てしてエスカレートするので，すべての患者さんに質問しています．もし暴力があった場合は，このまま帰宅しても患者さんが安全か，大丈夫かが心配だから聞かせてください」と切り出すとよい．

DVのスクリーニングは実にたくさんある．HITS法（hurt, insult, threaten, and scream：感度86〜100％，特異度86〜99％）が最も追試されている（表17）．40点満点で10点以上はDVを疑う．

表16　DVのred flag

外傷の受傷機転があいまいでつじつまが合わない ・顔面外傷，躯幹外傷，非典型的部位の熱傷，陳旧性外傷の合併，特殊な武器による外傷
はっきり外傷があるのに目線を合わせないで受傷機転を話したがらない
受傷から医療機関受診まで時間があいてしまっている
救急受診回数が異様に多い，予約の外来にはほとんど来ない
身体的異常が指摘できない慢性の不定愁訴で来院 ・慢性疲労，慢性疼痛，不眠，不定愁訴
精神科的愁訴で来院 ・パニック障害，うつ病，自殺企図，自殺未遂の既往，向精神薬乱用，食欲異常
患者の外来での行動異常 ・ほとんど話そうとしない，突然泣く，ため息が多い，平坦な感情，神経質な態度，防衛的 ・目を合わせない，友人の話として虐待話に言及する ・夫（彼氏）の前ではほとんど話さない，質問に対し夫に答えさせる
夫（彼氏）の行動異常 ・患者の診察時にそばから離れず，積極的に口をはさむ ・異常に心配そうにふるまう，ほとんど妻から離れない，粗暴で脅迫的 ・関係性を聞かれると露骨に嫌がる
妊婦 ・妊婦外傷，前回の異常妊娠，お腹の子どもを異様に心配する，十代の妊婦 ・週数が進んでも医療機関を受診していない，頻回の性行為感染症

表17　HITSスクリーニング

	ここ1年以内に	なし				頻繁
Hurt	叩かれたり，蹴られたりしたか？	1	2	3	4	5
Insult	侮辱されたか？	1	2	3	4	5
Threaten	暴力で脅かされたか？	1	2	3	4	5
Scream	怒鳴られたか？	1	2	3	4	5

10点以上は陽性とみなす.

その他には以下のようなスクリーニング法が山ほどあって，もうゲップ…．

✔ OVAT法（ongoing violence assessment tool：感度86〜93％，特異度83〜86％）

✔ SAFE-T法（secure, accepted, family, even, talk：感度85％，特異度87％）

✔ STaT法（slapped, threatened, and throw：感度62〜96，特異度37〜100％，表18）

✔ HARK法（humiliation, afraid, rape, kick instrument：感度81％，特異度95％）

✔ WAST法（women abuse screening tool：感度47％，特異度96％）

✔ PVS法（partner violence screen：感度35〜71％，特異度80〜94％）

✔ AAS法（abuse assessment screen：感度93％〜94％，特異度55％〜99％）

これだけあるということは，どれがいいかまだまだ決まっていないということだ．

表18　STaT スクリーニング（slapped, threatened, and throw）

Slapped	パートナーに押されたり，叩かれたりしましたか？
Threatened	パートナーに暴力で脅かされたことがありますか？
and Throw	パートナーに物を投げられたり，壊されたり，殴りつけられたりしたことがありますか？

1項目でもあれば陽性とみなす.

表19　こんなときはDVも疑うべし

精神科的訴え？	うつ病，不安障害，PTSD，睡眠障害，自殺企図・自殺未遂
薬物中毒？	アルコール依存，麻薬依存
不定愁訴？	医学的に説明のつかない症状（消化器症状，骨盤痛，性交障害，再発性尿路感染），慢性疼痛，受診理由が不明な頻回時間外受診
産婦人科？	頻回妊娠，頻回中絶，未受診妊婦，妊娠合併症，再発性不正性器出血，性行為感染症
外傷？	受傷機転がはっきりしないくり返す外傷
神経内科？	頭痛，認知機能障害，聴力低下
威圧的な配偶者・彼氏	

　DVのリスクファクター（アルコール・薬物中毒，無職または非常勤職，低学歴，前夫，疎遠になった夫，前の彼）なども要チェックである.

　DVは外傷1,000件に対して，5.7件の発生率だ（JAMA Surg. 150：1177-1183, 2015）. でもDV患者は必ずしも外傷で受診してくるとは限らない. 特にどんな受診形態のときに疑うべきか？こんなときでしょって表19を参照. やはり不定愁訴は要注意なんだ.

実はエビデンスがイマイチなDVスクリーニング

　すべての妊娠可能女性にルーチンにDVスクリーニングをしようと言っているのはアメリカ（USPSTF：米国予防医療専門委員会）のみで，イギリスやWHOはDVスクリーニングの閾値を下げるように言っているもののルーチンでの推奨はしていない. Cochraneによるとスクリーニングそのものによるよい影響のエビデンスはイマイチだからだ. スクリーニングで発見率はよくなる（特に妊婦健診）が，将来のDVを抑制するエビデンスはない. また口頭でスクリーニングするのがいいのか，質問紙がいいのか，コンピューターがいいのかもまだよくわかっていない. とはいうものの14～46歳の女性は全例，47歳以上は疑わしい，またはハイリスクな場合にスクリーニングをしたい.

　どちらにせよ，プライバシーを保ちながら，すべての女性にルーチンに，外傷では男女にまたは閾値を低くしてDVスクリーニングをするのは医師の務めであり，DVと判断された場合は適切に関係機関に紹介すべきだ. スクリーニングをすることによって，患者がより危険な状態になるということはないが，加害者に話の内容がばれないようにする配慮は必要だ.

大事なのは，エビデンス云々ではなく，DVを見つけた後の対応をいかにきちんとして将来の DVを防ぐかにある．残念ながら医療機関も十分対応できておらず，多職種できちんとDV対応 のプログラムを整備しているのはたった35％の病院にとどまるという（Women's Health Issues 26：377-383, 2016）．

男性もDVの対象

　ゲイの間でもDVは珍しくなく，通常のスクリーニングでは見逃しやすいため，スクリーニン グはゲイに特有なものが推奨されている．ただし女性のDVは家庭医から専門機関への紹介を好 むのに対して，ゲイは泌尿器科医から専門機関への紹介を好むという（Aggress Violent Behav 31：136-146, 2016）．やはり顔見知りや，自分をよく理解してくれていると思う医師から紹介し てもらう方が安心なのだ．

加害者にもスクリーニングが必要

　加害者である男性もスクリーニングをするといいという．加害者の男性は，実は夫婦関係がう まくいかず，手が出てしまうことをなかなか言い出せずにいる．友人や家族に次いで，打ち明け やすいのは家庭医であり，オープンに家庭医が男性に聞くことも重要だ．男性にDV加害を起こ したことがあるか聞くと，18.8％の人がDVをしたことがあるという．そのうち約1/3だけが友 人や家族に打ち明け，残りの2/3の人は黙って世間を渡っていることになる．夫婦カウンセリン グにつなぐのも家庭医の重要な役割だね．

DV患者の言うがままの診断書はNG

　患者Fのように，女性が嘘をついてDV被害にあったと 言われると，たまったもんじゃない．それこそ冤罪みたい なもので男が悪者になってしまう．DVは特に時間との勝 負でもあり，保護命令も迅速に出るようになる．医師の診 断書ももちろん重要だが，間違った診断書を書いて冤罪に 加担したとなってはいけない．

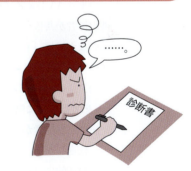

　他人の加害による場合の診断書は，事実関係がはっきり しない状況では，患者の言うとおりに相手の名前を書くの ではなく，「**患者の訴えるところによると，○○による加害によって受傷した**」と記載するとい い．因果関係は警察が調べてくれるので，現場まで見に行く必要はないんだよ．あ，現場に行こ うとしてた？ それはDr. Houseじゃないんだから…テレビの見過ぎだよ．

Step beyond DV screening

　ルーチンにDVスクリーニングをしてひっかかるようなら，次にAVDRアプローチでさらに 突っ込んだ対応ができるようになろう（表20）．

表20　DVのAVDRアプローチ

AVDRアプローチ	
Ask	暴力の有無を聞く．このまま自宅に帰って安全か？どんな助けが必要か？自殺企図はないか？
Validate	どんな理由があっても暴力は間違っていると伝える
Document	症状，徴候，怪我の状態を記録（必要なら写真も）
Disclosure	事実をオープンにする
Refer	専門機関，専門医に紹介する

表21　DV患者会話のDo & Don't

Do	Don't
「どんなことがあっても暴力は正当化されない．暴力で相手を傷つけないのが愛情」	「愛情で暴力を振るっているんでしょう」
「危険を感じるなら，安易に家に帰ってはいけません．暴力はエスカレートします」	「夫婦喧嘩は犬も食わないと言いますから，家に帰って話し合ってください」
暴力を肯定する発言はNG	「かっとなったらゲンコツの一発くらい出ることはあるよ」
「被害者に落ち度があっても，暴力は決して肯定されるものではない」	「暴力を振るわれたのは，あなたにも落ち度があったんじゃないか」
「助けてくれる専門機関もあります」	「夫婦の問題はまず自分で解決してみてください」
離婚するかどうかは本人が決めること．深入りしてはいけない．	「そんなひどい男とは早く別れなさい」 「子どもがいるんだから，あなたが我慢しなさい」

　つまりAVDRアプローチを行うことで患者の安全確保が可能かを確認する．虐待をする者と被虐待者が共依存になっていると，なかなかこの悪循環から抜け出すのは難しくなってくる．患者のなかには「自分も悪いところがあった」と反省する者すらいる．ここでは**いかなる理由があっても，暴力は容認できないことを伝えて**，患者を擁護する立場をとるようにする．DV患者との会話のDo & Don'tを**表21**に示す．病歴聴取中，決して非難せず，相手に十分話をさせる．DV患者は非常に傷ついた状態にあることを理解して対応したい．

　患者が虐待者から離れないのには，下記のようにいろいろなわけがある．

　・仕返しが怖い
　・経済的に自立しておらず相手に依存している
　・子どもの養育を考えて離れられない
　・家族や友人など支えてくれる人がいない
　・離婚に伴い子どもをとられてしまうのではないかという不安
　・パートナーがきっと変わってくれるに違いないと悲壮な願いをもち続けている　…など．

　人生をかけた決断に安易に口を出せないのもDVの難しいところだ．ここは配偶者暴力相談支援センターなど専門機関の助けももらって用意周到に準備をした方がいい．あなたは1人じゃないというメッセージを伝えるのも大事だ．

**表22　目の前に迫る危機はあるか？ 致死的DV（殺される？）を予測する
リスク評価**

・この半年間で暴力が増えたり，程度がエスカレートしてきたりしていないか？
・相手は今まで武器を使ったり，武器を見せて脅かしてきたりしたか？
・相手はあなたを殺す可能性があると感じるか？
・あなたが妊娠していたときに，相手から暴力を受けたことがあるか？
・相手はあなたに執拗に嫉妬深いか

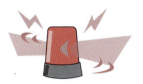

5項目中3項目以上あれば，致死的DVの感度は83％．

　DVがあるとわかったら，**すぐ危険が迫っているかどうかの判断をすべきだ**．Sniderらは重症または致死的DVに進展するかどうかを予測するための簡易のリスク評価を提唱している（表22）．

　警察への通報も重要であり，患者の意思を尊重しつつ，ことの重大さによっては早期に警察の介入を求める．ここで注意したいのは，**ただ単純に早期警察介入を求めても必ずしもいい結果を生まないことを知っておくべきである**．多くの致死的DVは通報後に逆上した相手によって起こっており，夫と離れてから殺される確率が75％上昇すると統計が出ている．患者が十分避難できる準備を周到にしてから法的行動にでないと，余計悲惨な結末になることがある．

　残念ながら多くの医師が，DVに対して引っ込み思案で，スクリーニング法もわからず，対応法や社会のリソースに関しても無知であることが多い．このAVDRアプローチを行うことで，診療時間がぐっと短縮でき，系統立って対応ができるようになる．実は**医者もきちんとDV対応のトレーニングを受けると，約3倍も見つけることができるようになり，専門機関への紹介は約22倍も増える**．大学の授業だけじゃ，やっぱりわからないよねぇ．知識があるだけでは不十分であり，実践で使えてこそナンボだもの．医者相手のこのようなトレーニングコースがもっと普及してもいいと思うけどなぁ．CDC（Center for Disease Control and Prevention）からはトレーニングプログラムが公開されているからぜひ見てみよう．

- ●**14〜46歳の全女性患者にDVスクリーニングを（HITS，STaT）**
- ●**DVを見つけたら，AVDRアプローチで対応しよう**
- ●**決して暴力を肯定するようなことを言ってはいけない「あなたは悪くない」**
- ●**診断書は事実関係がわからない場合は，「患者の訴えるところによると…」という枕詞を入れる**

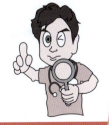

 ✓ *Check!*

文献39）Sherin KM, et al：HITS: a short domestic violence screening tool for use in a family
practice setting．Fam Med, 30：508–512, 1998
↑もとは家庭医向けのDVスクリーニングツールとしてHITSが紹介された．1998年と古いが最も普及している．

文献40）Shakil A，et al：Validation of the HITS domestic violence screening tool with males．
Fam Med，37：193-198，2005
↑ 男性患者におけるHITSの小規模追試スタディ．男性が被害者であっても，HITSは感度
88％，特異度97％となかなか良好だった．

文献41）Falsetti SA：Screening and responding to family and intimate partner violence in the
primary care setting．Prim Care，34：641-57，viii，2007
↑ さまざまな学会がDVスクリーニングを推奨しているが，DV予後がよくなるという確固
たるエビデンスにはどうも乏しいようだ．

文献42）Wilbur L，et al：Is screening women for intimate partner violence in the emergency
department effective? Ann Emerg Med，62：609-611，2013
↑ DVスクリーニングのEBMレビュー．DVスクリーニングによるDV抑制効果はボチボ
チ，DV診断効果はボチボチ～少しいい．スクリーニングをすることでよりDVを見つけ
ることができる．

文献43）MacMillan HL，et al：Screening for intimate partner violence in health care settings：
a randomized trial．JAMA，302：493-501，2009
↑ WAST法でDVスクリーニングした3,271人とDVスクリーニングをしなかった3,471
人を18カ月追跡調査し比較検討した．なんと追跡漏れが40％を超えている．これって
ダメダメ．DV患者の追跡って難しい…．結局スクリーニングがDV再発予防に寄与した
かどうかなんてわからない変な報告．

文献44）Moyer VA：Screening for intimate partner violence and abuse of elderly and vulner-
able adults：U.S. preventive services task force recommendation statement．Ann
Intern Med，158：478-486，2013
↑ 米国予防医療専門委員会はルーチンに妊娠可能女性のDVスクリーニングおよび適切な専
門機関への紹介を推奨している．

文献45）Houry D，et al：Does screening in the emergency department hurt or help victims of
intimate partner violence? Ann Emerg Med，51：433-442，2008
↑ 2,134人の女性に対する観察研究．スクリーニングをしたところ25.7％にDVを認め
た．DVスクリーニングをすることで，救急室で虐待者が暴れたり，保安要員を呼ぶよう
になったりすることはなかった．1週後電話フォローしても暴力が増えることはなかった．
35％の人がDV支援センターに相談するに至った．

文献46）Hegarty K，et al：Screening and counselling in the primary care setting for women
who have experienced intimate partner violence（WEAVE）：a cluster randomised
controlled trial．Lancet，382：249-258，2013
↑ 簡潔なDVカウンセリングを学んだ家庭医とそうでない家庭医のDV被害者への影響を研
究．患者の生活の質や，安全対策計画，行動，精神的健康には影響を及ぼさなかった．た
だ1年後の抑うつ症状の改善，半年後に女性や子どもの安全性を医師が確認することは改
善していた．

文献47）Zakrison TL，et al：Universal screening for intimate partner and sexual violencein
trauma patients: An EAST multicenter trialJ Trauma Acute Care Surg，83：105-110，
2017
↑ アメリカ外傷センターで外傷患者の男女すべてにDVスクリーニングを施行したところ，
11.4％にDV被害を認めた（男性9.3％，女性16.1％）．

文献48）Stephenson R，et al：Towards the development of an intimate partner violence
screening tool for gay and bisexual men．West J Emerg Med，14：390-400，2013
↑ 1,100人のゲイやバイセクシュアルにゲイ特有の6質問法DVスクリーニングと通常使
われているDVスクリーニング法を比較したところ，30.7 ％ vs 7.5 ％と有意に同定率
が高かった．ゲイの間では相手の行動を制約することはあまりDVとはみなさず，明らか
な身体的暴力や極端な性的暴力をDVと理解している．

文献49）Snider C，et al：Intimate partner violence: development of a brief risk assessment for
the emergency department．Acad Emerg Med，16：1208-1216，2009
↑ 2002年から2004年の間に，20項目の致死的DVのリスク評価を調査し，5項目に絞
り込んだ．この5項目中，3項目陽性なら，重症または致死的DVになる感度は83％と
なった．

文献50）Choo EK & Houry DE：Managing intimate partner violence in the emergency depart-
ment．Ann Emerg Med，65：447-451，2015
↑ 必読文献．Good review．まずはスクリーニング（HITS，Universal violence preven-

tion screening protocol, Partner violence screen), DV発見後の対応などの記載あり.

文献51) O'Doherty L, et al：Screening women for intimate partner violence in healthcare settings. Cochrane Database Syst Rev, 7：CD007007, 2015
　↑ **必読文献**. Cochraneによる13の研究のメタ解析. DVスクリーニングによって発見率が上がるのは, 妊婦健診（オッズ比4.53）, 母体健康管理（オッズ比2.36）, 救急外来（オッズ比2.72）だが, 病院のプライマリケアではイマイチ（オッズ比1.53）. 2つの研究によると, DVスクリーニングをしても専門機関紹介率は上がらない（オッズ比2.24）. DVスクリーニング法の発見率は面談する場合と比べて, コンピューターや質問紙を使っても大して変わらない（オッズ比1.12）. DVスクリーニングをしても将来のDV抑止効果はないなんて, トホホの結果だった. でもスクリーニングそのものが悪い結果を及ぼすことはない.

文献52) Dicola D & Spaar E：Intimate Partner Violence. Am Fam Physician, 94：646-651, 2016
　↑ **必読文献**. よくまとまったreviewで, わかりやすい.

文献53) Feder G：Beyond Identification of Patients Experiencing Intimate Partner Violence. Am Fam Physician, 94：600-605, 2016
　↑ Editorial. DVスクリーニングのエビデンスがイマイチでも, 大事なのは患者が打ち明けてくれた後にどう医師が行動するかだ.

文献54) Gerbert B, et al：Simplifying physicians' response to domestic violence. West J Med, 172：329-331, 2000
　↑ **必読文献**. AVDRアプローチの論文. 詳細な解説あり.

文献55) Feder G, et al：Identification and Referral to Improve Safety (IRIS) of women experiencing domestic violence with a primary care training and support programme：a cluster randomised controlled trial. Lancet, 378：1788-1795, 2011
　↑ DV対応トレーニングを受けた24のプライマリケア施設と受けていない24の施設を比較検討. トレーニングを受けた施設のDV同定数が641件であったのに対して, 受けていない施設はたったの236件であった. 専門機関への紹介数は, トレーニングを受けた施設が223件であり, 受けていない施設では12件だけであった. 随分差がつくものだねぇ.

文献56) de Sousa J, et al：Intimate partner violence and women's reproductive health. Obstet Gynaecol Reprod Med, 24：195-203, 2014
　↑ **必読文献**. よくまとまったgood reviewです. 産婦人科医の視点から書かれているのが興味深い. HITSのみならずWASTも記載あり.

✓ *Check!*

WEB 5) CDC：Training professionals in the primary prevention of sexual and intimate partner violence. 2010
https://stacks.cdc.gov/view/cdc/5760
　↑ CDCのDVトレーニングプログラム. 39.79 MBもあるよ.

WEB 6) CDC：Intimate Partner Violence and Sexual Violence Victimization Assessment Instruments for Use in Healthcare Settings, Version 1.0
https://www.cdc.gov/violenceprevention/pdf/ipv/ipvandsvscreening.pdf
　↑ CDCのサイト. さまざまなDVスクリーニングを紹介.

WEB 7) CDC：Intimate Partner Violence Surveillance：Uniform definitions and fecommended data elements, Version 2.0, 2015
https://www.cdc.gov/violenceprevention/intimatepartnerviolence.pdf
　↑ CDCのDVサーベイランス.

WEB 8) 内閣府男女共同参画局：女性に対する暴力の根絶
http://www.gender.go.jp/policy/no_violence/index.html

WEB 9) 内閣府男女共同参画局：配偶者からの暴力の根絶を目指して ～配偶者暴力防止法のしくみ～
https://www.youtube.com/watch?v=ziWrMEq_VLs&t=53s

5 DVに対峙する ～逃げるタイミングや手段が一番大事～

患者G 38歳 女性 〔DV〕

38歳女性Gが深夜救急外来を受診した．内縁の夫による暴力および同意のない性虐待があったという．顔は腫れあがり，あちこちに痣があった．本人は妊娠は避けたいと言っていた．実際に被害にあったのは昨日だが，痛みのせいで1日動けないで家にいたという．一緒に連れてきた8歳の娘にも内縁の夫はoral sexを強要しているかもしれないという．

うぶな研修医Mは顔が引きつり，その場で「警察，警察，警察…」とつぶやくばかりであった．

？ 研修医M

「もうこんな事例見たことも聞いたこともないですし，本人の診察はどうしたらいいですか？性虐待から24時間以上たってしまったら，もう避妊とかできないんでしょうか？児童相談所に連絡すれば，あ，婦人相談所？でも，こんな夜中には電話通じないですよね？こんな男の元からどうして早く逃げないんでしょうね．そもそもなんで僕が当直のときに受診するんですかね？」

全体像をつかんでおくべし

及び腰もここまでくるとなかなか情けないものだねぇ，M先生．パニックになって心の声がダダ漏れになっているよ．無理もない，そんなことって大学では教えてくれないもの．現場の医療者だってそうそう慣れているわけではない．やはりDVや性虐待のチームをきちんと組織して慣れた医療者が対応しないといけないのだ．

まずは全体像として図4の流れを頭に入れておこう．医療的な対応のみならず，患者のニーズがわかっていないと，診療後にうまくつなげられない．今回のように明らかな暴力で怪我があれば，警察に通告すべき事例である．被害者が成人であるため，必ず本人の同意が必要になる．

面接法に関しては表20でAVDRアプローチを提示したが，プライマリケア医のための "SAID" アプローチ（図5）も有用なので，一度目を通していただきたい．

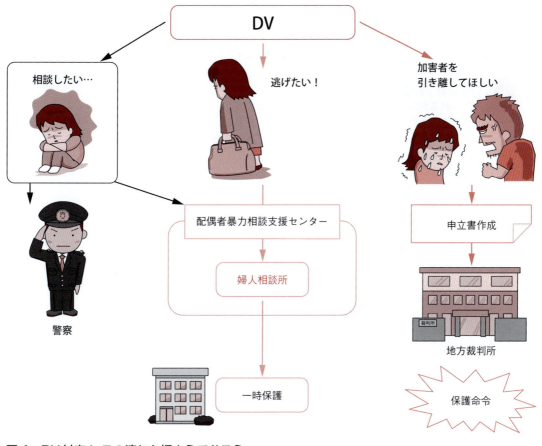

図4 DV対応！ この流れを押さえておこう

DVの子どもへの影響は甚大

　DVは子どもにも多大なる影響を及ぼす．子どもが母親のDV被害を見せつけられるだけでも虐待なのだ．また，子ども自身が虐待を受けている可能性も必ず考慮しないといけない．

　子どもが親のDVを見せつけられると以下のようなさまざまな問題が生じることがわかっている（表23）．子どもは学校の成績が落ち，過度な攻撃的態度，または引きこもりなどになっていってしまう．母親のDV被害を見た男の子どもは将来DV夫になる可能性があり，女の子は将来DV被害者になりやすい．DVがあると低出生体重児が増えてしまう．DVの子どもへの影響は12〜70％と報告によりバラバラであり，まだまだ表在化していない問題だと考えられる．

　子どもがいる場合に配慮した医療面接の方法を表24に示す．2〜3歳以上の子どもが一緒にいる場合，母親を子どもと離して，DVスクリーニングをした方がいい．**母親が安全でないと子どもも安全ではなく**，目の前の母親のみケアするのでは不十分である．あくまでも支持的に母親を支え，子どものことも一緒に考えるように促す．配偶者暴力相談支援センターや婦人相談所の電話番号を教えるのはいいが，それをDV加害者に見られるとまた暴力を振るわれる恐れがあるため，携帯電話やスマホのロック機能を生かすか，見つからないアプリに記録するようにする．

Screen：スクリーニング　HITS法など

 Assess：評価
殺される危険，自傷の危険はないかを評価すべし
- この6カ月以内に暴力がエスカレートしてきているか？
- パートナーが武器を使用したり，武器を見せて脅かしたりしたことがあるか？
- パートナーがあなたを殺す可能性があるか？
- 妊娠中，暴力を振るわれたことがあるか？
- パートナーは非常に，常に嫉妬深いか？
- 自殺念慮や自殺企図があるか？
- 精神的に問題を抱えているか？　薬物・アルコール中毒になっているか？

 Intervene：介入
- サポート：「あなたは悪くない」「あなたは1人ではない」
- 安全対策：どこに電話をすればよいかを指導，一時保護，法的手段など
- 紹介：配偶者暴力相談支援センター，婦人相談所など
- 治療：もし自殺念慮，精神疾患，薬物依存などあれば
- 通報：（重大な）外傷があれば，警察に通報
- フォローアップ：再診予約

 Document：記録
- 身体所見の記載，必要に応じて挿絵，写真を
- DVの有無を記録
- 安全評価，今後の計画，紹介について記録
- DVおよび医学的治療のための再診予約について記録

図5　プライマリケア医のためのDV対応策　SAIDアプローチ
screen, assess, intervene, and document（SAID）algorithm.

表23　DVの子どもへの影響

外在化問題　externalizing problem
注意欠陥・多動傾向，攻撃的・反社会的傾向（非行や犯罪），過度の反抗傾向
内在化問題　internalizing problem
過度の不安や恐怖，心身症状，抑うつ，自尊心低下，引きこもり，不登校など

　iPhoneのメモも1つずつロックができる．「秘密のファイルを隠すアプリ」と入力すればいろいろなフリーアプリが見つかる．自宅以外でも近くの警察に助けを求めることのできる「緊急通報ナビ」というアプリを入れておくのもいい．

表24 小児虐待も考慮してDV対応すべし RADAR

R	**Routinely screen mothers for abuse ルーチンDVスクリーニング** ・DVを受けていないか，一般論から入って質問する ・こちらから聞かないと，患者は話してくれない ・2歳以上の子どもが一緒なら，席を外させる
A	**Are you being hurt ? 暴力を振るわれたか？ 子どもへの影響は？** ・十分患者に話させる．「助けはいらないか？」「また暴力を振るわれたらどうするか？」「子どもへの影響を考えるか？」 ・判断を入れずに傾聴することで，どんな助けがいるかわかってくる ・暴力は決して許されないと伝える．「あなたは決して悪くない」「どんな理由でも暴力は犯罪です」「暴力はエスカレートします」「あなたが安全でなければ，子どもも安全ではありません」
D	**Document 記録，記録，記録** ・患者記録が虐待者に見られる可能性がないか考慮する．母親ではなく，子どもの診療録に「RADAR」の内容を記録しておくのも1つの手段 ・診療録には「母親の許可を得て記録する．『母親の訴えるところによると，○○（名前）の暴力により受傷し▲△日に来院した』」と記載する ・打撲痕や挫創など写真を撮り記録する
A	**Assess safety of mother and children 母子の安全を確保・確認** ・母子ともに帰宅して安全かどうか確認する．暴力がエスカレートしていないか？ 武器を使って脅かされていないか？ 家に拳銃や刃物がないか？ 子どもが被害にあったことはないか？
R	**Respond, Review options and Refer 対応，オプション検討，紹介** ・配偶者暴力相談支援センターの連絡先を教える（加害者に見つからないように気をつける．携帯電話なら必ずロックして，わかりにくい名前を使って記録する） ・DVが子どもに及ぼす連鎖について話す ・本人がDVを否定しても非常に疑わしければ，もしものときのために配偶者暴力相談支援センターや婦人相談所の連絡先を教えておく ・外来再診日を決めてフォローアップする ・非常に危険な状態であれば，以下を考慮．誰か助けてくれる人はいないか？ 保護施設に入れないか？ 警察に連絡が必要か？

医療者なら知っておきたいDV防止法の基礎知識

　DV防止法（配偶者からの暴力の防止及び被害者の保護等に関する法律）では裁判所に保護命令を出してもらえる（1件につき1,000円，そのほか郵便代2,500円）．保護命令とは表25に示す5項目．❸～❺は単独では発令されず，①の接近禁止命令がすでに出ているか同時に発令される必要がある．**つまり被害者の引っ越しには2カ月の猶予があり，被害者に付きまとうのは6カ月はダメ**ということ．被害者のみならず，親族や子どもに付きまとうのもダメ，メールもダメ．

　申し立ては本人が行い（親族や子どもはダメ），生活をともにしていれば**事実婚や元配偶者にも適用**できる．夫婦関係を解消した後は申し立てはできない．

　保護命令違反に対しては，1年以下の懲役または100万円以下の罰金であるが，逆上した加害者は犯罪を顧みずに強行に出ることがあることを考えておく必要がある．

　裁判所に提出する申立書を婦人相談所や配偶者暴力相談支援センターで作成してもらうように

表25　DV防止法による保護命令（DV防止法　第10条）

① 接近禁止命令
6カ月間，身辺，住居（同居する住居は除く），勤務先等の付近をうろつくことを禁止．接近禁止命令は更新可能
② 退去命令
2カ月間．引っ越しのために家から出ていくことを命じ，かつ家の付近をうろつくことを禁止
❸ 子への接近禁止命令
6カ月間．子の連れ去りを防ぐため必要があると認められるとき，家や学校，通常いる場所に近づいてはいけない
❹ 親族等への接近禁止命令
6カ月間．必要があると認められるとき，親族等の家や勤務先に近づいてはいけない
❺ 電話等禁止命令
6カ月間．電話，メール，Faxもしてはいけない（迷惑行為を禁止）

アドバイスするとよい．申立書の作成は配偶者暴力相談支援センターに指定されていない機関ではダメなのだ．多くは婦人相談所が配偶者暴力相談支援センターの機能の一部を担っている．この辺りの組織構成ってわれわれは知らないよねぇ．

　前もって相談していないと，実は手続きはいろいろややこしい．急な申し立ての場合，公証人役場で申立人の供述をいろいろ記載し，その供述が真実であることを公証人の面前で宣誓して作成した宣誓供述書を保護命令の申立書に添付しなければいけない．あぁぁ，ひと手間もふた手間もややこしい書類作成が待っている．だから申し立てを行うかどうかは別として，まずは配偶者暴力相談支援センターに相談に行くことをお勧めする．

裁判所の保護命令
- ●接近禁止命令は6カ月
- ●退去命令は2カ月
- ●親族，子どもにも6カ月近づくな！ メールや電話も6カ月禁止！
- ●申立書は事前に相談していれば簡単．そうでなければ公証人が必要になる

緊急避難 実践編

　やみくもに加害者から逃げるといってもうまくいかない．DV防止法では，配偶者からの暴力の防止，被害者の自立支援・保護を，国・地方公共団体の責務と定めているものの，実際には経

表26　緊急避難のための準備

レスキューバッグ
避難時のための物品をあらかじめ用意しておく 　◆ 身分証明書：運転免許，パスポート 　◆ 貴重品：自分名義の預金通帳，クレジットカード，現金，鍵，婚姻財産関係の書類（コピー可）， 　　　マイナンバーカード 　◆ 医療：薬，母子手帳，保険証 　◆ 子ども：子供服，子どもの好きな服・おもちゃ，学校関係書類 　◆ そのほか：携帯電話，住所録，当面の身の回りの服，写真，スーツケース，判子など
避難時の最低限の物品を入れたスーツケースは，あらかじめ夫の知らない友人などの避難先に置いておく
逃げる際の打合せ
夫が虐待をしそうになったとき，どこに逃げるのか具体的に対策を事前に立てておく
避難する場所は夫が考えつかない場所が望ましい．共通の友人はダメ
子どもがいる場合，子どもが大きいなら避難についてあらかじめ話しておく． 避難開始の合言葉を決めておく
子どもが小さいなら，どこに迎えに行ってどう連れて逃げるか事前に考えておく
重要な電話番号はなるべく覚えておく．秘密のメモのできるアプリをスマホに入れておく． この電話番号は夫に決して見つかってはいけない．「緊急通報ナビ」アプリを入れておく

済的に自立できず，また精神的共依存から脱却できずに，逃げられない事情の人もいる．**離婚は患者自身が考えることであり，救急室で離婚を勧めることはしてはいけない**．本人の自立する意思がないとなかなかうまく脱却できず，逃げるにも綿密な計画とタイミングが重要だ．荷造りしているところにバッタリ出会うと，「あ…逃げようとしたな！」と逆上したDV夫が暴れだす羽目になってしまう．

　申し立てをすると，裁判所も迅速に対応するが，相手方の意見も聞いてから発令するので，1週間前後かかってしまうことが多い．その間に逆上した相手に見つかるのが殺人事件など最悪な結果になる可能性が最も高いので，うまく身を隠さないといけない．婦人相談所は一次保護業務があるが，宿泊施設数に限りがあるため，必要に応じて民間の相談所やシェルターなどを紹介してもらうとよい．

　安全のため別居するのはよいが，あわてて住民票を移してしまうと退去命令が下せなくなるので注意する．住民票がなくても，国民年金の受給や国民健康保険の加入，学校の転入手続などはできる．あわてて現住所を移してしまわないことだ．診療録や領収書は証拠になるので取っておくこと，そして財産を表す通帳のコピーや銀行引き落としの記録紙も保管するようにアドバイスする．日記も証拠になるので加害者に見つからないように記録する．自立支援は福祉事務所でアドバイスをもらう（母子生活支援施設への入所，保育所，生活保護，児童扶養手当など）．

　緊急避難対策としてレスキューバッグの準備など具体的にアドバイスできるようになりたい（表26）．子どもの大事なおもちゃも入れておこうなどというところは泣けてくる（;_;）．子どもと逃げる合言葉を決めるというくだりがあるが，見え透いた合言葉はダメなので注意したい．

　とにかく危険を察知し，自分で自分の身を守る方策を知っていることが重要だ．いざというときにはすぐに行動できるような具体的なアドバイスを患者にできるようになろう（表27）．そう，

表27　DV緊急時行動マニュアル

夫（彼氏）が暴力を振るったり脅かしてきたら
☑ 台所から離れよう（包丁など危険物が多い）
☑ 風呂やクローゼットなど狭い部屋に行かない（閉じ込められる）
☑ 窓やドアのある部屋へ行け（逃げ場を探せ）
☑ 携帯電話や電話のあるところへ行け
☑ すぐに110番に電話を. 助けてくれる近所や友人の家に逃げ込むべし
☑ 警察が来たら，何が起こったのか説明し，警察官の所属と名前を記録すべし
☑ 怪我をしたら，病院へ行き，受傷部位の写真を記録として残してもらう
☑ 婦人相談所や警察に電話する
自分の身を守るため
☑ 緊急電話番号は覚えておくこと
☑ 携帯電話を常に携帯し，ロックしておく

君達はなれているじゃないか. 上級医の△■先生が機嫌が悪いときには，さっと察知して，研修医の逃げ足の速いこと早いこと…（笑）.

性虐待に対峙する

　冒頭の症例のように明らかな暴力で被害を受けていたら，警察へ通告すべきである. 一方，性虐待の場合，サンプル採取や証拠の写真，診療録整理は必ずしておかないといけない. といっても研修医M先生のように，「いやぁわかんないっすよ」という声が聞こえてくるようだねぇ. 表28にどのようにするといいか記載しておくので，目を通しておいてくださいませ.

　患者は精神的に非常に弱った状態でいることを肝に銘じなければならない. 病院でもう一度嫌な記憶をたどられ，陰部から検体を採取されることは筆舌に尽くしがたい経験であることは想像に難くない.

　被害者がアルコールや薬物で酩酊して記憶が飛んでいる場合もあるため，アルコールを含め薬物検査も必要になる. 脱衣の際の落下物はたとえ塵や埃でも重要な証拠物になる. 襲われた際にできた服のほころびや穴は証拠として残すようにする. 決してはさみでその穴を通して服を切ってはいけない.

　レイプによる妊娠は20人に1人の割合（5％）で起こる. **緊急避妊は性行為後72時間以内**に行う. 黄体ホルモンのみの緊急避妊薬（レボノルゲストレル：ノルレボ® 0.75 mgを2錠）1回内服は副作用が少なく，120時間以内に内服すれば，98.5％が妊娠を回避することができる. ただしこれは1万円以上と結構高い薬だ. この薬剤はすでに妊娠している人には投与すべきではないが，もし投与しても流産させることはなく，胎児への影響もないので安心だ. 副作用としては，嘔気，腹痛，倦怠感，性器出血がある.

　避妊に加えて，必ず**性行為感染症の予防**策をはかる必要がある. 梅毒，クラミジア，トリコモ

表28 性虐待の診療および検体採取手順

同意を得て，診療録作成

- ☑ 被害の時間，場所．来院時間．検査の日時．同行者の有無（本人との関係），警察（所属，連絡先）
- ☑ 現病歴および身体所見：詳細に．診察に影響を及ぼす可能性のある陰部の操作の有無．写真
- ☑ レイプ後の症状：疼痛，出血など．情動も記載
- ☑ レイプの詳細：知人／他人／人数，陰茎の挿入の有無（膣，肛門，口），同意の有無，脅迫や暴力の有無，時間，場所，環境，加害者の数，武器や抑制帯，挿入物，その他の行為，意識消失，健忘など
- ☑ レイプ後の行動：食事，喫煙，嘔吐，排尿，排便，浣腸，入浴，シャワー，膣洗浄，着替え
- ☑ 同意のある最終の性行為，妊娠歴，月経，内服薬，既往歴，アレルギー

対照（コントロール）として，生食綿棒を用意

薬物検査（72時間以内）

- ☑ 意識消失時間，抑制，健忘，薬物使用疑い

患者の検体採取

- ☑ 被害者の血液・唾液採取（DNA検査）
- ☑ 口腔内綿棒ふき取りとスメア採取（オーラルセックスの24時間以内）
- ☑ 爪の残留物採取（ひっかくことによる加害者の皮膚など）
- ☑ 脱衣時の異物落下物採取
- ☑ 衣服収集：下着，レイプの際に破かれた衣服（服を切る場合，破かれた穴は残す）
- ☑ 全身の創傷，分泌物などを記録，写真
- ☑ もし咬傷があれば，綿棒で2検体採取
- ☑ 櫛でとかし，検体採取および創部の記録：截石位で頭髪，陰毛採取

綿棒ふき取りおよびスメア採取

- ☑ 外陰部（綿棒）， ☑ 膣（綿棒，スメア）， ☑ 肛門周囲（綿棒）， ☑ 肛門内（綿棒，スメア）
- ☑ そのほか精液や分泌液がついたと思われる箇所から採取

処方

- ☑ 緊急避妊，性行為感染症予防，鎮痛薬

記録用紙を仕上げて，検体と一緒に封印する

ナス，B型肝炎，破傷風などの予防策を講じる．ジスロマック®SR成人用ドライシロップ2g内服（1回2g，一瓶）がいい．HIVの予防は状況に応じて対処する．CDC（アメリカ疾病予防管理センター）は，HPVワクチンの2回接種を推奨している．日本ではHPVワクチンがいまだに承認されていないけど…．

　そのほか**適切な痛み止めを処方**する必要がある．McLeanらによると64％の女性が強い痛み（≧7/10）を訴えていたが，たったの13％しか痛み止めを処方されなかったという．

　性虐待はPTSD（心的外傷後ストレス障害）発症率が高く，フォローアップおよびカウンセリングの手配を行う．

　施設によっては，sexual assault nurse examiner（SANE）という専門職の看護師を置いて対処しているところもあるという．スゴイ！ やはり産婦人科や小児科などで**チームをつくって団体戦で対応できる**ように準備しておかないといけないよねぇ．

　配偶者関係にないカップルの間に起こる暴力はデートDVといい，「DVよ，何処へ行く」という広がりようを見せている．2006年の内閣府男女共同参画局調査では20歳代女性の22.8％，男

性の10.8％がデートDVを受けている．インドでは女性の人権を全く無視したレイプが横行している．日本でも学生が女性を酔わせてレイプするなどの事件が後を絶たない．リベンジポルノもなんとも情けない事件だ．食欲とともに性欲も動物たる所以ともいえるが，相手の人権を尊重できるのが人間と動物との大きな違いではなかったのだろうか…．

●命の危険が高い→警察，配偶者暴力相談支援センターへ

●命の危険が低い／通報の同意が得られない→生活支援情報の提供

●レスキューバッグや逃げる際の打合せ方法を知ろう

●記録，記録，記録…，検体採取，緊急避妊，性行為感染症予防，痛み止め！

●性虐待はチームによるアプローチが必須

☑ *Check!*

文献57) Singh V, et al：Intimate partner violence victimization：identification and response in primary care. Prim Care, 41：261–281, 2014
　　↑ 必読文献．プライマリケア医のためのよくまとまったreview．SAIDアプローチを記載．

文献58) Zink T：Should children be in the room when the mother is screened for partner violence？J Fam Pract, 49：130–136, 2000
　　↑ 2～3歳以上の子どもの前で母親にDVスクリーニングをすることに対しては，専門家の間でもまだコンセンサスを得てはいない．DVを見たら小児虐待を疑い，小児虐待を見たらDVを疑えといえる．加害者が診療録にアクセスできないように，被害者でなく子どもの診療録に記載するのも1つの方法．一方，加害者が親の場合は子どもの診療録にもアクセスできる可能性があり，注意が必要．

文献59) Bidarra ZS, et al：Co–occurrence of intimate partner violence and child sexual abuse：Prevalence, risk factors and related issues. Child Abuse Negl, 55：10–21, 2016
　　↑ 母親へのDVと小児性的虐待の合併を10の研究（2003～2013年）で調査．DVに伴う小児性虐待の頻度は報告によりマチマチで12～70％にものぼる．

文献60) Hill A, et al：A systematic review and meta–analysis of intimate partner violence during pregnancy and selected birth outcomes. Int J Gynaecol Obstet, 133：269–276, 2016
　　↑ 19の研究のメタ解析．妊娠中の虐待（身体的・性的）の妊娠に及ぼす影響を研究．低出生体重児は少々増え（オッズ比1.18），早産が増えた（オッズ比1.42）．一方，子宮内発育不全は関連が認められなかった．

文献61) Bergmann JN & Stockman JK：How does intimate partner violence affect condom and oral contraceptive Use in the United States？：A systematic review of the literature. Contraception, 91：438–455, 2015
　　↑ 42の研究のシステムレビュー．DVと避妊をしない（コンドーム，経口避妊薬未使用）ことには相関があった．

文献62) Bressler C, et al：Screening for Intimate Partner Violence in the Pediatric Emergency Department. Clin Pediatr Emerg Med, 17：249–254, 2016
　　↑ 10代のデートDVについて記載あり．

文献63) Linden JA：Clinical practice. Care of the adult patient after sexual assault. N Engl J Med, 365：834–841, 2011
　　↑ 必読文献．性的暴力を受けて救急外来受診した患者さんの対応が具体的に順序立てて記載されている．なかなか習わないことなので，知っておくといい．

文献64）McLean SA, et al：Acute severe pain is a common consequence of sexual assault. J Pain, 13：736–741, 2012

↑83人の性虐待を受けた女性の小規模研究. 来院時, 7/10以上の痛みを訴える者が64％おり, 1週間後でも52％が強い痛みを訴えていた. 来院時4カ所以上の痛みを訴える者が53％, 1週間後でも4カ所以上に痛みがあったのは59％であった. なんと痛み止めをもらえたのはたったの13％だけ. これって専門の看護師が診察したのに, 医療者からこれほど痛みが忘れ去られているとは, 悲しいね.

文献65）Tsai SL, et al：Legal, Social, Ethical, and Medical Perspectives on the Care of the Statutory Rape Adolescent in theEmergency Department. Ann Emerg Med, 70：72–79, 2017

↑レイプ被害は非常に気を使うプロフェッショナリズムが要求される. 法的, 社会的, 倫理的側面を解説.

✓ Check!

WEB10）配偶者暴力相談支援センターの機能を果たす施設一覧：
http://www.gender.go.jp/policy/no_violence/e-vaw/soudankikan/pdf/center.pdf

↑2017年10月時点では, 全国に277カ所あり, うち市町村運営が104カ所ある. ただし男性が被害にあったときは, 全く対応してくれないところもある. 女性だけしか対応しませんという考えも変えた方がいいんだけどねぇ.

WEB11）内閣府 男女共同参画局：STOP THE 暴力（日本語）全体版：
http://www.gender.go.jp/policy/no_violence/e-vaw/book/pdf/stoptheboryoku.pdf

↑内閣府男女共同参画局の配偶者からの暴力被害者支援情報パンフレット. 一読を.

WEB12）U. S. Department of Justice Office on Violence Against Women：A National Protocol for Sexual Assault Medical Forensic Examinations Adults/Adolescents Second Edition. 2013：
https://www.ncjrs.gov/pdffiles1/ovw/241903.pdf

↑性虐待後の医学対応のガイドライン.

WEB13）内閣府 男女共同参画局ホームページ：
http://www.gender.go.jp/

↑日本でのDVの対処のしかたを一般の人に向けて平易に解説.

WEB14）Safety Packing List（緊急避難バッグリスト）：
https://www.womenshealth.gov/files/assets/docs/charts-checklists-guides/safety-packing-list.pdf

WEB15）性虐待チェックリスト
http://www.jaog.or.jp/sep2012/diagram/notes/check_2012.pdf

8章 高齢者虐待, 児童虐待, DV ～虐待のエキスパートになる～

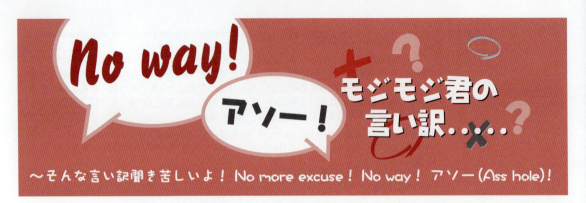

✘ 「このおじいさん，最初は息子にやられたって言うのに，後で自分が転んだって言うんですよ．すぐに帰そうと思うんですけど」
→ それは困ったねぇ．他人の加害だと保険は通らない．それ以前にこれは虐待なので，患者さんとじっくり話す必要があるね．【→p.312】

✘ 「この患者さん，るい痩が激しく，褥瘡もあり，すごく臭くて，癌でもあるんでしょうかね」
→ 癌も否定できないけど，虐待も鑑別に入れておこう．まず疑うことからね．【→p.313】

✘ 「お金を盗まれる，嫁がとったって患者さんが言ってるんです．これって虐待ですかね」
→ 認知機能が正常かどうかまず確認してからじゃないと，早急に判断してはいけない．この患者さんのMini-Cogの結果は惨憺たるものだった．認知症が進んできたようだ．【→p.316】

✘ 「この患者さんは鼻がもげるかと思うくらい臭いんですよ．息子さんが介護しているらしいんですけどね」
→ 明らかにネグレクトだが，社会のリソースを使うことを恥だと思っている節がある．ここは1つみんなでサポートできるようにしてあげよう．【→p.318】

✘ 「これは絶対虐待なんで警察に通告しましょう」
→ 認知機能の良好な高齢患者さんが通告を拒否されると，なかなか警察も動きにくい．まずはソーシャルワーカーに入ってもらい，フォローアップをしっかりしていくようにしてはどうかねぇ．【→p.318】

✘ 「このお子さん，身体的虐待を受けていたらしいことを言ったんですが，その後否定して…」
→ それは君が目を丸くして驚きすぎたからだよ．さらに，「それって本当？」なんて聞き返したらダメじゃないか，もう少し子どもの気持ちを考えよう．【→p.321】

✘ 「この母親，絶対あやしいですよ．絶対虐待してますよ」
→ 罪を憎んで人を憎まず．子育て困難症候群を治してあげましょうよ．【→p.322】

✘ 「きれいにお尻がやけどしたものですねェ」
→ これはトイレットトレーニングと称して熱湯にお尻を浸けたからできたんだ．境界明瞭な傷は虐待を疑うべし．【→p.328】

✘ 「内縁の夫が『お前，覚えておけよ』って大声で出て行きました」
→ 1人前面に出てヒーローになっても，後で仕返しに来ると大変だから，1人でフライングしないで，通告は必ず団体戦で行いましょう．【→p.323】

✘ 「このお子さん，寒さに強いんですねェ」
→ この季節にこんな薄着で，さらに薄汚れているのは，立派なネグレクトだよ．冬物の服を与

えられていないだけ．【→p.324】

✗「この3カ月の赤ちゃんの頭部CTできました」
→生後3カ月でまだ動けない赤ちゃんの頭に皮下出血ができてきたんだから，頭部CTだけでは
だめでしょ．skeletal surveyを早くオーダーしましょう．【→p.332】

✗「心肺蘇生で肋骨骨折ができたんでしょうかねぇ」
→心肺蘇生でできる肋骨骨折は背部以外．特に胸椎の横突起に当たる部分の骨折は，大きく揺
さぶられた証拠．これは虐待事例です．この赤ちゃんはautopsy imagingの適応です．
【→p.332】

✗「背中にすごい皮下出血があるんで，これは虐待ですか？」
→それはただの蒙古斑．アジア人には多いんだからそんなことでうろたえてはいけない．ちな
みに海外だとそれで通告された例もあるんだよ．【→p.329】

✗「え？ どうして眼科を呼ばないといけないんですか？」
→この患児は慢性硬膜下血腫がうっすらとあるではないか．虐待の可能性があるから，網膜出
血の有無を眼科に評価してもらう必要があるんだよ．【→p.331】

✗「造影CTまでいるんですか？ FASTも正常ですし，肋骨は全然折れてませんよ」
→ASTおよびALT＞200 IU/Lなら，腹部外傷（肝損傷）を疑わないといけない．小児の肝臓
は被膜がしっかりしているので，エコーでフリースペースにならないことも多い．肝実質の
損傷は造影CTをすべき．また小児の肋骨は柔軟性が高く，肋骨骨折を伴わずに肝損傷をきた
すことはよくあるんだ．【→p.331】

✗「自分も悪いところもあったと言うから，『そうですか』と言っただけですよ」
→いやいや，どんな理由があるにせよ，暴力を肯定してはいけないんだよ．【→p.344】

✗「男がDV被害って…ウププ」
→コレコレ，男性が被害者になることだってあるんだから，偏見は捨てましょう．私だって，と
ても妻には勝てる気がしなくて…ムニャムニャムニャ．【→p.339】

✗「本人が全然話してくれないから，どうしようもないですよ．そりゃ病歴はおかしいですけど」
→もっと共感的にアプローチしよう．「あなたの身に何かあったら心配だから…」とあくまでも
患者の体を気遣う優しさが必要なんだよ．ホラ，話しはじめたじゃないか．【→p.340】

✗「HINTSってめまいでしたっけ？ アレ，HITSでした？ そのHITSって何かの歌でしたっけ？」
→HINTSはhead impulse, nystagmus, test of skewで末梢性めまいと中枢性めまいの鑑別法
だよ．HITはheparin induced thrombocytopenia…あ，どうでもいい？ HITSはDVのス
クリーニング．しっかり覚えようね．【→p.340】

✗「なぜ逃げないの？」
→「よく話してくれました．さぞ辛かったでしょうね．大変でしたね．あなたは何も悪くありま
せん．どんな理由があるにせよ，暴力は許されません．暴力は犯罪です．これからのことは
一緒に考えていきましょう」と言わないとダメ．【→p.344】

✗「いやぁ，あまりもじもじされてもしかたがないですし，淡々と検査しちゃった方が楽ですしね」
→性虐待被害者は医療機関でもう一度辱められているという感覚をもって，丁寧に優しく接さ
ないといけないのだ，バカチン！【→p.354】

✗「緊急避妊は時間が経ったらダメですよね」
→72時間を過ぎても120時間以内なら，まだ間に合う可能性はある．【→p.354】

✘「そういえば，空気が重かったので，痛み止めを忘れてしまいました」

→鎮痛薬は特に忘れやすいもの．こちらから聞けばすっごく痛みを我慢しているとわかるものだ．【→p.355】

✘「婦人相談所や警察に言うぞって旦那に言ってやったらいいんですよ」

→そんなことしたら逆上した旦那に殺されかねない．逃げるのであれば，秘密裏にことを進めるべし．【→p.352】

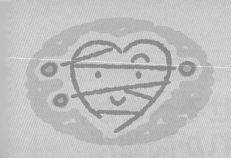

ERでの悲しい出来事
Grieving in ER

医師にとっての「死」，家族にとっての「死」

　一般に人間が家族や知人の死に直面するのは，約12年に1回という報告があるが，人の死の70％が医療機関で迎えられる時代になり，そのなかでも救急で働く医療関係者にとっては「死」は日常の出来事になってしまっている．解剖学実習の初日には肉が食べられなくなった医学生時代がなつかしいくらいで，そのうち血を見ても何も感じなくなり，そして救急で働くと，人の死が自然の摂理に沿った出来事であると感じる．救急では特にもともと人間的つながりがなかった初対面の患者の場合が多く，機械的に蘇生処置を行い，死の宣告までがルーチンになってしまう．

　しかしながら家族にとって，人の「死」の意味は重く，いかに自分の身内が丁重に，真剣に病院で扱われたかは，非常に重要なことであることは決して忘れてはならない．自分の方が天国に近くなってしまったような（失礼！）経験豊かな医者はそこにいるだけで，いぶし銀の味を出して人の死を迎える時間を家族と一緒に共有できる．医師国家試験に合格したばかりのペーペーの研修医はせいぜいACLSを施行して満足するだけで，人の死の重さを受け止められるだけの度量や甲斐性をもち合わせる者は非常に少ない．しかしながら，死の宣告のテクニックを身につけると，いぶし銀とまではいかないものの，自信をもって穏やかに家族に話せるようになる．

　人間死ぬのは一度きり．そんなときに立ち会う医師の存在意義，立ち振る舞いは患者家族に一生残ることを肝に銘じて，プロフェッショナルらしく振舞えるようになろう．

1　蘇生現場を家族に見せるべきか，見せざるべきか…それが問題だ

患者A　4歳男児　　　　　　　　　　　　　　　　　　　　　心肺停止

　　通園途中の4歳男児Aが，集団登園中，歩道に突っ込んできた車にはねられてしまい瀕死の重傷を負った．すぐに救急車が呼ばれたが，救急室に搬送されてきたときには，すでに心肺停止状態であった．医療スタッフは全力をあげて救命処置を行った．すぐに母親が駆けつけ，悲鳴を上げながら救急室になだれ込んできた．医療スタッフは，すぐに母親に待合室で待つように言い，全力を尽くすと告げ，すぐに蘇生処置を続行した．待合室から，母親の泣き声がこだましてきた．そこへ父親が到着し，また救急室へ駆け込んできた．父親は子どもの名前を叫びながら，「お父さんはここにいる．がんばれ，がんばれA！」と泣きながら叫んだ．スタッフも緊張の糸が張り詰めて，すぐに父親に退室を命じた．父親は「俺は見たい．一緒にがんばるんだ．頼む」と叫んだが，聞き入れられず退室させられ，そのままスタッフは懸命の蘇生処置を続けた．科学的根拠はないものと知っていても，患者が子どもでもあるため，いつもよりずっとずっと医療者も手の感覚がなくなるくらい長く絶え間ない蘇生処置を続けた．

　　救急医Mが，「もうこれ以上は無理だ．あきらめよう」と言い，両親を救急室に呼び入れた．患児は死亡しており，もう蘇生の可能性のないこと，できるだけのことはすべて行ったことを説明した．母親は「心マッサージをやめないで．あきらめないでください！本当にできるだけのことはやったんですか？まだやれることはあるはずです！もっといい病院だったら助かったんじゃないですか？」と叫んだ．父親は，「一目見たときから，覚悟はできていた．ン～～，でもどうして虫の息の最期に立ち会えないんだ．Aの人生の最後の最後に親として付き合ってやりたかったぁ！クソったれぇ！ンォォォ…」と嗚咽をあげた．

？医学生K
「どうしてあんなにお父さんが最期を見たがっていたのに，見せてあげなかったんですか？ あまりにもかわいそうで，見せてあげてもよかったんじゃないですか？」

？研修医I
「あんな緊張状態で，見せるなんて精神的に悪くて，見せない方がいいですよね．僕らも緊張すると気管挿管などできる手技もできなくなってしまいますから…．ねぇ，先生」と上級医を見上げた．

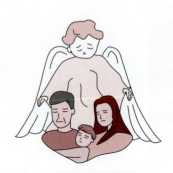

患者B　52歳　男性

　会社役員の患者Bが，のどが詰まったと言い，救急車を要請した．救急隊からの報告では昼食に食べた鳥のから揚げがのどに詰まったという．しかし，連絡を受けたのは午後の3時であり，食後結構時間が経過していることから，その訴えの信憑性に疑問をもった．研修医Jは患者Bを見るなり，冷や汗がひどく，不穏が強いのが気になった．水は飲めるかの質問に対して，患者Bは飲み込むのは大丈夫だが，のどが詰まった感じがつらくてたまらないと訴えた．優秀な研修医Jはすぐさま酸素，点滴ライン確保，モニター，心電図，胸部X線と次々に指示を出した．「ビンゴ！」心電図には著明なST上昇が出現していた．来院してものの数分で急性心筋梗塞と診断し，本人と一緒に来院した家族にも心筋梗塞で危険な状態であることを告げた．研修医Jはすぐに上級医を呼び，流れるように心臓カテーテルの準備が始まった．

　瞬時の判断と動きのよさに自分ながらほれぼれしたそのとき，患者Bが痙攣を起こし，心電図モニターにはVf（心室細動）が映っていた．ACLS（advanced cardiac life support）のプロトコールにのっとり，除細動を2回したところで，そのまま心静止になった．体外式のペースメーカーを使用するも心収縮を得ることはできなかった．「クソッ」研修医Jはくやしくてしかたなかった．家族はいったい何が起こったのか理解できずにいるようで，かなりうろたえていた．家族には外で待ってもらうように告げた．「そうだ！ 体外循環！」と叫んだが，その回路を組むことができる者はその日は誰もいなかった．「挿管，挿管！」と叫び，すぐに気管挿管しようとするも，声帯が全く見えなかった．挿管チューブの曲げ方を変えても，のどを押さえても，より強いsniffing positionをとっても，どうしても気管挿管ができなかった．「小顎症か，くそー，入らない！」医師も交代したが，気管挿管ができず，麻酔科医を呼び出した．麻酔科医が家から到着するまでの15分間は気が遠くなるような思いがした．外科的気道確保も考慮したが，そこにいた医者は誰も経験がなくあぶない橋は渡るまいと考えた．もちろん，この間もバッグバルブマスクで換気を行い，ACLSのプロトコールに沿って蘇生を続けた．麻酔科医が到着し，気管挿管も成功した．しかし結局，蘇生術もかなわず患者Bは死亡した．

　家族に説明する際に，奥さんが急に叫んだ．「医者が交代で，『だめだ，だめだ』って言ってたのを聞いてたわ．口に管が入らなかったから助からなかったんじゃないですか？」なんと，カーテン越しにこの奥さんは蘇生の一部始終を見ていたのだ．まるで「家政婦は見た」のような状況じゃないか…医師たちは，酸素化はバッグバルブマスクで絶え間なくしっかりしていたことを説明したが，奥さんの目は不審で燃えあがっていた．

研修医J

「いやぁ，参りました．カーテン越しに見ていたなんて反則技ですよ．確実な気道確保は困難でしたが，気道は用手的にずっと確保していましたし，最善を尽くしたから問題はないはずです．文句を言われる筋合いはないはずですけど，もう！」

患者C　67歳　男性

患者Cが歩行中自宅前で車にはねられてしまった．すぐに救急車が呼ばれ，救急室に搬送された．連絡を受けた家族もすぐに救急室になだれ込んできた．「おとうさ～ん！」と家族が叫んだ．筋金入りの救急スタッフは蘇生に集中した．救急スタッフのYは「家族の方，蘇生現場を見ていたかったら，見ていてもいいですよ」と言い放った後，続けて気管挿管，そして手早く胸腔チューブを挿入した．胸腔チューブからはどっと血液が出てきた．それを見ていた奥さんは，どっと卒倒してしまった．

❓ 研修医J

「Y先生，素人さんに血を見せるのはまずいんじゃないですか？ やっぱり蘇生現場はいつも家族を外に出しておかないとだめじゃないですか？ 今回みたいに患者が2人発生してしまっては蘇生どころではなくなってしまうじゃないですか！？」

蘇生現場を家族に見せるべきか，見せざるべきか…それが問題だ

救急蘇生現場は聖域か？ 患者Aの場合の医学生Kの意見はもっともである．どうして見せてあげなかったんだろう．医療者の視点，患者の視点，果たしてどちらが優先されるべきだろう．院外心肺停止の蘇生率はせいぜい1～2％しかないのに，どうして医療者は患者家族を，蘇生現場から締め出してしまうのだろう．堂々と「家族は蘇生現場に入れない」と言い張る医師までいる．

患者Bの場合は意図的に見せたわけではないが，手技がスムーズに行かなかったことに対して，疑念をもたれてしまった．こんなことになるくらいなら，ただでさえストレスが多い蘇生現場を，家族に見せようなどとは思いたくないという防衛反応が働くのも理解できる．親がガン見していると，びびって小児点滴が入るものも入らなくなるって経験をしたことがある人も多いだろうね．それが蘇生現場となったら，研修医が相当テンパるのは火を見るよりも明らかかも．

患者Cの場合，家族が卒倒してしまった．ただでさえ蘇生で忙しいのに，もう1人意識障害の患者が発生してしまうなんて，医療者にとっては頭の痛いことだ．「おい，勘弁してくれよ」って言いたくなるのもわかる．

これらからもわかるように症例ごとにケースバイケースでの対応を迫られるのは，間違いない．蘇生現場は画一化されたアプローチでは駄目で，オーダーメイドの医療が要求されるのだ．テレビドラマの「ER 緊急救命室」でケリー・ウィーバー医師が「母親を早く部屋から出してちょうだい！」と叫ぶ場面があり，次に母親が呼ばれて部屋に入ってくるときには患児はもう死亡してしまっている．できることはすべてしましたと言われても，現実を把握するのに困惑している母親に同情する視聴者は世界中に山ほどいたことだろう．あぁぁぁ，もうER世代もいなくなったかも…．マイケル・クライトンの素晴らしいテレビドラマだったのに．あの番組のおかげで，アメリカではER医志望者が増えてしまい，ERレジデントの競争率が上がってしまったんだから．

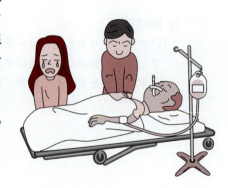

表1　蘇生現場を見せるべきか，見せざるべきか？それが問題だ

	患者の家族	医療者
見せる メリット	・蘇生のためにできる限りのことをしたという現実を目の当たりにできる ・蘇生経過を理解できる ・医療スタッフの努力をみることで感謝の念が生まれる ・既往歴など蘇生に有用な情報をその場で提供できる ・患者の最期に立ち会うことでけじめがつけられる．深い悲しみからの立ち直りを助けることができる ・罪悪感や不安，焦燥を減らすことができる ・患者と最期の別れを言う機会がある	・家族がいることで，患者を蘇生対象の人体ではなく，生活歴や人格を認めた存在として扱うことができる ・救急現場においても全人格的なアプローチができる ・緊張感があり，スタッフ全員がプロフェッショナルな行為に徹することができる ・医療スタッフができる限りのことをすべてしているということを家族に見せる機会ができる ・家族への配慮に関心をもつスタッフが増える ・患者のプライバシーや人格を重視した態度をとるようになる ・家族から直接詳細な情報がとれる
見せる デメリット	・血を見るのが嫌な人，プレッシャーのなかにいるのが嫌な人にとってはその場にいることが苦痛以外の何物でもない ・すべての患者家族が見たいわけではないということを医療スタッフが理解していないと，家族にとってはトラウマになる ・蘇生そのものが非日常的であり，自分の予想を超えて怖い場合にはトラウマになる ・家族がいることで，医療スタッフが無用に蘇生を長引かせているのではないかと不安に思う	・家族がいることで機械的に処置をしづらく感じる ・正しいことをしても，結果が悲惨な場合に訴えられるのではないかと不安になる ・緊張のせいで処置がうまくいかないかもしれないと不安になる ・非日常的な行為を家族に見せることで，家族が精神的にトラウマを受けるのではないかと心配する ・家族がいることで，不必要に蘇生が長引く恐れがあると不安になる ・家族が精神的に不安定になってしまうと，手がかかるのでわずらわしい

「きつい，汚い，危険」の3Kイメージの付きまとうERだが，テレビドラマになったら志高い若者が多く志願するようになった．でもテレビと違って実際はそんな現場にロマンスなんてないんだけどね…．日本はコードブルーが大人気だったよねぇ．

蘇生現場を見せることに関する賛否両論は多数ある（表1）．やはり非日常的な行為を一般の人に見せるのはいろんな意味でリスクがあるが，家族の悲嘆反応からの回復は早くなる．最後の最後に立ち会えることは，多くの家族にとっては満足度が上がるという報告がある．また，家族がいることで，患者を疾患名で呼ぶような失礼なことは起こりえない．常に患者を名前で呼び，家族の存在を意識して，患者そのものの人生背景を考慮しながらの全人格的アプローチができることで，医療者自身にも蘇生行為に立ち会ったプロフェッショナルとしての自覚と自信が生まれる．患者をみて「人に歴史あり」と考えて対応するのが実に人間的でいい．

蘇生現場を見せるのは患者家族にとっていいことか…多くの場合"YES！"

ACLSでも家族の蘇生現場立ち会いは推奨される時代になった．ECC（emergency cardiovascular care）によると，小児蘇生現場では可能な限り家族に立ち会いの機会を与えることが推奨され（Class Ⅰ，エビデンスレベルB，2010），家族がいることで蘇生が滞る場合は敬意をもって

家族に救急室から退室してもらってもよい（Class II a，エビデンスレベル C，2010）となっている．

Doyle らは，患者30人の蘇生現場に立ち会った47人の家族にアンケート調査したところ，94％の人はもう一度蘇生現場に立ち会いたいと答えたと報告した．そのうち3分の2はそこにいたことで，患者自身が安らかに亡くなることを手助けできたと思っていた．同様の報告が相次ぎ，70～83％の人が蘇生現場に立ち会いたいと答え，たとえ蘇生現場に立ち会わなくても，蘇生現場に立ち会う機会を与えられるのは好ましいことであり，当然の権利と考える人が98％であった．これらの報告の多くは看護師の研究で，サンプルサイズが小さいものが山ほど出ているが，大規模スタディは限られているのがちょっとねぇ．

Pasquale によると，外傷のような激しい状態であっても家族は同席したいという希望が強く，精神的におかしくなることはないという．外傷みたいにグロイものでもいざとなったら大丈夫というのが興味深い．

Boie らの報告では，小児の蘇生では，特に瀕死の場合は親の約80％が蘇生現場に立ち会いたいとの希望をもっていることがわかっている．患児が死亡した場合，家族が患児の体を見たり触れたりすることは，悲嘆反応を長引かせないと報告している．

Curley らの報告では，小児の侵襲的手技や蘇生の立ち会いにおいて，親はより侵襲度の高いものほど立ち会いを希望し，蘇生の立ち会い希望を聞かれることでより安心した．ただ立ち会いをさせるのではなく，ガイドラインに沿った手法を医療者に教育することは非常に有効であった．ただやみくもにやるのではなく，**ガイドラインに沿ったシミュレーションを医療者に教育しておくことが成功のカギなのだ**．

Jabre らの大規模スタディによると，**蘇生現場を見る機会を与えられなかった人や，あえて蘇生現場を見ないことを選択した人に，PTSD（post traumatic stress disease：心的外傷後ストレス障害）が多かった**（それぞれオッズ比 1.7，1.6）．不安症やうつになる確率も蘇生を見た方が少なかった．

医療者の不安の根源は，うまくいかなかったらどうしよう，訴えられたらどうしようということだ．蘇生処置を包み隠さず見せられた場合は，家族が処置の適正さに対していちいち疑問をもつことはむしろ少ないと報告されている．Doyle らの報告によると，家族の11％がすでに患者が死亡しているのに，蘇生処置が長すぎるとコメントしている．Meyer らは，**蘇生現場に立ち会った家族の95％が蘇生現場に立ち会ったことが有意義であり，患者の状態が致死的であり，できる限りのことがなされたと理解できた**と報告している．Jabre らによると，家族がいるからといって，蘇生の邪魔になることはなく，蘇生内容が変わるわけでもなく，蘇生率が変わるわけでもなかった．そして医療チームのストレスも増えることはなかった．

アメリカ心臓病学会の報告によると，入院患者の蘇生において生存するものは15％にも満たない．したがって蘇生率そのものは現実問題として低く，家族にはオプションとして蘇生現場に立ち会う機会を与えるべきであるとしている．患者家族は医療者から立ち会いたいかどうか聞かれない限り自分からは言い出せない立場である．**少なくとも立ち会いたいかどうかを聞くことは非常に重要である**．

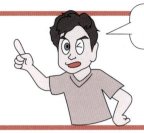

蘇生現場を家族に見せると…
- ●蘇生の理解が進む
- ●患者のためになったと感じる
- ●蘇生の質に影響なし

医療者への教育が成功のカギなのだ

蘇生現場はただ見せればいいわけではない

　だが，ただ蘇生を見せればいいというものではない．一挙手一投足の手技や経過をきちんと家族に説明する責任が生じる．機械的な説明だけでなく，蘇生努力をしていること，それに対する反応がどうであるかもきちんと説明する．これを怠ると医療不信が起こってもしかたがない．**経験豊富な看護師が最も適任である**が，もし人員に余裕があれば，医師が家族にきちんと説明しながら蘇生を進めていくとよい．蘇生に立ち会いたい家族を積極的に関与させることで，家族の満足度も上がる．**決して家族を放置してはいけない．**

　いったん家族に蘇生現場を見せると決めたら，精神的に不安定な患者がもう1人増えたと考えて腰をすえて対処すべきである．目の前の蘇生を必要とする重篤な患者に加え，精神的に大きなダメージを受けた家族というもう1人（または複数）の患者が発生したということだ．この考えは何も新しいものではない．ほら，ちょうど小児を診察するときには，小児という患者と，保護者という複数の患者を相手にしていると考えて対処しているじゃないか．一方，医療現場に人が足りずに，家族に説明する役割を誰も負えないのでは，蘇生現場を見せること自体がリスクを負うことになるのでご注意を．

どのタイミングで家族を呼び入れるか，それが問題だ

　Curleyらによると，小児の侵襲的手技や蘇生現場に親が立ち会っても処置にほとんど影響を及ぼさないという．ただし少ないながら，処置がうまくいかない例は4％あった．この4％は，「うぅーん，点滴が入らない…」「気管挿管できない…」と焦ったんだろうね．

　蘇生というプレッシャーのなかでの**侵襲的手技に自信がない場合は，まず気管挿管や輸液路確保という最低限の処置が終わってから，家族を蘇生現場に立ち会わせるとよい．**ここは腕の見せどころと肝の据わった医師なら問題がないが，やや自信がない場合には必ずと言っていいほど気管挿管は一発で入らないし，点滴ははずしてしまう．マーフィの法則は確かに存在するものだ．

　自信のない手技を行う前に家族を入れてしまい，余計なプレッシャーで点滴をはずし，気管挿管に失敗し，となると目も当てられない．若い先生なら，ABCに関する重要な気管挿管と輸液路くらいは確保してから家族を呼び入れた方がいいかもね．

● 少なくとも患者家族に蘇生現場に立ち会いたいかどうか希望を聞け

● 患者家族を放置するな！

  ・見せるなら家族のサポートもがっちりと！

  ・精神的サポートを要する患者がもう1人発生したと思え！

  ・家族の立ち会いの場合の対処法を訓練しておくべし

● 手技に自信がなければ，最低限の処置をすませてから，家族を呼び入れるべし

蘇生現場を家族に見せる利点

● 家族を立ち会わせることは，満足度を上げる

● 家族の悲嘆反応が軽減する

● 医療者自身も患者に対してより人間的アプローチをする（プロフェッショナル行為↑）

● 医療の質に影響なし！安心していつもどおりの蘇生をするべし

✓ *Check!*

文献1） Doyle CJ, et al：Family participation during resuscitation：An option. Ann Emerg Med, 16：673-675, 1987
　　↑ 蘇生現場に立ち会った47人の患者家族に対する後ろ向き調査．94％がもう一度立ち会ってもいいと答えたと報告．

文献2） Meyers TA, et al：Do families want to be present during CPR? A retrospective survey. J Emerg Nursing, 24：400-405, 1998
　　↑ 心肺停止患者の家族の約80％は，蘇生現場に立ち会いたいと考えているが，実際に立ち会いたいかどうかを聞かれたのはたった11％であった．

文献3） Boie ET, et al：Do patients want to be present during invasive procedures performed on their children in the emergency department? A survey of 400 parents. Ann Emerg Med, 34：70-74, 1999
　　↑ 小児の蘇生処置に親が付き添いたいかどうかの調査．400人が調査に回答した．蘇生処置に関して，患児の意識がある場合には316人が同席したいと答え，意識がない場合には277人が同席したいと回答した．患児が瀕死の場合は，322人が同席したいと回答．

文献4） DeWitt S：Should family-witnessed resuscitation become our standard? J Emerg Med, 49：500-502, 2015
　　↑ 蘇生現場での家族の存在は有意義であるというreview．必読です．

文献5） McLaughlin K, et al：Family-centered care：review of opinions among staff. Emerg Nurse, 20：20-25, 2013
　　↑ 心肺蘇生現場での家族中心の医療についての看護師のreview．やっぱり蘇生現場で家族のことに目を向けることができるのは看護師だよねぇ．

文献6） Jabre P, et al：Family presence during cardiopulmonary resuscitation. N Engl J Med,

368：1008-1018, 2013

　　↑ 必読文献．570家族を含めた蘇生現場の家族の立ち会いに関する大規模スタディ．家族
　　に蘇生現場を見たいかと尋ねると79％が立ち会い，対照群（特に尋ねない場合）では
　　43％が立ち会った．90日後のPTSD率は明らかに対照群が高く（オッズ比1.7），また
　　蘇生現場に立ち会わなかった人たちで高かった（オッズ比1.6）．不安症やうつに関して
　　も蘇生現場に立ち会わなかった人たちの方が多かった．蘇生現場に家族がいるからといっ
　　て，蘇生内容は変化がなく，蘇生率も変わりがなかった．医療チームの精神的ストレスや
　　訴訟も特に増えなかった．
　　この研究，対照群なのに結構な家族が蘇生現場に立ち会い（43％）している．普通にし
　　て家族に蘇生現場をこんな見せられるのってスゴクない？ Barrattら（J Accid Emerg
　　Med, 15：109-111, 1998）の時代ではたった11％しか蘇生現場を見たいか聞かれ
　　ていないので，時代も変わったものだ．

文献7） Sak-Dankosky N, et al：Factors associated with experiences and attitudes of health-
care professionals towards family-witnessed resuscitation：a cross-sectional study. J
Adv Nurs, 71：2595-2608, 2015
　　↑ ポーランドとフィンランドの390人の医師，看護師のスタディ．医師の方が家族に蘇生
　　現場を見せるのにより自信をもっている傾向にあった．以前の成功体験がより自信を強め，
　　以前の「痛い」体験がある場合は，むしろ否定的な意見をもっていた．

文献8） Pasquale MA, et al：Family presence during trauma resuscitation：ready for prime-
time? J Trauma, 69：1092-1099, 2010
　　↑ 外傷蘇生現場に25人の家族が立ち会い，25人は立ち会わなかった．蘇生の質や家族へ
　　の精神的影響はなかった．立ち会わなかった家族は可能なら立ち会いたかったと希望を述
　　べた．

文献9） Ersoy G, et al：Turkish patient relatives' attitudes towards family-witnessed resuscita-
tion and affecting sociodemographic factors. Eur J Emerg Med, 16：188-193, 2009
　　↑ トルコの研究．66.4％が蘇生現場の立ち会いを希望した．患者の役に立ちたい，蘇生現
　　場を見たいという理由が多かった．男性および保険のない患者の家族が蘇生現場の立ち会
　　いを希望する傾向にあった．蘇生現場で患者が死亡するのを見た経験のある者は，次回は
　　立ち会いを好まない結果であった．

文献10） Oczkowski SJ, et al：Family presence during resuscitation：A canadian critical care
society position paper. Can Respir J, 22：201-205, 2015
　　↑ カナダ集中治療学会のposition paper．蘇生現場の家族の立ち会いは重要であり，病院
　　では誰に立ち会い希望を聞くかなど透明性の高いポリシーを作成しておくこと．経験豊富
　　な付き添いをつけること．教育と経験が重要である．

文献11） Curley MA, et al：Parent presence during invasive procedures and resuscitation：
evaluating a clinical practice change. Am J Respir Crit Care Med, 186：1133-1139,
2012
　　↑ 必読文献．538人の医師，274人の親を対象に，立ち会いに関するガイドラインに沿っ
　　た教育の影響を研究．小児の侵襲的処置や蘇生現場に親を立ち会わせることは推奨される．
　　より侵襲的な状況で親は立ち会いを希望する傾向にあり，立ち会い希望の有無を聞かれる
　　ことはより安心をもたらしていた．ガイドラインに沿った対応のシミュレーションを経験
　　した医師はより安心感をもって親に立ち会いをさせることができた．親がいることで処置
　　がうまくいかなかった例は4％のみ，治療の判断に影響を及ぼしたのは5％のみ，現場で
　　の教育がしにくかったのは9％のみで，ほとんど影響はないと結論している．手技の介助
　　法を習った親は，手技の理解度がより高く，精神的サポートもできた．親の立ち会いもき
　　ちんとシミュレーション教育をしておけば医療者も自信をもってできるってわけだ．

文献12） American Academy of Pediatrics Committee on Pediatric Emergency Medicine；Amer-
ican College of Emergency Physicians Pediatric Emergency Medicine Committee, et
al：Patient- and family-centered care and the role of the emergency physician pro-
viding care to a child in the emergency department. Pediatrics, 118：2242-2244,
2006
　　↑ 必読文献．ちょっと古いがアメリカ小児学会とアメリカ救急学会が手を組んで，小児の蘇
　　生や手技の際の家族の立ち会いの方法について解説．

文献13） Kantrowitz-Gordon I, et al：Facilitated family presence at resuscitation：effectiveness
of a nursing student toolkit. Nurse Educ Today, 33：1258-1263, 2013
　　↑ 蘇生現場の家族の立ち会いツールキットを作成し看護学生に教育したところ，知識が増え

るのはもちろん，蘇生現場の家族の立ち会いに理解が増した．

文献14） Chapman R, et al：Assessing health professionals' perceptions of family presence during resuscitation：a replication study. Int Emerg Nurs, 21：17–25, 2013
　↑ 114人の医師，看護師への質問紙法による調査（回収率51％）．およそ2/3の人が家族の立ち会いは家族の権利と考えていた．一方，5回以上の家族の立ち会い経験があるのは，1/4の医療者だけだった．

文献15） Chapman R, et al：Australian Emergency Department health professionals' reasons to invite or not invite Family Witnessed Resuscitation：a qualitative perspective. Int Emerg Nurs, 22：18–24, 2014
　↑ 114人への質問紙法による調査．医療者がいつ家族を蘇生現場に呼び入れるのかについては，経験豊富な家族をサポートする人がいるかどうかが重要，かつガイドラインや病院のポリシーができていると医療者も安心して患者を呼び入れることができる．

☑ *Check!*

WEB 1） Royal College of Nursing：Witnessing resuscitation, 2003
　　　 https://www2.rcn.org.uk/__data/assets/pdf_file/0006/78531/001736.pdf
　　　↑ Royal College of Nursing（英）のガイドライン Witnessing resuscitation 2003. 必読です．

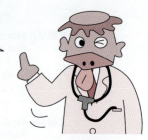

ACLS なんざ，屁の河童！
上級医は，Cookbook Medicine の蘇生術のみならず，家族のサポートもできてこそ，上級医！

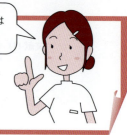

大丈夫！ ほとんどの人はそうならないから

蘇生現場の間違った誤解！
× 家族がいると訴訟が増える
× 家族がいると無駄に蘇生時間が長引く
× 家族が取り乱して，大騒動になる

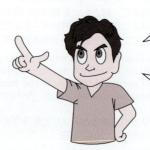

みんなに蘇生を見せなくてもいい（20％は見たくない）

「蘇生現場を見たいですか？」と機会を与えることが重要なのだ

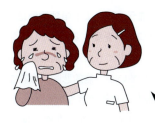

家族の放置厳禁

家族に張り付き，何のために何をしているのか
きちんと説明する．共感的な会話のできる経験
豊富なベテラン看護師がつくべし．

↖ この看護師が成功のカギ！

患者自身の意思は…複雑…

　もし自分が患者側になって蘇生されたとしたら，その際に家族に蘇生現場に立ち会ってほしい
ですか？ と聞くと必ずしもみんなが家族に見守られて死にゆきたいわけではない．Benjamin ら
によれば，72％の人が家族に蘇生現場に立ち会ってほしいと言い，56％は特定の家族になら付
き添ってほしいと言う．ふっふっふ，なかなか世の中は複雑なのだ．21％は絶対嫌だって言って
いるから，なかなか複雑．本来なら患者の同意を得て同席してもらうべきだが，蘇生中の患者が
意思表示できるわけもなく，このあたりで倫理が問題となるんだよねぇ．

　ただ患者が死にゆくとき，残された家族の悲嘆反応を正常に促進するため，換言すれば生きて
いる家族のためにこの蘇生現場の立ち会いは必要なんだろうねぇ．

☑ *Check!*

文献16）Benjamin M, et al：Personal preferences regarding family member presence during
　　　　resuscitation. Acad Emerg Med, 11：750–753, 2004
　　　　↑ ランダムに抽出した救急受診者200人に質問施行．自分自身が患者になって蘇生される
　　　　　としたら，72％の人が家族に立ち会ってほしいと言い，56％が特定の家族限定OK，
　　　　　21％は絶対嫌だとのこと（高齢白人に多かった）．

🔍 研修医J

「家族が亡くなれば，誰でも悲しいものですが，異常に尾を引くことがありますね．悲嘆反応
とうつ病とはどう違うものなんですか？」

病的悲嘆（複雑な悲嘆）反応 complicated grief

　悲嘆反応は誰でも経験するが，それが病的になるときちんと治療が必要になる．ただ落ち込み
が激しいからとすぐにうつ病と思ってはいけない．病的な悲嘆反応の場合は，最愛の人の死を受
け入れられず，悲嘆の感情が必要以上に（6カ月以上）長引いてしまう．

　うつ病との違いは，以下のとおり．
① 死を受け入れられない
② 死に対して怒りの感情をもつ
③ 死亡した人を慕ってくり返し痛々しい感情に襲われる
④ 死亡した人のことで頭が占められ，ときに自殺を考える

病的悲嘆（複雑な悲嘆）反応の場合，抗うつ薬による単独治療はほとんど無効であり，精神療法やグループサポートなどの多面的アプローチを要する．PTSDの要素も含まれてくることがある．PTSDは怖い体験を契機に恐怖の感情を主にもつが，病的悲嘆（複雑な悲嘆）反応では，悲しみの感情が主となる．PTSDでは悪夢も多いが，病的悲嘆（複雑な悲嘆）反応では悪夢は少ない．やはり精神科の専門医でないとなかなか対処できない病態になってしまう．ケタミンにはNMDA受容体阻害作用があるので，病的悲嘆（複雑な悲嘆）反応に有効であったという報告（Indian J Psychol Med, 38：62-64, 2016）があるが，適応外使用であり議論の余地があるうえ，ケタミンの安全性も考慮すると現時点では推奨されない（BMC Med Ethics, 17：4-11, 2016）．

正常な悲嘆反応を促進するうえでも，もし家族が希望するなら，きちんと説明しつつ蘇生現場を見せるのは有意義なのである．

☑ *Check!*

文献17）Shear K, et al：Treatment of complicated grief：A randomized controlled trial. JAMA, 293：2601-2608, 2005
　　↑ 病的悲嘆（複雑な悲嘆）反応の治療に関するスタディ．通常の精神療法と比べ，病的悲嘆（複雑な悲嘆）精神療法は効果があると報告．しかし，それでも51％にしか効果がなく，まだまだ決め手となる確立された有効な方法は見つかっていないようだ．
文献18）Shear MK, et al：Optimizing treatment of complicated grief：A randomized clinical trial. JAMA Psychiatry, 73：685-694, 2016
　　↑ 395人の病的悲嘆（複雑な悲嘆）反応患者を4群に分けて比較検討した．病的悲嘆精神療法は有効であるが，抗うつ薬単独（シトロプラム SSRI）はプラセボと比べて有意差なし．しかし病的悲嘆精神療法に抗うつ薬を加えると効果が期待できた．

❓ 研修医J
「やっぱり，上級医にもなると，人の死は慣れてしまって大丈夫なものですか？」

スタッフの精神状態も守れ…発展途上のデブリーフィング

人の死は患者家族のみならず，医療者の精神状態にも多大な影響をもたらす．機械的に蘇生をしていくようにみえて，それは自分の精神状態が崩壊しないように自己防衛が働いて，あたかも死に対して鈍感なように装っているだけで，人の死に慣れるわけではない．プロとして感情に流されないように蘇生術を続けるように努力しているのだ．でも小児の蘇生に立ち会うと，ホント心が折れるよねぇ．

Redinbaughらは，患者の死を看取れて74％の医師は満足であったと報告している．ストレスに関しては最大を10とした場合，中等度（4.7）のストレスを感じたとしている．人の死に遭遇することが多く慣れているはずの医師であってもやはりそれなりのストレスがあるのだ．医師経験年数とストレスの感じ方は特に関係がなかったが，女性医師や患者との付き合いが長い医師ほど，患者の死に直面したときに，より感情的にストレスにさらされると報告されている．スタッフ医師と比べ，インターンはより精神的サポートが必要と感じていた．ところが，ほとんどのインターンやレジデントは患者の死の後，スタッフ医師と話をしているが，それをストレスマネージメントとして有用と考える者は1/4以下だったというから，スタッフもしっかりしなくちゃ．

表2　デブリーフィングのメリット

治療の質向上	うまくできたこと，チームワークについて話し合い，将来に活かせる
コミュニケーションの活性化	先入観をもたずに自由に意見交換することで互いのコミュニケーションが図れる
チームワークの向上	同一事象を共有し，チームとしての議論を通じてチームワークが向上する
気持ちの整理	ストレスの多い蘇生現場でのストレスを吐瀉することで互いの気持ちを軽くできる．燃え尽き症候群を予防できる

　むしろスタッフの方がレジデントに話を聞いてもらって，吐瀉つまり自分のストレス解消しているんじゃないかしらん？　ま，ストレスマネージメントは必ず必要だから，デブリーフィングが組織立ってできるような体制が病院にあるといいなぁ．医者だって愚痴の1つでも言いたいときがあるのになぁ．

　効果的なデブリーフィングのためには，決して非難せずに，オープンに気持ちを語り合い，互いに経験を学び，今後のために活かすようなポジティブな話し合いにすべきである．あのときこうすべきだったと言ってしまいそうだが，それを言っちゃあおしまいだよ．

　そうは言っても，実際には救急は忙しいし，いちいちデブリーフィングなんてやってられないよって言う声が聞こえてきそうだ．そのとおり．大事だとわかってもなかなかできない，うまくファシリテートできる者（できれば精神科医がいい）が必ずしもいるとは限らない，多くの人が未経験なのでうまくできない，などまだまだ発展途上である分野なのだ．まずはデブリーフィングができるファシリテーターを養成することが必要だ．デブリーフィングがうまくできるとメリットも多いんだけどね（表2）．

✅ *Check!*

文献 19）　Redinbaugh EM, et al：Doctors' emotional reactions to recent death of a patient: cross sectional study of hospital doctors. BMJ, 327：185–190, 2003
　　　↑ 188人の病院医師についての患者の死に直面したときの精神状態に対する調査．医者もそれなりにストレスがあるのだ．

文献 20）　Sandhu N, et al：Postresuscitation debriefing in the pediatric emergency department: a national needs assessment. CJEM, 16：383–392, 2014
　　　↑ カナダの小児蘇生後デブリーフィングに関するアンケート調査．88.8％の人はデブリーフィングは重要だと思いつつ，実際には蘇生後25％以下しか行われていなかった．実際には68.3％の人があまりデブリーフィングに期待していないと答えた．83.7％の人はきちんとしたプロ（精神科医）がなかに入らないといけないと感じていた．また63.4％の人がデブリーフィングのようなトレーニングを以前に受けたことがないという．

文献 21）　Zinns LE, et al：National survey of pediatric emergency medicine fellows on debriefing after medical resuscitations. Pediatr Emerg Care, 31：551–554, 2015
　　　↑ 小児救急フェローに対し質問紙法にて調査．88.0％が正式にデブリーフィングの方法を学んだことがなかった．65.5％の場合においてスタッフがデブリーフィングを推進した．91.5％のフェローが正式な教育を希望していた．

2 家族に死亡を告げるのはどうして難しいのか〜悲報の秘法

患者D　55歳　男性　　　　　　　　　　　　　　　来院時心肺停止

　今日の当直もいきなり出だしから忙しい日であった．小児の風邪が多く，当直医Wはフラフラになって診察を続け，その3倍の遅さでまたその3倍の不器用さで研修医Yも診察していた．『電子カルテの前で何度もクリックして，検査結果が出るのを待って時間を潰している暇があったら早く次の患者を診ろよ．律速段階のY，いい加減にしぃいやぁ』と心で叫んで，当直医Wはぐっとこらえて患者をさばいていた．診療録がどんどん積まれて，医療者も患者達もイライラが募ってきた．研修医Yが，「看護師さぁ〜ん，坐薬入れてくださぁい」と大声で指示を出したところ，誰も返事をしない．当直医Wがひょっこりカーテン越しに顔を出して，「アホ，こんなに忙しいんだ．坐薬くらい自分で入れろ！偉そうに座ってるな！100年早い！」と一喝した．当直医Wは自分でつくった点滴を持って診察室へひょいひょい小走りに走り去って行った．確かに看護師はほかの患者を病棟に連れて行ったり，X線検査室に案内したり，点滴の介助をしたりで，てんてこ舞いだった．

　そこに救急車の受け入れ要請の電話が鳴った．患者Dが飲酒後歩行中，車にはねられて受傷．救急車要請され，現場に到着した救命士から電話が入り，心肺停止のため特定行為の指示を要請してきた．病院到着時は心肺停止で，心電図でも心静止だった．JATEC™，ACLSに沿って蘇生を行っているときに，ようやく家族が到着した．看護師が家族の到着を告げたが，医者は蘇生に忙しく，患者家族にはほかの患者と同じ待合室で待ってもらった．

　死亡を確認後，患者家族を呼び入れた．家族が8人ほど救急室になだれ込んできた．研修医Yが「永遠の眠りにつかれました」と言ったが，家族のおばあさんはきょとんとして「いつ目を覚ますんですかのぉ」と聞くので，「ご臨終です．死亡されました」と当直医Wが付け加えた．研修医Yが付け加えるように「蘇生できずすみませんでした」と言った．家族がどっと泣き崩れた．さらに重症頭部外傷，大量腹腔内出血が死因であることを告げた．

　涙で化粧も崩れ，髪を振り乱した患者Dの妻が，「ほかの病院だったら助かったんじゃないか」，「もっとできるだけのことをしてほしかった」と叫んで泣き崩れた．横にいた人が急に土下座をはじめた（じつはこの人は事故の当事者だった！）．家族の1人に「いったいどんな状況だったのか」と聞かれたが，研修医Yは事故の状況がよくわからずしどろもどろになって口ごもった．一言二言話を交わした後，家族と看護師をおいて，当直医Wと研修医Yはすぐに診療に戻った．その後，警察が到着し淡々と死体検案が進んだ．妻は泣き崩れ，観察ベッドで横になってもらった．

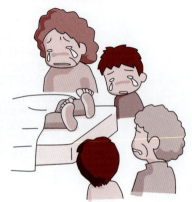

研修医Y

「一生懸命蘇生処置をしたのに，『なんで，助けてくれなかった』なんて，あんな言い方ってないですよねぇ」

家族に死亡を告げるのはどうして難しいのか

1）人間関係，時間，空間，言葉の問題

　どうして救急室では死を家族に告げるのは難しいのか？ 慢性疾患で末期の患者の場合は，家族も心の準備ができており，医者との関係もできあがっている．一方，救急では家族と医療スタッフとのつながりはない初対面同士であり，良好な人間関係を築くにはあまりにも短い時間である．急な死亡で家族のストレスは大きい（否定，怒り，悲しみ，不安，パニック，表3）．

　時間的制約も見過ごせない．救急外来はほかの患者も多く，早く次の患者を診察しないといけないというストレスが医療者にもある．急に呼び出された患者家族だって仕事を放って救急室にやってきている．また，家族が必ずしもすぐに救急にたどり着けるとは限らない．なかには次の日でないと到着できない場合もあり，死亡宣告は電話越しに行わないといけないことがある．その際は一番上の上級医が電話対応すべきであり，研修医にさせてはいけない．

　空間の問題として，救急外来はプライバシーが保ちにくく，騒々しく，一般病棟とはかけ離れた医療現場環境であり，死亡した患者の家族が控えているようなスペースを確保している病院の方が少ない．患者家族が心落ち着くデザインの控室をぜひ救急室の一角に備えるようにしたい．淡いピンク色は怒りを抑える効果があり，家族待合室の色合いとして適切かもしれない．青い色は冷たく感じるし，ショッキングピンクだとコスプレ○ブと間違われ…るわけないか？ 落ち着いた部屋で温かい飲みものを勧めるのも効果的．ハーブティーなんていいかもみーる？（おやじギャグでスミマセン…）

　医者は得てして医学用語を並べ立ててしまう．患者家族によって使う言葉は異なり，高尚な言葉ばかり並べても相手にとっては外国語を聞いているような状況になってしまう．**医学用語は平易な言葉に変えて，相手の使う単語を使うのが大原則だ．**

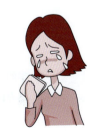

表3　よくみられる患者家族の悲嘆反応

驚き	まずは悲報にビックリ！ パニックに陥ることもある
否定	防衛機制（defense mechanism）としてはまず正常な反応．自分の大事な人の死をそう簡単に受け入れられないのが人間だ．ご遺体を見ることで受け入れるようになる
怒り	急な死亡に接して，怒りが出るのも珍しくない．自分の自我を保つために，どうしても受け入れられない事象に出くわすと，大なり小なり怒りが発現するのはしかたがない．自分に対して，医療者に対して，または他者に対して怒る．怒りをそのまま受けとってけんかしてはプロとして失格．怒りが表出すればその後は徐々に収まっていくんだから
罪悪感	内向的に感情が向くと，自分を責めるようになる．医療者の暖かい声掛けが重要となる

2）医療者側のストレスと行うべきこと

　医療者のストレスとして，死亡したことで医療技術を疑われる（『ほかの病院なら助かっていたはずなのに』）のではないかという不安，患者家族が怒り出したりとり乱したりしたらどうしたらよいのかわからないという不安，患者家族のみならず医者にも死亡宣告のためにはとても最適とはいえない環境などがある．死亡した患者がじつは加害者で，ほかに多くの死傷者を出した場合，死亡した患者がむしろ明らかな不注意や故意で死亡した場合には，一般には同情が得られず，医療者も共感的にはなりにくいことがある．また院外心肺停止では，必ずしも死因が同定できない場合もありストレスも並大抵のものではない．

　死亡後の検査は保険適応外であるが，死亡時画像病理診断（autopsy imaging）は非常に重要．**地元警察と提携したマニュアルが各病院にあるはずなので，ぜひ確認しておきたい．**死亡時画像病理診断としてCTを撮ったら重大なくも膜下出血や胸部大動脈破裂が見つかったなどという話は枚挙に暇がない．何でもかんでも「心不全」という病名でお茶を濁すような死亡診断書／死体検案書はダメなのだ．

　医療者が死に対して免疫ができてしまうというのは，ある意味自己防衛であり，医療者がまともに仕事を続けていくうえではある意味必要な防衛機制なのだ．初対面の患者の死亡の悲しみをいちいち引きずっていたのでは次の患者をまともな精神状態で診続けるのは難しい．ところがたとえ初対面であっても働き盛りの人や小児の死亡は，心痛が隠しきれず，その後の1日の仕事がドォ～ンと沈み込んでしまう．この仕事が嫌になる瞬間だ．

3）患者家族への説明

　この症例での研修医Yのミスは，「蘇生できずにすみません」と言ったこと．謝ることが適切な場面では謝罪は必要だが，院外心肺停止の蘇生率はたかだか1～2％しかないのが現実であり，この症例の場合はむしろ即死状態であったはず．**病院前自己心拍再開のない院外心肺停止の神経学的予後が良好なのは，わずか0.49％（200人に1人）しかない．除細動して戻らなければ，見込みは1％以下なのだ**（Crit Care, 17：R274, 2013）．

　標準的蘇生術を施しても助からない者は助からない．きちんと努力をした，蘇生処置として何をしたかを説明すべきであって，単に謝るだけではお悔やみの言葉を言っているようには聞こえない．むやみに謝ると，じつは蘇生できたはずだ，医療者の力不足だったというようにも受けとられかねない．院外心肺停止の多くは医療者の力量を超えたところにあり，誠心誠意，可能性は少ないながらも蘇生に努力することが大事であり，『蘇生できたのに』と受けとられかねない表現は避けなければならない．**謝るのではなく，お悔やみの気持ちを伝えることが大事だ．**

　ACLSでは蘇生をやめるタイミングについては書いてあるが，患者を人間として扱う家族への悲報の告げ方までは言及していない．北米においても人の死をどのように宣告したらよいかをきちんと講義している大学は少ない．日本では…聞いたことがないなぁ．多くの医師は経験と独学で学んでいるのが現状である．人が死ぬのは1回しかない．その1回の時間を共有する医師の責任は重いのだ．流れ作業的に人の死を扱う医師であってはいけない．一方共感的に受けた悲しみをひきずっていたのでもいけない．ここはやはりきちんとしたテクニックを身につけ，患者の一生に一度の死亡を，その特別さをもって家族に伝えることが，家族の満足度を満たすためにも必要だ．**死の宣告は，誰が行うかではなく，どのように行われたかが重要である．**『悲報の秘法』

を5つのステップに分けて説明する（**表4**）．覚え方はDr.林の「PQRST」…なんだか心電図みたいで覚えやすいでしょ．

表4　悲報の秘法（悲報の伝え方）：Dr.林のPQRST

P　Prepare 準備	
人	家族や必要な近親者を集める．経験の多い看護師を呼んで家族に付き添ってもらう
情報	看護師，救急隊から状況を把握する．臨床データを揃える．家族がどれくらい事前情報をもっているか看護師などから聴取する
空間	プライバシーの確保．落ち着いた部屋の確保．もしあれば飲みものの準備
時間	PHSをオフにする．しばらくほかの患者の診察ができないことをほかのスタッフに話しておく
心	心の準備．頭のなかでリハーサルする．言葉を選ぶ
体	ご遺体を家族の見るに耐えうる状態にきれいにする（検死の場合は検死が先）
Q　Quick & direct death notification 死の宣告は簡潔明快に	
	自己紹介をする．一緒に椅子に座る．話す相手を同定する
	悪い知らせがあることを落ち着いたゆっくりとした口調で伝える
	家族にどこまで知っているか聞く 　すでに死亡を知っている場合は早く死亡を告げる 　まだ死亡を知らない場合は簡単に状況を告げ（2分以内），死亡を告げる
	死亡を明確に確実に伝える．紛らわしい言葉は使わない
R　Response phase 家族の反応に対応する	
	ご遺体（患者）に面会してもらう
	家族に嘆き悲しむ十分な時間を与える．沈黙も許容する
	必要なら手を肩に置くなどのbody languageを使う
	怒りを個人攻撃ととらない．家族と口論しない
	決してあわてているそぶりをしない
	感情についてオープンに話す．もし罪悪感をもっていたら緩和する
S　Summarize/Support まとめと家族のサポート	
	家族が落ち着いたら，質問に答える．状況を総括する
	わかりやすい言葉で話す．医学用語は避ける
	共感的に，同情的な，落ち着いた口調で話す
	同僚や前医の批判をしない
	診断書を封書に入れて渡す．医者の名前と連絡先を明記する
	葬儀屋の手配を助ける．ソーシャルサポートも可能なら紹介する
	かかりつけ医に連絡する．家族の精神的サポートも依頼する
T　Team care 医療チームのフォロー	
	必要に応じて医療チームスタッフの精神的サポートのためのデブリーフィングを行う

- 悲報を告げるテクニックは，訓練で改善できる
- 患者家族に伝わる言葉を使うべし
- 家族に死を伝えるときはどのように伝えるかが重要
- 万全を尽くしたうえで，蘇生不能の場合は，謝罪よりお悔やみを伝える

悲報の秘法その1 ～準備万端にすべし：prepare～

1）家族への連絡

　悲報っていうのは，そんじょそこらの話ではない．重大発表なのだから準備は十分しておくに越したことはない．まず家族を呼ばないといけない．蘇生処置に入るとともに家族への連絡はできているかどうかを確認するのは常識中の常識．そして死亡確認後，家族に悲報を告げる際には，**告げるべき家族が揃っているかどうか，家族の責任者に確認する**．1人1人後から現れて，そのたびに説明をして雑な説明になるよりも，1回で詳細に話をしたほうがいい．事故の相手など他人が紛れ込まないように気をつける．

　電話をして，**家族がすぐに来られる場合は電話越しに死を告げないで落ち着いてまず病院に来てもらう**．ただどうしても**病院到着までかなり時間がかかってくる場合（2時間以上）は電話で告げるしかない**．家族がお互いに精神的サポートをできる状況か確認する．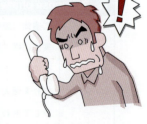

　家族が病院に到着したら，なるべく落ち着いた経験の多い看護師に家族に付き添ってもらう．できれば救急室の喧騒から離れた静かな部屋を用意するとよい．この際，どれくらい待ってもらうか具体的に教えるか，状況を細かく報告することを忘れてはならない．蘇生を見たいかどうか家族に聞く．家族をほかの患者と同じように待合室で待たせるのは酷である．

蘇生現場の鉄則
家族が到着したら，医療者は，
① **蘇生を要する患者**と
② **精神的サポートを要する家族**
の2種類の患者が発生したと考えよう

　患者の蘇生を最優先するのは当たり前だが，同時進行で家族のケアも対応できるようにスタッフを配置することを念頭に置くべし．不安な家族に経験豊富な看護師が沈痛な面持ちで付き添い，肩に手をかけてくれると，ぐっと安心するものである．

治療中であってもずっと家族を放ったらかしにせず，逐一状況を報告するようにする．もちろん家族に蘇生を見たいか聞くことは大事である．

2）悲報を伝える準備

家族に悲報を伝える前に，事前情報をなるべく集める．救急隊，看護師，警察から集められる情報はすべて把握しておき，家族の質問に答えられるようにする．説明すべき事故状況，処置の流れ，検査結果など簡潔に頭に整理しておく．言葉は非常に大事であり，1つ1つよく選んで使うように心のなかでリハーサルを行う．

患者家族に会う前に，ほかのスタッフにしばらくほかの患者の診療にあたれないことを伝える．このとき救急室がかなり混雑している場合は，応援を呼ぶようなシステムを事前に構築しておく必要がある．PHSをオフにし，家族との面接の際に忙しいことを悟られないようにする．海外では宗教色が濃いためか，牧師を呼んでいるようだ．患者の侵襲的な処置は必要最低限にとどめなるべくはずし，体をきれいにし白いシーツをかけておく．検死を要する場合は，警察が介入するまでは患者を清拭してはならず，白いシーツで覆うにとどめておかなければならない．検死が必要で警察を呼ぶ場合は，死亡確認後なるべく早く呼んでおく．検死が遅れると，結局家族が患者（故人）をつれて帰るのが遅くなってしまう．

さあ，家族を呼び入れてもらいましょう．

- 蘇生中患者の家族が到着したら，もうひとり患者が増えたものと考え，きちんと早期に対処せよ
- 死の宣告は誰が告げるかより，どのように告げられたかが重要．あわてて家族を呼ばないで，十分準備せよ．きちんとしたステップを踏むべし

悲報の秘法その2
～簡潔明快にまず死を伝える：quick & direct death notification～

家族と同じ目線になるように，家族と同じように椅子に座る．一体感をもたせるためには重要なポジションだ．立ったままより断然座ったほうがいい．精神的にショックを受けて血管迷走神経反射が起きても立位よりはまし．なるべく落ち着いた雰囲気をつくる．自己紹介に続いて，ほかの医療スタッフを紹介する．**話をすべき家族が揃っているかどうか確認する．また，家族以外の人が紛れ込んでいないか必ず確認する**．これは通常の病態説明でも同じだが，説明する相手が，当人および当人家族以外で特に交通事故の相手が心配で紛れ込んでいるとトラブルになることが多い．本来は患者自身のプライバシーを守るため，家族であっても本人の同意なしで病態を説明してはならないのだ．死亡の際は，患者の同意は得られないので，家族に話せばいいが，アカの他人に話をしてトラブルにならないよう気をつけないといけない．

死を伝えるのはなるべく簡潔に，曖昧な表現を使わないで明快に伝える（30秒〜2分以内で）．詳細は後で伝える．まず，悪い知らせがあることをゆっくり落ち着いた口調で話す．もともと声が高い人もなるべく低くなるように努力する．次に家族がどこまで状況を知っているか尋ねる．もしすでに死亡を知っている場合は，早く死亡を告げる．もしまだ死亡を知らない場合は，簡潔に（2分以内）来院状況，蘇生状況を告げてから死亡を告げる．死亡を告げる際は，曖昧な表現を使わない．気の動転している家族には行間を読む余裕はない．この症例のように「永遠の眠りにつきました」などはダメ．「死亡」，「亡くなりました」と言う．**必ず患者は名前で呼ぶ**．故人の人生に敬意を払った表現にする．決して「患者さん」，「故人」，「ご遺体」，「仏さん」などと呼んではいけない．ましてや同僚との会話で「くも膜下出血で亡くなった人」などと病名で呼び合っていたのを家族に聞かれるのでは最悪だ．

死を知った家族は大きなストレスを受ける．当然である．死亡を簡潔に告げる理由は，この反応をしっかり受け止めるために，十分な時間を家族に与えることにある．最初から長々と説明されても，泣いている人の耳には届かない．

死の宣告のダメダメ
- 医学用語を羅列するのはダメ
- 死の宣告後，矢継ぎ早に説明するのはダメ
- 落ち着きのない態度はダメ
- 宣告中に中座してはダメ（PHSはオフに）

悲報の秘法その3 〜家族の反応を見ながら対応する：response phase〜

1）家族の感情の受け止め方

簡潔に死を伝え，その後の家族の反応する時間を十分とった後で，詳細な説明に入る．ストレス反応には，否定，怒り，絶望，深い悲しみなどが去来してくる．『誰かのせいにしなきゃ耐えられない苦しみってあるんだよ』（映画『風に立つライオン』より．東宝，2015）って大沢たかおも言ってるじゃないか．現実を受け入れるにはそれ相応の準備段階が必要なものだ．

そう，**患者家族の怒りやストレスを受けとる（実際には受け流す）のも大事なプロの仕事**だ．真正面から罵声や怒号を受け止めるのではなく，そのような言葉は自分にはあたらないと思って，ウルトラマンのように**見えないバリアーを張る**．そしてどうして**目の前の人が怒っているのか**を考えると，その人のとてつもない理不尽な悲しみが見えてくる．発狂しそうなくらい我を忘れそうになっている精神状態になっていることが理解できるだろう．こんな状況になったら無理もない．自分もそうなってしまうだろう…．

決して家族の怒りを個人攻撃と受け止めてはならない．いちいち口答えせず，残念そうに，急に家族が死ぬとそんな反応になってももっともだという顔をしているのがいい．不条理な怒りを

ぶつけられてもすぐ反応して口論するようでは，まだまだプロとしては半人前だ．また反対に家族の悲しみをむやみに軽くするような発言もよくない．つらいときはつらいと十分感情を発散させてやらなければならない．この辺りの患者のケアは年季の入った看護師に勝てる医者はいない．看護師の一挙手一投足からよく学ぶといい．タイミングよく肩に手をおくのもいい．**家族に感情を吐瀉させ，患者の記憶をたどる時間を与え，とにかく医療者はいい聞き手に徹し，共感・同情を伝える．**

沈黙も家族にとっては重要な時間である．沈黙が居心地悪くても，本当にほかの患者で外来が忙しくても，決してあわてているそぶりを見せてはいけない．その**家族の反応を受け止める時間をとることが大事**なのである．

2）家族のために医療者ができること

話しかけていい言葉，ダメな言葉の見本を表5に示す．神に召されたなど，必然性がないような宗教的な言葉はいけない．神であろうと誰であろうと，生命を奪うものは許されないのだから．ほかと比較して死亡を軽んじることもよくない．

家族に，最後に患者を見たときのこと，患者が元気だったときの一番の思い出などを話してもらうと，家族の心も落ち着く．患者家族の言葉で，患者のいい思い出を語ってもらうのはじつにいい吐瀉になる．医者が発する言葉は後々まで家族の心に刻まれるわけだから，言葉は慎重に選びたい．

もし，家族が罪悪感をもっている場合，例えば，「もしあのとき，私が故人にあんなことを頼まなければこんなことにならなかった」「最後に会ったときにあんな嫌なことを言わなければよかった」「もしあのとき私が止めていればこんなことにならなかった」「もしあのときもっと早く自分が気づいてやれば助かっていたのに」などと考えている場合には，**家族の罪悪感をとってやるようにする**．現実に起こった死は回避できないことであり，後々精神的に追い詰められないためにも，家族の心のケアを忘れないようにする．

食べものを喉に詰め咳き込んでいる患者の背中をたたき，不完全閉塞が完全閉塞になってしまい，見えないのに家族が患者の口の中に指を入れて，結果的には食べものを押し込んでしまってより完璧な窒息をつくってしまい患者が死亡した場合でも，家族は必死に気道異物をとろうとした（結果的には禁忌事項を2つもしてしまったわけだが）のであり，決して救急室で家族に「気道異物のとり方がまずかった！」などと講釈をたれてはいけない．心の傷にトドメを刺しているようなものだ．グサグサグサッ！

医者も必ずしも自分の感情を押さえ込む必要はない．特に小児の死亡の場合は，医療者もその心痛は大きい．テレビドラマでは死亡した人の人生が走馬灯のように淡い映像で流れてくるが，実際の救急室ではそんな映像は流れてこないものの，子どもの死亡は別物である．家族につられて医者が泣いてもいいではないか．あまりに感情を隠すと冷たいロボットのような印象を与えるだけである．小児の死亡に関しては，アメリカ救急医学会，アメリカ小児学会からも提言が出ているほど，家族，医療者に与える影響は大きい．

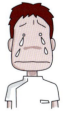

表5　死別した家族に言っていいこと・悪いこと（禁句集）

言っていい言葉
こんなことになってしまいお悔やみ申し上げます
さぞかしつらいことでしょう
やりきれない気持ちなのはごもっともです
つらいときはつらいって言っていいんですよ
死を認めたくない気持ちはわかります
最後に元気だったのを見たのはいつですか
状況からは即死なので，痛みを感じる暇はなかったと思います（もし本当に状況がそうであるなら）
○○さん（死亡した患者の名前）についてお聞かせください
○○さんの生前の思い出で何を覚えていらっしゃいますか
誰か呼んでほしい人はいますか

言ってはダメな言葉（禁句集）
誰でも死ぬ運命にあるんですからしかたがないですよ
神の思し召しです
そんなにとり乱したらダメですよ
あなたがしっかりしないといけませんよ
そんなに思いつめたらダメですよ
ちょうど寿命だったんですよ
いい年まで生きたから大往生ですよ （予測していない死亡の場合は何歳であっても十分生きたと言ってはいけない）
少なくとも○△（病名など）でなかったからいいじゃないですか
残された人のために強く生きなきゃダメですよ
つらいのはあなただけではないですよ
救命できなくて（力不足で）すみませんでした （やり方しだいでは救命できたかもしれないという誤った期待をもたせる）
どんな気持ちかわかります．私も最近近親者が死にました
時間が気持ちを治してくれますよ
私は忙しいのでこれで失礼します
あなたはお若いからまた子どもをつくればいいですよ（子どもの死亡の場合）
兄弟がいるからまだいいじゃないですか（何人兄弟がいても死んだ子は1人だけ）

- 家族に十分な悲嘆の時間を与えよ
- とにかく医療者はいい聞き手に徹し，共感・同情を伝える
- 家族の怒りを真に受けているのでは，アマイアマイ
- 家族の罪悪感は取り除いてあげるべし

✓ *Check!*

文献22）O'Malley P, et al：Death of a child in the emergency department. Pediatrics, 134：e313–330, 2014

文献23）O'Malley PJ, et al：Death of a child in the emergency department. Ann Emerg Med, 64：e1–17, 2014
↑ 必読文献．上記２つはアメリカ小児学会とアメリカ救急医学会が共同で発表したもの．法医学的なものも簡潔に記載されており，ぜひ一読を．

文献24）Naik SB：Death in the hospital：Breaking the bad news to the bereaved family. Indian J Crit Care Med, 17：178–181, 2013
↑ インドの集中治療雑誌のreview．コンパクトにまとまっている．患者の悲嘆反応は文化，社会，人種の違いから人それぞれだ．

文献25）Hobgood C, et al：Medical errors–what and when：what do patients want to know？ Acad Emerg Med, 9：1156–1161, 2002
↑ 医療ミスに関する258の質問指標（回収率80％）によるスタディ．医療ミスの際には直ちに教えてほしい人が76％，すべての情報の開示を望むのが88％であった．医療者教育においては正直かつ共感的になること（38％），医療ミスの伝え方の教育（25％）を望んだ．医療ミスではないが，悲報を伝えるという重大な状況でも，完全に情報開示したということが共感的に伝わらないといけないんだろうね．

文献26）Marco CA & Wetzel LR：Communication with survivors of motor vehicle crashes. Emerg Med J, 29：626–629, 2012
↑ 21人の交通事故の生存者に同乗者の死を伝えるタイミングについて研究．43％の人はその事実をほかの家族から聞くことになった．88％は自分から聞かないといけなかった．各人の希望を募ると，すぐに教えてほしい（24％），救急室で教えてほしい（24％），入院中（29％），状況による（24％）とバラバラであった．どのタイミングで伝えるかというより，どう伝えるかの方が大事なのかもね．

文献27）Benenson RS & Pollack ML：Evaluation of emergency medicine resident death notification skills by direct observation. Acad Emerg Med, 10：219–223, 2003
↑ 70人の救急レジデント（レジデント２年目と３年目対象）の観察研究．６項目で評価（直接家族に伝えたか，家族を慰めたか，十分な質問時間をとったか，医師が落ち着いた対応であったか，医師が死亡状況を説明したか，タイミングよく家族に悲報を伝えたか）．60分講義，10分シミュレーションのトレーニングで，55％が優秀な成績をおさめ，40％が満足いくスキルを発揮した．女性や３年目の方が対応がうまかった．悲報を伝えるのは技術として教育可能．

9章

ERでの悲しい出来事 Grieving in ER

- 家族に伝えるステップを理解せよ
- Dr.林のPQRST法を覚えて対処しよう
  準備→ 死亡を簡潔に告げる→ 家族の反応を受容する→ 詳細に対処する→
  医療チームもサポートする
- 禁句は禁句. 一生で一度の出来事に変なことを言ってはダメ！

悲報の秘法その4 〜まとめと家族のサポート：summarize/support〜

　ひと泣きして家族が落ち着いたところを見計らって，詳細な説明をし，家族の気のすむまで質問を受ける. 病院に至るまでの状況，治療内容，行った医療行為，経過を話し，状況によっては画像なども見せ，その後家族からの質問を受ける. 簡潔にわかりやすく説明し，決して難しい医療用語を羅列してはいけない. ここでも共感的に，同情的な言葉で話す.

　（もし本当にそうであるなら，）患者がつらがらないで死亡したことが予想される場合は，そのことを話してあげると気休めにはなる. そうでないならウソはダメ. 死因が不明の場合は，正直にそう答える. これは現行の保険制度の問題であるが，死亡後の検査は保険適応外となっている. しかし，現実には死亡後のCT検査で死因がはっきりする場合もあり，また血液を保存しておき，薬物中毒によるものであると判明する場合もある. 単にわからないではなく，死因を同定する努力（血清保存など）はある程度きちんとしておく必要がある.

　前医があった場合，決して悪口を言ってはいけない. 死に至る疾病を早期に見つけ治療開始するのは本当に難しいことなのだ. 患者が亡くなった後で，前医の悪口を言うような奴は，豆腐の角に頭ぶつけて○んじまえってか！？

　死亡診断書や死体検案書はなるべく早く書きあげる. 診療録の住所に頼っていると，住所変更されてしまっていることがあり，書き直しをしないといけないことになってしまう. **診断書作成前に，必ず家族の責任者から患者の名前の綴り，住所，生年月日を確認する.** 診断書は少しでもこれら基本的なことが間違っていると，当然ながら市役所から差し戻され，家族がまた病院に書き直しを依頼にやってくるという二度手間になってしまうので，慎重に書きあげたい. 診断書はあまり安物の封筒に入れないように配慮する. 必ず病院名の横に自分の名前と連絡先部署，内線番号も書き入れておく. 後で聞きたくなった質問や必要な書類を依頼する先として教えておく. 患者死亡直後には聞きたい質問も思いつかない人もいる. きちんとフォローしますよという誠意を見せる. 悲嘆の経過は6週間〜1年かかる（通常は6〜10週間）.

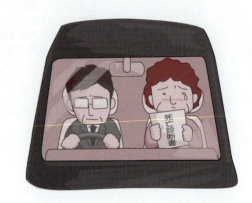

　ご遺体を搬送する車には，必ず死亡診断書（死体検案書）をもった人が同乗しないといけない. 通常，ご遺体を家に運ぶのは白ナンバー

の寝台車なので，診断書の携行は必須なのだ．もし検問にでもひっかかり，診断書がなければ死体遺棄などの容疑がかかってしまう．ただ青ナンバーの霊柩車はその限りではない．

　葬儀屋の手配や精神的サポートも必要に応じて行う．多くは看護師がしてくれるが，医療チームとしてアプローチしているという印象を与えるのが大事だ．かかりつけ医があれば，必要に応じて結果を報告する．また，患者家族の精神的サポートのフォローをお願いする．

悲報の秘法その５ 〜医療チームのケア：team care〜

　医師だって死に対して免疫ができたとはいえ，小児の死亡ほど心痛なものはない．重い心を引きずってそのまま診療はなかなかできないものだ．医療チームもストレスを乗り越えて，心機一転次の診療に向かわなければならない．ストレス対処法として，出来事のすぐ後で行うストレスデブリーフィングという手法がとられている．

　デブリーフィングには，hot debriefing（蘇生直後に集まってデブリーフィングを行う）とcold debriefing（事後に改めて時間をとって関係者を集めてデブリーフィングを行う）の2種類がある．

　デブリーフィングでは技術的なもののみならず，自分のストレスを吐瀉しあい精神的心理的影響もお互い共有する．自分のストレスに敏感になって，ストレスを解消するという手法だ．ストレスデブリーフィングの進行方法について表6に示す．

　ただデブリーフィングが大事だとわかっていても，なかなかチーム全員が顔をそろえて集まる時間の確保は難しく，またうまく進行できる精神科医も同席するのは困難であり，実際にはなかなかデブリーフィングを体系立てて実行しているところは少ないのが現実だ．デブリーフィングまでなかなかできないとしたら，蘇生チームを集めて，みんなの努力に感謝し，故人を悔やみ，さらに頑張る決意で蘇生を締めくくるのは，儀式的であるが重要な気持ちの整理になる．

　EppichらはPEARLS（Promoting Excellence and Reflective Learning in Simulation）法（図）というシミュレーションを通じて，会話術やコーチングを指導する方法を提唱している（Simul Healthc, 10：106-115, 2015）．

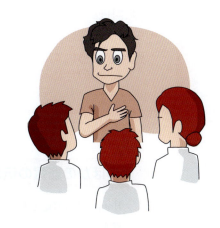

表6　ストレスデブリーフィングの進め方（stress debriefing）

導入	目的とゴールを説明
出来事	出来事を説明
感情	どう感じたか感情を出し合う
症状	身体的反応，精神的反応，ストレス反応として何が起こったか話し合う
教育	ストレス対処法を教育する
フォローアップ	必要に応じてフォローアップを行う

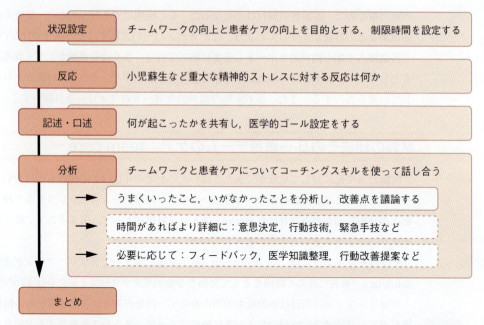

状況設定	チームワークの向上と患者ケアの向上を目的とする．制限時間を設定する
反応	小児蘇生など重大な精神的ストレスに対する反応は何か
記述・口述	何が起こったかを共有し，医学的ゴール設定をする
分析	チームワークと患者ケアについてコーチングスキルを使って話し合う

→ うまくいったこと，いかなかったことを分析し，改善点を議論する

→ 時間があればより詳細に：意思決定，行動技術，緊急手技など

→ 必要に応じて：フィードバック，医学知識整理，行動改善提案など

まとめ

図　PEARLS法によるデブリーフィングとコーチングのシミュレーション訓練手順

蘇生の締めくくりのミーティングで

「本日は○○さん（患者名）のためにみんなが全力で蘇生をしてくれたことに心より感謝いたします．

残念ながら亡くなられた○○さんのためしばらく黙祷しましょう．『黙祷』…○○さんのためにも，今後もわれわれは献身的に救命救急に力を尽くしましょう」

そのほかの悲報の伝え方

Hobgoodらの覚え方「GRIEV_ING」もなかなか捨てがたい．表7はよく引用されているので一読を．

そのほかにも，トロント大学腫瘍内科医のDr. Buckmanが考案したSPIKES（表8）や国立がん研究センター東病院の藤森麻衣子先生らの考案されたSHARE（表9）が有名．ただし癌など緩和医療での手法なのでやや時間的に余裕があるものの，患者さんを絶望のどん底に陥るように感じさせる状況であるのは同じこと．癌告知の場合は，患者本人に話す点，情報をどこまで知っていて，どこまで知りたいかを探る点が興味深い．人それぞれ価値観も違うし，医療者には臨床経験も人間力も必要だよね．この辺りは緩和ケア研修会PEACE（Palliative care Emphasis program on symptom management and Assessment for Continuous medical Education）プロジェクトに参加すれば受講できるので，ぜひお勧めする（http://www.jspm-peace.jp/）．

表7　GRIEV_INGで覚える悲報の伝え方

G	Gather	集めるべし．必要なすべての家族，知っておくべき情報を集める
R	Resources	資源．患者をサポートする人的，組織的資源を調達する．外国では牧師を呼ぶことが多い．必要に応じてソーシャルワーカー．死亡宣告終了後に葬儀屋の手配も行う
I	Identify	同定．自己紹介し，死亡した患者を名前で呼ぶ．家族を同定する（他人に話さない！）
E	Educate	教育（説明）．家族に簡単に状況を説明する
V	Verify	確認．簡潔に死亡を宣告し，死を受け入れたか確認する．曖昧な表現は避ける
_	（Space）	空間と時間．家族の感情の波が押し寄せるので，十分な時間と空間を準備しておく
I	Inquire	質問．質問を受ける．適応があれば臓器移植の希望を聞く
N	Nuts & Bolts	実務処理．葬儀屋手配，donation，私物を渡す．ご遺体を見てもらう
G	Give	与える．死亡診断書（死体検案書）を渡す．後で書類が必要になったときや質問が出たときのために，自分の連絡先も教える

文献6より．

表8　SPIKES：癌告知の方法

STEP1：S	Setting up the Interview　面談設定
STEP2：P	assessing the patient's Perception　患者はどこまで知っているのか
STEP3：I	obtaining the patient's Invitation　患者はどれくらい知りたいのか
STEP4：K	giving Knowledge and information to the patient　情報の共有
STEP5：E	addressing the patient's Emotions with Empathic responses　患者・家族の感情に共感する
STEP6：S	Strategy and Summary　計画およびまとめ

表9　SHARE：緩和医療における悪い知らせの伝え方

S	Supportive environment	面談の準備と開始，支持的な場の設定
H	How to deliver the bad news	悪い知らせを伝える
A	Additional information	付加的情報，治療を含め今後のことについて話し合う
R	Reassurance and addressing patients' Emotions	まとめ．安心感と情緒的サポート

✅ *Check!*

文献28) Eppich WJ, et al："Let's talk about it"：translating lessons from health care simulation to clinical event debriefings and clinical coaching conversations. Clin Pediatr Emerg Med, 17：200–211, 2016
　↑ シミュレーションを通じて，頻度の少ない重大事項（小児死亡例など）に対するデブリーフィングを提唱．

文献29) Eppich WJ, et al：Structuring feedback and debriefing to achieve mastery learning goals. Acad Med, 90：1501–1508, 2015
　↑ ACLSやPALSのシミュレーションを通じて，フィードバックとデブリーフィングをうまく組合わせて教育．どんなフィードバックを行うか，そのタイミングをマイクロデブ

リーフィングで，シミュレーション中に行うもの，後で行うものに分けて対応.

文献30） Sandhu N, et al：Postresuscitation debriefing in the pediatric emergency depart-ment：a national needs assessment. CJEM, 16：383-392, 2014

　↑ カナダの小児蘇生後のデブリーフィングについて調査（救急医，フェロー，看護師合計183人）. 88.8％の人はデブリーフィングは大事だと認識しているものの，実際に蘇生後にデブリーフィングが行われるのは25％にも満たず，68.3％の人はそんなに期待していないとのこと. だって83.7％の人はファシリテーターはそれなりに技術が必要で手順を踏むべきと思っており，63.4％はそんな訓練受けたことがないという. 90.4％の人が，実際には救急は忙しく，時間がないのがデブリーフィングが実行されない一番の原因と考えている.

文献31） Shoenberger JM, et al：Death notification in the emergency department：survivors and physicians. West J Emerg Med, 14：181-185, 2013

　↑ 悲報を伝える訓練の報告がいろいろ紹介されている. 講義，シミュレーターを使った訓練，ロールプレイ，OSCEなど. 悲報を伝えるのはストレスの多いものだが，訓練で技術は磨かれる.

文献32） Kessler DO, et al：Debriefing in the emergency department after clinical events：a practical guide. Ann Emerg Med, 65：690-698, 2015

　↑ 必読文献. 悲報とは関係がないが，チームのパフォーマンスを向上させるためのデブリーフィングの手法について詳細に解説している.

文献33） Hobgood C, et al：The educational intervention "GRIEV_ING" improves the death notification skills of residents. Acad Emerg Med, 12：296-301, 2005

　↑ 必読文献. 「GRIEV_ING」というゴロ合わせで家族に死を告げるステップを覚えようというもの. これもなかなか捨てがたい覚え方だ（表7）.

文献34） Baile WF, et al：SPIKES–A six-step protocol for delivering bad news：application to the patient with cancer. Oncologist, 5：302-311, 2000

　↑ 古典的な悪いニュースの伝え方. 癌告知の方法. 必読文献（表8）.

文献35） Fujimori M, et al：Effect of communication skills training program for oncologists based on patient preferences for communication when receiving bad news：a randomized controlled trial. J Clin Oncol, 32：2166-2172, 2014

　↑ 国立がん研究センターの藤森先生考案のSHAREを使ったトレーニングコースの紹介.

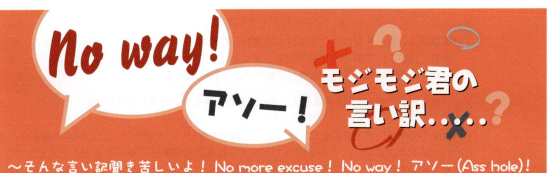

~そんな言い訳聞き苦しいよ！ No more excuse！ No way！ アソー（Ass hole）！

✗ 「いやぁ，笑ってたら，M先生にしこたま叱られてしまいました」

→救急室で蘇生をしているというのに，たとえほかの患者の診察をしているときでも大声で笑うのは厳禁．必死に生還を祈って瀕死の患者に付き添っている家族が，カーテン越しにほかの医療者の笑い声を聞いたらどう思う？ 蘇生患者の家族に神妙に話をしていたM先生に叱られても当然．【→p.362】

✗ 「そんなぁ…最近のスタディでは，家族に蘇生現場を見せたほうがいいということになってるはずですが…」

→家族全員が蘇生現場を見たいなんてことはないのだ．誰でも蘇生現場に入れればいいというものではない．気の弱い人はむしろこれがトラウマになってしまう場合もある．あくまで見せるかどうかはオプションであり，家族の希望に沿うようにすること．【→p.370】

✗ 「家族が見ていると，緊張して点滴が入るものも入らなくなってしまいますよ」

→まだまだ修行が足りない．緊張感のなかでうまくやってこそ，プロ．研修医じゃあるまいし，上級医はストレスのなかでうまく手技ができないようじゃ駄目．もちろん若手の場合は，基本的手技が終わってから家族を呼んだほうがいいかもね．【→p.367】

✗ 「あれだけ見せたのに，『まだなんとかならないか』なんて言われて，参りましたよ」

→ただ見せるだけでは駄目．きちんと家族のそばに経験豊富な医師か看護師がついて，逐一処置の意味，経過を説明しながら蘇生現場を見せる必要がある．ただ見せるだけでは，家族は嵐のなかに取り残されているだけであり，気持ちの整理がつかなくて当然．【→p.367】

✗ ？△？ 「家族が大声で話しかけるのって役に立つんでしょうか？」

→蘇生現場に家族を立ち会わせるのは私にとっては常識だが，一度めちゃくちゃ取り乱したおばさんがいたときは苦労した．「聴力は最後まで残りますから，声をかけてあげてください」と言ったのが運の尽き．「おーとーさぁーん！ ウェェェン」と大声出しながら，心肺停止のご主人の足をつかんで揺らすものだから，胸骨圧迫が揺れる揺れる．取り乱して足を離さないし，説明を聞く耳ももたず…．蘇生の邪魔になるったらありゃしない．「ちょっと外に出ててください」と言おうと思ったら，アラ不思議．心拍再開♪うそでしょ？ 奥様をよほど愛していたのか，あまりのうるささにあの世にいけなかったのか，定かではないが，大声蘇生法が功を奏した一例…ってか？【→p.371】

✗ 家族「待合室でずぅ～っと待たされたままで，やっと会えたと思ったら，死にましたってどういうことですかぁぁぁぁ」

→家族を待たせている間も逐一報告をするのを忘れてはいけない．必ず経験豊富な看護師を1人つけておくべきだった．【→p.371】

✘ 家族「結局あの先生，何の説明したのかさっぱりわからなかった」
→家族が死の宣告を受けたときには，まず悲しむための十分な時間を与える必要がある．死の宣告に続いて，矢継ぎ早に医学用語をまくしたてて説明されても，家族の耳に届かないばかりか，到底家族の心に届く医療はできないよ．【→p.379】

✘ 研修医「蘇生できずにすみませんと言った途端，家族に『どうして助けなかった．できるだけのことはしたのか！』と咬み付かれました」
→院外心肺停止の蘇生率は低く，どうしても蘇生できないことはある．この場合の謝罪は，本当は蘇生できたのに，できなかったと捉えられることがあり，誤った意思を伝えてしまう．安っぽい謝罪より，心からのお悔やみの言葉をかけてあげられるようになるべし．【→p.379】

✘ 研修医「もう忙しくて忙しくて，心肺停止が入るともう外来が止まってしまうから大変ですよ．説明の最中にPHSは鳴るし，検査データが出ると外来に戻らないといけないしで…」
→医者がそわそわしていると，家族は大事な時間を医者と一緒に共有している意識が薄れてしまう．しばらく外来復帰はできないことをほかのスタッフに言っておくべきである．人が死ぬのは一生に一度．それを肝に銘じておくべし．あなたの家族が同じように扱われたら，どう思いますか？【→p.379】

✘ 研修医「『どうして死なせたんだぁ．なんとかしてくれって言ったのにぃ〜』って家族に迫られて大変でした」
→じつはこれは事故を起こした相手だった．家族の説明のときに紛れ込んでいた．事故で人が死ぬかどうかはそれこそ相手にとっても一大事．でも相手に話したのでは守秘義務違反，法律違反！【→p.378】

✘「いやぁ，死亡診断書を渡したとき，息子さんが自分の車で行きますって言ってたので，いいですよって言ったんですが…」
→そりゃ，ダメだ．ご遺体を搬送する車に同乗する人が必ず死亡診断書（または死体検案書）をもっている必要がある．交通事情で，もし搬送車と死亡診断書をもつ人の車がはぐれてしまい，何らかの事故で警察が介入したとしよう．死亡診断書のない条件下では，何らかの事件として扱われてもしかたがない事態になってしまうのだ．【→p.384】

✘「この前の小児心肺停止の蘇生術以降，夜も眠れなくて…あの母親の号泣を思い出すたび，申しわけなくて…」
→テレビと違って，現実には院外心肺停止の蘇生率はきわめて低い．それも小児の蘇生となると医療者でも心に傷を負う．なるべく早く，ストレスデブリーフィングをしてみんながストレスに敏感になって対処できるようにした方がいいね．【→p.385】

✘「PQRST法でもうバッチリですね」
→いやいや家族の悲嘆反応は人それぞれなので画一的にうまくいくものでもない．家族のニーズや反応のしかたを見て，フレキシブルに対応しないといけないのが臨床の難しいところ．あなたの人間力が試されているのだ．【→p.377】

ポストレジデントへ，最後にひとこと

天狗になるな，ポストレジデント（実るほどこうべをたれる稲穂かな）

- 初期研修医をバカにするな
  - …昔を思えばみんな一緒
- できない初期研修医の味方になれ
  - …成長スピードは人それぞれと割り切るべし
- 先輩医師を古いと言うな
  - …今後歩んでいく道だ

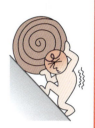

- 初期研修医の目を気にしろ．常にお手本たれ！
  - …いい背中を見せるのがポストレジデントの仕事と心得よ．
    キレたら，試合終了ですよ
- 今の自分が一番とうぬぼれるな
  - …明日の自分の方がもっと偉い（日々是精進）

天狗になろう，ポストレジデント

- 知らないことは恥ではない
  - …何を調べればよいかリソースを研修医に示せれば合格

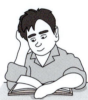

- 経験だってりっぱなエビデンス
  - …臨床経験数がものを言う．質は大事，
    でも量はもっと大事！　本物の話こそ心に響く！
- 早飯，早グソ，芸のうち
  - …テキパキした仕事のスピードこそポストレジデントの得意技
- 充実した人生を謳歌しよう！
  - …遊びも家族も仕事も大事にするから，他人も大事にできる

頑張れ，ポストレジデント！！　愛してるぜ！

INDEX

索引

著者プロフィール

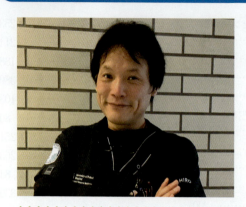

林　寛之（Hiroyuki HAYASHI）

福井大学医学部附属病院総合診療部 教授
1986年　自治医科大学卒業
1991年　トロント総合病院救急部臨床研修
1993年　福井県医務薬務課所属 僻地医療
1997年　福井県立病院救命救急センター
2011年4月〜現職

日本救急医学会専門医・指導医
日本プライマリ・ケア連合学会認定指導医
日本外傷学会専門医
Licentiate of Medical Council of Canada

SBR1の改訂に不覚にも随分時間がかかってしまった…ゴメンナサイ．それにしても世の中のガイドラインはコロコロかわる．秋の空や女心の方がいいかも…．知識のイタチごっこも楽しいんだけどね．新しい知見と今までの基礎をみっちりおさえて，ポストレジデントの諸兄には大いに本書を活用してほしい．最近の若い奴は…随分要領がいい…というか賢い．日本の将来は安泰だよ．Knowledge comes, but wisdom lingers.（知識は得やすいが，知恵は時間がかかる）あぁ，僕もまだまだ精進せねば…

仕事・子育て・勉強…と，八面六臂の活躍を見せるDr.林の連載時のコメントを集めました

2014年 5月号
大学で働くと実に多種多様な仕事が待っていた．臨床の仕事だけしている方がよほど楽だったと後悔する反面，新しい未知のことにチャレンジできることはありがたいことだ．いくつになっても成長を止めたらもう終わりなのかと思う（思い込む？）ようにして，薄給でももうひと踏ん張りしていこうっと．だって若先生や学生達といると元気をもらっている気がするんだもの．

2014年 6月号
年長さんのときの娘の「ドキドキドン！一年生」の歌が入ったテープを見つけた．聞いてみると，つくづく子どもってベビーのときにいっぱい親孝行しているんだなぁと再認識．声を聴くだけで幸せになれる．それに引き替え，最近はスマホばっかりいじりやがって…と少しスマホに嫉妬している私でした．

2016年 7月号
娘の授業参観に行ってきた．もう高校にもなると「親に来てほしくない」と思うのだろうが，昨年，一昨年と親の顔を見てもガン無視するのはやめてほしいとずっと思っていた．思春期ってやつは…．でも今年は，娘の方から（遠くの）窓の向こうから小さく手を振ってきた．おぉ，娘もそろそろ思春期を卒業して親に気を遣うようになったのかと感慨深く思いつつ，こちらも大きく両手を振り回した．家で怒られた…思春期ってやつは…．

8月号
意に反して仕事中毒の生活の毎日．妻の機嫌も日に日に悪くなっていく．ここで交渉だ．子どもの弁当は自分が作るからとの罪滅ぼし．これで3年頑張った．つい先日，「わかっちゃいるけど，愚痴を言わせて…」．やはり弁当作りだけではだめだ．話をする時間をもっと設けないと…家族は一緒にたわいのない時間を共有することが大事だとつくづく思った．次は何をしようか．いい手があったら誰か教えて．

9月号
1日の時間がどうして24時間しかないのか．原稿，会議，資料作り，講演などなどとかく時間がない．論文を読んでじっくり勉強する時間を捻出するのがたいへん．出張の移動日に早めにホテルに入って，ホテル執筆が意外に筆？PC？が進む．あまりに早くホテルに行ったら，妻に怪しまれた…「大丈夫，あなたの旦那はあなたが思うほど全然もてないから…」うぅーん，やっぱりツムツムをやめないといけないのか…（°Д°）．

2017年 3月号
昔と比べてどんどん情報が流れてくるようになり，いい世の中になった．そうなるともう文献を自分で読むだけでは時代に乗り遅れてしまう．そう，今は "FOAMed"の時代だ．free open access medical educationのこと．blogやpodcastまで手を出していると，楽チンに勉強できるようになったとはいえ，入ってくる情報も半端じゃなく，catch upするのが大変．若先生達と手分けして勉強してます．笑いながら越前海に…じゃなく（それじゃただの阿呆？）…英語の海にどっぷりつかりたい人はぜひ福井まで来てください．海外講師も定期的に来ている福井大学で一緒に勉強しましょう．待ってまぁす！

困った時は，患者目線．それで仕事のほとんどの悩みは解決できます
…夫婦関係は？ 積極的に妻の愚痴を聞いて聴いて訊く．決して解決策を言わぬこと．フッフッフ

Step Beyond Resident
ステップ ビヨンド レジデント

② 救急で必ず出合う疾患編

著／林　寛之

■ 定価 4,730円（本体 4,300円＋税10%）　■ B5判　■ 238頁
■ ISBN 978-4-7581-0607-8

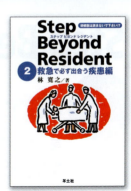

Step Beyond Resident
ステップ ビヨンド レジデント

③ 外傷・外科診療のツボ編

著／林　寛之

■ 定価 4,730円（本体 4,300円＋税10%）　■ B5判　■ 214頁
■ ISBN 978-4-7581-0608-5

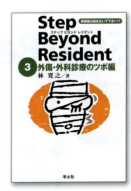

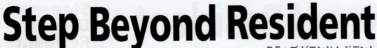
◆ おなじみ "ハヤシ節" が冴えわたります！ ◆

Step Beyond Resident
ステップ ビヨンド レジデント

 4 救急で必ず出合う**疾患編**Part**2**

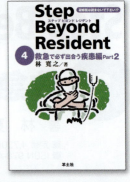

著/林　寛之

■ 定価 4,730円（本体 4,300円＋税10%）　■ B5判　■ 222頁
■ ISBN 978-4-7581-0645-0

Step Beyond Resident
ステップ ビヨンド レジデント

 5 外傷・外科診療のツボ編Part**2**

著/林　寛之

■ 定価 4,730円（本体 4,300円＋税10%）　■ B5判　■ 220頁
■ ISBN 978-4-7581-0653-5

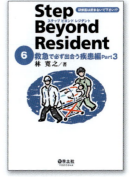
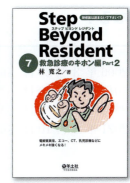

謹告

　本書に記載されている診断法・治療法に関しては，発行時点における最新の情報に基づき，正確を期するよう，著者ならびに出版社はそれぞれ最善の努力を払っております．しかし，医学，医療の進歩により，記載された内容が正確かつ完全ではなくなる場合もございます．

　したがって，実際の診断法・治療法で，熟知していない，あるいは汎用されていない新薬をはじめとする医薬品の使用，検査の実施および判読にあたっては，まず医薬品添付文書や機器および試薬の説明書で確認され，また診療技術に関しては十分考慮されたうえで，常に細心の注意を払われるようお願いいたします．

　本書記載の診断法・治療法・医薬品・検査法・疾患への適応などが，その後の医学研究ならびに医療の進歩により本書発行後に変更された場合，その診断法・治療法・医薬品・検査法・疾患への適応などによる不測の事故に対して，著者ならびに出版社はその責を負いかねますのでご了承ください．

改訂版　ステップビヨンドレジデント 1
救急診療のキホン編　Part1
心肺蘇生や心電図、アルコール救急、ポリファーマシーなどにモリモリ強くなる！

2006 年 3 月 20 日	第 1 版第 1 刷発行	
2016 年 3 月 10 日	第 1 版第 12 刷発行	
2018 年 1 月 1 日	第 2 版第 1 刷発行	
2021 年 6 月 10 日	第 2 版第 2 刷発行	

著　者　　林 寛之（はやし ひろゆき）

発行人　　一戸裕子

発行所　　株式会社 羊 土 社
〒 101-0052
東京都千代田区神田小川町 2-5-1
TEL　　03（5282）1211
FAX　　03（5282）1212
E-mail　eigyo@yodosha.co.jp
URL　　www.yodosha.co.jp/

装　幀　　ペドロ山下

印刷所　　三報社印刷株式会社

ⓒ YODOSHA CO., LTD. 2018
Printed in Japan

ISBN978-4-7581-1821-7

乱丁，落丁，印刷の不具合はお取り替えいたします．小社までご連絡ください．